W0259096

Die Deutsche Gesellschaft für Kreislaufforschung im Nationalsozialismus 1933 – 1945

Timo Baumann

Timo Baumann

Die Deutsche Gesellschaft für Kreislaufforschung im Nationalsozialismus 1933 – 1945

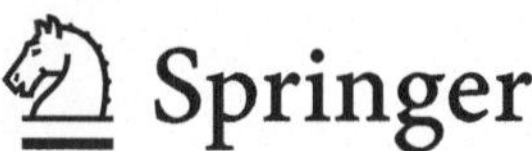

Dr. Timo Baumann
Institut für Geschichte, Theorie und Ethik der Medizin
Heinrich-Heine-Universität
Düsseldorf

ISBN 978-3-662-54399-3 ISBN 978-3-662-54400-6 (eBook)
DOI 10.1007/978-3-662-54400-6

Die Deutsche Nationalbibliothek verzeichnet diese Publikation in der Deutschen Nationalbibliografie; detaillierte bibliografische Daten sind im Internet über http://dnb.d-nb.de abrufbar.

1. Auflage 2017

Umschlaggestaltung: deblik Berlin
© Fotonachweis Umschlag: Hessisches Staatsarchiv Darmstadt, HStAD/R 4/5296
(Foto: William-G.-Kerckhoff-Stiftung für wissenschaftliche Forschung und Fortbildung)

Springer

Gedruckt auf säurefreiem und chlorfrei gebleichtem Papier

Springer ist Teil von Springer Nature
Die eingetragene Gesellschaft ist „Springer-Verlag GmbH Berlin Heidelberg“

Vorwort

Die Deutsche Gesellschaft für Kardiologie – Herz- und Kreislaufforschung, gegründet am 03. Juni 1927 als Deutsche Gesellschaft für Kreislauf-Forschung, begeht in diesem Jahr den 90. Jahrestag ihrer Gründung. Sie entwickelte sich schnell als führende Gesellschaft auf dem Gebiet der Herz-Kreislauf-Forschung im deutschsprachigen Raum, ihre jährlichen Kongresse erfreuten sich mit internationaler Beteiligung zunehmendem Interesse. In den Jahren 1933 bis 1945 kam es zu tiefgreifenden Einschnitten, die Internationalität bei den Kongressen nahm deutlich ab, die zudem Anfang der 40er Jahre völlig eingestellt werden mussten.

Bereits bei der Herausgabe der Festschrift „75 Jahre Deutsche Gesellschaft für Kardiologie – Herz- und Kreislauf-Forschung“ im Jahr 2002 bemühten sich die Autoren – alle Mitglieder der Gesellschaft – die Rolle der Gesellschaft und die ihrer Amtsträger in der NS-Zeit darzustellen. Obwohl alle Unterlagen seit der Gründung der Gesellschaft trotz aller Kriegswirren erhalten blieben, gaben diese zu dem Thema praktisch keine Hinweise.

Der Vorstand der Gesellschaft beschloss daher, diese Problematik erneut aufzugreifen, diesmal jedoch durch einen Historiker. Dies versprach zum einen eine professionelle Aufarbeitung des Themas, zum anderen sollte die Unabhängigkeit sichergestellt werden.

Herr Dr. Timo Baumann vom Institut für Geschichte, Theorie und Ethik in der Medizin der Heinrich-Heine-Universität Düsseldorf legt hiermit die Ergebnisse seiner dreijährigen Forschungstätigkeit vor. Er hat sehr sorgfältig die Beziehungen der Gesellschaft und ihrer Amtsträger mit dem Nationalsozialismus analysiert. Das vorgelegte Buch wird unseren Mitgliedern und der Öffentlichkeit dazu dienen, sich mit der nationalsozialistischen Vergangenheit der Deutschen Gesellschaft für Kardiologie – Herz- und Kreislauf-Forschung auseinanderzusetzen.

Prof. Dr. Hugo A. Katus
Präsident der Deutschen Gesellschaft für Kardiologie – Herz- und Kreislaufforschung
Heidelberg, im April 2017

Geleitwort

Die erste Nachkriegsgeneration nach dem 2. Weltkrieg, zu der ich gehöre, wuchs in dem verbreiteten Glauben auf, dass ihre Eltern von einer „nationalsozialistischen Clique“ in einen Krieg und ein globales Verbrechen geführt wurden, mit der in der breiten Bevölkerung ein mehr oder weniger weitgehender Dissens bestand. Anfangs habe es noch Mitläufer gegeben, verlockt von den Versprechungen der Nationalsozialisten, aber die Begeisterung habe mit den militärischen Misserfolgen rasch abgenommen. Tatsächlich gab es nach dem Zusammenbruch des Deutschen Reiches nur noch eine vergleichsweise kleine Gruppe von Verantwortlichen des nationalsozialistischen Regimes, denen Verbrechen nachgewiesen werden konnten. Die überwältigende Mehrheit der Deutschen wurde „entnazifiziert“. Wenige Schuldige wurden verurteilt, für die meisten anderen Deutschen trugen diese damit die gesamte Verantwortung für die grausame Diktatur und ihre zahllosen Opfer.

Die medizinischen und wissenschaftlichen Fachgesellschaften wurden mit der Gleichschaltung aller Verbände nach 1933 im Sinne des nationalsozialistischen Regimes und seiner Ideologie umgestaltet. Die Schärfe und Geschwindigkeit dieses Prozesses war in den einzelnen Organisationen unterschiedlich ausgeprägt, ebenso unterschied sich das Ausmaß der Verstrickung ihrer Mitglieder und Vorstände mit dem Regime. Von vorsichtiger Distanzierung bis zum aktiven Engagement als Erfüllungsgehilfen von Rassenhygiene, Euthanasie und grausamen Forschungsprogrammen mit Menschenversuchen war alles denkbar und vertreten. Was geschah diesbezüglich in der vor genau 90 Jahren gegründeten Deutschen Gesellschaft für Kreislaufforschung, aus der die heutige Deutsche Gesellschaft für Kardiologie – Herz-Kreislauf-Forschung (DGK) hervorging? Was war die Rolle und das Schicksal ihrer prominenten Mitglieder?

In einer Vorstandssitzung am 11. April 2012 wurde mein Vorschlag – ich war zu diesem Zeitpunkt Präsident der DGK – aufgegriffen, die Rolle der Deutschen Gesellschaft für Kreislaufforschung und ihrer Mitglieder im Nationalsozialismus aufzuarbeiten. Mir schien es dabei wichtig, dass dies auf Basis der Quellen durch einen unabhängigen Historiker erfolgen sollte.

Es war nicht das erste Mal, dass sich die DGK mit dieser Frage beschäftigte, sie wurde bereits seit längerem diskutiert. Eine Debatte, die sich allerdings als schwierig gestaltete, weil es offenbar doch eine ausgeprägte Zurückhaltung gab, noch lebende Akteure dieser Zeit zu belasten oder das Andenken Verstorbener zu „beflecken“.

In einer Vorstandssitzung am 5. März 2013 brachte ich das Thema „Kardiologie im Nationalsozialismus“ nochmals auf die Tagesordnung. Inzwischen hatte Prof. Gunther Arnold für die „Projektgruppe für Geschichte in der Kardiologie“ im Auftrag des Vorstandes das Institut für Geschichte der Medizin der Universität Düsseldorf kontaktiert. Der Historiker Dr. Timo Baumann wurde damit beauftragt, die Rolle unserer Gesellschaft und der leitenden Personen im Dritten Reich und der Nachkriegszeit zu bearbeiten. Der Vorstand beschloss einstimmig, die Mittel für das Projekt zur Verfügung zu stellen.

Der Präsident und die Vorstandsmitglieder, die diese Beschlüsse fassten, entstammten überwiegend der Nachkriegsgeneration. Teilweise waren sie Zeitgenossen der westdeutschen Studentenbewegung der späten 1960er Jahre, deren Protest sich unter anderem gegen die übergangslose Übernahme NS-belasteter Führungspersönlichkeiten in die Institutionen der Bundesrepublik Deutschland richtete. Sie selbst hatten natürlich den Nationalsozialismus nicht erlebt, aber auch ihre Universitäts-Lehrer konnten aufgrund ihres Alters in der NS-Zeit keine bedeutenden Positionen besetzt haben.

In der nun sehr spät erfolgten Analyse der Rolle der Deutschen Gesellschaft für Kreislaufforschung im Nationalsozialismus 1933 bis 1945 konnte Timo Baumann den Blickwinkel des Historikers einnehmen, unbelastet von Rücksichtnahmen – allerdings auch ohne die Möglichkeit, noch Zeitzeugen zu befragen. Für seine akribische Arbeit wollen wir uns herzlich bedanken!

Prof. Dr. med. Georg Ertl
Würzburg im April 2017

Inhaltsverzeichnis

Abkürzungsverzeichnis

AAC	Academic Assistance Council (Vorläufer der SPSL)
a. o.	außerordentlicher (Professor)
a. p.	außerplanmäßiger (Professor)
Bat.	Bataillon
BDC	(Sammlung) Berlin Document Center
Bl. n	in paginierten Akten: Blatt n; in verfilmten Akten: Bild n
CAHJP	(The) Central Archives for the History of the Jewish People, Jerusalem
CARA	Council for Assisting Refugee Academics
CLM	bis 1933: Carl-Ludwig-Medaille; danach: Carl-Ludwig-Ehrenmünze
CO	Kohlenmonoxid
CO_2	Kohlendioxid
CSBA n	Cesky biograficky archiv a Slovensky biograficky archiv, Teil n
DBA n	Deutsches Biographisches Archiv, Teil n
Ders.	Derselbe
DFG	Deutsche Forschungsgemeinschaft (früherer Name: Notgemeinschaft der Deutschen Wissenschaft)
DGAS	Deutsche Gesellschaft für Arbeitsschutz
DGIM	Deutsche Gesellschaft für Innere Medizin
DGK	im Untersuchungszeitraum: Deutsche Gesellschaft für Kreislaufforschung; ab 1979: Deutsche Gesellschaft für Herz- und Kreislaufforschung; heutiger Name: Deutsche Gesellschaft für Kardiologie – Herz- und Kreislaufforschung
DGPT	Deutsche Gesellschaft für Experimentelle und Klinische Pharmakologie und Toxikologie
Dies.	Dieselbe
Diesn.	Dieselben
Diss.	Dissertation
DKZ	Deutsche Kongress-Zentrale
DLV	Deutscher Luftsportverband
DNVP	Deutschnationale Volkspartei
Doz.	Dozent
d. R.	der Reserve
DVL	Deutsche Versuchsanstalt für Luftfahrt (Berlin-Adlershof)
EK n	Eisernes Kreuz n. Klasse
EKG	Elektrokardiogramm
E-Stelle	Erprobungsstelle (der Luftwaffe in Rechlin)
n f.	folgende (Seite n und die folgende Seite)
Fak.	Fakultät
FAZ	Frankfurter Allgemeine Zeitung
n g	Vielfaches der Erdbeschleunigung ($n \cdot 9{,}81\ m/s^2$)
g. Kdos.	geheime Kommandosache
GB	Großbritannien (Vereinigtes Königreich)
GDNÄ	Gesellschaft Deutscher Naturforscher und Ärzte
Gefr.	Gefreiter
HASAG	Hugo und Alfred Schneider AG
HStAD	Hessisches Staatsarchiv Darmstadt
HU	Humboldt-Universität (zu Berlin)
i. A.	im Auftrag
i. Br.	im Breisgau
IGTEM	Institut für Geschichte, Theorie und Ethik der Medizin (Universität Düsseldorf)
i. O.	im Original
i. V.	in Vertretung
JBA n	Jüdisches Biographisches Archiv, Teil n
KÄV	Kassenärztliche Vereinigung (bzw. deren Karteikarten zu einzelnen Medizinern)
KL	Konzentrationslager
k. v.	kriegsverwendungsfähig
KWG	Kaiser-Wilhelm-Gesellschaft (Vorläuferin der Max-Planck-Gesellschaft)

KWI	Kaiser-Wilhelm-Institut (ein Institut innerhalb der KWG)
L. In. n	Luftwaffen-Inspektion n (besonders: L. In. 14: Sanitätswesen)
LMFI	Luftfahrtmedizinisches Forschungsinstitut (des RLM)
LRCP	Licentiate of the Royal College of Physicians
lt.	Liter
Lw	Luftwaffe
M	Mark
Med.	Medizinisch(e)
MPI	Max-Planck-Institut
MRCS	Membership of the Royal College of Surgeons
NL	Nachlass
NN	Nacht und Nebel (~Gefangene, ~Erlass)
NNRH	Nebennierenrindenhormon
NRA	The National Archives of Norway
NSDÄB	Nationalsozialistischer Deutscher Ärztebund
NSDAP	Nationalsozialistische Deutsche Arbeiter-Partei
NSD-Doz.-Bund	Nationalsozialistischer Deutscher Dozentenbund
NSDStB	Nationalsozialistischer Deutscher Studentenbund
NSKK	Nationalsozialistisches Kraftfahr-Korps
NSLB	Nationalsozialistischer Lehrerbund
NSV	Nationalsozialistische Volkswohlfahrt
NYPL	The New York Public Library
o.	ordentlicher (Professor)
O_2	Sauerstoff
o. A.	ohne Autor
o. D.	ohne Datum
OKH	Oberkommando des Heeres
OKL	Oberkommando der Luftwaffe
OKM	Oberkommando der Kriegsmarine
o. O.	ohne Ort
o. ö.	ordentlicher öffentlicher (Professor)
O.St.A	Oberstabsarzt
o. T.	ohne Titel
PA	Personalakte
PAB n	Polskie Archiwum Biograficzne, Teil n
Pag. n	Paginierung n (i. O. sichtbare Blattnummer in verfilmten Akten, wenn die Bildnummer abweicht)
PD	Privatdozent
Pg.	Parteigenosse (auch: P.-G.)
Phil.	Philosophisch(e)
pp.	perge, perge (usw.)
PSt	Poststempel (Datierung von Postkarten)
RÄK	Reichsärztekammer
RDB	Reichsbund der Deutschen Beamten
Res.	Reserve
RFSS	Reichsführer SS (Heinrich Himmler)
RGBl	Reichsgesetzblatt
RLB	Reichsluftschutzbund
RLM	Reichsluftfahrtministerium
RM	Reichsmark
RS	Rückseite (eines Blattes)
SA	Sturmabteilung (NS-Kampforganisation)
San.	Sanitäts-
SD	Sicherheitsdienst (des Reichsführers SS)
SPSL	Society for the Protection of Science and Learning (heute: CARA)
SS	Schutzstaffel (NS-Kampforganisation)
StaBi	Staatsbibliothek (zu Berlin / Preußischer Kulturbesitz)
SUB	Staats- und Universitätsbibliothek (Göttingen)
T4 [Aktion]	Kürzel für die Euthanasie-Verbrechen (benannt nach der Zentrale in der Tiergartenstr. 4, Berlin)
TH	Technische Hochschule
UA	Universitätsarchiv
UB	Universitätsbibliothek
u. k.	durch Unabkömmlichkeitsstellung vom Wehrdienst freigestellt
U-Kammer	Unterdruckkammer
U-Stelle	Untersuchungsstelle
Univ.	Universität

Vp Versuchsperson, VPn Versuchspersonen

VS Vorderseite (eines Blattes)

ZNS Zentrales Nervensystem

z. V. zur Verfügung

Der Autor

Dr. Timo Baumann

Biographische Skizze

1996–1999	Assistent (Wissenschaftlicher Mitarbeiter) an der Abteilung Neueste allgemeine Geschichte am Historischen Institut der Universität Bern, dort tätig in dem vom Schweizerischen Nationalfonds geförderten Projekt „Total War. Military Journals and the Debate on Future Warfare, 1919–1939"
2008	Promotion zum Dr. phil. an der Heinrich-Heine-Universität Düsseldorf mit einer Arbeit zu Chemischer Industrie, Naturwissenschaft und Militär im Ersten Weltkrieg
Seit 2013	Wissenschaftlicher Mitarbeiter am Institut für Geschichte, Theorie und Ethik der Medizin der Heinrich-Heine-Universität Düsseldorf

Forschungsschwerpunkte

Medizin-, Naturwissenschafts-, Technik- und Kriegsgeschichte des 19. und 20. Jahrhunderts

Einleitung

Zusammenfassung
Die Geschichte der Mitte 1927 gegründeten Deutschen Gesellschaft für Kreislaufforschung ist bislang kaum untersucht, was insbesondere auch für ihre Entwicklung 1933–1945 gilt. Mit welchen Leitfragen und methodischen Vorgehensweisen die vorliegende Untersuchung die Geschichte dieser medizinischen Fachgesellschaft im Nationalsozialismus in den Blick nimmt, ist im Folgenden mit Bezug auf den Stand der Forschung näher ausgeführt. Im Zentrum stehen dabei drei Fragebereiche:

1. Wie verlief der Prozess der organisatorischen *Gleichschaltung*, der personellen und fachlichen Anpassung der Gesellschaft ab 1933?
2. Wie stellte sich der Umgang mit und das Schicksal von rassistisch oder politisch verfolgten Mitgliedern dar?
3. Welche Formen von Anpassung, Verstrickung und Belastung gab es innerhalb der Gesellschaft – zumal unter Amts- und Preisträgern – und mit welcher Methodik können sie erfasst werden?

Darauf aufbauend werden anschließend Aufbau und Quellenbasis der Studie vorgestellt und erläutert.

T. Baumann, *Die Deutsche Gesellschaft für Kreislaufforschung im Nationalsozialismus 1933 – 1945*,
DOI 10.1007/978-3-662-54400-6_1,

Die Geschichte medizinischer Fachgesellschaften im Nationalsozialismus fand lange Zeit wenig historisches Interesse. Wie in vielen anderen Bereichen galt:

> Alte Lehrer-Schüler-Verhältnisse und Freundschaftsbeziehungen verhinderten lange Zeit eine offene Auseinandersetzung mit der Verstrickung vieler Fachgesellschaften in den Nationalsozialismus.[1]

So formulierten es Dominik Groß, Heiner Fangerau und Hans-Ulrich Thamer im Jahr 2009.

In den letzten Jahren änderte sich dies mit dem Generationenwandel und es begann eine intensive Auseinandersetzung mit der Geschichte von Fachgesellschaften während der NS-Zeit. Dies liegt teilweise an einem großen Interesse der heutigen Mitglieder dieser Gesellschaften selbst und bildet insofern keinen Unterschied zu vielen anderen Vereinen, (wissenschaftlichen) Gesellschaften oder Institutionen.[2] Auch die medizinhistorische Forschung, die sich seit längerem nachhaltig und auf unterschiedlichsten Ebenen mit dem Themenkomplex Medizin im Nationalsozialismus beschäftigt,[3] hat sich der Thematik mittlerweile intensiv zugewandt. Es liegt eine wachsende Zahl von Untersuchungen über die Geschichte von Fachgesellschaften in der NS-Zeit vor[4] und weitere sind aktuell in Vorbereitung.[5] Zugleich wurden in den vorliegenden Studien ausdifferenzierte Fragestellungen und methodische Strategien entwickelt.[6]

Einen ersten Fragekomplex bilden institutionell-organisatorische wie personelle Veränderungs- bzw. Anpassungsprozesse im Kontext der nationalsozialistischen *Gleichschaltungs*-, Ausgrenzungs- und Verfolgungspolitik. Die *Gleichschaltung* konnte in verschiedenen Gesellschaften unterschiedlich verlaufen: als Prozess vorauseilender

---

1 Zitiert nach: Matthis Krischel, Dominik Groß und Mathias Schmidt: Medizinische Fachgesellschaften im Nationalsozialismus. Bestandsaufnahme und Perspektiven vergleichender Institutionengeschichte, in: Matthis Krischel/Mathias Schmidt/Dominik Groß (Hrsg.): Medizinische Fachgesellschaften im Nationalsozialismus. Bestandsaufnahme und Perspektiven (Medizin im Nationalsozialismus 4), (Lit) Münster 2016, S. 7–15, dort: S. 7.

2 Ein Beispiel: Christoph Cornelißen/Carsten Mish (Hrsg.): Wissenschaft an der Grenze. Die Universität Kiel im Nationalsozialismus, (Klartext) Essen 2010.

3 Einen aktuellen Überblick bietet: Matthis Krischel: Urologie und Nationalsozialismus. Eine Studie zu Medizin und Politik als Ressourcen füreinander, (Steiner) Stuttgart 2014, S. 13–31. Ausführlich zu einzelnen Themenfeldern der Forschungsbericht von Robert Jütte (Hrsg.): Medizin und Nationalsozialismus: Bilanz und Perspektiven der Forschung, in Verbindung mit Wolfgang U. Eckart, Hans-Walter Schmuhl und Winfried Süß, 2. Aufl. (Wallstein) Göttingen 2011.

4 Genannt seien: Eduard Seidler: Jüdische Kinderärzte 1933–1945. Entrechtet/geflohen/ermordet – Jewish pediatricians. Victims of persecution 1933–1945, erweiterte Neuauflage (Karger) Basel 2007 (Erstauflage 2000). – Sven Eppinger: Das Schicksal der jüdischen Dermatologen Deutschlands in der Zeit des Nationalsozialismus, (Mabuse) Frankfurt/M 2001. – Jens Martin Rohrbach: Augenheilkunde im Nationalsozialismus, (Schattauer) Stuttgart 2007. – Matthis Krischel/Friedrich Moll/Julia Bellmann/Albrecht Scholz/Dirk Schultheiss (Hrsg.): Urologen im Nationalsozialismus. [1. Bd.:] Zwischen Anpassung und Vertreibung, [2. Bd.: Bearbeitet von J. Bellmann:] Biografien und Materialien, (Heinrich & Heinrich) Berlin 2011. – Michael Sachs/Heinz-Peter Schmiedebach/Rebecca Schwoch: Deutsche Gesellschaft für Chirurgie 1933–1945. Die Präsidenten, hrsg. im Auftrag der Deutschen Gesellschaft für Chirurgie von Hans-Ulrich Steinau und Hartwig Bauer, (Kaden) Heidelberg 2011. – Matthis Krischel: Urologie und Nationalsozialismus. Eine Studie zu Medizin und Politik als Ressourcen füreinander, (Steiner) Stuttgart 2014. – Ralf Forsbach/Hans-Georg Hofer: Die Deutsche Gesellschaft für Innere Medizin in der NS-Zeit. Ausstellung aus Anlass des 121. Kongresses der Deutschen Gesellschaft für Innere Medizin, 18.–21. April 2015 in Mannheim, (DGIM e. V.) Wiesbaden 2015. – Hans-Walter Schmuhl: Die Gesellschaft Deutscher Neurologen und Psychiater im Nationalsozialismus, (Springer) Berlin/Heidelberg 2016.

5 Vgl. die Beiträge zu den laufenden Forschungsprojekten in: Krischel/Schmidt/Groß: Medizinische Fachgesellschaften; und die Übersicht in: Schmuhl: Neurologen und Psychiater, S. 4, Anm. 13.

6 Zum Folgenden insbes.: Heiner Fangerau: Urologie im Nationalsozialismus – Eine medizinische Fachgesellschaft zwischen Professionalisierung und Vertreibung, in: Krischel/Moll/Bellmann/Scholz/Schultheiss: Urologen im Nationalsozialismus, Bd. 1, S. 13–21, dort: S. 17. – Krischel/Groß/Schmidt: Institutionengeschichte, S. 10–13. – Krischel: Urologie und Nationalsozialismus, S. 31–39. – Schmuhl: Neurologen und Psychiater, S. 20 f.

Selbstgleichschaltung[7], aber auch als stufenweiser Anpassungsprozess – vom Vorstand bzw. nicht-verfolgten Mitgliedern proaktiv oder eher reaktiv betrieben. Gleiches gilt für die *Arisierung* von Führungspositionen und der Gesellschaft als solcher. Hier ist genau zu beachten, wie und mit welchen Zäsuren sich die Mitgliederstruktur einer Gesellschaft infolge der 1933 einsetzenden staatlichen Entrechtung, Vertreibung und Verfolgung veränderte und welche Konsequenzen sich daraus für die Organisation ergaben.

Fachgesellschaften sind jedoch nicht nur Institutionen. Vielmehr handelt es sich bei ihnen um Netzwerke von Personen, die untereinander verbunden sind durch ihr medizinisch-wissenschaftliches Interesse sowie berufliche und manchmal persönliche Bindungen. Dabei sind unterschiedliche Mitgliedergruppen unter verschiedenen Perspektiven zu untersuchen.

Die Entrechtung und Verfolgung von Mitgliedern und deren weiteres Schicksal ist in jeder Untersuchung von entscheidender Bedeutung. Noch wenig werden dabei die emigrierten Mitglieder als Gruppe verstanden, die oft engere Kontakte hielten und deren weitere Lebenswege, insbesondere anfangs, häufig miteinander verknüpft blieben (Hilfe bei Emigration und Arbeitssuche).

Bezüglich der Gruppe Nicht-Ausgegrenzter stellt sich insgesamt die Frage nach dem Verhalten von Amtsträgern bzw. Mitgliedern einer Gesellschaft. Gab es unter ihnen Personen, die Kritik oder widerständiges Verhalten im weitesten Sinne zeigten und welche Handlungsoptionen standen wann zur Verfügung? Welche Aussagen lassen sich zur Anpassung, *Verstrickung* und Belastung von Amts- und Preisträgern sowie einzelnen Mitgliedern in den Jahren 1933 bis 1945 treffen?

Speziell in medizinhistorischer Perspektive gilt es für jede untersuchte Fachgesellschaft zudem in den Blick zu nehmen, wie die Verflechtung von Staat, Politik und Medizin im Nationalsozialismus sich im konkreten Fall darstellt und wie sie sich genau vollzog. Dazu zählen die Auswirkungen politisch-ideologischer Rahmenvorgaben auf die fachthematische Ausrichtung einer Gesellschaft; ebenso aber das Verhalten von Vorstand oder einzelnen Mitgliedergruppen bezüglich der durch NS-Institutionen sowie staatliche Stellen – oft konkurrierend – definierten Aufgaben und Zielen der Medizin. Innerhalb der polykratischen nationalsozialistischen Herrschaftsstruktur konnte(n) eine Gesellschaft bzw. einzelne Mitglieder(gruppen) sich auch in ihrer medizinisch-fachlichen Ausrichtung dem NS-Staat und seiner Ideologie vorauseilend andienen, oder eher zurückhaltend anpassen.

Ganz zentral ist auch bei einer Untersuchung ärztlicher Fachgesellschaften, unethisches oder gar verbrecherisches ärztliches Handeln aufzudecken. Es gilt zu klären, ob aus dem Kreis einzelner Mitglieder oder Gruppen innerhalb einer Gesellschaft unethische Experimente oder gar Medizinverbrechen (besonders quälende oder gefährliche Menschenversuche) begangen wurden.[8] Der Blick ist dabei nicht allein auf eine Verbindung zu verbrecherischen Humanexperimenten in Konzentrationslagern zu richten, sondern auch auf an medizinischen Kliniken und Instituten durchgeführte Versuche.[9]

7 Einen solchen konstatierten für die DGIM Forsbach/Hofer: DGIM, S. 26.

8 Zu bereits vor 1933 definierten Standards für Versuche am Menschen vgl.: Rolf Winau: Der Menschenversuch in der Medizin, in: Angelika Ebbinghaus/Klaus Dörner (Hrsg.): Vernichten und Heilen. Der Nürnberger Ärzteprozeß und seine Folgen, (Aufbau) Berlin 2001, S. 93–109, dort: S. 107–109. Dazu zählten eine Beschränkung von Versuchen auf das unbedingt notwendige Maß, fundierte wissenschaftlich-theoretische Begründung und vorherige Klärung im Labor bzw. an Tieren, der Grundsatz „nil nocere"; zudem die vorherige Information und Zustimmung der Versuchspersonen (wobei auch soziale Notlagen nicht ausgenutzt werden sollten).

9 Paul Weindling: Die Opfer von Humanexperimenten im Nationalsozialismus. Ergebnisse eines Forschungsprojekts, in: Insa Eschebach/Astrid Ley (Hrsg.): Geschlecht und „Rasse" in der NS-Medizin (Forschungsbeiträge und Materialien der Stiftung Brandenburgische Gedenkstätten 5), (Metropol) Berlin 2012, S. 81–99, insbes. S. 86 f.

1.1 Methodische Vorgehensweise, Fragestellungen und Aufbau

Die heutige *Deutsche Gesellschaft für Kardiologie – Herz- und Kreislaufforschung* wurde Mitte 1927 als Deutsche Gesellschaft für Kreislaufforschung (DGK) besonders auf Initiative des Kölner Physiologen Bruno Kisch gegründet. Vor allem er wünschte sich eine Diskussionsplattform für die Forscher und Praktiker dieses Spezialgebiets. Zuvor war Herz- und Kreislauf-Forschung ein Teil der Inneren Medizin und eine eigene Fachgesellschaft existierte nicht. Kisch war seit 1925 Ordinarius für normale und pathologische Physiologie in Köln. Nicht zuletzt durch seine beharrliche Initiative wuchs die DGK und hatte 1933 über 200 Mitglieder.

Wie sich diese 1933 recht junge – und vergleichsweise kleine – Gesellschaft im Nationalsozialismus entwickelte und veränderte, ob und welche Prozesse der Anpassung an das Regime sie als Institution und als Netzwerk der in ihr verbundenen Kreislaufforscher durchlief, war bislang weitgehend unbekannt.[10] Die vorliegende Untersuchung will diese Lücke schließen. Die Umsetzung der skizzierten methodischen Ansätze und Frageperspektiven soll im Folgenden für die Deutsche Gesellschaft für Kreislaufforschung näher ausgeführt werden.

Einen ersten Untersuchungsbereich bildet die *fachlich-thematische Entwicklung* der Deutschen Gesellschaft für Kreislaufforschung angesichts einer auf die Leistungsfähigkeit der *Volksgemeinschaft*, auf *Rassenhygiene* und Kriegführung ausgerichteten Ideologie, der sich etliche Ärzte und medizinische Organisationen (pro)aktiv andienten.[11] Dies erfolgt über die im Umfeld der Gesellschaft publizierten Zeitschriften (der „Zeitschrift für Kreislaufforschung", die seit 1927 als Fachorgan der DGK gelten kann, sowie dem ab 1937 publizierten „Archiv für Kreislaufforschung") und besonders anhand der bis ins Kriegsjahr 1941 jährlich durchgeführten Tagungen. Die dort gehaltenen Referate samt Redebeiträgen in den zugehörigen „Aussprachen" wurden in den „Verhandlungen der Deutschen Gesellschaft für Kreislaufforschung", dem zentralen Kommunikationsorgan der Gesellschaft, gedruckt veröffentlicht.

Ein zweiter Schwerpunkt sind *institutionell-organisatorische Entwicklungen* innerhalb der Deutschen Gesellschaft für Kreislaufforschung. Rekonstruiert werden Verlauf und Formen der Anpassung an die nationalsozialistische Herrschaftsstruktur; konkret: wie der Prozess der *Gleichschaltung* im Fall der DGK verlief. Wie reagierte die Vereinsführung auf die sogenannte *Machtergreifung* 1933? Wann und wie erfolgte eine organisatorische bzw. personelle Anpassung oder Neuausrichtung im Kontext der staatlichen Gleichschaltungspolitik – auch im Vergleich mit anderen medizinischen Gesellschaften?

Parallel dazu erfolgt eine *Analyse der Mitgliederentwicklung*. Ermittelt wurden hierfür – anhand der in den „Verhandlungen" jährlich gedruckten Mitgliederverzeichnisse – Eintritte und Austritte aufbauend auf dem Basisjahr 1932.[12] Dabei geht es nicht nur um Schwankungen bei den Mitgliedszahlen. Anhand der *Mitgliederverluste* lassen sich potentiell Verfolgte ermitteln und zugleich – über die Neueintritte – Tendenzen ausmachen, für wel-

10 Gunther Arnold: Geschichte der Gesellschaft, Struktur, Aufgabenbereiche und Ziele, in: Berndt Lüderitz/Gunther Arnold (Hrsg.): 75 Jahre Deutsche Gesellschaft für Kardiologie – Herz- und Kreislaufforschung, Berlin (Springer) 2002, S. 3–61. – W. Schaper: Historische Aspekte zur Gesellschaft von den Anfängen bis zur Gegenwart, in: Ebd., S. 63–71. – Einzelne Mitglieder der Gesellschaft werden in den neueren Forschungen z. B. zu Medizinischen Fakultäten im *Dritten Reich* – allerdings ohne Bezug zur DGK – behandelt.

11 Vgl. dazu z. B. die Gesamtdarstellung von: Wolfgang Uwe Eckart: Medizin in der NS-Diktatur. Ideologie, Praxis, Folgen, (Böhlau) Wien 2012. – Schon früh konstatierte Michael H. Kater, dass „Mediziner viel früher und vorbehaltloser nationalsozialistisches Gedankengut" übernahmen als „irgendeine andere Berufsgruppe" und dabei „in ihrem Dienst für das ruchlose Regime weiter als ihre Parteigenossen aus anderen Berufen" gingen: Michael H. Kater: Ärzte als Hitlers Helfer. Mit einem Geleitwort von Hans Mommsen, (Europa Verlag) Hamburg/Wien 2000, S. 30.

12 Angaben aus den Mitgliederlisten (Namen und Korrespondenzadressen) in den „Verhandlungen" werden hier nicht mit Fußnotenbelegen nachgewiesen.

che Medizinertypen die Gesellschaft jeweils interessant war bzw. wurde. Eine biografisch vertiefende Darstellung sowohl der jeweils aus der Gesellschaft ausgeschiedenen wie auch der neu eingetretenen Mediziner zeigt, ob und wie die personelle Zusammensetzung und das *Profil* der Gesellschaft sich als Ganzes veränderten.

Insbesondere diente die systematische Erfassung jeweils *ausgeschiedener* Mitglieder dazu, nachzuvollziehen, wie die Deutsche Gesellschaft für Kreislaufforschung mit denjenigen ihrer Mitglieder umging, die ab 1933 zu den rassistisch oder politisch Verfolgten des NS-Regimes gehörten. Wie zu zeigen ist, zählten zu dieser Gruppe der Verfolgten gerade um 1933 aktive Vorstandsmitglieder: neben dem eigentlichen Begründer der Gesellschaft, Bruno Kisch, etwa auch Franz Groedel (Gründer und Leiter des mit der Gesellschaft eng verbundenen Bad Nauheimer Kerckhoff-Instituts), Siegfried Thannhauser (Freiburg) und Ernst Magnus-Alsleben (Würzburg).

Um möglicherweise belastete Amtsträger der DGK ausfindig zu machen, wurden alle (auch späteren) Vorstands- und Ausschussmitglieder sowie alle Preisträger der „Carl-Ludwig-Ehrenmünze" (CLM) und Ehrenmitglieder biografisch intensiv recherchiert. Wichtige Informationsquellen hierfür waren (neben dezentralen, insbesondere universitären Überlieferungen) heute im Bundesarchiv Berlin befindliche zentrale Archivbestände: die Kartei der 1933 gegründeten Kassenärztlichen Vereinigung Deutschlands (KÄV-Karteikarten), die Bestände des *Berlin Document Center* (BDC), der Bestand der Deutschen Forschungsgemeinschaft (und des 1937 eingerichteten Reichsforschungsrats). Die gleiche systematische Überprüfung erfolgte für alle Mitglieder der Gesellschaft für Kreislaufforschung, die am 26./27. Oktober 1942 an der durch die Luftwaffe veranstalteten Konferenz „Seenot und Winternot" teilnahmen. Zur Übersicht wurde eine Liste aller Amts- und Preisträger der DGK erstellt, samt ihren Funktionen in der Gesellschaft vor *und* nach 1945.[13]

Eine zentrale methodische Herangehensweise der Untersuchung liegt im *personell-biografischen Zugang*. Geschuldet ist dies nicht allein der Quellenlage zur Geschichte der Deutschen Gesellschaft für Kreislaufforschung, die unten näher ausgeführt ist. Sie wurde insbesondere gewählt, um eine bloße Institutions- und Organisationsgeschichte zu vermeiden, hinter der sowohl fachliche oder personelle Netzwerkstrukturen wie auch persönliche Schicksale und individuelle Verantwortung verschwinden. Besonderes Augenmerk gilt dabei, wie ausgeführt, den Amts- und Preisträgern der Gesellschaft vor *und* nach 1945.

Die Untersuchung folgt damit dem Ansatz, auch medizinische Gesellschaften nicht als bloße Institutionen im organisatorischen oder juristischen Sinne mit formalisierten Satzungsbestimmungen, Organisationsstrukturen und Zugangsformen zu sehen,[14] sondern als in personeller wie fachlicher Hinsicht dynamisches „heterarchisches" Netzwerk[15] der in ihr verbundenen Mediziner. Die Deutsche Gesellschaft für Kreislaufforschung war eine institutionell enger vernetzte Teilgruppe innerhalb der an Fragen des Kreislaufs interessierten Mediziner. Seit ihrer Gründung bildete sie den organisatorischen Rahmen für eine zunehmend

---

13 Vgl. die „Liste der Amtsträger und Ausgezeichneten" hier im Anhang (▶ Tabelle im Anhang A2)

14 Dieser institutions- bzw. organisationsgeschichtliche Ansatz ist nach wie vor wichtig, greift für viele Fragen aber zu kurz. So Schmuhl: Neurologen und Psychiater, S. 16 f.

15 Heiner Fangerau/Thorsten Halling: Noch ein Buch zu Netzwerken? Eine kurze Einführung, in: Dies. (Hrsg.): Netzwerke. Allgemeine Theorie oder Universalmetapher in den Wissenschaften? Ein transdisziplinärer Überblick, (transcript) Bielefeld 2009, S. 7–9, dort S. 8. – Zum Netzwerkbegriff auch Schmuhl: Neurologen und Psychiater, S. 17 f.: „Die Akteure, die innerhalb eines Netzwerks interagieren, unterscheiden sich im Hinblick auf ihre *Position*, ihre Ressourcen und ihre Interessen. Die Position eines bestimmten Akteurs innerhalb eines Netzwerks ergibt sich aus der Quantität und Qualität seiner Beziehungen, ausgedrückt in den Maßzahlen zur *Zentralität*. Mit wie vielen anderen Akteuren des Netzwerks steht er in unmittelbarer Verbindung? Wie viele indirekte Verbindungen zwischen anderen Akteuren des Netzwerks, die nicht unmittelbar verbunden sind, laufen über ihn? Wie würde sich sein Wegfall auf die Dichte des Netzwerks auswirken? […] Je dichter ein Akteur vernetzt ist, je mehr indirekte Verbindungen er zwischen anderen, nicht unmittelbar miteinander verbundenen Akteuren herstellt, je kürzer sein Weg zu den anderen Akteuren des Netzwerks, umso zentraler ist seine Position."

große Gruppe von Ärzten durchaus verschiedener medizinischer Fachrichtungen, die ihre Kenntnisse bzw. Ergebnisse zu Herz-Kreislauf-Erkrankungen diskutieren, deren Erforschung und Therapie vorantreiben wollten. Die Gesellschaft war damit ein Forum fachlichen Austauschs, in dem Themen und Trends gesetzt wurden. Wie andere Fachgesellschaften war sie, wie es Hans-Walter Schmuhl formuliert hat, ein „Gewebe aus Beziehungen zwischen einzelnen Wissenschaftlern, zwischen universitären und außeruniversitären Forschungseinrichtungen, zwischen Akteuren aus Wissenschaft, Politik und Verwaltung".[16] Eine Analyse der Deutschen Gesellschaft für Kreislaufforschung als wissenschaftliches wie personelles Netzwerk erlaubt Einblicke in medizinisch-fachliche Dynamiken wie in soziale Strukturveränderungen, Binnengruppierungen oder Exklusionsprozesse innerhalb der Gesellschaft. Zugleich betrachtet sie die Gesellschaft für Kreislaufforschung nicht isoliert, sondern im komplexen Kontext ihrer vielfältigen Außenbeziehungen.

Unerlässlich ist ein personell-biografischer Zugang, um einerseits das persönliche Schicksal verfolgter Mitglieder wie andererseits Formen individueller *Verstrickung* in den Nationalsozialismus differenziert nachvollziehen zu können. Beides ist nur durch biografische Vertiefungen zu leisten.

Als verfolgt gelten im Rahmen der vorliegenden Untersuchung alle diejenigen Amtsträger und Mitglieder der DGK, die in ihrer fachlichen wie persönlichen Biografie ab 1933 beeinträchtigt, entrechtet, in die Emigration getrieben – oder, im schlimmsten Fall, deportiert und ermordet wurden. Das persönliche Schicksal dieser Mediziner wird auch nach einem Ausscheiden aus der Gesellschaft für Kreislaufforschung wenigstens kurz dokumentiert.

Über die biografische Vertiefung am differenziertesten zu erfassen sind auch persönliche bzw. politische Anpassung, *Verstrickung* sowie unethisches oder gar verbrecherisches ärztliches Handeln im Nationalsozialismus. Wie jede historische Untersuchung zum Nationalsozialismus steht gerade bei der Frage nach Verantwortung und Schuld in den Jahren von 1933 bis 1945 auch die vorliegende Studie vor der Herausforderung einer möglichst präzisen Definition.

Ein erstes Kriterium ist die Mitgliedschaft in der NSDAP und/oder in weiteren NS-Organisationen. Bekannt ist, dass gerade die Ärzteschaft im Vergleich mit anderen Berufsgruppen einen hohen Organisationsgrad aufwies.[17] Allerdings sind solche Mitgliedschaften nicht in jedem individuellen Fall zeitlich präzise und anhand verlässlicher Dokumente zu ermitteln.[18] Auch können sie nicht als *einziges* Kriterium für die Belastung einer bestimmten Person gelten. Beide Probleme stellen sich bei der Untersuchung einer *ganzen* Gesellschaft in besonderem Maße, selbst wenn sie sich auf Amts- und Preisträger konzentriert. Dieser Problematik versucht die vorliegende Untersuchung durch eine doppelte Vorgehensweise zu begegnen.

Es wurden zunächst NS-Mitgliedschaften anhand der oben genannten Quellenbestände des Bundesarchivs wie über dezentrale Archivbestände an den jeweiligen Wirkungsorten möglichst präzise ermittelt. Denn es besteht doch ein bedeutender Unterschied zwischen einer Mitgliedschaft im NS-Kraftfahrkorps, in der SA oder einer solchen in der SS.[19] Genauso wichtig scheint es, zwischen einem Parteieintritt vor 1933 bzw. einem vergleichsweise spät – ggf. aus karrieretechnischen – erfolgten Beitritt zu differenzieren.

Recherchiert und in die Darstellung einbezogen wurde darüber hinaus das fachlich-medizinische wie persönliche Verhalten Einzelner – soweit es die Quellenlage jeweils ermöglicht. Zwar liegen selten Nachlässe vor, die Einblick in die persönliche Haltung zum Nationalsozialismus geben. Die his-

16 Schmuhl: Neurologen und Psychiater, S. 16.

17 Krischel: Urologie und Nationalsozialismus, S. 33: 44,8% der Ärzte waren Mitglied der NSDAP, bei Lehrern und Juristen waren es nie mehr als 25%. Auch in SA (1936 rund 21%) und SS (1936 rund 4%) war der Organisationsgrad von Ärzten verglichen mit anderen akademischen Berufen überproportional hoch.

18 Der Blick in Lexika reicht hierzu nicht. So erfüllt etwa Ernst Klee: Das Personenlexikon zum Dritten Reich. Wer war was vor und nach 1945, (Fischer Taschenbuch) 4. Aufl. Frankfurt/M 2013, nicht die Standards wissenschaftlicher Genauigkeit und Überprüfbarkeit, da Quellenangaben teils ungenau sind, teils fehlen.

19 Dazu auch: Krischel: Urologie und Nationalsozialismus, S. 31 f.

torische Forschung hat allerdings sehr differenziert herausgearbeitet, welche Handlungsoptionen und -spielräume im NS-System auch im medizinischen Bereich für den Einzelnen möglich waren:[20] Wer setzte sich etwa für verfolgte Fachkollegen ein oder übte Kritik? Wer verzichtete aus ethischen Grundsätzen auf Karrieremöglichkeiten, die sich durch die staatliche Ausgrenzungs- und Vertreibungspolitik boten? Wer knüpfte in welchem Umfang Kontakte oder dauerhafte Beziehungen zu staatlichen Stellen, zu NS-Organisationen oder NS-Funktionären? Wer passte seine medizinischen Fragestellungen und Arbeitsfelder den politisch-ideologischen Zielen des Regimes an? Und wo ging eine solche Anpassung über in aktive, gar selbstmobilisierte Unterstützung des NS-Staats in der jeweiligen medizinischen Forschung bzw. Praxis?

Zu konkretisieren ist auch die Frage nach medizinisch unethischem, menschenverachtendem oder gar verbrecherischem Handeln von Amts- oder Preisträgern bzw. Mitgliedern der Deutschen Gesellschaft für Kreislaufforschung. Diese Frage stellt sich bei den untersuchten Herz- und Kreislauf-Forschern nicht zuletzt für den Zeitraum des nationalsozialistischen Eroberungs- und Vernichtungskriegs, in der die Gesellschaft für Kreislaufforschung nach 1941 zwar keine Tagungen abhielt, aber offiziell weiterbestand. Hier legt die Studie zwei Schwerpunkte:

Zentral ist die Frage nach Zwangsversuchen und verbrecherischen Experimenten an Menschen. Dabei ist der aktuellen medizinhistorischen Forschung Rechnung getragen, die auch Experimente an medizinischen Instituten und Kliniken in den Blick nimmt und dabei zunehmend davon ausgeht, dass die Leiter von medizinischen Forschungsinstituten wegen ihrer Reputation insbesondere Zwangsversuche an Menschen häufig nicht selbst vornahmen, sondern von Mitarbeitern durchführen ließen.[21] Dies wurde für alle Amts- und Preisträger der DGK abgeprüft, ebenso für weitere Mitglieder, soweit sich Verdachtsmomente ergaben. Wichtig ist hierbei der einschränkende Hinweis, dass dies nur insoweit möglich war, wie es die teils lückenhafte Quellenüberlieferung (auch etwa medizinischer Fakultäten oder Institute) heute noch zulässt.

Als zweiter Schwerpunkt ergab sich im Verlauf der Untersuchung der Komplex *kriegswichtiger* militärischer Forschungen, der für Herz- und Kreislaufforscher spezifische Chancen und Optionen bot. Wer innerhalb der Organisationsplattform DGK mit welchen medizinischen Schwerpunkten und welchen Mitteln solche *kriegswichtige* Forschung betrieb (oder auch entsprechende Forschungsanträge stellte), wird möglichst präzise dargestellt und dabei auch der Frage nachgegangen, inwieweit sich die Deutsche Gesellschaft für Kreislaufforschung ab Mitte der 1930-er Jahre zu einer Plattform bzw. einem personellen Netzwerk für *Wehrforschung* entwickelte.

Um alle genannten organisatorisch-strukturellen, fachlich-thematischen wie individuell-biografischen Entwicklungsstränge im *genauen* historischen Kontext eingeordnet darzustellen, wurde ein überwiegend chronologischer Aufbau gewählt. Im Hinblick auf die extreme Dynamik von Radikalisierungsprozessen im nationalsozialistischen Deutschland scheint dies sowohl Veränderungsprozessen innerhalb der Gesellschaft für Kreislaufforschung wie auch dem individuellen Handeln einzelner Personen am ehesten gerecht zu werden.

Grundlage für die Untersuchung der Deutschen Gesellschaft für Kreislaufforschung im Nationalsozialismus ist zunächst eine Skizze ihrer Entwicklung und Ausrichtung von der Gründung bis 1932 (► Kap. 2). Sie dient einer Charakterisierung der Gesellschaft, samt ihrer Vernetzungen – besonders mit dem ebenfalls Ende der 1920-er Jahre gegründeten „Kerckhoff-Institut" zur Erforschung von Herzkrankheiten in Bad Nauheim. Vorgestellt werden zugleich für die DGK wichtige Personen.

► Kap. 3 stellt im Anschluss die Entwicklung der DGK in den Jahren 1933 bis 1936 dar. Hierzu gehört der Umbruch in der jungen Deutschen Gesellschaft für Kreislaufforschung in den Jahren 1933/34. In dessen Verlauf verlor nicht nur ihr Begründer Bruno Kisch seine Funktion als „Ständiger Schriftführer". Auch der 1933 gewählte fünfköpfige Vorstand schied aus dem Amt und die

---

20 Ebd., S. 31–34.

21 Ich bedanke mich für die diesbezügliche Beratung durch Alfons Labisch sowie die konkreten Hinweise von Paul Weindling vom 25.09.2015.

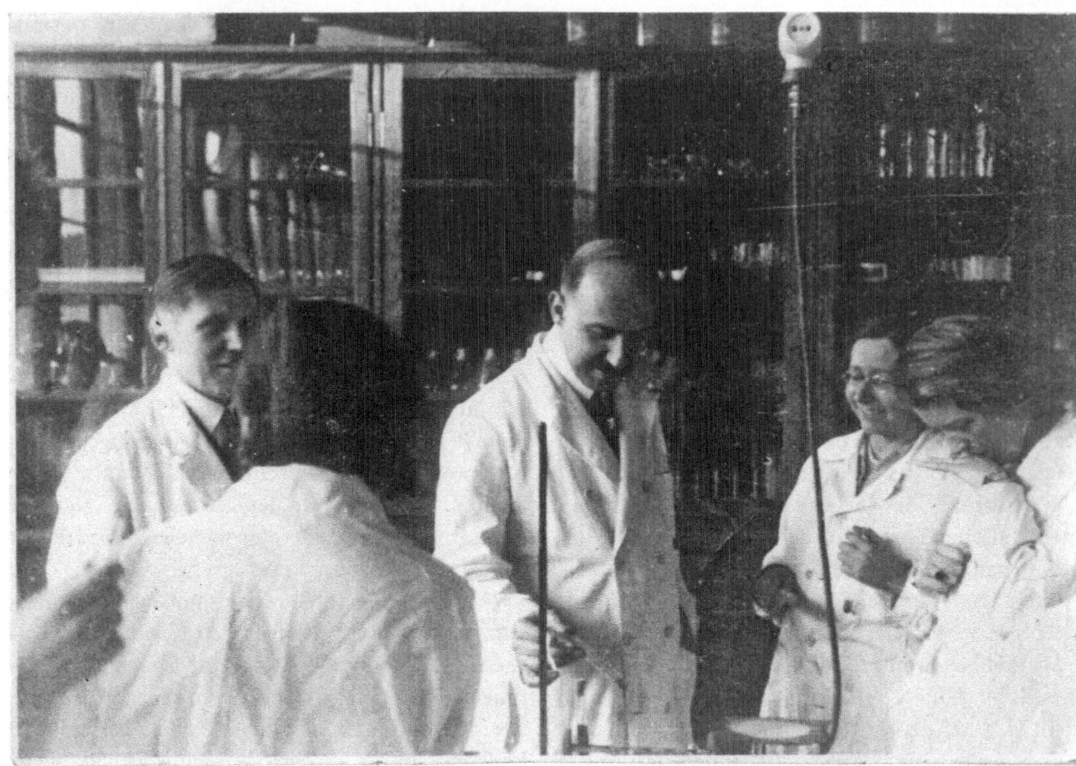

Abb. 1.1 Bruno Kisch im Laboratorium mit Studenten, Wintersemester 1931/32

DGK erfuhr unter Eberhard Koch, seit 1933 zugleich kommissarischer Leiter des Bad Nauheimer Kerckhoff-Instituts, organisatorisch, personell und fachlich einen deutlichen Wandel. Zugleich wird nachgezeichnet, wie sich die Mitgliederstruktur der Gesellschaft im Zuge der immer weiter verschärften staatlichen Repression und Verfolgung bis Ende 1936 entwickelte und welche Prozesse der Anpassung an die NS-Ideologie sich innerhalb der neuen Vereinsführung vollzogen. Als Einschnitt gilt hierbei die Tagung von 1936, die unter dem Vorsitz des Präsidenten des Reichsgesundheitsamts, Hans Reiter, stattfand.

► Kap. 4 konzentriert sich im Anschluss in zeitlich übergreifender Perspektive auf die Vertriebenen und Verfolgten des NS-Regimes innerhalb der Deutschen Gesellschaft für Kreislaufforschung. Gezeigt wird hier, welches Schicksal (ehemalige) Amtsträger – aber auch *einfache* Mitglieder – erlitten. Wer verlor wann seine wissenschaftliche bzw. berufliche Existenz? Wer emigrierte ins Ausland und wem gelang die Flucht nicht? Welche Mitglieder wurden nachweislich Opfer der NS-Vernichtungspolitik? Was die schnell systematisierten Mechanismen staatlicher Ausgrenzung, Vertreibung und Verfolgung für den Einzelnen bedeuteten, wird in diesem Kapitel exemplarisch vertiefend am Schicksal von Bruno Kisch (Abb. 1.1) gezeigt. Sichtbar werden dabei auch Netzwerkstrukturen von Solidarität und konkreter Hilfe innerhalb der Gruppe der Emigrierten. Abschließend ist in diesem Kapitel auch darauf einzugehen, ob es Mitglieder gab, die Widerstand leisteten.

Erneut chronologisch greift ► Kap. 5 die Entwicklung der Gesellschaft ab dem Jahr 1937 wieder auf, mit inhaltlichem Schwerpunkt auf den Problemkomplex Anpassung, Belastung und Täterschaft. Zeitlich untergliedert es sich in die Zeit bis 1941 sowie die anschließende Phase, in der keine Jahrestagungen stattfanden. Nachgezeichnet wird die weitere Veränderung der Deutschen Gesellschaft für Kreislaufforschung bis zu ihrer letzten

Kriegstagung 1941, insbesondere aber auch die dokumentierte Forschungstätigkeit von Amts- und Preisträgern sowie weiterer Mitglieder in diesem Zeitraum. Gezeigt wird, wie durch Netzwerke und Kontakte innerhalb wie außerhalb der Gesellschaft deren Ausrichtung sich mehr und mehr in Richtung *Wehrforschung* orientierte. Untersucht wird dies auch für die Zeit ohne *aktive* Tätigkeit der Gesellschaft nach 1941. Das Spektrum reicht dabei von den Forschungen von DGK-Mitgliedern für Luftwaffe und Marine, über die damit verbundene Durchführung von Versuchen an medizinischen Fakultäten und Instituten bis hin zur Beteiligung Einzelner an verbrecherischen Menschenversuchen in Konzentrationslagern.

Um NS-Vokabular als solches zu kennzeichnen, ist es hier kursiv gesetzt. In wörtlich zitierten Texten sind Passagen, die im Original in Anführungszeichen stehen, ebenfalls kursiv wiedergegeben; darauf wird im zugehörigen Fußnotenbeleg hingewiesen.

1.2 Quellenlage und Materialbasis

Die heutige *Deutsche Gesellschaft für Kardiologie – Herz- und Kreislaufforschung* verfügt, mit Ausnahme eines kleinen Dokumentenbestandes mit Vorstücken für die Protokolle der Jahrestagungen in der Geschäftsstelle Düsseldorf, über kein gesellschaftsinternes Quellenmaterial. Wie Trends ihrer fachlichen Ausrichtung sind daher auch die organisatorisch-strukturellen Entwicklungen der Gesellschaft ab 1933 ganz überwiegend anhand ihrer gedruckten Kommunikationsmedien nachzuvollziehen. Als wichtigste Quelle dienen dazu die ab 1928 jährlich publizierten „Verhandlungen der Deutschen Gesellschaft für Kreislaufforschung", die neben dem wissenschaftlichen Tagungsteil auch alle Satzungsänderungen und die jährlichen Mitgliederversammlungen – bis zur letzten Kriegstagung 1941 – regelmäßig dokumentierten.

Das Problem, dass darin interne Diskussions- und Entscheidungsprozesse des Vorstands nicht und der Verlauf der Mitgliederversammlungen nur knapp festgehalten sind, kann bis 1934 durch den umfangreichen persönlichen Nachlass des zu dieser Zeit (zuletzt als „Ständiger Schriftführer" der Gesellschaft) noch aktiven Vorstandsmitgliedes Bruno Kisch zumindest punktuell ausgeglichen werden. Glücklicherweise befinden sich Teilnachlässe, die die Entstehung und Entwicklung der Deutschen Gesellschaft für Kreislaufforschung von ihren Anfängen bis 1934 erhellen, sowohl in den Central Archives for the History of the Jewish People in Jerusalem sowie in der Staatsbibliothek (Preußischer Kulturbesitz) zu Berlin. Sie überstanden damit den Einsturz des Historischen Archivs der Stadt Köln 2009, bei dem ein dritter Teilnachlass Kischs in die Abgründe der Kölner U-Bahn geriet und bis heute nicht wieder benutzbar ist. Beide Nachlassbestände wurden für die Untersuchung umfassend ausgewertet.

Einblick in einige Entwicklungen der Gesellschaft ab 1933 ermöglichen zudem Dokumente im Archiv der William-G.-Kerckhoff-Stiftung (Bad Nauheim) zum gleichnamigen „Kerckhoff-Institut", das seit seiner Gründung eng mit der Gesellschaft für Kreislaufforschung verflochten war – zunächst über die Person von Franz Groedel, ab 1933 über den bis 1945 amtierenden DGK-Vorsitzenden Eberhard Koch. Trotz umfassender Baumaßnahmen wurde es mir dankenswerter Weise ermöglicht, die dortigen Bestände (im heutigen Max-Planck-Institut für Herz- und Lungenforschung) auszuwerten. Einige Hinweise zur Vereinsorganisation der DGK fanden sich ergänzend in den Beständen des Hessischen Staatsarchivs Darmstadt, wo ältere vereinsrechtlich relevante Unterlagen der Deutschen Gesellschaft für Kreislaufforschung heute archiviert sind.

Ausgewertet wurde auch der im Archiv der Max-Planck-Gesellschaft in Berlin-Dahlem lagernde Nachlass von Rudolf Thauer, nach dem Krieg langjähriger Geschäftsführer der Deutschen Gesellschaft für Kreislaufforschung (1951–1976). Für die Genehmigung hierzu danke ich an dieser Stelle seinem Sohn Rolf Thauer. Gesichtet wurden außerdem der im Universitätsarchiv Düsseldorf befindliche Nachlass von Franz Grosse-Brockhoff (1961–1966 im Vorstand der Gesellschaft) sowie jener des Vorstandsmitglieds von 1933 Georg Benno Gruber in Göttingen.

Wertvolle Hinweise über emigrierte Mitglieder und ihre Fluchtschicksale lieferten (neben dem Nachlass von Bruno Kisch) besonders die Dokumente in den Bodleian Libraries der University of Oxford. Dort befinden sich zeitnahe Schriftwechsel der damaligen „Society for the Protection of Science and Learning“ mit emigrierten Mitgliedern der DGK. Die Benutzung erlaubte freundlicherweise der CARA (der Council for At-Risk Academics, Stephen Wordsworth). Weitere Informationen fanden sich im Material des „Emergency Committee In Aid of Displaced Foreign Scholars" (in der New York Public Library).

Über diese Quellenbestände aus dem direkten oder engeren Umfeld der DGK hinaus stützt sich die vorliegende Untersuchung ganz wesentlich auf Überlieferungen in staatlichen und universitären Archiven.

In erster Linie sind dabei die Bestände des Bundesarchivs in Berlin-Lichterfelde zu nennen. Sie bieten über die (zur Vorbereitung der Nürnberger Kriegsverbrecherprozesse und der Entnazifizierung) durch die US-Armee beschlagnahmten Bestände des ehemaligen Berlin Document Center sowie die gleichfalls dort befindlichen Überlieferungen verschiedener (medizinischer) NS-Institutionen – wie etwa der schon erwähnten Kassenärztlichen Vereinigung Deutschlands und der Reichsärztekammer – wichtige Informationen über Mitgliedschaften und individuelle Beziehungen zu NS-Organisationen. Die dort und im Bundesarchiv-Militärarchiv Freiburg lagernden Bestände wissenschaftlicher (und militärischer) Forschungseinrichtungen geben wertvolle Einblicke in *wehrmedizinische* Projekte, an denen Amtsträger und Mitglieder der Gesellschaft beteiligt waren. Wurden die militärischen (auch gerade luftfahrtmedizinischen) Bestände im Bundesarchiv-Militärarchiv Freiburg eingesehen, so erfolgte im Bundesarchiv Berlin eine intensive Auswertung der Überlieferung der Deutschen Forschungsgemeinschaft (DFG) samt Reichsforschungsrat. Dort stellten zahlreiche Mitglieder der DGK Anträge auf Forschungsförderung und berichteten über ihre Projekte. Gesichtet wurde im Bundesarchiv Berlin darüber hinaus weiteres Material in den überlieferten Beständen nationalsozialistischer Partei-Organisationen und zum Konzentrationslager Dachau.

Für die Recherche nach Informationen zu Amts- und Preisträgern der Deutschen Gesellschaft für Kreislaufforschung wurde parallel möglichst umfassend auch Material in Universitätsarchiven ausgewertet. Zurückgegriffen wurde dabei zudem auf die mittlerweile umfangreiche Forschungsliteratur zu Universitäten und Medizinischen Fakultäten im *Dritten* Reich, in der einige DGK-Mitglieder in ihrem universitären Kontext untersucht sind.

Zahlreiche weitere wertvolle Hinweise und umfangreiches Material zu einzelnen Amtsträgern und Mitgliedern der Gesellschaft stellten zugleich viele Stadt-, Staats- sowie Landesarchive (teils in Kopie) zur Verfügung; desgleichen die Hoover Institution Archives (Stanford University), die National Archives of Norway, das Terezín Memorial sowie auch Privatpersonen, darunter Dr. F. H. Rein (Ladenburg).

Allen Archiven, Bibliotheken und Institutionen und insbesondere ihren Mitarbeitern, die mich bei der Suche und während meiner Auswertung des Quellenmaterials unterstützt haben, möchte ich an dieser Stelle meinen herzlichen Dank aussprechen.

Mein besonderer Dank gilt auch allen Einrichtungen und Privatpersonen, die für die Publikation freundlicherweise Bildmaterial zur Verfügung gestellt und die entsprechende Abdruckgenehmigung erteilt haben: dem Bildarchiv von Universitätsbibliothek und Universitätsarchiv Gießen, den Central Archives for the History of the Jewish People Jerusalem, der Deutschen Gesellschaft für Kardiologie – Herz- und Kreislaufforschung Düsseldorf, Herrn Dr. F. H. Rein (Ladenburg), Herrn Prof. Rolf Thauer (Marburg), dem Hessischen Staatsarchiv Darmstadt, dem Josephinum–Sammlungen der Medizinischen Universität Wien, Herrn Volker Koos (Rostock), den National Archives of Norway sowie dem Universitätsarchiv Düsseldorf.

Für die Betreuung des Manuskripts gilt mein herzlicher Dank Diana Kraplow und Axel Treiber im Springer-Verlag.

Sehr viel verdankt die vorliegende Arbeit allen Historikerkolleginnen und -kollegen, die mit wichtigen Hinweisen, Anregungen, Auskünften und durch ihr kritisches Interesse im Verlauf der letzten Jahre zum Erfolg des Projektes wesentlich beigetragen haben. Besonders der ständige fachliche Austausch mit meinen Kolleginnen und Kollegen am Institut für Geschichte, Theorie und Ethik der Medizin (IGTEM) der Heinrich-Heine-Universität

Düsseldorf war mir in allen Phasen des Projekts eine überaus große Hilfe und Unterstützung.

Meinen Dank möchte ich hier abschließend der *Deutschen Gesellschaft für Kardiologie – Herz- und Kreislaufforschung* aussprechen. Sie hat die vorliegende Untersuchung zu ihrer Geschichte im Nationalsozialismus angestoßen, dem IGTEM Düsseldorf den Forschungsauftrag übertragen und das Projekt vom Beginn bis zum Abschluss dieser Studie in allen (organisatorischen wie finanziellen) Belangen umfassend und rückhaltlos unterstützt. Besonders danke ich dem Vorstand der Deutschen Gesellschaft für Kardiologie für sein Vertrauen und seine nachhaltige Unterstützung.

Namentlich seien an dieser Stelle genannt:

- Gunther Arnold (Historisches Archiv der Deutschen Gesellschaft für Kardiologie),
- Thomas Breitfeld (Geheimes Staatsarchiv Preußischer Kulturbesitz),
- Marion Coccejus (Hessisches Staatsarchiv Darmstadt),
- Thomas Deres (Historisches Archiv der Stadt Köln),
- Jørgen Engestøl (National Archives of Norway),
- Heiner Fangerau, Thorsten Halling, Ulrich Koppitz, Matthis Krischel, Alfons Labisch, Frank Sparing, Jörg Vögele und das gesamte Team am IGTEM der Universität Düsseldorf,
- Brigitte Faatz (Stadtarchiv Bad Nauheim),
- Eva-Marie Felschow und Lutz Trautmann (Universitätsarchiv Gießen),
- Peter Haberkorn (Hessisches Hauptstaatsarchiv Wiesbaden),
- Hans-Georg Hofer (Universität Münster),
- Peter Klefisch (Landesarchiv NRW Abteilung Rheinland),
- Julius Leonhard (Universitätsarchiv Düsseldorf),
- Denise Rein und Inka Arroyo Antezana (CAHJP Jerusalem),
- Jochen Rees (Staatsarchiv Freiburg),
- Christine Schade (Institut für Stadtgeschichte Frankfurt/M),
- Kathrin Schmidt (Stadtarchiv Saarbrücken),
- Susanne Schneider (MPI für Herz- und Lungenforschung Bad Nauheim),
- Kristina Starkloff (Archiv der Max-Planck-Gesellschaft Berlin-Dahlem),
- Per Stobaeus (Universitätsbibliothek Lund),
- Paul Weindling (Oxford Brookes University).

Mein wichtigster Dank gilt Uta Hinz, die die Entstehung des Manuskripts begleitet hat.

Frühphase der Deutschen Gesellschaft für Kreislaufforschung

Zusammenfassung
Um Veränderungs- und Anpassungsprozesse der Deutschen Gesellschaft für Kreislaufforschung im Nationalsozialismus beschreiben zu können, erfolgt zunächst eine Charakterisierung der 1933 noch jungen Organisation. Dazu wird die Gründung und Entwicklung der Gesellschaft bis zum Jahr 1932 dargestellt und gezeigt, wie sie sich konstituierte, organisierte und personell zusammensetzte. Zu verdeutlichen ist insbesondere, wie sich das medizinisch-fachliche Profil und Selbstverständnis der Gesellschaft als recht offenes Netzwerk für alle an Fragen der Kreislaufforschung interessierten Mediziner herausbildete. Im Zentrum stehen dabei die ersten Jahrestagungen der Gesellschaft, ihre Gründergeneration – nicht zuletzt in Person des Kölner Physiologen Bruno Kisch –, die Anfänge ihrer ab 1933 zunehmend engeren Verbindung mit dem Bad Nauheimer Kerckhoff-Institut zur Erforschung von Herzkrankheiten und auch die Mitgliederentwicklung der Gesellschaft bis zur sogenannten *Machtergreifung* 1933.

T. Baumann, *Die Deutsche Gesellschaft für Kreislaufforschung im Nationalsozialismus 1933 – 1945*,
DOI 10.1007/978-3-662-54400-6_2,

2.1 Gründung und erste Tagung 1927/28

Im Jahr 1927 wurde das „Zentralblatt für Herz- und Gefäßkrankheiten" umbenannt in die „Zeitschrift für Kreislaufforschung". Die Herausgeberschaft übernahmen Bruno Kisch, seit 1925 ordentlicher Professor für Pathologie in Köln, und Eduard Stadler, Leiter der Inneren Abteilung des Stadtkrankenhauses Plauen. Ziel bildete laut den Erinnerungen von Kisch, aus dem alten – wie er es dann despektierlich nannte – „Referatenblatt" die „zentrale Publikationsstelle für die Erforschung des normalen und pathologisch veränderten Kreislaufs" zu machen. Sie sollte sich „völlig Problemen der Kreislaufforschung widmen". Kisch erinnerte sich im Rückblick von 1966, dazu den Begriff „Kreislaufforschung" eingeführt zu haben. Er sollte zwei Dinge beschreiben, die in der damaligen Forschungsliteratur hervorgetreten seien:

> 1. Das Herz als isoliertes Organ existiert nur am Sektionstisch und in Lehrbüchern. Während des Lebens ist es nur ein Teil des Kreislaufapparates, von dem es funktionell gar nicht zu trennen ist.

> 2. Allen Funktionen des Herzens, auch den rein physikalisch registrierten, liegen biochemische Vorgänge zugrunde. Die Biochemie des Herzens und des Kreislaufes ist daher das Zentralproblem der Physiologie des Kreislaufes und aller Störungen des Kreislaufes.[1]

In dieser Wortgewalt konnte Kisch dieses Anliegen erst im Alter formulieren. Auf dem Titelbild des umbenannten Journals erschien im Januar 1927 ein Text „An die Leser der Zeitschrift für Kreislaufforschung", der etwas bescheidener darüber informierte, dass sich „Verlag und Schriftleitung" entschieden hätten, das bisherige Zentralblatt derart zu erweitern, dass es „nicht nur wie bisher den Interessen und der Orientierung des ausübenden Arztes dient, sondern mehr als bisher auch Originalarbeiten und Referate aus dem Gebiet theoretischer Forschung bringt."[2]

Genauso sehr wie eine Zeitschrift für Kreislaufforschung – so Kisch 1966 weiter – hätten Tagungen speziell für kardiologische Probleme gefehlt, die auf diesen Grundlagen aufbauten. Kisch beklagte, er habe 1920 bei seinem ersten Vortrag auf dem Wiesbadener Internisten-Kongress einen solchen „Wirbel der sich jagenden verschiedenartigsten Darbietungen" erlebt, dass „zu sinngemäßer Diskussion des Themas gar nicht die Zeit" war. Ihm erschien eine Entfaltung der Kreislaufforschung auf den Wiesbadener Tagungen unmöglich. Nachdem er 1925 vom Privatdozenten zum ordentlichen Professor in Köln aufgestiegen war und danach Theodor Steinkopff als Verleger und Stadler als (bisherigen und künftigen) Mitherausgeber für die umbenannte Zeitschrift gewinnen konnte,

> schien es gerechtfertigt und an der Zeit, auch eine eigene Gesellschaft und damit ein neues Forum zu bilden, wo diejenigen, die an der Kreislaufforschung hauptsächlich interessiert waren, sich zu eingehender Arbeit zusammenfinden, sich persönlich kennenlernen und die wichtigsten Probleme ihres Faches ungehetzt diskutieren konnten. Obwohl durch die Zeitschrift für Kreislaufforschung und durch die verständnisvolle Mitwirkung des Verlages Steinkopff die Gesellschaft, die gegründet werden sollte, schon einen Namen und ein geeignetes Organ hatte, war dieser neu geplante Schritt doch viel schwerer getan als der der Umgründung der Zeitschrift. Bei den Kollegen auf klinischen Lehrstühlen der inneren Medizin stieß ich von vornherein durchwegs auf die strikteste Ablehnung. Sie sahen nur die Gefahr einer weiteren Zersplitterung der inneren Medizin […].[3]

---

1 Bruno Kisch: Wanderungen und Wandlungen. Die Geschichte eines Arztes im 20. Jahrhundert, (Greven Verlag) Köln 1966, S. 232 f. – Ders.: Die Geschichte der Organisation der Kreislaufforschung in Deutschland, (Dr. Dietrich Steinkopff) Darmstadt 1955, S. 6–8, ist demgegenüber knapper, hat aber viele identische Formulierungen.

2 Zeitschrift für Kreislaufforschung. Zugleich Fortsetzung von Zentralblatt für Herz- und Gefäßkrankheiten, XIX. Jg., Nr. 1, Januar 1927 (erstes Blatt dieser Nummer).

3 Kisch: Wanderungen, S. 233 f.

Zur „Situation der Ekg-Forschung" nach dem Ersten Weltkrieg legte der Mediziner Arthur Weber im späteren Rückblick einen anderen Schwerpunkt: Die damaligen Forscher hätten sehr verschiedene Erklärungen gehabt für die Arrhythmia absoluta (Vorhofflimmern), für den Sekundenherztod (plötzlicher Herztod) und für die kreisende Erregung (Wiedereintritt einer elektrischen Erregungswelle in das umgebende Herzgewebe). Weber wollte deswegen die eifrigen Forscher Rothberger (Wien), Winterberg (Wien), Haberland (Innsbruck), Kisch (Köln), de Boer (Amsterdam) und Lewis (London) zu einer Podiumsdiskussion zu sich nach Bad Nauheim holen. Die Vorbereitungen platzten wegen eines Streits zwischen de Boer und Haberland, den Ängsten der Wiener vor dem impulsiven de Boer und Lewis Ansicht, für diesen Kreis von Diskutanten sei der Krieg noch nicht lange genug vorbei. Kisch sei mit seiner Idee einer Gesellschaft dann aber mit ihm, Weber, bald ins Gespräch gekommen.[4]

Dass Kisch schon vor 1927 den Gedanken an eine Gesellschaft mit zumindest einem ersten Kongress in Bad Nauheim hatte, beweist ein Brief des Wiener Professors Karel Frederik Wenckebach vom 10. November 1926.[5] Wenckebach wollte nicht referieren, weil er sich für das von Kisch gesetzte Thema nicht für einen Spezialisten hielt (Saitengalvanometer). Er war auch gegen einen Badeort, weil der ihm als „Heimatort wissenschaftlicher Forschung" ungeeignet schien, und er zögerte noch, Mitglied der angedachten Gesellschaft zu werden. Wenckebach wollte erst abwarten, ob die sich „wirklich" dem „Austausch von rein wissenschaftlichen Ergebnissen und Ideen" widme. Wenckebachs Brief – Kisch bezeichnete ihn 1966 als den einzigen damals erhaltenen inhaltlichen Zuspruch – ist die älteste aufgefundene Quelle, die den Wunsch nach einer ausgesucht forschungsorientierten Gesellschaft belegt:

> » Ich bin überhaupt gegen diese allgemeinen Referate und glaube viel eher, dass die ganze Kongresswirtschaft nur einen Zweck hat, wenn man die Parade-Referate weglässt und wirklich in Diskussionen auch über die Details der wissenschaftlichen Forschung eingeht. Zu diesem Zwecke sind es spezialistische Vereine und nicht, wie in Wiesbaden, allgemeine. Ich finde es nicht im geringsten erwünscht, dass eine Rekordzahl von Besuchern auf diesen Sitzungen ist, wünschenswert erscheint mir nur die Qualität einer ausgesuchten Gesellschaft. Wenn der Praktiker findet, dass er auf einem solchen Kongress nichts zu suchen hat, so ist dies ebenfalls im Gegensatz zu Wiesbaden ganz richtig. Ihm soll man ganz fertige, gar gekochte Speisen vorsetzen. […] Ich wäre Jhnen sehr dankbar, wenn Sie mir Jhre Meinung und die der anderen, hohen Persönlichkeiten in dieser Sache mitteilen wollten.[6]

Da das vorangegangene Schreiben Kischs nicht vorliegt, kann als historisch sicher nur gelten, dass er anderen Institutsleitern eine kontinuierliche spezialisierte Tagung in Bad Nauheim samt zugehöriger Vereinsmitgliedschaft angetragen hatte. Ob auch Kisch zunächst das Ziel verfolgte, nur Forscher und keine Kliniker sowie nur die einschlägigsten Kenner zu versammeln, bleibt offen. Möglich erscheint, dass ihn Wenckebach erst auf diese Idee brachte.

In seiner Autobiografie schilderte Kisch weiter, dass er den Direktor des Staatlichen Balneologischen Institutes in Bad Nauheim, Arthur Weber, anschrieb. Kisch erschien Bad Nauheim „ideal" wegen dessen „Weltruf als bedeutendes Herzheilbad" und weil dort „die ganze Ärzteschaft mehr oder weniger an der Erforschung der Herzkrankheiten und ihrer Behandlung interessiert war" – wobei Kisch im Rückblick nahelegt, dass ihm die von Wenckebach angeregte Fokussierung auf Eliteforscher weniger wichtig war als die Wahl eines Ortes, der „aus praktischen Gründen als Sprung-

4 A. Weber: Zur Geschichte der Deutschen Gesellschaft für Kreislaufforschung, in: Verhandlungen 1952, S. XXXV. Weber vermerkt ebd., er habe den Schriftwechsel leider weggeworfen. – Text auch komplett reproduziert in: Arnold: Geschichte, S. 11.

5 Vollständig (mit angepasster Rechtschreibung) zitiert ebd., S. 234 f. Original in: StaBi Berlin, NL Kisch, K3 (K. F. Wenckebach am 10.11.1926 an Kollege [Kisch]).

6 Ebd., zitiert nach Original, in: StaBi Berlin.

brett für die Gründung" erfolgversprechend schien. Bad Nauheimer Ärzte waren häufig weder Hochschulforscher noch Krankenhaus-Kliniker, sondern Allgemeinmediziner, die eine Weiterbildung zum Badearzt/Balneologen erworben hatten. Zwischen Weber und „einer großen Zahl der Nauheimer Ärzteschaft" hätten damals allerdings „starke Spannungen" bestanden. Weber entsprach aber Kischs Wunsch, auf einer an seinem Institut abgehaltenen Veranstaltung sprechen zu dürfen.

» Am Donnerstag, dem 2. und Freitag, dem 3. Juni 1927 fand in Bad Nauheim der fünfte Fortbildungslehrgang für Ärzte über Arrhythmien des Herzens statt, bei dem außer den nicht zu zahlreichen Teilnehmern auch einige bekannte Professoren als Redner anwesend waren; so Koch aus Berlin, Haberland aus Innsbruck, Winterberg aus Wien, von Hoesslin aus Berlin und Boden aus Düsseldorf. Hier versuchte ich mein Glück. [...] Zu Ende des Kurses [...] wurde mir vom Kollegen Weber das Wort gegeben, und ich teilte den Anwesenden mit, daß die Gründung einer Deutschen Gesellschaft für Kreislaufforschung geplant sei, [...] und daß ich, falls kein Widerspruch erfolge, die Gesellschaft unter Zustimmung der Anwesenden als gegründet erklären zu dürfen glaube.[7]

Die überraschten Zuhörer widersprachen nicht. Prompt Mitte Juni 1927 trug die „Zeitschrift für Kreislaufforschung" auf der Titelseite die Überschrift „Begründung der Deutschen Gesellschaft für Kreislaufforschung" und enthielt einen zeitnahen Bericht, den vermutlich Bruno Kisch geschrieben hatte, der aber in jedem Fall wenige Tage nach der Gründungsveranstaltung entstand:

» Im Verlaufe eines Anfang dieses Monates in Bad Nauheim abgehaltenen Aerztekursus hat sich auf Anregung von Prof. *Bruno Kisch* eine deutsche *Gesellschaft für Kreislaufforschung* konstituiert. Die Gesellschaft soll Theoretiker und praktische Aerzte, soweit sie ein besonderes Interesse an den Fragen des Kreislaufs haben, umfassen und in erster Linie die Verknüpfung und gegenseitige Anregung theoretisch-wissenschaftlicher und praktisch-ärztlicher Erfahrungen auf diesem Gebiete pflegen und fördern.
Die erste Tagung der neuen Gesellschaft wird im März 1928 stattfinden. Der Tagungsort wird noch bestimmt werden.
Als *Organ* der Gesellschaft wurde die *„Zeitschrift für Kreislaufforschung"* bestimmt.
Die vorbereitenden Arbeiten für die erste Tagung liegen in den Händen von Prof. *Bruno Kisch* (Köln a. Rh.-Lindenthal, Lindenburg) und Prof. *A. Weber* (Gießen-Bad Nauheim, Staatl. balneol. Institut), an die auch Anmeldungen zum Beitritt zu der neuen Gesellschaft zu richten sind.
Der Jahresbeitrag beträgt RM 5.–.[8]

Vielleicht hatte Kisch sich von Wenckebach beeinflussen lassen, nochmals über den Ort der kontinuierlichen Tagungen nachzudenken. Eigentümlich ist auch, dass die „Zeitschrift für Kreislaufforschung" in der anschließend aufgestellten Satzung der Gesellschaft selbst nicht als ihr Organ benannt ist. Dies gilt, obwohl auf den Titelseiten der Zeitschrift der Untertitel „Organ der Deutschen Gesellschaft für Kreislaufforschung" aufgenommen wurde. Vielleicht war dies in der Satzung einfach nur vergessen worden. Tatsächliches Organ mit allen Vereinsberichten bildeten jedenfalls die seit 1928 jährlich erscheinenden „Verhandlungen der Deutschen Gesellschaft für Kreislaufforschung". Dort finden sich neben Berichten über die Mitgliederversammlungen auch Listen mit den Amtsträgern und den Mitgliedern der Gesellschaft, also eben nicht in der Zeitschrift. Daran änderte sich

7 Kisch: Wanderungen, S. 236 f. – Sanitätsrat Dr. Hirsch aus Bad Nauheim gehörte „unserer Gesellschaft seit der Gründungsversammlung im Jahre 1927" an: Bruno Kisch: Eröffnungsansprache des Vorsitzenden, in: Verhandlungen 1931, S. 3–5, dort: S. 3; Hirsch war verstorben.

8 Zeitschrift für Kreislaufforschung, XIX. Jg., Nr. 12, 15. Juni 1927 (erstes Blatt dieser Nummer). Kursive Hervorhebungen sind i. O. gesperrt. – Das Hessische Staatsarchiv Darmstadt verwies am 31.03.2016 auf meine Anfrage nur auf die (von mir dann auch verwendete) Registerakte des Amtsgerichts Friedberg, die den Zeitraum 1939–1977 abdeckt (HStAD, H 14 Friedberg, R 159). Die erste Anmeldung der Gesellschaft 1927 scheint in staatlichen Akten nicht erhalten zu sein.

praktisch auch nichts, als 1939 in die Satzungen neuaufgenommen wurde, Vereinsorgan sei die „Zeitschrift für Kreislaufforschung".[9]

Etwa 80 erhaltene Schreiben, Postkarten und Telegramme im Jerusalemer Nachlass von Bruno Kisch dokumentieren einiges Interesse an einer Mitgliedschaft und später an der ersten Tagung der Deutschen Gesellschaft für Kreislaufforschung. Besonders aber belegen sie auch die hohe Bedeutung, die Kisch diesen Dokumenten beimaß – er hatte anscheinend fast alle aufbewahrt. Einige Ärzte schickten ab Mitte 1927 einen ausgefüllten einheitlichen Postkartenvordruck an Kisch oder Arthur Weber (■ Abb. 2.1), um sich für die Mitgliedschaft in der Gesellschaft anzumelden und zu versichern, den Jahresbeitrag von fünf Reichsmark zu überweisen, so etwa Edgar Atzler aus Berlin am 7. Juli 1927. Mindestens 17 Ärzte erklärten schriftlich ihre Mitgliedschaft. Der Baden-Badener Arzt für Herzleiden Dr. Rudolf Eugen Achert schrieb schon am 18. Juni 1927 mit direktem Bezug zum „Aufruf" in der Zeitschrift für Kreislaufforschung, also drei Tage nach dessen Erscheinen. Eduard Stadler, Mitherausgeber der Zeitschrift, schrieb am selben Tag: „Ich mache natürlich gerne mit." Achert und Stadler müssen insofern als die beiden ältesten DGK-Mitglieder gelten. Der Freiburger Professor Ludwig Aschoff, den Kisch gemäß einer Aufstellung wie 37 andere zumeist hochrangige Mediziner zwischen dem 6. Juli und 3. August zur Mitgliedschaft aufgefordert hatte, lehnte dagegen schon am 15. Juli 1927 postwendend mit Verweis auf seine zahlreichen Verpflichtungen eine Mitgliedschaft ab. Laut der mit „Aufforderung zur Teilnahme gesendet an" betitelten Liste hatte Kisch zudem an Philipp Broemser (damals in Basel) geschrieben, zu dessen Bereitschaft er „dilatorisch" anmerkte; bei Wenckebach (Wien) notierte Kisch „angemeldet"; bei Professor Johannes Nörr von der Medizinischen Veterinärklinik der Universität Gießen, dem Kisch am 26. Juli irrtümlich nach Dresden schrieb, steht „unbestellbar". Ihm schrieb Kisch am 14. November nochmals, dann nach Gießen. Die anderen Angeschriebenen – darunter die Professoren Louis Radcliffe Grote (Dresden), Eugen Kirch (Würzburg) und Otto Loewi (Graz) – erhielten fast alle kein Attribut, hatten wohl nicht geantwortet.[10]

Arthur Weber (■ Abb. 2.1) lud Ernst von Romberg, ordentlicher Professor in München, ein und berichtete Kisch am 28. Januar 1928, Romberg habe „prompt" geantwortet: „Die Herrn meiner Klinik und ich sind nicht in der Lage[,] die Kölner Tagung zu besuchen." Damit könne Ernst von Romberg „wohl nicht als Freund der Tagung angesehen werden." Weber beruhigte, die Kreislaufforscher brauchten die Deutsche Gesellschaft für Innere Medizin nicht mehr, denn „die Sache läuft ja nun offenbar auch so, selbst wenn die Träger des Wiesbadener Kongresses noch bei Seite stehen". Er selbst entschuldigte sich, wegen Überlastung seinen angekündigten Vortrag über Alternans (Schwankungen der Pulsstärke) zurückziehen zu

9 Die „Zeitschrift für Kreislaufforschung" wird in den Satzungen der Gesellschaft, die in den jährlich seit 1928 erscheinenden „Verhandlungen der Deutschen Gesellschaft für Kreislaufforschung" im Vorspann abgedruckt sind, erstmals 1931 überhaupt erwähnt (und zwar in einer Bestimmung, mit der vermieden werden sollte, dass Beiträge für die Jahrestagungen außer in den Verhandlungen zusätzlich nochmals in der Zeitschrift erschienen), dort in § 7. Der Satz „Das Organ der Gesellschaft ist die Zeitschrift für Kreislaufforschung" selbst erscheint erstmals in den Satzungen 1939 (bis 1941 in § 19, 1949 in § 18). – Um genau zu sein, wurde auf der ersten Seite der Nr. 1 von Jg. XXII am 01.01.1931 die 4. Tagung angekündigt. (Zusammenfassende) Berichte dieser Tagungen erschienen gleichgewichtig neben denen der Inneren Medizin oder der Pathologen.

10 Aschoff am 15.07.1927 an Kisch: StaBi Berlin, NL Kisch K3. Alle weiteren Schreiben: CAHJP Jerusalem, P80/99 (Vornamen von mir ergänzt). Die 2-seitige Liste „Aufforderung zur Teilnahme gesendet an" umfasst eigentlich 41 Zeilen mit 40 Personen (Nörr doppelt), die letzten 5 Einträge datieren aber nach einer zeitlichen Lücke erst ab dem 14.11., darunter „Fraenkel Heidelberg" am 28.12. – Im Adressbuch von Baden-Baden aus dem Jahr 1930 findet sich der Eintrag: „Achert, Rudolf Eugen, Dr. med., Arzt (Herzleiden), Lange Str. 54. Tel. 1733". Der in Hornberg (Baden) am 28.06.1872 geborene Arzt hatte in München, Freiburg i.Br. und Berlin studiert und in Leipzig im Oktober 1899 einen „Beitrag zur Kenntniss des primären Leberkrebses", (Gustav Fock) Leipzig 1899, als Dissertation eingereicht. – DGK-Mitglied war Achert 1928–1932 (Verhandlungen: Mitgliederlisten).

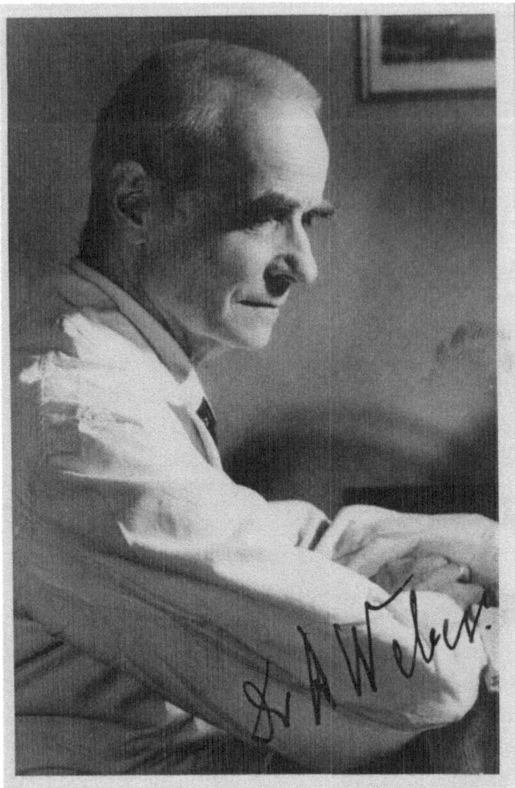

© HStAD

Abb. 2.1 Arthur Weber, 1940

müssen.[11] Anhand dieses Briefes wird deutlich, dass das Programm der ersten Tagung bereits jetzt weitgehend feststand und allenfalls noch unsicher war, wie viele Zuhörer kommen würden – und, dass Weber sich damals nicht im gleichen Umfang wie Bruno Kisch engagierte:

> Ich finde überhaupt, dass eigentlich schon ein Überfluss an Vorträgen gemeldet ist. – In den nächsten Tagen kommt der Physiker Trendelenburg[12] zu mir, wir werden über seinen Vortrag in Köln sprechen; in der Aussprache zu seinem Vortrag dachte ich einiges über die Registrierung von Herztönen und Herzgeräuschen zu sagen. Ebenso wollte ich zu Eppingers Referat einiges sagen.[13]

Von der Einladung zur ersten Tagung am 5. und 6. März 1928 ist von Bruno Kisch ein handschriftliches Vorstück der Einladung erhalten, das er und Weber unterzeichnen sollten. Zwei „Hauptreferate" waren bereits gesetzt: Professor Julius Rihl aus Prag war für „Probleme der normalen und abnormalen Herzreizbildung" eingeplant und Professor Hans Eppinger aus Freiburg i. Br. für „Die Kreislaufschwäche vom klinischen Gesichtspunkt aus". Die Anmeldung zur Tagung sollte „möglichst" bis zum 15. Januar 1928 an Kisch in Köln-Lindenthal oder an Weber im Staatlichen Balneologischen Institut in Bad Nauheim gehen, „desgleichen die Anmeldung von Vorträgen und Demonstrationen, die sich nach Möglichkeit dem Thema der Hauptreferate anschließen sollen."[14]

Reaktionen erfolgten seit Ende 1927, fast alle adressiert an Kisch. Professor Eduard Stadler schickte am 30. Dezember 1927 eine Postkarte: „Heute ging Ihre Einladung zur Kreislauftagung ein, sehr hübsch! Köln würde mich reizen, wenn

11 A. Weber am 22.01.1928 an Kisch. StaBi Berlin, NL Kisch K3. – Ernst von Romberg, in: Professorenkatalog der Universität Leipzig, URL: http://www.uni-leipzig.de/unigeschichte/professorenkatalog/leipzig/Romberg_963 (abgerufen 18.10.2016).

12 Der Zusatz *Physiker* sollte eine Verwechslung mit dem Physiologen Wilhelm Trendelenburg vermeiden. Ferdinand Trendelenburg arbeitete damals im Forschungslaboratorium Berlin-Siemensstadt und war nur 1928 und 1929 im DGK-Mitgliederverzeichnis (Verhandlungen).

13 A. Weber am 22.01.1928 an Kisch. StaBi Berlin, NL Kisch K3. – Ferdinand Trendelenburg sprach dann auf der Konferenz „Über Herztonverstärkung" (Verhandlungen 1928, S. 131–137). Weber meldete sich wie geplant in der Diskussion (S. 136 f.) und lobte: „Der hier von Herrn Trendelenburg vorgeführte Apparat ist, wie ich meine, das Mikroskop auf akustischem Gebiet."

14 Vorstück Einladung o. D.: CAHJP Jerusalem, P80/64a-c. „Die zur Tagung angemeldeten Teilnehmer erhalten ein genaues Programm später zugesandt." (Dies erklärt die in folgender Fußnote mit (T) gekennzeichneten Anfragen nur nach dem Programm.) – Verhandlungen 1928: Tatsächliche Referatstitel unter 32 Beiträgen waren 1.: „Das Problem der Kreislaufschwäche" und 22.: „Unsere Kenntnis von den normalen und abnormalen Herzleiden".

die Reise nur nicht so weit und die Sache dadurch so kostspielig würde. Aber vielleicht komme ich." Dagegen meldete sich Anton Géronne, übrigens Ständiger Schriftführer der Deutschen Gesellschaft für Innere Medizin, schon am selben 30. Dezember 1927 „gern" zur Tagung an. Und Johannes Nörr hatte, wie er Kisch am 6. Januar 1928 schrieb, als „Bezieher der Zeitschrift für Kreislaufforschung" von der Tagung im März gelesen und wollte zur Teilnahme ein Zimmer. Mehrere Mediziner meldeten sich in einem Schreiben sowohl für Tagung als auch Mitgliedschaft an. Die Tagungsanmeldung verfassten manche gleichzeitig für sich und Kollegen. Privatdozent Emil Zak vom Verein Herzstation in Wien sagte am 24. Februar 1928 die zuvor zugesagte Tagungsteilnahme für Ernst Peter Pick wieder ab, Ernst Mangold vom Tierphysiologischen Institut der Landwirtschaftlichen Hochschule Berlin schrieb am 1. März 1928, der von ihm zuvor mitangemeldete Dr. Meltzer würde nun allein kommen. Auch zwei Medizinerinnen meldeten sich zur Tagung an, am 26. Februar 1928 Klothilde Gollwitzer-Meier (damals Privatdozentin am Städtischen Krankenhaus Frankfurt/M) und – unter dem Vorbehalt, Russland verlassen zu dürfen – am 17. Januar 1928 Lina Stern. Sie arbeitete am Physiologischen Institut Moskau und war Spezialistin für das Thema Blut-Hirn-Schranke. Ein Hotelzimmer reservierte Kisch u. a. für Professor Ernst Magnus-Alsleben (Würzburg), Eugen Rehfisch („Spezialarzt für Herzkrankheiten" in Charlottenburg), Fritz Schellong (damals Privatdozent in Kiel), David Scherf (Privatdozent in Wien, übrigens unter Wenckebach an der Uniklinik) und für die bereits erwähnten Ärzte Stadler und Zak.[15]

Am 5. März 1928 fanden die Eröffnungsansprachen des Kölner Kongresses statt. Arthur Weber meinte in seiner Ansprache, „als im Juni vorigen Jahres Herr Kisch die Deutsche Gesellschaft für Kreislaufforschung gründete, da hatten wir nicht zu hoffen gewagt, daß diese erste Tagung einen solch zahlreichen Besuch aufweisen würde." Gekommen seien „Teilnehmer" aus dem Reich sowie „Herren aus Deutsch-Österreich, Ungarn, der Schweiz, Holland, Belgien, der Tschechoslowakei, Spanien und Rußland." Weber dankte den Hauptreferenten Eppinger und Rihl sowie den gastgebenden Instituten: „Wir sind hier gastlich aufgenommen im physiologischen Institut von Herrn Geh.-Rat Hering

[15] CAHJP Jerusalem, P80/99: Schreiben oder Karten von den nachfolgend aufgeführten Personen finden sich im Nachlass von Bruno Kisch in Jerusalem; die Absender (Vornamen wie i. O.) baten um (M) = Mitgliedschaft, (P) = Programm der Tagung, (T) = Tagungsteilnahme (teilweise für sich plus eine weitere Person). Die Streichung ~~(T)~~ bedeutet, dass der Absender in einem weiteren Schreiben seine Bitte änderte. – Im Nachlass findet sich außerdem eine undatierte Liste von Kisch: „Aufforderung zur Teilnahme [an der Gesellschaft, T. B.] gesendet an"; ich markiere die Absender, die auch auf dieser Liste sind, im Folgenden mit (a): R. E. Achert (M), Allard (P), E. Atzler (a, M), **Ayrer** (T), Karl Barth (T), E. **Becher** (T), Arthur Biedl (T) (a, M), W. **Biehler** (T) plus K. F. **Schmidt** (T), E. Boden (T) plus Wankell (T), S. **de Boer** (a) (T), Wilhelm **Dressler** (T), Eppinger (a, M), S. H. Falkenstein (P), Flach (P), Frick (P), Gerhartz (T), A. **Géronne** (T), **Gollwitzer-Meier** (T), Georg B. Gruber (a, M), A. K. J. de Haas, (T), **Hahndorff** (T), F. Hertz (T), Max Hochrein (T), A. Hoffmann (T) (M), E. Koch (T) plus M. Nordmann (T) plus H. Mies (T) plus G[eh.]R[at] Hering (T), **Kreitmair** (T), Kühn (P), Langendorff (T) (M), **Langguth** (T), Leusser (T) (P), Alfred Lindemann [an Weber] (T), Ernst **Magnus-Alsleben** (T), Ernst Mangold ~~(T)~~ (a, M) plus Meltzer (T), Mauel (T) (P), Mobitz (a, M), F. **Müller** (T) (P), Neubürger (T), Nörr (a) (T), Pick (a, M), H. Radermacher (T) (P), **Rehfisch** (T) (M), J. Rihl (a, M), Harry Schäffer (a, M), F. **Schellong** (T), D. **Scherf** (T), [Eduard] Schott (a, M), Singer (T), v. Skramlik (a, M), **Stadler** (T) (M), L. Stern (T), Ferdinand Trendelenburg (a) (T), Veiel (P), **Walzer** (T), R. F. Weiß [an Weber] ~~(T)~~ (M), Rudolf Weinberg (M), Wilhelm Wiechowski (a) (T), Emil Willems (T), Max Winternitz (T), Wüllenweber (T), Emil **Zak** (T). – Laut eines Notizblattes, ebd., hatte Arthur Weber „Anmeldungen" (offenbar zur Tagung) an Kisch weitergeleitet: Ayrer (wohl das oben schon genannte Schreiben), Saldift, Barth (wie oben), Rullmann, Jhlau, Ernst Kroschinski. – Ebenfalls ebd. findet sich eine zweite undatierte Liste, auf der Kisch notierte, wer zur Tagung in welchem Hotel untergebracht wurde; neben den oben **fett hervorgehobenen Personen** erschienen außerdem: Brugsch, Dietlen, Gampe, Gürich, Sanitätsrat Hahn und Dr. Heinrichs aus Bad Nauheim, C. Heymans, Karásek aus Prag, van der Mendele aus den Haag und L. Müller aus Baden-Baden. Drei Personen sind auf der Hotel-Liste gestrichen, darunter A. K. J. de Haas und Radermacher.

und in der medizinischen Klinik von Herrn Geh.-Rat Moritz, meinem früheren Lehrer."[16]

Anschließend sprach Kisch und begann damit, es gehöre „viel Mut und Zuversicht dazu, heute noch die Gründung einer neuen medizinischen Gesellschaft und einer neuen medizinischen Tagung anzuregen." Einwände, die er gehört habe, seien, dass dies die großen Gesellschaften und darunter besonders den Internisten-Kongress „beeinträchtigen" würde, dass es „die Aufsplitterung der Medizin zu fördern drohe" und, dass nichtmehr alle Tagungen besucht werden könnten. Dem hielt Kisch die Beschränkung auf Kongressen der Inneren Medizin entgegen, bei denen die Behandlung eines Spezialthemas nur in mehrjährigem Abstand und dann in Kurzbeiträgen möglich sei. Die Aufspaltung der Medizin sei nötig, weil sie niemand komplett überschaue und deshalb ohne Spezialisierung Pfuscherei drohe. Dann bedankte sich Kisch bei Arthur Weber, „der von unserer ersten Unterredung an als treuer Helfer tatkräftig mitgewirkt hat", und schloss:[17]

> » Die vorbereitenden Arbeiten für die erste Versammlung unserer Gesellschaft sind beendet und Herr Kollege Weber und ich erlauben uns, ihnen nun als ersten Vorsitzenden Herrn Geheimrat Hering vorzuschlagen und bitten Sie, diesem Vorschlag durch Beifall Ihre Zustimmung zu geben. (Dies geschieht.)[18]

Heinrich Ewald Hering, Professor der pathologischen Physiologie, als damit im Junktim kurzfristig eingesetzter Tagungsvorsitzender und Ad-hoc-Vorstand der Gesellschaft bedankte sich bei „Kisch und Weber" für die Vorbereitung der Tagung. Er machte deutlich, sie sei eine Tagung für Kreislaufforschung und keine Spezialtagung der Inneren Medizin.

> » Demgemäß ist jeder willkommen, der unsere Kenntnis über den Bau und die Funktion und die Funktionsstörungen des Herzens und der Gefäße glaubt fördern zu können, und zwar der Normalanatom wie der Normalphysiologe, der pathologische Anatom wie der pathologische Physiologe, der Kliniker und der praktische Arzt.
> [...] Zum Schluß schlage ich Ihnen als Vorstand der Gesellschaft die Herren Kisch (Köln), Weber (Bad Nauheim), Eppinger (Freiburg) und Rihl (Prag) vor und bitte Sie, durch Beifall die Wahl zu vollziehen. (Geschieht.)[19]

Die „Verhandlungen der Deutschen Gesellschaft für Kreislaufforschung" führen 1928 Geheimrat Professor Heinrich Ewald Hering dann als Vorsitzenden der Kölner Tagung und als ersten in einer Aufstellung von Vorständen der Gesellschaft für das Geschäftsjahr 1928/1929. Nach ihm aufgelistet sind die Professoren Hans Eppinger, Bruno Kisch, Julius Rihl und Arthur Weber.[20] Vermutlich hatten sich diese fünf Mediziner zuvor untereinander über das Vorgehen auf Kongress und Mitgliederversammlung abgesprochen. Ob die erste Tagung mehr wegen Hering oder mehr wegen Kisch nach Köln geholt worden war, ist unbekannt; Tatsache ist aber, dass fortan Tagungen an wechselnden Orten stattfanden. Hering war 1913 von Prag nach Köln berufen worden. Er hatte damals für sein Kölner „Institut für Pathologische Physiologie" Kisch als Assistenten gewählt, der gerade in Prag promoviert hatte. Kisch erinnerte sich später, dass er in Prag bei Hering einst die von „tödlicher Langweiligkeit" geprägte Vorlesung über experimentelle Pathologie – so hieß die pathologische Physiologie in Österreich – gehört hatte. Er sei von dessen Schreiben aus Köln nach Rückkehr von einem Forschungsaufenthalt in Neapel völlig überrascht worden. Julius Rihl, zuvor Herings Assistent in Prag, blieb dort.[21]

Im Vorfeld der Tagung hatte Kisch auch eine Satzung für die neue Gesellschaft vorbereitet; ein

16 Verhandlungen 1928, Ansprachen von Weber, Kisch und Hering, S. 3–8, dort: Weber S. 3.

17 Ebd., Ansprache Kisch, S. 3–7. – Zur Bedeutung Kischs versus Weber bei der DGK-Gründung vgl.: Schaper: Historische Aspekte, S. 63: In „den Annalen" gelte Arthur Weber als Gründer, doch tatsächlich habe „Bruno Kisch mindestens einen genauso großen Anteil" gehabt.

18 Verhandlungen 1928, Ansprache von Kisch, S. 7.

19 Ebd., Ansprache Hering, S. 7 f.

20 Ebd., S. VII: Vorstand.

21 Kisch: Wanderungen, S. 108–116, Zitat S. 111.

Vorstück von seiner Hand ist erhalten.[22] Die Endfassung ist in den „Verhandlungen" abgedruckt:

> § 1. Der Zweck der Deutschen Gesellschaft für Kreislaufforschung ist die Förderung der Erforschung[a] des Blutkreislaufes und seiner Organe.

> § 2. Diesem Zweck dient die Gesellschaft 1. durch ihre[b] alljährlich stattfindende Tagung, 2. durch die Veröffentlichung der bei der Tagung gehaltenen Sammelberichte und Vorträge, 3. durch Anregung besonderer Untersuchungen auf dem Gebiete der Kreislaufforschung und 4. durch Ehrungen von um dieses Gebiet besonders verdienten Forschern.

> § 3. Mitglied der Gesellschaft kann jeder promovierte Arzt werden, der von zwei Mitgliedern vorgeschlagen ist.[c] Die Namen der zur Aufnahme Vorgeschlagenen müssen den Mitgliedern spätestens am Tage vor einer Mitgliederversammlung bekanntgegeben werden. Ueber die Aufnahme entscheidet die Mitgliederversammlung mit zwei Drittel Mehrheit.[23]

Gerade der letzte Punkt ist besonders bedeutsam. Er verdeutlicht, dass die neue ärztliche Fachgesellschaft von Beginn an den Charakter eines Netzwerks trug, deren Entwicklung nicht allein als Geschichte einer Institution, sondern auch als Netzwerkanalyse zu sehen ist: Nicht jeder konnte Mitglied werden; durch die geforderte qualifizierte statt absolute Mehrheit in der Versammlung war sichergestellt, dass ein Neuling von einer großen Zahl der (anwesenden) Altmitglieder gruppenmäßig als zugehörig oder zumindest akzeptabel begriffen wurde. Schon allein das Vorschlagsrecht sicherte, dass etwa *ein* Institutschef nicht eigenmächtig seinen Assistenten platzieren konnte, sondern er dazu den Zuspruch eines weiteren Mitgliedes brauchte. Die Analyse einer solchen Gruppe von Forschern, die sich ihre Ergebnisse gegenseitig vorstellen, also *gemeinsam Wissenschaft machen* wollten, gibt einen qualifizierten sozialen Einblick in eine Gruppe, die eine intern stärker vernetzte Teilgruppe unter allen an Fragen des Kreislaufs interessierten Medizinern war. Sehr wichtig festzuhalten ist auch, dass der Satz „Mitglied der Gesellschaft kann jeder promovierte Arzt werden, der von zwei Mitgliedern vorgeschlagen ist" erst in den „Verhandlungen" von 1939 abgeändert wurde in: „Die Aufnahme von ordentlichen Mitgliedern erfolgt auf schriftlichen Antrag unter Benennung von zwei Mitgliedern als Bürgen". Die Forderung nach Leumundschaft von zwei Personen aus dem jeweils schon vorhandenen Mitgliederkreis blieb bestehen und galt damit einheitlich im gesamten Untersuchungszeitraum.[24] Auf jene Satzungsbestimmungen, die nach 1933 die Macht des Vorsitzenden stärkten, wird zurückzukommen sein.

Eine Einschränkung dieser netzwerkartigen Struktur findet sich allenfalls in der Gründungsphase der Gesellschaft: Es war Bruno Kisch, der mit seinen Einladungsschreiben steuerte, wer im Vorfeld zur Teilnahme an der ersten Tagung und zur Mitgliedschaft direkt und persönlich ermuntert wurde.

Eine Spielregel galt für alle Personen, die sich vor der ersten Tagung zur Mitgliedschaft angemeldet oder auf der ersten Tagung als Mitglied eingetragen hatten: § 6 regelte, dass die Mitgliedschaft – außer durch Tod oder bis zum Jahresende schriftlich erklärten Austritt – auch durch einen Ausschluss enden konnte „a) wenn der Mitgliedsbeitrag trotz zweimaliger schriftlicher Mahnung nicht bezahlt wurde, b) wenn die Zugehörigkeit des Mit-

---

22 [Vorstück Satzungen], 4 Seiten, o. D., o. T., mit 11 nummerierten Listenpunkten. DGK-Archiv Düsseldorf.

23 Satzungen der Deutschen Gesellschaft für Kreislaufforschung, in: Verhandlungen 1928, S. XIII–XV. Das handschriftliche Vorstück Kischs im DGK-Archiv Düsseldorf enthält die nachfolgend unter a bis c aufgeführten Korrekturen (ansonsten stimmt es mit der gedruckten Fassung überein):
a wissenschaftlicher und praktischer Probleme > Erforschung
b eine > ihre
c und gegen dessen Aufnahme die Mitgliederversammlung auf Befragen durch den Vorsitzenden keinen Widerspruch erhebt > ist.

24 Satzungen, in: Verhandlungen 1929–1938, § 3, im Vergleich zu: Satzungen, in: Verhandlungen 1939–1941, § 7.

gliedes zur Gesellschaft geeignet erscheint, deren Ansehen oder Zweck[a] zu schädigen."[25] Auch dieser Paragraf blieb bis 1938 völlig unangetastet und die Regelung für säumige Beitragszahler wurde 1939 ebenfalls nicht substanziell geändert.[26]

Von Anfang an dachte Kisch bereits an die Vergabe einer Ehrenmitgliedschaft, wobei seine Formulierung für Satzungsparagraf 4 später wörtlich in den „Verhandlungen" abgedruckt wurde. Demnach „können[a] um das Gebiet der Kreislaufforschung besonders verdiente Persönlichkeiten auf einstimmigen Vorschlag des Vorstandes[b] von der Mitgliederversammlung mit drei Viertel Mehrheit [c]gewählt werden."[27] Auch so hoffte Kisch, besonders renommierte Forscher für die Gesellschaft zu gewinnen.

Die Jahrestagung – „möglichst in der ersten Märzhälfte" – sollte zwei Tage dauern (Paragraf 7). „Hierbei soll je ein größerer[a] Sammelbericht aus dem Gebiete der theoretischen und der praktischen Kreislaufforschung gehalten werden." Zu einem der beiden Themen passende „Einzelvorträge" durften „Mitglieder und Teilnehmer" halten und dem Vorsitzenden mittels „Referat" (also einer Zusammenfassung) anmelden; „unmittelbar nach ihrem Vortrage" mussten sie „das druckfertige Manuskript für die Verhandlungsberichte[b]" abgeben.[28] An der Tagung *teilnehmen* konnte „jeder [a]Arzt" gegen Eintritt; die „Teilnehmerkarte" war ebenso teuer wie die „Mitgliederkarte" (Paragraf 8).[29]

Wichtig für die weitere Entwicklung sind die Regelungen für das Zustandekommen der Vereinsspitze (Paragraf 9):

> » Der Vorstand der Gesellschaft besteht aus 5 Mitgliedern[a]. Nach jeder Tagung scheidet das amtsälteste Mitglied aus und wird durch ein auf Vorschlag des Vorstandes von der Mitgliederversammlung [b]mit einfacher Stimmenmehrheit gewähltes Mitglied ersetzt.
> Das amtsälteste Mitglied des Vorstandes[c] leitet die Tagung[d] als deren 1. Vorsitzender. Das zweitälteste Mitglied ist [e]Stellvertreter des Vorsitzenden [f]in der Geschäftsführung und bei der Tagung.
> Der Vorsitzende bereitet die Tagung und die Mitgliederversammlung gemäß § 7 und 10 vor und bestimmt deren Programm.[30]

Der angesprochene Paragraf 10 bestimmte, dass die Mitgliederversammlung am 2. Kongresstag stattfin-

[25] Verhandlungen 1928, S. XIV. Der Ausschluss musste dem Mitglied schriftlich mitgeteilt werden, das binnen vier Wochen beim Vorsitzenden dagegen „Berufung" einlegen konnte; der Vorsitzende musste dann diesen Einspruch der nächsten Mitgliederversammlung zur endgültigen Entscheidung durch einfache Mehrheit vorlegen. – Kischs eigenhändige Änderung im Vorstück, DGK-Archiv Düsseldorf:
a Ziele > Zweck

[26] Satzungen, in: Verhandlungen 1929–1938, § 6; und Satzungen, in: Verhandlungen 1939–1941, nun § 9. Ob die Äußerung des Mitglieds gegen seinen Ausschluss anerkannt wurde, entschied dann der Vorsitzende allein.

[27] Satzungen, in: Verhandlungen 1928, § 4. Kischs Änderungen im Vorstück, DGK-Archiv Düsseldorf:
a werden > können
b Auss > Vorstandes
c gestrichen: ernannt

[28] Satzungen, in: Verhandlungen 1928, § 7. Kischs Änderungen im Vorstück, DGK-Archiv Düsseldorf:
a eingefügt: größerer
b gestrichen: und ein kurzes Referat

[29] Satzungen, in: Verhandlungen 1928, § 8. Kischs Änderung im Vorstück, DGK-Archiv Düsseldorf:
a gestrichen: approbi
Gegenüber dem Vorstück ist in den Verhandlungen am Ende hinzugefügt: „doch berechtigt die Teilnehmerkarte zu keinerlei Vergünstigungen betreffs Bezuges der Verhandlungsberichte."

[30] Satzungen, in: Verhandlungen 1928, § 9. Kischs Änderungen im Vorstück, DGK-Archiv Düsseldorf:
a gestrichen: die von der Mitgliederversammlung gewählt werden. In Kischs Vorstück folgt: „Alljährlich" statt wie in den Verhandlungen: „Nach jeder Tagung"
b gestrichen: ge
c gestrichen/nach unten verschoben: ist der 1. Vorsitzende und
d „als deren" eingefügt; hierher verschoben: 1. Vorsitzende > 1. Vorsitzender
e gestrichen: der
f gestrichen: und

den und auf Vorschlag des Vorstandes „den Ort der nächsten Tagung" beschließen sollte.[31] Die Mitglieder hatten also wenig Einfluss auf die Auswahl der beiden Hauptthemen; auch war nicht geregelt, wer die anfänglichen Vorstände bestimmte. Satzungsänderungen konnten „vom Vorstande" in die Versammlung, die dann mit drei Viertel Mehrheit beschloss, eingebracht werden, oder von zehn Mitgliedern, die sich zusammentaten (Paragraf 11).[32]

Die Regelung, dass nur vier Fünftel *aller Mitglieder des Vereins* die Gesellschaft aufzulösen berechtigt waren (Paragraf 12), bewirkte, dass eine kleine Gruppe, die etwa eine bestimmte Mitgliederversammlung dominierte, in dieser Beziehung nichts erreichen konnte.

Der Bericht in den „Verhandlungen" über die erste Mitgliederversammlung am zweiten Sitzungstag (6. März 1928) ist ausgesprochen knapp, macht aber deutlich, wie die genannten Regelungen in Kraft traten:

» 1. Die Satzungen der Gesellschaft, die den Mitgliedern zur Kenntnis gebracht worden sind, wurden einstimmig angenommen.

» 2. Als Ort der nächsten Tagung wird auf einstimmigen Vorschlag des Vorstandes nach einer kurzen Aussprache, an der sich die Herren *Müller* – Baden-Baden, *Weber* – Bad Nauheim, *Moritz* – Köln, B. *Kisch* – Köln beteiligen, *Bad Nauheim* festgesetzt.[33]

Insgesamt war Bruno Kischs Initiative ein voller Erfolg. „Die Zahl der Teilnehmer war überraschend groß", erinnerte er sich später zurückhaltend. Lina Stern war aus Moskau gekommen und der berühmte Albert Fraenkel, der das Strophanthin als intravenöse Medikation in die Klinik eingeführt hatte.[34] „Unter den jungen vielversprechenden Kardiologen, die die Angst um ihre Karriere nicht hinderte, an der ersten Tagung teilzunehmen, waren Th. [Wilhelm(!), T.B.] Dressler, [Max] Hochrein, [František] Karásek, Eberhard Koch, M[ax] Winternitz, David Scherf, der Physiker F[erdinand] Trendelenburg und manche andere."[35] Eduard Stadler aus Plauen – der also doch gekommen war – berichtete in der „Zeitschrift für Kreislaufforschung" knapp über die erste Tagung, die „insgesamt 150 Teilnehmer" besuchten: Sie sei „von den Herren B. Kisch (Köln) und A. Weber (Bad Nauheim) einberufen" worden und habe „unter dem Vorsitz H. E. Hering's einen anregenden und würdigen Verlauf" genommen. Stadler listete die Ergänzungsvorträge zum klinischen Hauptreferat Hans Eppingers am ersten Tag (u. a. gehalten von Albert Fraenkel aus Heidelberg, Max Hochrein aus Leipzig, Karl Neubürger aus München und Corneille Heymans aus Gent) und zum theoretischen Hauptreferat Julius Rihls am zweiten Tag auf (etwa von Max Winternitz aus Prag und David Scherf aus Wien).

» Vorträge von Herrn Rumpf (Bonn-Volkmarsen) über die oszillierenden Ströme, Mußler und Rückle über mathematische Berechnungen des Blutdruckablaufes, Dietlen (Homburg a. Saar) über ein akzessorisches Bauchherz und E. Boden (Düsseldorf) über die Herzwirkung des Cholins umrahmten die Hauptthemata, an die sich manche lebhafte Diskussion besonders über die Theorie des Vorhofflimmerns anschloß. […] Der anregende wissenschaftliche Teil der

31 Satzungen, in: Verhandlungen 1928, § 10. Kischs Änderung im Vorstück, DGK-Archiv Düsseldorf: Sitz > Ort

32 Satzungen, in: Verhandlungen 1928, § 11. Kischs Änderung im Vorstück, DGK-Archiv Düsseldorf: Ausschusse > Vorstande

33 Bericht über die ordentliche Mitgliederversammlung, 06.03.1928, in: Verhandlungen 1928, S. XVI (kursive Hervorhebung i. O. gesperrt). – Das handschriftliche Vorstück für den Bericht über die Mitgliederversammlung 06.03.1928, abgezeichnet von Hering und Kisch, ist im DGK-Archiv Düsseldorf. Reproduziert in: Arnold: Geschichte, S. 8.

34 Kisch: Wanderungen, S. 239, benannte weiter etwa auch Heymans und Moritz. – Zu Lina Stern, der international renommierten Physiologin und Biochemikerin, vgl.: J. J. Dreifuss/N. Tikhonov: Lina Stern (1878–1968): Physiologin und Biochemikerin, erste Professorin an der Universität Genf und Opfer stalinistischer Prozesse, in: Schweizerische Ärztezeitung, Bd. 86, Nr. 26 (2005), S. 1594–1597.

35 Kisch: Wanderungen, S. 239. – Wilhelm Dressler (1890–1969, DGK 1928–1931, Herzstation Wien) emigrierte 1938 in die USA.

> Tagung wurde durch ein am ersten Abend gebotenes Schubert-Konzert und ein am Schluß des zweiten Tages von der Stadt Köln im Rathaus gebotenes Frühstück in schöner Weise ergänzt. Die Kölner Tage werden allen Teilnehmern in angenehmster Erinnerung bleiben.[36]

Zu diesem „Frühstück" hatte der Kölner Oberbürgermeister die Konferenzbesucher eingeladen.[37] Das war Konrad Adenauer, nach dessen Eintreffen ein ungenannter Arzt aufstand und ungefragt eine „materiell sprühende" Begrüßungsrede hielt, die – wie Weber noch 1952 peinlich berührt feststellte – Adenauer zumindest verblüffte.[38]

Offenbar auf der ersten Tagung – das ergibt ein Vergleich der Namen mit den gedruckten Mitgliederverzeichnissen in den „Verhandlungen" – hatten sich etliche Anwesende in eine Liste zur Mitgliedschaft eingetragen. Unter diesen 46 handschriftlichen Namen waren nun etwa auch Erich Boden aus Düsseldorf, Eberhard Koch aus Köln, Ernst Peter Pick aus Wien, Harry Schäffer aus Breslau, Eduard Stadler aus Plauen und Eduard Schott aus Solingen. Auch die vorangemeldeten Mediziner Achert, Gruber, Eppinger, Wenckebach sowie Hering, Weber und Kisch sind handschriftlich eingetragen. Ein Dr. Enoch aus Bad Nauheim ist übrigens auf dieser Liste,[39] fehlt aber im Mitgliederverzeichnis des noch im Laufe des Jahres 1928 gedruckten ersten Bandes der „Verhandlungen der Deutschen Gesellschaft für Kreislaufforschung". Offenbar zahlten Daniel Enoch und fünf weitere Tagungsbesucher ihren Jahresmitgliedsbeitrag – sonst mehrfach auf der bei der Tagung ausliegenden Liste mit „5,-" vermerkt – bis zum Jahresende nicht und galten damit als ausgeschlossen bzw. erst gar nicht aufgenommen. Unbekannt ist, ob und wie viele Mediziner sich erst in der Zeit zwischen Tagung und Drucklegung als Mitglied gemeldet und gezahlt hatten. Das in den ersten „Verhandlungen" später im Jahr 1928 gedruckte Mitgliederverzeichnis umfasst bereits 183 Namen, was in jedem Fall für den Erfolg der Kölner Tagung spricht. Auf dieser Liste finden sich neu etwa Dr. Alfred Günzburg aus Frankfurt/M, Dr. Max Hochrein aus Leipzig, Dr. Sally Schoenewald vom Sanatorium Schoenewald in Bad Nauheim und Prof. Siegfried Thannhauser aus Düsseldorf. Dagegen stand Philipp Broemser aus Basel (dessen Interesse Kisch als dilatorisch erkannt hatte) 1928 nicht im gedruckten Mitgliederverzeichnis.[40]

2.2 Das Jahr 1929: Bad Nauheim und die Anfänge des Kerckhoff-Instituts

Die zweite Tagung fand am 4. und 5. März 1929 in Bad Nauheim unter der Leitung von Arthur Weber statt. Vorstände für 1929/1930 waren die fünf Professoren Albert Dietrich, Hans Eppinger, Bruno Kisch, Julius Rihl und Arthur Weber. Georg B. Gruber (Göttingen) hielt das Referat „Über die sogenannten Alters- und Abnutzungserscheinungen an Gefäßen", Wilhelm Nonnenbruch aus Prag – damals noch nicht Mitglied – dasjenige über „Über Ödem und Ödembehandlung". Gruber ging einleitend darauf ein, dass die Themen gesetzt waren: „Der Titel meiner Ausführungen ist nicht von mir gewählt worden." Er kritisierte, sein Titel deute irr-

36 Rubrik Kongreßberichte. Ed. Stadler: Bericht über die erste Tagung der Deutschen Gesellschaft für Kreislaufforschung am 5. und 6. März 1928 in Köln, in: Zeitschrift für Kreislaufforschung, XX. Jg. (1928), S. 176–177, Zitat: S. 177. Stadler nannte danach und abschließend den Ort der 2. Tagung.

37 Kisch: Wanderungen, S. 239.

38 Weber: Geschichte.

39 Zweiseitige Liste der Anmeldungen zur Mitgliedschaft in der Deutschen Gesellschaft für Kreislaufforschung. DGK-Archiv Düsseldorf (Arnold: Geschichte, S. 9, hat nur die erste Seite reproduziert). Rullmann und Jhlau sind von derselben Hand eingetragen und beide fehlen im Mitgliederverzeichnis, in: Verhandlungen 1928, S. VIII–XII; außerdem fehlen ebd.: H. Winterberg von der I. med. Klinik Wien, ein Sanitätsrat aus Soden-Salmünster und Professor Wichowsky aus Prag.

40 Mitgliederverzeichnis, in: Verhandlungen 1928, S. VIII–XII; und eben genannte Anmeldungsliste im DGK-Archiv.

tümlich an, dass Abnutzungs- und Alterserscheinungen dasselbe seien.[41]

Bei der Mitgliederversammlung (abgezeichnet von Arthur Weber als Vorsitzendem und Bruno Kisch als Schriftführer) berichteten am zweiten Sitzungstag die beiden Rechnungsprüfer Eduard Stadler und Sally Schoenewald. Zum Vorsitzenden für das Folgejahr wählte die Versammlung Julius Rihl aus Prag, als Tagungsort allerdings Dresden. Zum Ersatz für den aus dem Vorstand ausscheidenden Hering wurde Albert Dietrich aus Tübingen gewählt. Als neue Mitglieder wurden 16 Personen benannt, darunter Daniel Enoch (nun also erfolgreich), Franz Maximilian Groedel sowie etwa Gustav Wilhelm Parade aus Breslau, Herbert Siegmund aus Köln, Eugen Kirch aus Erlangen und Poul Iversen aus Kopenhagen.[42] Die 1929 gedruckten „Verhandlungen" wiesen im Mitgliederverzeichnis 192 Personen aus,[43] also 9 mehr als im Vorjahr.

Der 1881 in Bad Nauheim geborene Franz M. Groedel (■ Abb. 2.2) hatte 1904 in Leipzig promoviert und gilt heute als Erfinder der „Röntgenkinematographie". 1909 beschrieb er ein Gerät, das einen Bewegungsablauf aus seriellen Röntgenaufnahmen wie in einem Film zeigte.[44] Ebenfalls seit 1909 leitete er die Röntgenabteilung des Hospitals zum Heiligen Geist in Frankfurt/M, und seit dem Tod seines Vaters (1921) parallel auch dessen Sanatorium in Bad Nauheim. Seit 1920 war Groedel Dozent in Frankfurt/M, 1929 wurde er dort zum a. o. Prof. für Röntgenologie und Physikalische Therapie ernannt.[45] Kurz zuvor hatte er in einem Aufsatz zusammen mit einem seiner Mitarbeiter in der Röntgenabteilung des Hospitals auf Schäden hingewiesen, die durch „Röntgenverbrennung, also Überdosierung mit Röntgenlicht", entstünden. Er wollte Juristen für die Problematik interessieren und forderte eine bessere Ausbildung der Medizinstudenten.[46] Über eine von Groedel 1929 beschriebene verbesserte Apparatur, die *„ohne Gefahr für die Intaktheit des Apparates"* nun bis zu 16 Bildwechsel in der Sekunde von Herzaufnahmen des Menschen machen konnte, beklagte ein Autor im Jahr darauf, noch keines der erzeugten Bilder gesehen zu haben.[47]

Mit Groedels Namen verbunden ist ein für die Deutsche Gesellschaft für Kreislaufforschung langfristig wichtiges Ereignis, das – gleichfalls in diesem Jahr – am 16. September 1929 stattfand. An diesem Tag erschien Louise Kerckhoff aus Los Angeles zusammen mit Groedel vor dem Hessischen Amtsgericht in Bad Nauheim und beantragte, die „William G. Kerckhoff-Stiftung, Institut für wissenschaftliche Forschung und Fortbildung

---

41 Verhandlungen 1929, S. VII, 9–48 (Gruber, Zitat S. 9), 108–133 (Nonnenbruch). Weber bedauerte in seiner Eröffnungsrede (S. 3–5, dort: S. 3) ausdrücklich, dass Iversen und Zak wegen Grippe fehlten. Der Ministerialrat Dr. Meller als Vertreter des Finanzministers hielt auch eine Ansprache (S. 5–6). – Vgl. Ed. Stadler: Bericht über die zweite Tagung der Deutschen Gesellschaft für Kreislaufforschung am 4. und 5. März 1929 in Bad Nauheim, in: Zeitschrift für Kreislaufforschung, XXI. Jg. (1929), S. 208–209.

42 Bericht über die 2. ordentliche Mitgliederversammlung am 05.03.1929 ebd., S. XVI. Der Antrag von Dr. Mußler (Frankfurt), auch Nichtärzte als Mitglieder in die Gesellschaft aufzunehmen, wurde abgelehnt.

43 Die Mitgliederliste, ebd., S. VII–XII, weist alle in der Versammlung genannten Neuaufnahmen auf.

44 W. Bruce Fye: Franz M. Groedel, in: Clinical Cardiology, Bd. 23, Nr. 2 (Februar 2000), S. 133–134, dort: S. 133.

45 Groedel, Franz Maximilian, in: Paul Arnsberg: Die Geschichte der Frankfurter Juden seit der Französischen Revolution, Bd. 3: Biographisches Lexikon der Juden in den Bereichen Wissenschaft, Kultur, Bildung, Öffentlichkeitsarbeit in Frankfurt am Main (bearbeitet und vollendet durch Hans-Otto Schembs), (Roether) Darmstadt 1983, nach: DBA 3, Fiche 321, S. 93–94.

46 Franz M. Groedel (Bad Nauheim und Frankfurt/M) / Heinz Lossen (Darmstadt und Frankfurt/M): Die indirekten Röntgenverbrennungen (Verbrennungen durch Kumulation und Kombination), in: Klinische Wochenschrift, Bd. 7, Nr. 50 (Dezember 1928), S. 2383–2386.

47 Robert Janker: Röntgenkinematographische Untersuchungen bei Druckveränderungen im Brustraume von Versuchstieren, in: Deutsche Zeitschrift für Chirurgie, Bd. 232, Nr. 11 (September 1931), S. 570–577, dort: S. 570 (dessen Zitat *Groedels* ist nur durch die Jahresangabe 1929 nachgewiesen).

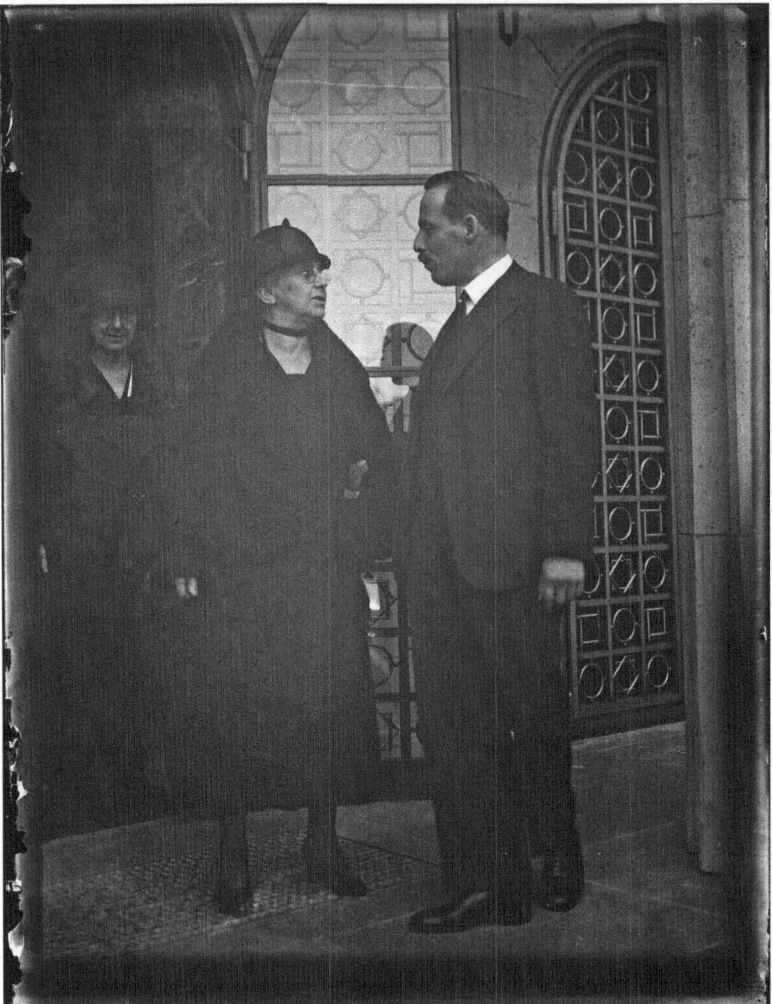

Abb. 2.2 Franz M. Groedel (1881–1951)/Porträt mit Louise E. Kerckhoff im Kurbad Bad Nauheim, 1929

zu Bad Nauheim" zu genehmigen.[48] Der Name bezog sich auf William George Kerckhoff (1856–1929), den verstorbenen Ehemann der Stifterin. Der Geschäftsmann Kerckhoff war bereits zu Lebzeiten in Kalifornien als Mäzen wissenschaftlicher Forschung hervorgetreten. Das Ehepaar Kerckhoff hatte Franz Groedel bei mehreren Behandlungen in dessen Bad Nauheimer Sanatorium kennengelernt und unterstützte seinen Plan, ein Zentrum zur Erforschung und Behandlung von Herz-Kreislauf-Erkrankungen zu errichten. Die „Verfassung der Stiftung" legte fest, dass diese zwei Projekten diente: (1) Ein „Kerckhoff-Erinnerungsfonds" von $ 500 000 sollte mit Stipendien die wissenschaftliche Forschung fördern. (2) Das restliche Stiftungsvermögen kam dem „Louise-E.-Kerckhoff-Institut" zur Erforschung von Herzkrankheiten zugute, um diese bekämpfen zu können.[49]

Mehrere Mitglieder der Deutschen Gesellschaft für Kreislaufforschung erhielten später solche Sti-

48 Abschrift eines Papiers des hessischen Amtsgerichts Bad Nauheim vom 16.09.1929, unterschrieben von Louise E. Kerckhoff, Bade- und Kurdirektor v. Boehmer, Bürgermeister Dr. Ahl. Universitätsarchiv Gießen: William G. Kerckhoff-Stiftung, PrA Nr. 1406, Bl. 160; samt Anlage: 11 Seiten, unterschrieben von Louise E. Kerckhoff, 16.09.1929, Bl. 161–171. Auf der Abschrift steht irrtümlich „William E. Kerckhoff-Stiftung".

49 Anlage, ebd., S. 1, § 1, 2.

pendien oder arbeiteten am Institut. Die Verfassung der immer enger mit der untersuchten Gesellschaft verbundenen Stiftung ist zudem interessant, weil sie so formuliert war, dass sie sich gegenüber der ab 1933 angestrebten Nationalisierung lange als resistent erweisen sollte. Eberhard Koch, der im Herbst 1933 die kommissarische Leitung des eben als (2) bezeichneten Kerckhoff-Instituts übernahm, betonte 1940, dass diese Satzungen noch immer, „also 7 Jahre nach dem nationalsozialistischen Umschwung, von allen Dienststellen peinlichst befolgt" würden.[50]

Die Stipendien, „in der Regel 2500 bis 5000 Reichsmark", dienten dazu (a) „akademisch gebildeten Deutschen" unter 40 Jahren die Fortsetzung ihrer wissenschaftlichen Ausbildung im In- und Ausland zu ermöglichen oder (b) wissenschaftliche Arbeiten zu fördern. Die Empfänger waren verpflichtet, schriftlich oder mündlich zu berichten. Dies sollte in einer öffentlichen „Kerckhoff-Vorlesung" in der „Kerckhoff-Halle" in Bad Nauheim geschehen.[51]

Das „Louise-E.-Kerckhoff-Institut" hatte die Aufgabe, statistische Erhebungen und Forschungen über Herzkrankheiten durchzuführen; Kranke, „die von Trägern der Sozialversicherungen überwiesen werden", in der Bad Nauheimer Badekur zu begutachten; eine Abteilung für experimentelle Pathologie und Therapie einzurichten und zu unterhalten; zusammen mit Gesundheitsbehörden und Sozialversicherungsträgern „soziale Aufklärung" über die Ursachen und Bekämpfung von Herzkrankheiten zu betreiben sowie seine Arbeiten veröffentlichen. Ferner sollte das Institut die Bad Nauheimer Ärzte fortbilden und öffentliche Vorträge organisieren·[52] Für das Institut stiftete Louise Kerckhoff weitere 570 000 Dollar, wovon 1,20 bis 1,45 Mio. Reichsmark für den Bau der Einrichtung samt einer Kerckhoff-Halle dienen und der Rest das Betriebsvermögen des Instituts bilden sollte.[53]

Die gesamte Stiftung wurde von einem „Kuratorium" geleitet, das Institut unterstand einem „Verwaltungsrat"; außerdem gab es einen Vorstand.[54]

Von den 11 Mitgliedern des Kuratoriums waren fünf namentlich in der Verfassung benannt: Louise E. Kerckhoff und drei weitere Damen „in Los Angeles" sowie Professor Franz M. Groedel „zu Bad Nauheim". Von den übrigen Mitgliedern sollte eines das hessische Finanzministerium und eines das hessische Kultusministerium vertreten, zwei die Universität Gießen, eines die TH Darmstadt, zwei die Universität Frankfurt/M und eines die Stadt Bad Nauheim. Nach dem Tode von Groedel durfte die Landesregierung ein weiteres Mitglied entsenden, möglichst wieder einen Arzt aus Bad Nauheim.[55] An Beschlüssen mussten fünf Mitglieder beteiligt sein, es entschied die Mehrheit.[56] Das Kuratorium musste mindestens einmal jährlich zusammentreten[57] und weiter war festgelegt:

> » Solange Herr Professor Dr. Franz M. Groedel lebt, ist er Vorsitzender des Kuratoriums; bei seiner Verhinderung ist stellvertretender Vorsitzender derjenige Vertreter der hessischen Landesuniversität zu Giessen, welche diesen bestimmt.[58]

Das Kuratorium bestimmte die „Ausführungsbestimmungen" zur Vergabe von Stipendien und konnte die Satzung ändern.[59]

---

50 Eberhard Koch am 29.01.1940 an den Rektor der Universität Gießen, an Prof. Eger, an den Dekan der med. Fak. und z. d. Akten: Denkschrift zur gegenwärtigen Lage des Kerckhoff-Institutes, ebd., Bl. 82–88, dort: Bl. 82.

51 Anlage zum Papier des hessischen Amtsgerichts Bad Nauheim, unterschrieben von Louise E. Kerckhoff, 16.09.1929, ebd., Bl. 161–171, S. 1, § 3.

52 Ebd., S. 2 f., § 4.

53 Ebd., S. 9, II.

54 Ebd., S. 3 f., § 6.

55 Ebd., S. 4, § 7. Louise E. Kerckhoff und Marin Kerckhoff-Holmes sollten nach ihrem Tod durch ihren jeweils ältesten Nachkommen, die beiden anderen amerikanischen Damen offenbar nicht ersetzt werden.

56 Ebd., S. 5, § 9.

57 Ebd., § 11.

58 Ebd., § 10. Weiter heißt es: „Später wählt das Kuratorium aus seiner Mitte einen Vorsitzenden und einen stellvertretenden Vorsitzenden."

59 Ebd., S. 6, § 11.

Auch im Verwaltungsrat des Instituts waren Louise Kerckhoff und Groedel vertreten.[60] Der Verwaltungsrat musste mindestens einmal jährlich tagen. Er beschloss den Arbeitsplan des Instituts sowie das Programm der Fortbildungskurse, berief wissenschaftliche Angestellte des Instituts samt Direktor und leitendem Arzt. Als Institutsdirektor wurde auf Lebenszeit ebenfalls Franz Groedel bestimmt: „Solange Herr Professor Dr. Franz M. Groedel lebt, ist er Direktor des *Louise E. Kerckhoff-Institutes.*"[61]

Außerdem gab es zur Verwaltung der gesamten Stiftung sowie ihrer gerichtlichen und öffentlichen Vertretung[62] einen dreiköpfigen Vorstand: Groedel, ein Vertreter des hessischen Finanzministers sowie eine vom Kuratorium gewählte Person.[63]

2.3 Die Entwicklung der Gesellschaft bis 1932

Die dritte Tagung der Deutschen Gesellschaft für Kreislaufforschung fand 1930 in Dresden unter Leitung von Julius Rihl (Prag) statt, der in seiner Eröffnungsansprache keine eigenen Akzente setzte, sondern an Kisch und Weber anknüpfte.[64] Die Mitgliederversammlung – sie fand im Juni statt im März statt – wählte das neue Vorstandsmitglied Prof. Ernst Magnus-Alsleben aus Würzburg. Er ersetzte Arthur Weber, der satzungsgemäß ausscheide (gemeint war wohl Paragraf 9: Weber war im Vorjahr Tagungsvorsitzender, allerdings nach einem Jahr nicht wie vorgesehen amtsältestes Mitglied). Bruno Kisch erstattete den Jahres- und Kassenbericht und wurde zum Vorsitzenden der Tagung des nächsten Jahres gewählt, die in Breslau stattfinden sollte. Vorgestellt wurden der Mitgliederversammlung die Namen 16 neuer Mitglieder, darunter der Hamburger Privatdozent Albert Anthony, Dr. Georg Groscurth aus Berlin, Dr. J. Joaquin Izquierdo aus Mexiko Stadt, Prof. Paul Martini aus Berlin, Prof. Hugo Přibram aus Prag und Dr. Gerhart Schoenewald (jun.) aus Bad Nauheim.[65] Die in den Verhandlungen gedruckte Mitgliederliste des Jahres 1930 weist 188 Namen aus,[66] vier weniger als im Vorjahr. Ein Neumitglied, Dr. Georg Groscurth, soll mit Blick auf das Profil der Gesellschaft sowie die weitere Entwicklung hier schon etwas näher vorgestellt werden.

Der Nachwuchswissenschaftler Georg Groscurth, geboren am 27. März 1904 in Hessen-Nassau, hatte erst im Juni 1929 promoviert.[67] Am 27. Juni 1930 bat er die „Notgemeinschaft der Deutschen Wissenschaft" (DFG) um ein Stipendium zur Fortsetzung seiner Untersuchungen über das Verhalten der Kreislaufgeschwindigkeit beim Gesunden und Kranken. Er wolle die Funktionsprüfung des Kreislaufs nun zusätzlich „bei einer dosierten Standardarbeit" vornehmen, sein Medizinalpraktikantenjahr am Berliner Krankenhaus Am Urban ende aber am 1. Juli.[68] Der ärztliche Direktor des Krankenhauses schrieb dazu: „Ich kenne Herrn G., der seit 2 Jahren bei mir arbeitet, als einen besonders fleissigen und talen-

60 Ebd., S. 6 f., § 12. Außerdem je ein Vertreter des Finanzministeriums, der Abteilung öffentliches Gesundheitswesen im Innenministerium, des Leiters der Klinik der Universität Gießen, des Vorsitzenden der Landesversicherungsanstalt, der Ärzteschaft Bad Nauheim sowie ein Arzt „einer der sozialen Kuranstalten Bad Nauheim." – Ebd., § 13, bestimmte: „Bei Verhinderung des Herrn Professors Dr. Franz M. Groedel ist stellvertretender Vorsitzender der Leiter der medizinischen Klinik der Hessischen Landes-Universität zu Giessen."

61 Ebd., S. 7 f., §14 (kursive Hervorhebung i. O. in Anführungszeichen).

62 Ebd., S. 8, §16. Wörtlich: „Er vertritt die Stiftung gerichtlich und aussergerichtlich."

63 Ebd., S. 8, §15. Beim Ausscheiden Groedels ein zweites vom Kuratorium gewähltes Mitglied.

64 J. Rihl: Eröffnungsansprache, in: Verhandlungen 1930, S. 3–6.

65 Bericht über die 3. ordentliche Mitgliederversammlung am 12.06.1930, ebd., S. XVI, unterschrieben von Rihl als Vorsitzendem und Kisch als Schriftführer. – Der Vorstand der Gesellschaft für das Geschäftsjahr 1930/1931 (ebd., S. VII) bestand damit aus fünf Professoren: A. Dietrich (Tübingen), Hans Eppinger (Köln), Bruno Kisch (Köln), Magnus-Alsleben (Würzburg) und Julius Rihl (Prag).

66 Mitgliederliste, ebd., S. VII–XII.

67 Georg Groscurth auf Fragebogen, 25.06.1930. Bundesarchiv Berlin, R 73/16394, Bl. 2 f.

68 Groscurth an den Präsidenten der Notgemeinschaft [sic!] Schmidt-Ott, ebd., Bl. 15 f.

tierten Kollegen, dem ich in wissenschaftlicher Hinsicht eine gute Zukunft vorhersagen möchte."[69] Und der Ordinarius Wilhelm Trendelenburg unterstützte den Antrag auf Arbeit am Physiologischen Institut mit dem Gutachten, Groscurth sei in die „Fragen der Bestimmung des menschlichen Schlagvolumens" sowie des Minutenvolumens („Frequenz mal Schlagvolumen") auf „das Beste eingearbeitet und hat entsprechende Arbeiten, z. T. mit [Hans Wilhelm] Bansi, veröffentlicht." Der renommierte Berliner Medizinprofessor – er war kein Mitglied der Deutschen Gesellschaft für Kreislaufforschung – befürwortete RM 220 monatlich für ein Jahr.[70]

Einblick in die Themen und Fragestellungen der neuen Gesellschaft liefert auch der Verlauf der Dresdener Konferenz. Am zweiten Sitzungstag (mit der Mitgliederversammlung am 12. Juni 1930 abends)[71] hielt Dr. Hans Baumann, der in der Medizinischen Klinik Düsseldorf unter Direktor Siegfried Thannhauser arbeitete und übrigens bereits im ersten Mitgliederverzeichnis (1928) erscheint, einen Vortrag. Hans Baumann suchte darin nachzuweisen, dass keine Methode zur Bestimmung des Minutenvolumens (die in einer Minute aus dem Herzen ausgetriebene Blutmenge) zuverlässige Resultate liefere.[72] In der Diskussion zu den vier vorausgehenden Vorträgen einschließlich Hauptreferat erhielt Baumann etwas langatmigen Widerspruch von Heinrich Lauber aus Greifswald (damals noch nicht Mitglied), Max Hochrein aus Leipzig und schließlich – auf seine Gegenrede, Punktierungen des Herzes seien ungefährlich – auch von Bruno Kisch. Außerdem meldeten sich in dieser Runde auch Herr Anthony, Herr Groscurth und Frau Gollwitzer-Meier zu Wort.[73] Den direkt anschließenden Vortrag hielten die zwei schon genannten Mediziner aus der inneren Abteilung des Berliner Krankenhauses Am Urban gemeinsam: Hans Wilhelm Bansi (noch nicht Mitglied) und Georg Groscurth behandelten den Sauerstoffbedarf bei körperlicher Anstrengung, gerade beim Sport. Es gab dazu nur eine sehr kurze Wortmeldung.[74]

Diese Dresdener Tagung 1930 erweckt insgesamt den Eindruck einer ersten Stagnationsphase. Vielleicht war dies der Hintergrund einer neuen Projektidee, die sich bald danach anbahnte. Dabei fanden sich Bruno Kisch und Franz M. Groedel zusammen, nachdem ersterer sich zunächst eine internationale Gesellschaft für Kreislaufforschung gewünscht hatte und letzterer die Möglichkeiten des Kerckhoff-Instituts zur Auswertung von Statistiken zu strukturieren suchte. Groedel schrieb im Januar 1931 an den Präsidenten des Reichsgesundheitsamtes, Dr. Carl Hamel, ihm sei „durch Herrn Prof. Koch, meinem Mitarbeiter am Kerckhoff-Institut", mitgeteilt worden,

» dass Herr Prof. KISCH – Köln, der Vorsitzende der Deutschen Gesellschaft für Kreislaufforschung, eine internationale Gesellschaft für Kreislaufforschung ins Leben zu rufen beabsichtige, [...]. Herr Prof. Kisch ist der eigentliche Gründer der Gesellschaft für Kreislaufforschung, [...]. Ich habe – wohl in Jhrem Sinne, sehr geehrter Herr Präsident – Herrn Prof. Kisch gebeten, von der Gründung einer internationalen Gesellschaft abzusehen und ihm dargelegt, warum ein Studien-Komitee vorerst zweckmäßiger. Das eine mag aus dem anderen herauswachsen. Herr Prof.

69 A.o. Prof. Hermann Zondek am 28.06.1930 an Minister Schmidt-Ott, ebd., Bl. 16 f.

70 W. Trendelenburg auf Formular der Notgemeinschaft [sic!], 08.07.1930, ebd., Bl. 14.

71 [Beginnend mit dem zweiten] Referat: J. Lindhard (Kopenhagen): Über die Verwendung der Kreislaufbestimmungen in der Klinik, Verhandlungen 1930, Nr. 12 = S. 85–105.

72 Hans Baumann: Über die Verwertbarkeit der verschiedenen Methoden zur Minutenvolumenbestimmung, ebd., Nr. 14 = S. 109–114, dort: S. 109.

73 Gemeinsame Aussprache zu den Vorträgen 12 bis 15, ebd., S. 118–126. – Kisch hatte zuvor auch vorgetragen, in der Aussprache aber kaum Resonanz erfahren: Bruno Kisch: Der gesamte und der zirkulierende Blutauswurf einer Herzabteilung, ebd., Nr. 15 = S. 114–118.

74 H. W. Bansi/G. Groscurth: Die Kreislaufleistung während und nach der Arbeit beim gesunden und beim kranken Menschen, ebd. S. 126–138. Diskussionsbeitrag von Gabbe (Würzburg) dazu S. 138.

> Kisch hat sich daraufhin bereit erklärt, sich uns anzuschliessen.[75]

Hamels Zustimmung vorausgesetzt, schlug der Direktor des Kerckhoff-Instituts zwei Möglichkeiten einer wissenschaftlichen Kooperation in einem „Studien-Komitee" vor:

(I) Wie ähnlich zuletzt schon von Groedel vorgeschlagen, könnten das Reichsgesundheitsamt und das Kerckhoff-Institut zusammen – in einem an Kisch (und wohl auch an entsprechende Protagonisten in anderen Ländern) gerichteten Schreiben – dazu einladen. In diesem Fall werde Kisch dann auf der „Kreislauftagung" am 9. und 10. März 1931 in Breslau die deutsche Sektion des Komitees konstituieren. Oder:

(II) Kisch erkläre sich in seiner Funktion als derzeitiger Vorsitzender der Deutschen Gesellschaft für Kreislaufforschung zur sofortigen Mitarbeit bereit („ohne oder nach Rücksprache mit dem Ausschuss der Gesellschaft"). Anscheinend bevorzugte Groedel diese Variante, denn er führte sorgfältig und sehr ausführlich aus, dass in diesem Fall das Reichsgesundheitsamt, das Kerckhoff-Institut und die Deutsche Gesellschaft für Kreislaufforschung gemeinsam das Einladungsschreiben zur Bildung eines internationalen Komitees unterschreiben könnten. Der Vorsitzende der Gesellschaft für Kreislaufforschung, der Präsident des Reichsgesundheitsamts und der Direktor des Kerckhoff-Instituts würden dann „wortführende Vertreter Deutschlands" im internationalen Komitee werden. Auf der Tagung in Breslau würde Kisch dann den Antrag stellen, dass die Gesellschaft „dem zu gründenden internationalen Komitee zum Studium und der Bekämpfung der Zirkulationsstörungen" geschlossen beitrete. Groedel würde dort die Idee des Komitees vorstellen; Hamel sollte Fragebögen zur statistischen Erhebung etwa bei Schulärzten, Krankenhäusern, Krankenkassen vorbereiten und in Breslau vorstellen. Solche Erhebungen sollten offenbar die Kernaufgabe des Komitees werden. „Die Frage eines internationalen Publikationsorgans müsste wenigstens unter uns so weit geklärt sein, dass wir auch diesbezüglich mit fertigen Vorschlägen später auftreten können." Kisch wäre bereit, zu einer Besprechung darüber nach Berlin zu kommen.[76]

Aus dem weiteren Verlauf wird klar, dass Groedel nicht nur Kisch von der Gründung einer Gesellschaft hin zu einem Studien-Komitee drängen, sondern diesem zudem die internationale Ausrichtung ausreden konnte[77] – vermutlich mit dem Hinweis darauf, dass das Reichsgesundheitsamt essentiell sei und nur bei einer Fokussierung auf Deutschland mit ins Boot geholt werden könne. Am 10. Februar 1931 trafen sich Kisch, Groedel und Hamel im Berliner Reichsgesundheitsamt. Ein Protokoll der Besprechung hielt fest:

> » Prof. Kisch hat vor kurzem durch Herrn Prof. Koch Einzelheiten über das Arbeitsprogramm des Kerckhoff-Institutes mitgeteilt bekommen. Dabei hat er auch erfahren, dass die vorgesehene statistische Abteilung des Kerckhoff-Institutes die Unterstützung des Reichsgesundheitsamtes für die statistischen Erhebungen nachgesucht habe und dass Herr Präsident Hamel diese Unterstützung in Aussicht gestellt hat.[78]

Alle drei Institutionen sollten zusammenwirken und ein Komitee aus Carl Hamel, Bruno Kisch und Groedels Repräsentant Eberhard Koch gründen. Kisch schlug vor, es „Deutsches Komitee zur Erforschung und Bekämpfung der Kreislaufstörungen" zu nennen. Dazu sollten „dem Gebiete der Kreislaufforschung nahestehende Persönlichkeiten und Behörden" eingeladen werden. Die erste Sitzung wurde für den 11. April 1931 im Kerckhoff-Institut angesetzt. Hamel, Groedel, Koch und Kisch sollten Vorträge halten. Die statistische Abteilung des

75 Abschrift Groedel am 28.01.1931 an Hamel. CAHJP Jerusalem, P80/102. Kisch sei wie viele andere DGK-Mitglieder „Theoretiker". – Groedel schickte die Abschrift am 29.01.1931 an Kisch, ebd.

76 Ebd.

77 Kisch: Wanderungen, S. 250: „[…] so gab ich schließlich meine Zustimmung, meinen Plan der internationalen Kreislauf-Gesellschaft vorläufig zurückzustellen, was ich später immer bedauert habe, […]"; davor benannte Kisch als Motiv dafür die vermuteten Schwierigkeiten, Einrichtungen der Art, wie sie in den USA existierten, ins Deutschland der 30er-Jahre zu übertragen.

78 [Protokoll:] Besprechung im Reichsgesundheitsamt zu Berlin am 10.02.1931. CAHJP Jerusalem, P80/102.

Kerckhoff-Instituts sollte später die Erhebungen auf Basis von verschickten Fragebögen durchführen. Ein endgültiger Beschluss kam nicht zustande, da Hamel sich noch Bedenkzeit ausbat.[79]

In der Zwischenzeit fand in Breslau die 4. Tagung der Deutschen Gesellschaft für Kreislaufforschung statt, die Bruno Kisch leitete. Die Mitgliederversammlung vom 10. März 1931 ersetzte – ohne Begründung im Protokoll – gleich zwei Vorstandsmitglieder, Julius Rihl und Hans Eppinger, durch Franz M. Groedel und den Veterinärmediziner Johannes Nörr, der mittlerweile nach München gewechselt war. Die Wahl des Ortes der nächsten Tagung überließ die Versammlung dem Vorstand, zum Vorsitzenden für 1932 wählte sie Albert Dietrich (Tübingen). Paragraf 7 der Satzung wurde erweitert um die Regelung, dass „Vorträge (aber nicht die Referate)" nun möglichst auch in der „Zeitschrift für Kreislaufforschung" erscheinen sollten, es sei denn, der Vortragende publiziere sie an anderer Stelle (was dem Vorsitzenden schon bei Anmeldung des Vortrags mitzuteilen war). Die Versammlung bekam die Namen von 25 neuen Mitgliedern genannt, darunter Heinrich Lauber aus Greifswald, Luigi Condorelli aus Neapel, Herbert Schwiegk aus Berlin und Alexander Ignatovsky aus Belgrad.[80] Trotzdem blieb die Mitgliederzahl im gedruckten Mitgliederverzeichnis gegenüber dem Vorjahr unverändert bei 188.[81]

Im wissenschaftlichen Teil der Tagung sprachen gleich *drei* Referenten, weil Harry Schäffer als Ko-Referent („Das Für und Wider der Digitalistherapie mit maximalen Dosen") zum Referat von Hugo Přibram (über „Digitalistherapie") eingeplant war. Das zweite Referat hielt Otto Krayer („Theorie der Digitaliswirkung") aus Berlin, der damals noch kein Mitglied war. Digitalis gehört neben Strophanthin zu den Herzglykosiden, die die Schlagkraft des Herzens ändern, kann aber oral verabreicht werden; es ist in der Fingerhutpflanze enthalten (James Bond wird in „Casino Royale" mit Digitalis vergiftet.). Krayer betonte die Steigerung des Minutenvolumens.[82]

In seiner Eröffnungsansprache begrüßte Kisch als Vorsitzender die drei Referenten in Breslau („in einer Universitätsstadt des fernen Ostens Deutschlands") und gedachte zwei verstorbenen Mitgliedern. Dann wurde er – ganz anders als in seiner Rede auf der ersten Tagung – auch mit Bezug auf die Weltwirtschaftskrise recht kämpferisch:

» Meine Damen und Herren! So kurz ein Zeitraum von vier Jahren an sich ist, so kann man wohl doch sagen, daß die ersten Lebensjahre einer Gesellschaft wie die eines Menschen für die weitere Entwicklung maßgebend sind, daß sie gewisse Rückschlüsse bezüglich ihrer Lebensfähigkeit gestatten, und eine Vorbedeutung für die zukünftige Entwickelung [sic!] haben. In dieser Hinsicht ist es mir eine besondere Befriedigung, feststellen zu können, daß schon der kurze bisherige Entwicklungsgang unserer Gesellschaft trotz der anfänglichen ängstlichen Prognose von Schwarzsehern und der hemmenden Kritik von Übelwollenden die Hoffnungen auch der optimistischsten von uns erfreulicherweise übertroffen hat. Trotz der wirtschaftlichen Not unserer Zeit ist auch die diesjährige Tagung vorzüglich besucht, […].[83]

Zur bevorstehenden Gründung des neuen „wissenschaftlichen Komitees" vermerkt der Bericht über die Mitgliederversammlung unter Punkt 8 der Tagesordnung:

---

79 Ebd.

80 Bericht über die 4. ordentliche Mitgliederversammlung am 10. März 1931. Verhandlungen 1931, S. XVI. Der Vorstand für das Jahr 1931/1932 bestand dann aus den fünf Professoren Dietrich „(seit 1929)", Groedel „(seit 1931)", Kisch „(seit 1928)", Magnus-Alsleben („seit 1930") und Nörr „(seit 1931)". (Die Angabe des Beginns der Vorstandszugehörigkeit war neu.)

81 Mitgliederverzeichnis, ebd., S. VIII–XII.

82 1. Hugo Přibram: Die Digitalistherapie, ebd., S. 9–36; 2. Harry Schäffer: Das Für und Wider der Digitalis-Therapie mit Maximalen Dosen, ebd., S. 36–45; 19. Otto Krayer: Die Theorie der Digitaliswirkung, ebd., S. 163–190.

83 Bruno Kisch: Eröffnungsansprache des Vorsitzenden, ebd., S. 3–5, dort: S. 3 f., beide Zitate: S. 4. Er beklagte weiter, dass „in der heutigen Zeit […] vielfach eine materialistische Weltanschauung herrsche", die außerhalb von Ärzteschaft und Wissenschaftlern „alle idealistischen Einstellungen zu ersticken droht".

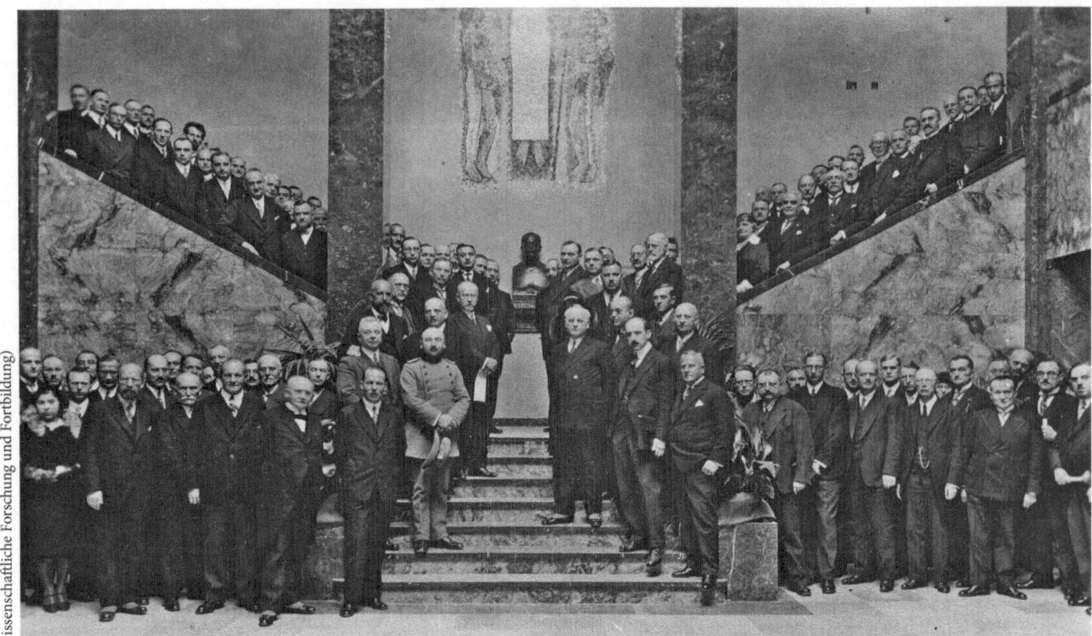

Abb. 2.3 Einweihungsfeier mit Gruppenbild im Foyer. Konstituierende Sitzung des wissenschaftlichen Komitees zur Erforschung und Bekämpfung der Kreislaufstörungen, 12.04.1931 (Bad Nauheim, Kerckhoff-Institut; auf der 3. Treppenstufe rechts: Carl Hamel; rechts davor auf der 2. Treppenstufe Bruno Kisch)

> Herr Bruno *Kisch* berichtet über die vorbereitenden Arbeiten zur Gründung eines *Deutschen Komitees zur Erforschung und Bekämpfung der Kreislaufstörungen* und wird ermächtigt, die Verhandlungen namens der Gesellschaft weiter zu führen.[84]

Nur einen Monat später, am 12. April 1931, konstituierte sich das neue Komitee (Abb. 2.3). Auf diesen Tag lud das „Wissenschaftliche Komitee zur Erforschung und Bekämpfung der Kreislaufstörungen" (auf überlieferten Manuskripten dazu von Anfang März hatte es noch „Deutsches Komitee" geheißen) in die neue „Kerckhoff-Vorlesungshalle zu Bad Nauheim" zu seiner Gründungssitzung ein. Die Einladenden waren Carl Hamel für das Reichsgesundheitsamt, Bruno Kisch für die Gesellschaft für Kreislaufforschung und Franz M. Groedel für das Kerckhoff-Institut. Der Einladungstext begann: „Seit etwas über 8 Jahren besteht bereits in den Vereinigten Staaten von Amerika ein Komitee zur Erforschung und Bekämpfung der Herzkrankheiten." Die Aufgaben des Kerckhoff-Instituts und der Gesellschaft für Kreislaufforschung seien ähnlich dem der American Heart Association (das zuvor genannte US-Komitee). Die Begründung dafür, mit dem Reichsgesundheitsamt eine staatliche Behörde hinzuzuziehen, lautete, dass die statistischen Erhebungen mit großer Genauigkeit ausgeführt werden müssten. Vor dem kalten Buffet im Institutsgebäude standen Begrüßungsreden von Hamel und Kisch sowie die Vorträge „Zirkulationsstörungen als Volkskrankheit" von Groedel und „Ziele und Wege der Kreislaufforschung" von Eberhard Koch

84 Bericht über die 4. ordentliche Mitgliederversammlung am 10.03.1931, in: ebd., S. XVI (kursive Hervorhebungen i. O. gesperrt).

auf dem Programm.[85] Hamel und Kisch waren von Groedel und Koch (also dem Kerckhoff-Institut) dadurch in eine Repräsentationsrolle gedrängt worden.

Für seine Begrüßungsrede hatte Kisch ein ausformuliertes Manuskript vorbereitet. Es entsprach inhaltlich dem Anfang seiner Breslauer Rede als Tagungsvorsitzender im Vormonat.[86] Carl Hamel erklärte das Komitee auf der Sitzung für konstituiert; der Geschäftsführende Vorstand bestand aus ihm und seinem Stellvertreter, dem Regierungsrat Engel, aus Kisch und dem jeweiligen Vorstand der Gesellschaft für Kreislaufforschung als Stellvertreter (vorerst Albert Dietrich) sowie aus Groedel und seinem Stellvertreter Koch. In der Diskussion meldeten sich neben Hamel, Kisch und Groedel unter anderem die DGK-Mitglieder Heinrich Rosin und Daniel Enoch zu Wort.[87]

Bereits zwei Tage später (am 14. April 1931 in Wiesbaden,[88] wohin Koch nicht gekommen war) bekamen Kisch und Groedel allerdings Streit über die Frage, ob das Bulletin des Komitees unter der „Schriftleitung Kerckhoff-Institut" erscheinen solle. Groedel konfrontierte Kisch sofort in einem Brief außerdem mit seiner Absicht, das Bulletin solle überhaupt keine wissenschaftlichen Publikationen, sondern nur Berichte über die Arbeit des Komitees, Statistik-Grafiken oder Muster für Fragebogen etc. enthalten:

> » Ich habe nun, wie gesagt, mit Herrn Koch die Sache am Abend besprochen und kamen wir zu der Ansicht, dass Sie wohl doch meine resp. unsere Vorschläge nicht ganz richtig verstanden haben. In der Sitzung ist bereits mitgeteilt und ausdrücklich festgelegt worden, dass das Kerckhoff-Institut die Finanzierung des Komitees übernimmt und als Zentrale der ganzen Organisation zu betrachten ist. Der geschäftsführende Ausschuss soll den Mitgliedern des Komitees, wie ebenfalls in der Versammlung mitgeteilt, über alle Vorgänge, Arbeitsfortschritte, Vorschläge usw. berichten. Da das Kerckhoff-Institut die Veröffentlichung dieser Berichte übernimmt, wäre es meiner Ansicht nach vollkommen korrekt, auch das Kerck-

85 Einladung zur ersten Komiteesitzung, mehrere Manuskripte (davon eines handschriftlich datiert: 08.03.1931, sowie eine gedruckte Fassung). CAHJP Jerusalem, P80/102. – Im P.S. zu einem Schreiben Groedels am 12.03.1931 an Kisch, ebd., hatte Koch gebeten, Kisch möge die Wahl seines Vortragsthemas nicht als „Diebstahl" betrachten. – Hingewiesen wurde auf die Sitzung in: Klinische Wochenschrift, Bd. 10, Nr. 14 (04.04.1931), S. 672 (Tagesgeschichte: Tagungen und Kurse).

86 [Undatiertes Schreibmaschinen-Manuskript von Kisch]. CAHJP Jerusalem, P80/102. Da im Text erwähnt wird, die letzte DGK-Tagung (auf der der Autor zudem die Ziele der Gesellschaft darlegte) sei in Breslau gewesen, datiert er nach März 1931 und vor März 1932: „Meine Damen und Herren! Als [handschriftlich eingefügt: *von mir*] die deutsche Gesellschaft für Kreislaufforschung vor mehr als 4 Jahren begründet wurde, war für diesen Schritt der Gedanke massgebend, in Deutschland einen ideellen Mittelpunkt für theoretische und praktische Forschung auf dem Gebiete des normalen und des Krankhaft [sic!] veränderten Kreislaufs zu schaffen, [...]. In diesem Bestreben hat die Deutsche Gesellschaft für Kreislaufforschung seit ihrem Bestehen die Zusammenarbeit mit allen gleich gerichteten Kräften gesucht und in diesem Sinne auch mit dem neugegründeten Kerkhoff-Institut [sic!] in Bad Nauheim und seiner Leitung Fühlung genommen. Da schon die ersten Besprechungen zeigten, dass im Schosse [sic!] des Kerkhoff-Institutes grundsätzlich die gleichen Ziele verfolgt werden, [...], so haben wir uns zu vorbereitenden Schritten zusammengefunden und zur Besprechung dessen, was wir planen, Sie gemeinschaftlich und in Verbindung mit dem Herrn Direktor des Preussischen Reichsgesundheitsamtes hierher gebeten." (Danach folgen Begrüßungssätze.)

87 46-seitiges Manuskript, ebd.: Mitteilungen des wissenschaftlichen Komitees zur Erforschung und Bekämpfung der Kreislaufstörungen, Nr. 1 (Mai 1931): Konstituierung, Vorstand: S. 39; Beiträge von Kisch und von Rosin: S. 39 f.; von Hamel: S. 43; Enoch: S. 44; Groedel: S. 45.

88 Sehr wahrscheinlich im Umfeld des 43. Kongresses der Deutschen Gesellschaft für Innere Medizin vom 13.–16.04.1931 in Wiesbaden. Dort gab es in diesem Jahr Hauptreferate, die Kreislaufforscher sicher interessierten: Rein (Freiburg) und Krayer (Berlin) über die Physiologie der Coronardurchblutung, Edens (Düsseldorf) und Morawitz (Leipzig) über Pathogenese und Klinik der Angina Pectoris sowie Bürger (Bonn) über die klinische Bedeutung der Cholesterin-Problems. Vgl. Hanns G. Lasch/Bernhard Schlegel (Hrsg.): Hundert Jahre Deutsche Gesellschaft für innere Medizin. Die Eröffnungsreden der Vorsitzenden 1882–1982, (J. F. Bergmann) München 1982, S. 481.

hoff-Institut als Schriftleitung zu nennen. Herr Koch macht den Vorschlag[,'] *Herausgegeben vom Kerckhoff-Institut* zu schreiben.[89]

Am 16. April schickte Eberhard Koch das Manuskript des Vortrags, den er in Breslau gehalten hatte, an Kisch (explizit zum Abdruck in den „Verhandlungen", da der Text wegen fehlender Literaturangaben für die Zeitschrift für Kreislaufforschung ungeeignet sei). Handschriftlich fügte Koch seinem Schreiben hinzu:

» Ich bedaure sehr, daß ich Sie wegen des *Mißverständnisses* mit GROEDEL nicht gesprochen habe. Aber ich konnte mich nicht dazu aufraffen, zum Kongreß nach WIESBADEN zu fahren.[90]

Die Gründungsgeschichte des Wissenschaftlichen Komitees zur Erforschung und Bekämpfung der Kreislaufstörungen zeigt zum einen die (vorerst) gescheiterten Ambitionen von Bruno Kisch, die Gesellschaft für Kreislaufforschung wissenschaftlich weiter aufzuwerten und zu internationalisieren. Sie beleuchtet zum anderen auch die Beziehungen zwischen Gesellschaft und Kerckhoff-Institut bzw. Kisch und Institutsdirektor Franz Groedel. Kisch hatte zu Koch – der für die Gesellschaft noch sehr wichtig werden sollte – zu jener Zeit ein besseres Verhältnis als zu Groedel, gegen den sich Kisch in der Art dieser Gründung nicht durchsetzen konnte.

Bezeichnenderweise erschienen die „Mitteilungen des wissenschaftlichen Komitees zur Erforschung und Bekämpfung der Kreislaufstörungen" im Mai 1931 dann mit „Schriftleitung: W. G. Kerckhoff-Institut" auf der Kopfseite.[91] Kisch deutet in seinen Memoiren an, dass das Komitee eben deswegen wenig erreichte, weil er sich nicht durchsetzen konnte. Mit der Gründung des Komitees verschob er aber in jedem Fall sein Ziel, eine internationale Organisation zur Herz- und Kreislaufforschung zu gründen, in die Zukunft.[92]

Am 14. und 15. März 1932 fand die 5. Tagung der Deutschen Gesellschaft für Kreislaufforschung statt, diesmal in Tübingen, dem Wirkungsort des Vorsitzenden Albert Dietrich. Es gab an jedem Tag zwei Referate, am ersten Tag zu Blutdruck, am zweiten zum weit vom Herzen entfernten (peripheren) Kreislauf. Einer der Vortragenden war Martin Nordmann, der sich schon zur ersten Tagung angemeldet hatte und seit Beginn unausgesetzt im Mitgliederverzeichnis der „Verhandlungen" stand; seit 1932 nichtmehr als Privatdozent, sondern als Professor.

Hinsichtlich der Mitgliederentwicklung ist wieder ein deutlicher Zuwachs zu erkennen. Das gedruckte Mitgliederverzeichnis 1932 listete 203 Personen auf.[93] Der Mitgliederversammlung vom 15. März 1932 wurden die Namen von 22 neuen Mitgliedern genannt, u. a.: Prof. Hermann Rein (Göttingen), Regierungsmedizinalrat Dr. Franz Grünbaum (Bad Nauheim), Dr. Walerjan Spychała (Posen), Dr. Waldemar Nathan (Frankfurt/M), Geheimrat Prof. Karl Hürthle (Tübingen), Doz. Wilhelm Raab (Wien), Prof. Paul Krause (Münster), Dr. Adolf Schott (Bad Nauheim) und Prof. Max Gänsslen (Tübingen).[94]

Die Mitgliederversammlung wählte im Anschluss Bruno Kisch, der turnusgemäß aus dem

89 Groedel am 15.04.1931 an Kisch. 4 Seiten, dort: S. 2. CAHJP Jerusalem, P80/102 (kursive Hervorhebung i. O. in Anführungszeichen).

90 Koch am 16.04.1931 an Kisch, ebd. (kursive Hervorhebung i. O. in Anführungszeichen). – Bei dem Manuskript handelt es sich um: Eb. Koch (Aus der Abteilung für experimentelle Pathologie und Therapie des Kerckhoff-Institutes, Bad Nauheim): Das Verhalten des Kreislaufs beim Valsalva-Versuche, in: Verhandlungen 1931, S. 216-220.

91 Mitteilungen des wissenschaftlichen Komitees zur Erforschung und Bekämpfung der Kreislaufstörungen, Nr. 1 (Mai 1931). 46 Seiten, dort: S. 1. CAHJP Jerusalem, P80/102.

92 Kisch: Wanderungen, S. 250. Die anschließende Darstellung S. 251 f. reflektiert offenbar darauf, dass er sich über Groedel 1931 geärgert hatte und sich diese Haltung später änderte.

93 Mitgliederverzeichnis, in: Verhandlungen 1932, S. IX–XIII.

94 Bericht über die 5. ordentliche Mitgliederversammlung am 15.03.1932, unterschrieben von A. Dietrich (Vorsitzender) und Bruno Kisch (Schriftführer), in: Ebd., S. XVIII–XIX, dort: S. XVIII, Punkt 2.

„engeren Vorstand" ausschied, zum Ständigen Schriftführer der Gesellschaft. Siegfried Thannhauser aus Freiburg i. Br. ergänzte den Vorstand als neues Mitglied.[95] Der Vorstand bestand im Geschäftsjahr 1932/1933 damit aus Albert Dietrich, Franz Groedel, Ernst Magnus-Alsleben, Johannes Nörr und Siegfried Thannhauser.

Dann beschloss die Versammlung einstimmig eine wichtige Erweiterung der Satzung, die aufbaute auf Paragraf 2.4, der als einen Vereinszweck die Ehrung von Forschern definierte, die sich um die Kreislaufforschung besonders verdient gemacht hatten:

» Der Vorstand der Gesellschaft schlägt einem Antrage von *Kisch* entsprechend die Stiftung einer jährlich zu verleihenden silbernen Ehrenmedaille auf Grund des als § 13 den Satzungen einzufügenden Statutes vor. Wird einstimmig angenommen.[96]

Der neue Paragraf 13 legte fest, dass die Medaille (Abs. c) alljährlich an eine Person verliehen werde, die nicht der Gesellschaft angehören musste, (Abs. d) jedoch nicht dem Vorstand angehören durfte. In der anlässlich der Tagung stattfindenden Vorstandssitzung mussten (Abs. f) alle anwesenden Vorstände der vorgeschlagenen Person zustimmen. Etwas *nobelpreishaftes* hatte diese hohe Auszeichnung durch eine krisensichere Regelung (Abs. g): Falls die Medaille „aus welchen Gründen immer" in einem Jahr nicht verliehen würde, könnte dies später nachgeholt werden.[97] (Fritz Haber hatte den Nobelpreis für Chemie 1919 für das Jahr 1918 erhalten.)

Die erste „Carl-Ludwig-Medaille" wurde auch gleich verliehen: an Geheimrat Friedrich Moritz (Köln) „in Würdigung seiner hervorragenden Verdienste um die theoretische und klinische Kreislaufforschung". Moritz habe den Orthodiagraphen (Röntgenaufnahmen von Organumrissen in Parallelprojektion) und die Messung des venösen Blutdrucks in die Klinik eingeführt.[98]

Den Vorschlag, eine Ehrenmedaille zu stiften, hatte Kisch wohl auf der Vorstandssitzung in Tübingen gemacht. Er erinnerte sich später:

» Der Widerstand gegen diesen Vorschlag war unerwartet groß, insbesondere von einer Persönlichkeit im Vorstand, die drohte, nur Neid und Scherereien würden die Folge einer solchen an sich sinnlosen Medaille sein. [...] Die Folge hat gelehrt, daß sie in der Tat nur hervorragenden Förderern unserer Wissenschaft verliehen wurde und keineswegs die vorher vermuteten schlechten Wirkungen gezeitigt hat.[99]

Die Idee, den Preis nach dem berühmten, 1895 verstorbenen Experimentalphysiologen Carl Ludwig zu nennen, stammte laut Kischs Memoiren von Johannes Nörr.[100]

Übergeben werden konnte sie allerdings noch nicht, denn Kisch hatte mit Johannes Nörr offenbar auf der Sitzung verabredet, Nörr solle prüfen, die Medaille in München prägen zu lassen. Drei Tage später schrieb ihm Kisch, sie solle Carl Ludwig zeigen, möglichst 60 Millimeter durchmessen, drei bis vier Millimeter dick sein und folgende Inschriften tragen: „[D]ie deutsche Gesellschaft für Kreislaufforschung", Revers: „In dankbarer Würdigung hervorragender Förderung der Kreislaufforschung verliehen an - -."[101] Nörr erhielt aber nur ein Angebot über dem von Kisch angedachten Limit[102] und Kisch ließ die Medaille daraufhin in Köln prägen.[103]

Die Bedeutung der Ehrenmedaille war für die Gesellschaft von Beginn an groß. Das Vorstands-

95 Ebd., S. XVIII, Punkt 3 (Wahl Schriftführer) und Punkt 4 (Wahl Thannhauser).

96 Ebd., Punkt 5 (kursive Hervorhebung i. O. gesperrt).

97 Ebd., S. XIX [Protokollergänzung]: „Satzung betreffs Verleihung der Preismedaille der Deutschen Gesellschaft für Kreislaufforschung (in Zukunft § 13 der Satzungen der Gesellschaft)".

98 Ebd., S. XVIII, Punkt 6.

99 Kisch: Wanderungen, S. 246.

100 Ebd. – Der Widerstand kam vermutlich von Magnus-Alsleben; vgl. das unten näher behandelte Schreiben von diesem am 23.06.1932 an Kisch. *CAHJP Jerusalem, P80/64a–c.*

101 Kisch am 18.03.1932 an Nörr. CAHJP Jerusalem, P80/64a–c.

102 Nörr am 30.03.1932 an Kisch, ebd.

103 Kisch: Wanderungen, S. 246.

mitglied Ernst Magnus-Alsleben sorgte sich darum, dass die Auszeichnung an Wert verliere, wenn sie gelegentlich an nicht allseits bekannte Personen verliehen werden würde. Er fragte Kisch deshalb im Juni 1932, ob die Ehrenmedaille jährlich verliehen werden *könne*, oder *müsse*.[104] Im Oktober wurde die Übergabe an Friedrich Moritz diskutiert.[105] Im November besprachen sich Kisch und Groedel über Machart und Text einer Urkunde, die Moritz zur Ehrenmünze erhalten solle. Groedel bedankte sich bei Kisch auch für die Zusendung einer Medaille; er werde sie in einer Vitrine im Kerckhoff-Institut ausstellen.[106] Kisch hatte Abschläge in Goldbronze anfertigen lassen und je eine an jedes Vorstandsmitglied geschickt.[107]

Unter den o. g. Neumitgliedern des Jahres 1932 schilderte Dr. Waldemar Nathan später – ein Sonderfall in der historischen Überlieferung –, wie er damals Mitglied geworden war: Nachdem er seit dem 1. September 1930 eine etatmäßige Assistenzarztstelle an der Inneren Abteilung Sandhof im Städtischen Krankenhaus Frankfurt/M bekleidete, habe es ihm der dortige Direktor Professor Walter Alwens

> » durch seine gütige Vermittlung ermöglicht[,] Mitglied der *Deutschen Gesellschaft für Kreislaufforschung* und der *Deutschen Gesellschaft für innere Medizin* zu werden[,] und mich auch veranlasst[,] die Jahresversammlungen dieser Gesellschaften zu besuchen.[108]

Walter Alwens selbst erscheint erst ab 1939 auf den Mitgliederverzeichnissen der Deutschen Gesellschaft für Kreislaufforschung, muss aber offensichtlich die nötigen Beziehungen gehabt haben, damit zwei Mitglieder seinen förderungswürdigen Schützling satzungsgemäß vorschlugen. Nathans Frankfurter Personalakte enthält das von ihm und Alwens unterzeichnete Gesuch vom Februar 1932: „Für den vom 14.–15. März 1932 in Tübingen stattfindenden Kongress der deutschen [sic!] Gesellschaft für Kreislaufforschung bitte ich um Beurlaubung."[109]

Mittlerweile war das Kerckhoff-Institut längst eröffnet worden (17. Oktober 1931).[110] Die Kerckhoff-Stiftung vergab bald auch Stipendien. Georg Groscurth hatte zwischenzeitlich von der „Notgemeinschaft der Deutschen Wissenschaft" (DFG) ein zweites Jahr Förderung über RM 200 monatlich ab Oktober 1931 für seine Forschungen über „Das Verhalten der Kreislaufgeschwindigkeit bei dosierter Arbeitsleistung" erhalten.[111] Dabei hatte er in

---

104 Magnus-Alsleben am 23.06.1932 an Kisch. CAHJP Jerusalem, P80/64a–c.

105 Magnus-Alsleben am 10.10.1932 an Kisch, ebd.: Er habe keine speziellen Vorschläge dazu.

106 Groedel am 26.11.1932 an Kisch, ebd.

107 Kisch: Wanderungen, S. 246.

108 [Waldemar Nathan]: Schilderung des Verfolgungsvorganges, o. D.: Hessisches Hauptstaatsarchiv Wiesbaden, 518/20332, Bl. 9-11, dort: Bl. 10 (kursive Hervorhebungen i. O. in Anführungszeichen). – Walter Alwens war seit 1921 a. o. Prof. an der Universität Frankfurt/M und Direktor der Abteilung für innere Krankheiten am Städtischen Krankenhaus; er arbeitete über Röntgendiagnostik und Tuberkulose: Alwens, Edmund *Walter* Johannes Daniel, in: Wolfgang Klötzer: Frankfurter Biographie. Personengeschichtliches Lexikon, (Kramer) Frankfurt/M, 2 Bde., Bd. 1, 1994, nach: DBA 3, Fiche 14, S. 59.

109 [Urlaubsgesuch von] Assistenzarzt Nathan vom 12.02.1932 mit Befürwortung des Direktors der Inneren Abteilung Alwens (vom 13.02.1932) an das Stadtgesundheitsamt in Frankfurt. Stadtarchiv Frankfurt/M, Dr. Nathan, PA 30.681, Bl. 26. – Der am 09.06.1900 in Stettin geborene Nathan war 1918 Soldat geworden, hatte 1929 die ärztliche Prüfung in Kiel bestanden und am 01.07.1930 die Approbation als Arzt erhalten: Lebenslauf vom 03.08.1930, ebd., Bl. 3.

110 Kisch: Wanderungen, S. 247; Groedel, in: Arnsberg: Geschichte.

111 Präsident der Notgemeinschaft [sic!] Staatsminister F. Schmidt-Ott am 03.10.1931 an Dr. Georg Groscurth, Berlin. Bundesarchiv Berlin, R 73/16394, Bl. 5.

sein Projekt die Fragestellung hinzugenommen, „ob man durch geeignete Arzneimittel die Oekonomie der Muskel- und Kreislaufleistung beeinflussen“ könne. Mit geeigneter Nahrung, etwa Mineralsalzen, wollte er „das physico-chem[ische] Verhalten des Blutes“ ändern, um „den Zustand der optimalen Arbeitsökonomie zu finden.“[112]

1932 ging Groscurth als wissenschaftlicher Hilfsarbeiter ans Kaiser-Wilhelm-Institut (KWI) für physikalische Chemie in Berlin-Dahlem (das Institut von Fritz Haber). Er freundete sich mit Robert Havemann an, der dort ebenfalls unbezahlt arbeitete und bei Herbert Freundlich zu promovieren begann, direkt betreut von Georg Ettisch.[113] Groscurth bat Franz Groedel im Spätherbst 1932 um eineinhalb Jahre Förderung für die systematische Erforschung des Hämoglobins und der Atmungsregulation des Blutes.[114] Der schickte ihm daraufhin am 23. November 1932 die Bestimmungen der Kerckhoff-Stiftung für Stipendiengesuche. Groscurth werde für 1933 allenfalls ein dreiviertel Jahr statt des nach den Statuten üblichen ganzen Jahres erhalten: „Ob Ihr Gesuch bei der Fülle der bereits vorliegenden Gesuche berücksichtigt werden kann, kann ich heute noch nicht überblicken.“ Auch solle Groscurth sich einen kleineren Themenbereich aussuchen.[115] Der antwortete, er könne in einem dreiviertel Jahr die Sauerstoffbindung an Hämoglobin als Teil seines Gesamtprojekts bearbeiten.[116] Groscurth erhielt ein Gutachten vom städtischen Berliner Krankenhaus Am Urban und zwei vom Kaiser-Wilhelm-Institut in Berlin-Dahlem, genauer von Freundlich und Ettisch.[117] Am 17. Dezember 1932 wurde der Antrag vom Kuratorium der William-G.-Kerckhoff-Stiftung genehmigt. Groedel informierte ihn, er werde zehnmal RM 200 erhalten, frühestens ab Januar, was sich aus bürokratischen Gründen aber auch etwas verzögern könne.[118] Mitte Februar 1933 erfuhr Groscurth von einem Vertreter Groedels, der auf einer Amerikareise sei, die erste Auszahlung werde zwei Wochen später erfolgen.[119] Im Juli 1933 berichtete Groscurth der Kerckhoff-Stiftung, er habe mit dem Stipendium „im Kaiser-Wilhelm-Institut für Physikalische Chemie“ seine Untersuchungen fortsetzen können.[120]

Als Fazit zur Entwicklung der Deutschen Gesellschaft für Kreislaufforschung bis 1932 lässt sich abschließend folgendes festhalten: Laut Mitgliederverzeichnis von 1932 versammelte die Gesellschaft mit ihren mittlerweile rund 200 Mitgliedern Mediziner verschiedener Fachbereiche und Richtungen, aus den medizinischen Fakultäten der Universitäten, Instituten sowie Universitätskliniken, städtischen Krankenhäusern, balneologischen Sanatorien und Arztpraxen. Man kann sie als fortschritts- und forschungsorientierte *Community* bezeichnen: als ein Netzwerk, das alle an diesem thematischen Bereich Interessierte verband. Etablierte Forscher konnten dabei ebenso mitwirken wie junge Mediziner, Theoretiker ebenso wie Kliniker. Mit wenigen Forderungen wie einem geeigneten medizinisch-wissenschaftlichen Profil und der Zahlung des Jahresbeitrags lag die Schwelle zum Beitritt niedrig. Bei der 1. Tagung erschienen teils von Kisch dazu aufgeforderte Mediziner, teils solche, die die Ankündigung in der Zeitschrift für Kreislaufforschung gelesen hatten und sich als Mitglied einschrieben. In den folgenden Jahren muss-

112 Groscurth am 03.09.1931 an Präsident [Schmidt-Ott], ebd., Bl. 7 f.

113 Simone Hannemann: Robert Havemann und die Widerstandsgruppe „Europäische Union“. Eine Darstellung der Ereignisse und deren Interpretation nach 1945, (Robert-Havemann-Gesellschaft) Berlin 2001, S. 35, 38. – Margit Szöllösi-Janze: Fritz Haber 1868–1934. Eine Biographie, (C. H. Beck) München 1998, S. 670 f.

114 Dies ergibt sich aus dem Schreiben von Dr. Georg Groscurth, Berlin, am 28.11.1932 an Groedel. Archiv der Kerckhoff-Stiftung Bad Nauheim, Nr. 664.

115 [Groedel] am 23.11.1932 an Groscurth mit Bezug auf dessen vorausgehendes Schreiben, ebd.

116 Groscurth am 28.11.1932 an Groedel, ebd.

117 Prof. H. Zondek (Am Urban), Dr. Georg Ettisch (KWI), Prof. H. Freundlich (KWI), nach: [Titelblatt] Stipendiengesuch Dr. Georg Groscurth, Sauerstoffbindung an Hämoglobin, ebd.

118 [Groedel] am 17.12.1932 an Groscurth, ebd. RM 200 davon seien einmaliger Unkostenbeitrag.

119 Unsignierter Durchschlag eines Schreibens vom 18.02.1933 an Groscurth, ebd.

120 Arbeitsbericht Dr. G. Groscurth, Berlin, vom 31.07.1933 an Kerckhoff-Stiftung, ebd.

ten neue Interessierte zur Mitgliedschaft die Empfehlung (bzw. Aufforderung) von zwei Altmitgliedern und den Zuspruch der Mitgliederversammlungen erhalten. Dokumentiert ist jedoch nie die Ablehnung eines Vorgeschlagenen.

Für das recht offene Profil der Gesellschaft stand insbesondere der – wie Franz Groedel 1931 schrieb – „eigentliche Gründer" Bruno Kisch. Er begrüßte zum Beispiel 1931 als Tagungsvorsitzender in Breslau besonders herzlich die aus dem Ausland angereisten Teilnehmer. Schon früh hatte er auch die Idee, das mit der Gesellschaft etablierte Netzwerk weiter zu internationalisieren. Er hatte die Satzung verfasst und stand insofern für die Kontinuität der Gesellschaft, erst als direktes Mitglied des fünfköpfigen Vorstandes, dann – nach seinem turnusmäßigen Ausscheiden dort – in einer Art Geschäftsführerposition unter der Bezeichnung „Ständiger Schriftführer". Der Vorstand setzte die Themen der Jahrestagungen.

Dass Politik in den „Verhandlungen der Deutschen Gesellschaft für Kreislaufforschung" wenig Niederschlag fand, bedarf keiner näheren Begründung. Trotzdem warf die zunehmende politische Instabilität der Republik ihre Schatten bis in die Eröffnungsrede des Vorsitzenden der Gesellschaft von 1932.

Bei den Reichspräsidentenwahlen am 13. März 1932 standen unter anderem Paul von Hindenburg und Adolf Hitler zur Wahl. Hindenburg erreichte bei der Auszählung die größte Stimmenzahl, verfehlte aber knapp die notwendige Mehrheit. Adolf Hitler erhielt rund dreißig Prozent der abgegebenen Stimmen. Eine Stichwahl wurde nötig. In der bereits erwähnten Eröffnungsrede Albert Dietrichs auf der Tübinger Tagung der Deutschen Gesellschaft für Kreislaufforschung am 14. März 1932 schien diese gerade kulminierende politische Unsicherheit auf:

> » Wir sind mit großer Besorgnis an diese Tagung herangegangen. Die immer drückendere Not stellte uns noch bis zum letzten Einladungsschreiben vor die Frage, ob wir die Versammlung nicht absagen sollten. Die rauhe [sic!] Jahreszeit war nicht günstig für unser weltfernes Städtchen, dessen Umgegend nicht umsonst die rauhe Alb genannt wird, und die Unruhe der Politik beherrscht gerade in diesen Tagen alle Gemüter.[121]

Eine Wende hätten dann aber die Vortragszusagen von Martin Nordmann und anderen gebracht. Dietrich dankte diesen Herren und (offenbar: weil Reisen teuer war) allen, die nach Tübingen gekommen waren, das sich „im strengen Schmuck winterlichen Glanzes" zeigte. „Der Geist der Wissenschaft" solle die Anwesenden „über Not, Winterkälte und politische Zerrissenheit hinausführen und vereinigen."[122]

Beim 2. Wahlgang der Reichstagspräsidentenwahlen vom 10. April 1932 zogen die deutschen Wähler Paul von Hindenburg den beiden anderen Kandidaten Adolf Hitler und Ernst Thälmann vor. Der hochbetagte Hindenburg empfahl sich als vorgeblich im Weltkrieg erfolgreicher Heerführer auch weiterhin für das hohe politische Amt.[123] Im Falle von Regierungsneubildungen war die Frage, für wen sich Hindenburg als Reichskanzler entscheiden würde.

---

121 Prof. Dietrich: Eröffnungsansprache des Vorsitzenden, in: Verhandlungen 1932, S. 3–6, dort: S. 3.

122 Ebd. S. 3.

123 Zu Hindenburg als Sieger von Tannenberg sahen viele Deutsche auf, obwohl er zu diesem Sieg wenig beigetragen haben konnte, denn er war gerade erst Kommandeur im Osten geworden (kann also keine Rahmenbedingungen geändert haben) und verschlief große Teile der Schlacht (Mittagschläfer). Er wurde später zudem eben wegen seines hohen Alters als Ruheanker in einer sich (auch technologisch) rasant verändernden Zeit wahrgenommen: Wolfram Pyta: Hindenburg. Herrschaft zwischen Hohenzollern und Hitler, (Pantheon) München 2009.

1933 bis 1936: „Juden" und „Deutschblütige" in einer Gesellschaft

Zusammenfassung

Die organisatorische, personelle und fachlich-thematische Anpassung der Gesellschaft für Kreislaufforschung an den NS-Staat ab 1933 ist als Prozess in verschiedene Phasen zu untergliedern. Im Blickpunkt stehen hier die beiden ersten Phasen, in denen sich wesentliche Anpassungsschübe vollzogen. Im ersten Teil zu den Jahren 1933 und 1934 wird nachgezeichnet, wie bis zur Jahrestagung von Frühjahr 1934 die organisatorische *Gleichschaltung* der Gesellschaft sowie vor allem auch eine *Arisierung* des Vorstandes vollzogen wurde. Für die zweite Phase 1935 und 1936, in die auch die arbeitsmedizinische Jahrestagung – unter Vorsitz des Präsidenten des Reichsgesundheitsamts Hans Reiter – 1936 fällt, sind klare Anzeichen einer fachlich-thematischen Neuausrichtung im Sinne des NS-Staates auszumachen: die Betonung der praktischen Nutzanwendung von Kreislaufforschung für die *Volksgemeinschaft* und – im Zuge der NS-Aufrüstungspolitik – auch die Orientierung hin zu flugmedizinischen Themen. Gezeigt wird jeweils auch die sukzessive Veränderung im Mitgliederprofil der Gesellschaft, die der 1933 einsetzenden staatlichen Ausgrenzungs- und Entrechtungspolitik direkt folgte.

T. Baumann, *Die Deutsche Gesellschaft für Kreislaufforschung im Nationalsozialismus 1933 – 1945*, DOI 10.1007/978-3-662-54400-6_3,

3

3.1 Anpassung und Erhalt der Gesellschaft 1933 und 1934

3.1.1 Zäsur 1933?

Die Auswahl und Ernennung Hitlers zum Reichskanzler Ende Januar 1933 durch Präsident Hindenburg bildet in den von den untersuchten Medizinern zeitgenössisch hinterlassenen Dokumenten keine entscheidende Zäsur. Erst viele Jahre später schrieb Bruno Kisch im pointierten Rückblick:

> » Die Unfähigkeit der verschiedenen einander folgenden Regierungen in Deutschland, der immer trostloser werdenden Situation Herr zu werden, beeinflußte jedermann, und die brutalsten extremen Parteien zogen den größten Nutzen aus dieser Situation. [...] und so kam schließlich der berüchtigte 30. Januar 1933, an dem Hindenburg Deutschland der Partei der Rechtlosigkeit und des Fanatismus auslieferte.[1]

Franz Groedel argumentierte mehr auf der Ebene der Alltagserfahrung, als er später meinte, Deutschland habe sich erst am 1. April 1933 „kopfüber in den Abgrund" gestürzt.[2] An diesem Tag postierten sich SA-Leute vor jüdischen Geschäften und Arztpraxen, um nach zahlreichen vorausgegangen Gewalttaten einen von oben organisierten, sogenannten *Judenboykott* durchzusetzen. Groedels eigenes Sanatorium in Bad Nauheim war davon nicht nur im April, sondern bereits im Februar betroffen.[3] Während der Entnazifizierungsverfahren beschuldigten etliche Zeugen den Bad Nauheimer Arzt Karl Barth, besonders er habe Groedel „Unannehmlichkeiten und Schwierigkeiten" gemacht.[4]

Allerdings scheint nicht einleuchtend, wie Groedel besonders von Barth hätte *enttäuscht* werden können (siehe folgendes Zitat). Einschlägiger ist, dass Groedels damaliger Stellvertreter am Kerckhoff-Institut, Eberhard Koch, zumindest im späteren Rückblick berichtete, er habe nach einiger Zeit am Institut die Überzeugung gewonnen, diese Einrichtung diene nur zur „Reklame" für Groedels Sanatorium. Auch habe er erst nach einiger Zeit erfahren, dass Groedel Jude sei.[5] Groedel hatte mit Koch – wie geschildert etwa bei der Einrichtung des wissenschaftlichen Komitees zur Erforschung und Bekämpfung der Kreislaufstörungen – anfangs sehr vertrauensvoll zusammengearbeitet. Falls diese spätere Darstellung von Koch, die allerdings aus dem Jahr 1940 datiert, zutrifft (und sie nicht eine nachträgliche, NS-konforme Geschichtsumschreibung darstellt), dann war diese Entzweiung mit Koch für Groedel eine wohl viel größere Enttäuschung.

Der 1. April 1933 erscheint bei Groedel jedenfalls nicht als plötzlicher Wendepunkt, sondern als Ende einer Wandlungsphase. In den amtlichen Bekanntmachungen der Stadt Bad Nauheim war im September 1945 sein Brief abgedruckt, mit dem er ein Schreiben des Bürgermeisters beantwortete. Groedel schrieb, dass seine Familie, besonders sein Vater und sein im Ersten Weltkrieg gefallener Bruder, „in jeder Beziehung unserem Vaterland nach bestem Können gedient haben, und daß wir für

1 Kisch: Wanderungen, S. 261.

2 Professor Dr. Franz Groedel New York an den Bürgermeister der Stadt Bad Nauheim, o. D., mit Bezug zu dessen Schreiben vom 28.06.[1945], in: Amtliche Bekanntmachungen der Stadt Bad Nauheim, Nr. 47 (26.09.1945), Titelseite. Zeitungsausschnitt in: Archiv der Kerckhoff-Stiftung Bad Nauheim, Nr. 612.

3 M. Schlepper: Franz Maximilian Groedel – ein deutsches Schicksal von internationaler kardiologischer Bedeutung, in: Zeitschrift für Kardiologie, Bd. 77, Beilage 5 (1988), S. 155–177, dort: S. 161.

4 Aussage Oelemann im Spruchkammerverfahren gegen Karl Barth, 02.06.1947, zitiert nach: Benno Hafeneger/Marcus Velke/Lucas Frings: Geschichte der hessischen Ärztekammern 1887–1956. Autonomie – Verantwortung – Interessen, (Wochenschau Verlag) Schwalbach/Taunus 2016, S. 326 und S. 496, Anm. 295. – Auch der Bad Nauheimer Bürgermeister Adolf Bräutigam sagte 1947 bezüglich Barth aus (ebd.): „Er stand in vorderster Linie als die Aktion gegen (…) Professor Groedel einsetzte und trägt die Hauptschuld, dass dieser im In- und Ausland hochgeschätzte Herzforscher nach Amerika auswandern musste und so für Bad Nauheim verloren ging." – Groedel wie übrigens auch Bruno Kisch hielten sich stets sehr damit zurück, Namen von Nationalsozialisten zu nennen.

5 Koch am 06.01.1940 an das Kuratorium der William-G.-Kerckhoff-Stiftung z. Hd. Prof. Eger, 7 Seiten, S. 1. Archiv der Kerckhoff-Stiftung Bad Nauheim, Nr. 720.

unsere Vaterstadt gelebt und gearbeitet haben." Dafür hätten sie „Ehrungen und Dankbarkeit" erhalten; es bestünde somit „auf keiner Seite eine Dankesschuld".

» Die Jahre 1930 bis 1932 machen allerdings eine Ausnahme. In diesen Jahren fand ich, während ich das Kerckhoff-Institut aufbaute, soviel Anfeindung und Charakterlosigkeit seitens der Regierung, gewisser Behörden und seitens einzelner Personen, daß es mir schwer fiel, das Werk zu Ende zu führen. [...] Diese drei zermürbenden Jahre können nicht vergessen werden.

» Als der Wahnsinnssturm im Jahre 1933 losbrach, kam er für mich weder überraschend, noch fand er mich unvorbereitet. [...] Natürlich brachte mir der Ausbruch des Nazismus, wie jedem, auch Überraschungen insofern, als die Maske von manchem Verrätergesicht fiel – [... und auch insofern, T.B.] als mancher bisher unterschätzte Charakter – ohne Aussicht auf Entgelt – plötzlich neben mir stand.[6]

Bruno Kisch benennt solche persönlichen Anfeindungen nicht. Er erinnerte sich später mehr an die allgemeine Brutalisierung der Politik. In seinen Memoiren schrieb er über die Zeit vor 1933:

» Inzwischen spitzten sich in Köln wie in ganz Deutschland die politischen Verhältnisse immer mehr zu. Die Zahl der Arbeitslosen stieg. Nazistische und antisemitische Propaganda nahm zu, [...]. Die Regierungen wechselten, die großen Schreier machten sich immer lauter bemerkbar, [...].[7]

Es habe ihn damals überrascht wie gefreut, zu seinen 1931 publizierten Ansichten ein zustimmendes Schreiben des Freiburger Pathologen Ludwig Aschoff erhalten zu haben.[8] In „Naturwissenschaft und Weltanschauung" hatte Kisch nämlich geschrieben:

» Es ist geradezu grotesk, daß heute noch unter jubelnder Zustimmung weiter Kreise versucht wird, den Beweis einer angeblich ideellen Überwertigkeit eines Staates, einer sogenannten Rasse, einer politischen Gruppe dadurch zu erbringen, daß man den zweifellosen Nachweis des Besitzes einer kräftigeren Muskulatur, ungehemmterer Triebe und wirksamerer Mordwaffen erbringen kann. Wer aus solchen Tatbeständen ethisches Gold zu prägen vorgibt, ist ein Falschmünzer, dem das Wort entgegengehalten werden muß: ohne Logik keine Ethik.[9]

Nationalsozialistische Kundgebungen zeigten sich vor 1933 nicht nur auf der Straße immer lauter und brutaler, auch bereits an einigen Universitäten. Im Sommer 1932 wurde etwa an der Universitätsklinik Freiburg diskutiert, den Studenten Hakenkreuzbinden in der Vorlesung zu verbieten; der Direktor Siegfried Thannhauser kam dieser Forderung seines Mitarbeiters Franz Krause aber nicht nach.[10] Thannhauser war Direktor der Medizinischen Kliniken in Heidelberg und Düsseldorf gewesen, bevor er im Oktober 1930 einen Ruf nach Freiburg angenommen hatte. Dort wählte ihn die medizinische Fakultät im Dezember 1932 zum Dekan für das kommende Studienjahr (Sommersemes-

6 Professor Dr. Franz Groedel New York an den Bürgermeister der Stadt Bad Nauheim, o. D., mit Bezug zu dessen Schreiben vom 28.06.[1945], in: Amtliche Bekanntmachungen der Stadt Bad Nauheim, Nr. 47 (26.09.1945), Titelseite. Zeitungsausschnitt in: Archiv der Kerckhoff-Stiftung Bad Nauheim, Nr. 612.

7 Kisch: Wanderungen, S. 258.

8 Ebd., S. 259 mit Bezug auf seine Festschrift: Bruno Kisch: Naturwissenschaft und Weltanschauung, (J. A. Barth) Leipzig 1931. Dort hatte er schon 1931 vor der Gefahr eines ethischen, sozialen und politischen Darwinismus gewarnt; vor einer Politik, die *Kampf ums Dasein* als alles beherrschendes Naturgesetz betrachte und vor einem Zeitgeist, der Logik und Ethik beiseiteschiebe: Ebd., S. 36 f., 38 f.

9 Kisch: Naturwissenschaft und Weltanschauung, S. 41.

10 Hermann-Josef Hellmich: Die Medizinische Fakultät der Universität Freiburg i. Br. 1933–1935. Eingriffe und Folgen nationalsozialistischer Personalpolitik, Diss. med. Gesch. Freiburg i. Br. 1989, S. 293.

ter 1933/34 und Wintersemester 1934).[11] Darauf wird gleich zurückzukommen sein, denn in dieser Position erkannte Thannhauser früher als andere die anstehenden Veränderungen.

Was die Zustimmung zu den neuen Machthabern und einen latenten Antisemitismus innerhalb der deutschen Ärzteschaft anbetrifft, geht der Medizinhistoriker Wolfgang Uwe Eckart davon aus, dass bei der NS-Machtübernahme 1933 „die deutsche Ärzteschaft - wenn vielleicht noch nicht in ihrer gesamten Breite, so doch im weiteren und engeren Kreis ihrer standespolitischen Nomenklatura – längst antijüdisch im Sinne eines dezidierten Rassenantisemitismus eingestimmt und im eigenen standespolitischen Interesse ganz auf dem Kurs der neuen Machthaber" war.[12]

In Deutschland gab es Anfang 1933 rund 52 500 Ärzte. Vor dreißig Jahren wurde geschätzt, dass 8000 bis 9000 Ärzte (15 bis 17 Prozent aller Ärzte in Deutschland) als nicht-*arisch* galten; in neuerer Zeit (Eckart) wird einfach 17 Prozent genannt.[13]

Inwiefern lassen sich Veränderungen in der Deutschen Gesellschaft für Kreislaufforschung bis 1933 feststellen? Da von wenigen Mitgliedern aus dieser Zeit politische Äußerungen erhalten sind, müssen ihre Mitgliedschaften in Parteien oder Verbänden ersatzweise Auskunft geben. Von den Medizinern, die vor 1933 zu den Mitgliedern der Gesellschaft gehörten, waren wenige nachweislich bereits länger zuvor in die NSDAP eingetreten: Der im polizeilichen Führungszeugnis als „Nervenarzt" geführte Karl Barth aus Bad Nauheim, Jahrgang 1875,[14] der 1926 „Die Bäderbehandlung Herzkranker" publiziert[15] und sich schon Anfang 1928 für die erste Tagung der Deutschen Gesellschaft für Kreislaufforschung vorab angemeldet hatte[16] sowie von 1929 bis 1950 auf den jährlichen Mitgliederlisten stand.[17] Auf Hanns Löhr, Mitglied der Gesellschaft seit 1931, wird unten noch einzugehen sein. Da kein zentrales NSDAP-Parteiregister vorliegt, sind für die Feststellung einer Mitgliedschaft in NS-Organisationen stets Ersatzüberlieferungen zu verwenden. Die sind bei der Datierung gelegentlich widersprüchlich oder ungenau. Die Karteikarte, die die Kassenärztliche Vereinigung über Barth führte, enthält vergleichsweise wenig Information: Im Unterschied zu etlichen anderen Medizinern fehlen in den entsprechenden Feldern alle Einträge zu NS-Organisationen; im NS-Jargon gehalten ist nur das übliche Attribut „deutschblütig".[18] (Dies deutet an, dass die Karten erst nach den *Nürnberger Gesetzen* von 1935 angelegt wurden, denn zuvor üblich war das Begriffspaar *arisch/nichtarisch.*) Eine weitere Karteikarte, diejenige, die die Reichsärztekammer über Barth führte, hat bei NSDAP-Parteigliederungen den Eintrag „SA" und beim NSD-Ärztebund (NSDÄB) ein „ja" – beides (wie in speziell diesem Bestand üblich) ohne Eintrittsdatum. Der Kriegsteilnehmer (des Ersten Weltkriegs) Dr. med. Barth hatte sich 1920 als Arzt für „Herzkranke" niedergelassen;

---

11 Eduard Seidler: Die Medizinische Fakultät der Albert-Ludwigs-Universität Freiburg im Breisgau. Grundlagen und Entwicklungen, (Springer) Berlin/Heidelberg, korrigierter Nachdruck 1993 der 1. Auflage 1991, S. 288–290.

12 Eckart: Medizin in der NS-Diktatur, S. 103.

13 W. F. Kümmel: Die Ausschaltung rassisch und politisch mißliebiger Ärzte, in: Fridolf Kudlien (Hrsg.): Ärzte im Nationalsozialismus, (Kiepenheuer & Witsch) Köln 1985, S. 65–81, dort: S. 62. Drei Viertel davon seien jüdischen Glaubens gewesen. – Ebd., S. 254, Endnote 24: Der Reichsmedizinalkalender von 1933 nennt 52 518 Ärzte für das Jahr 1932 im Deutschen Reich. – Eckart: Medizin in der NS-Diktatur, S. 101, nennt: 17%.

14 So die Bezeichnung in: Auszug aus dem Strafregister, Eingangsstempel der Reichsschrifttumskammer vom 23.09.1938. Bundesarchiv Berlin (ehem. BDC), R 9361-V/3923 Barth, Karl, Bl. 568.

15 Fragebogen zur Bearbeitung des Aufnahmeantrags für die Reichsschrifttumskammer, von Barth ausgefüllt am 14.07.1938, ebd., Bl. 546–552, dort: Bl. 548. Die Schrift zur Bäderbehandlung erschien im Verlag d. Aerztlichen Rundschau Otto Gmelin, München. Außerdem: „Zusammenbruch der Wissenschaft" im selben Verlag 1930.

16 Postkarte von Barth, Arzt in Bad Nauheim, am 29.1.28 (PSt 30.1.1928) an Kisch: Er werde „voraussichtlich" mit seiner Frau zur Tagung kommen und wolle das Programm. CAHJP Jerusalem, P80/99.

17 Vgl. die Mitgliederverzeichnisse, in: Verhandlungen 1928–1941 sowie 1949 und 1950.

18 Bundesarchiv Berlin, KÄV, R 9347, Film 1, Barth, Karl, 1875.

die Anschrift hatte eine mit den „Verhandlungen“ übereinstimmende Adresse in Bad Nauheim.[19]

Diese Problematik, genaue Angaben über NS-Mitgliedschaften zu erhalten, gilt grundsätzlich auch für die weitere Untersuchung. Die Kartei der Kassenärztlichen Vereinigung (KÄV) enthält bei vielen Ärzten, die über 1945 hinaus lebten, Karten mit verschlankten Angaben. Zur Ergänzung herangezogen werden können bei angestellten Medizinern oftmals Personalakten etwa in Universitätsarchiven, die bei niedergelassenen Ärzten naturnotwendig fehlen.

Im speziellen Fall von Barth bietet ein weiterer Quellenbestand genauere Auskünfte: Die Akten des Berlin Document Center (BDC). Dieser Bestand besteht aus Akten, die die Alliierten etwa anhand von Parteikorrespondenzen mit dem Ziel zusammenstellten, Informationen über einen engeren Kreis von tief in den Nationalsozialismus verstrickten Personen zu erhalten, darunter auch viele Ärzte. Barth hatte laut seinen eigenen Angaben von 1938 für die Reichsschrifttumskammer von 1922 bis 1932 dem alldeutschen Verband angehört. Er war schon einmal, 1923, der NSDAP beigetreten und Mitglied geblieben, bis die Ortsgruppe Bad Nauheim aufgelöst wurde (infolge des NSDAP-Parteiverbots am 23. November 1923 nach dem gescheiterten Putschversuch zwei Wochen zuvor in München). Dem NSD-Ärztebund trat Barth dann am 13. März 1931 bei.[20] Sein Wiedereintritt in die NSDAP ist in der genannten BDC-Akte mehrfach dokumentiert. Der NSDAP-Kreisleiter in Gießen etwa hielt 1938 fest: Dr. med. Karl Barth gehöre der Partei „seit dem 1.2.1932 unter der Nr. 933 994 an. Von 1932 bis Frühjahr 1938 war er Leiter des Amtes für Volksgesundheit im Kreisabschnitt Friedberg.“[21] Barth, der in der Gesellschaft für Kreislaufforschung nie ein Amt bekleidete, wurde auch deshalb so ausführlich behandelt, weil sich an seiner Person sowohl verschiedene Rechercheproblematiken wie Quellentypen aufzeigen lassen.

Für einige andere Mitglieder der Gesellschaft ist überliefert, dass sie vor 1933 eher konservativen nationalistischen Organisationen angehörten, die sich ins deutsche Kaiserreich zurücksehnten und die *Schmach* des Versailler Friedensvertrages getilgt sehen wollten. Im akademischen Milieu war das alles andere als außergewöhnlich. Deutschnationale Einstellungen waren im Bildungsbürgertum, gerade auch an Universitäten und unter Ärzten, verbreitet,[22] übrigens völlig unabhängig von der Religionszugehörigkeit. Der Göttinger Pathologe Georg B. Gruber war „vor 1933“ im „Stahlhelm“,[23] aber auch vom Würzburger Professor Ernst Magnus-Alsleben wird berichtet, er sei „politisch rechtsstehend“ und „Mitglied der Gruppe Deutschnationaler Hochschullehrer“ gewesen. Magnus-Alsleben, geboren 1879 in Berlin, war im Weltkrieg Militärarzt gewesen und hatte unter etlichen Auszeichnungen für den Frontdienst das Eiserne Kreuz erster und zweiter Klasse verliehen bekommen. Mittlerweile war er seit vielen Jahren Vorstand der Universitäts-Poliklinik Würzburg.[24] Er erforschte Herz und peripheren Kreislauf.[25] Vorweggenommen werden muss, dass Magnus-Alsleben später zu den Verfolgten zählte.

19 Ebd., RÄK, R 9345, Film 2, Barth, Karl, 1.8.75.

20 Fragebogen zur Bearbeitung des Aufnahmeantrags für die Reichsschrifttumskammer, von Barth ausgefüllt am 14.07.1938: Bundesarchiv Berlin (ehem. BDC), R 9361-V/3923 Barth, Karl, Bl. 546–552, dort: Bl. 547. (Es geht in diesem Akt nicht um NS-Verbrechen, sondern nur um Publikationsfragen.)

21 NSDAP-Kreisleiter, Kreisleitung Wetterau, Gießen, am 01.08.1938 an den Landesleiter für Schrifttum Frankfurt/M, ebd., Bl. 572.

22 Cay-Rüdiger Prüll: Pathologie und Politik – Ludwig Aschoff (1866–1942) und der deutsche Weg ins Dritte Reich, in: History and Philosophy of the Life Sciences, Nr. 19 (1997), S. 331–368, dort: S. 346.

23 Einspruch Grubers gegen Bescheid der Militärregierung, nicht-abgeschicktes Schreiben von etwa August 1945. SUB Göttingen, Cod. Ms. Gruber 2:2 (Kiste mit Tagebüchern IX–XIII), dort zudem loses Schreiben mit 9 Seiten, S. 2.

24 Magnus-Alsleben, Ernst, in: Reiner Strätz: Biographisches Handbuch Würzburger Juden 1900–1945, (Schöningh) Würzburg 1989, 2 Bde., nach: DBA 3, Fiche 591, S. 290.

25 E. Magnus-Alsleben: Herz und Peripherer Kreislauf, in: Klinische Wochenschrift, 8. Jg., Nr. 47 (19.11.1929), S. 2169–2174.

3

3.1.2 Bis zur Jahrestagung 1933

Die Vorbereitungen der Kreislauftagung von 1933 begannen bereits im vorausgehenden Jahr. Der designierte Tagungsvorsitzende Ernst Magnus-Alsleben schrieb am 23. Juni 1932 an den Ständigen Schriftführer Bruno Kisch. Seine Mitteilung zeigt, dass das erste Hauptreferat vom Vorstand schon zu diesem frühen Zeitpunkt längst gesetzt war, und der eingeplante Referent *seinen* Sitzungstag mitorganisierte:

> Ich weiss nicht, ob Sie Herrn Geheimrat Hering in der letzten Zeit gesprochen haben; er machte mir in einem Briefe vom 16.6.32 den Vorschlag, Prof. Stöhr in Bonn noch zu einem Referate über die einschlägigen histologischen Befunde an den Gefässen aufzufordern. [...] Stöhr hat mir noch nicht geantwortet, aber ich glaube bestimmt, dass er zusagen wird. Mit Rücksicht auf dieses 2. Referat am ersten Tage müssen dann natürlich entsprechend weniger Herren zur Diskussion aufgefordert werden. Ich würde in erster Linie dann an Hess, Rein und Heymans denken, vielleicht gar nur [an, T.B.] 2 von diesen 3. Von Diskussionsrednern im Anschluss an das klinische Referat denke ich an [Ernst] Edens, [Heinrich] v. Hoeßlin, [Fritz] Schellong und [Helmut] Bohnenkamp, [Max] Hochrein, [Gustav Wilhelm] Parade (natürlich nur einige von diesen), dann wird man [Wilhelm] Braeucker wohl auch unterbringen müssen. [...] Sie schreiben dabei, dass Vorträge nur von Mitgliedern angemeldet werden dürfen. Das steht ja doch in unseren Satzungen gar nicht darin und ich würde es für durchaus nicht glücklich halten; wenigstens auf unserem Wiesbadener Kongress [der DGIM, T. B.] kann jeder vortragen, auch Nichtmitglieder.[26]

Unter den genannten standen Edens, Hoeßlin und Bohnenkamp nicht im gedruckten Mitgliederverzeichnis von 1932.

Vier Tage später wurde Bruno Kisch von Franz Groedel informiert, dass bisher 80 Mitglieder (40 Prozent) ihre Jahresbeiträge für 1932 entrichtet hätten, „hoffentlich gehen noch recht viele Zahlungen ein."[27] Dies wirkt, als habe die Zahlungsmoral nachgelassen, doch fehlen Vergleichswerte aus den Vorjahren. Wie aber bereits erwähnt, bildete das zweimalige Nicht-Reagieren auf eine Aufforderung zur Zahlung eine Möglichkeit, ohne den Aufwand einer Austrittserklärung aus der Gesellschaft auszutreten.

Im Januar 1933 beschäftigten sich Groedel und Kisch äußerlich unbeirrt auch mit der Weiterentwicklung des wissenschaftlichen Komitees zur Erforschung und Bekämpfung der Kreislaufstörungen. Groedel drängte dazu am 6. Januar, „dass wir jetzt etwas aktiver vorgehen können." Er schlug vor, zur nächsten Sitzung des Komitees nun auch diejenigen „Herren" einzuladen, „die im Ausland die Bildung von gleichartigen Komitees in die Hand genommen haben." Da er am 12. Januar nach Los Angeles reise, eile die Angelegenheit. Die Publikation des dritten Bulletins des (bisher rein deutschen) Komitees stand bevor; Kisch bekäme die Korrekturfahnen.

> Ich möchte gern in diesem Heft einladen zu einer Sitzung des Komitees nach Würzburg und zwar im Anschluss an die Tagung der Deutschen Gesellschaft für Kreislaufforschung. [...] Gleichzeitig bitte ich Sie[,] die Regelung der Angelegenheit mit Herrn Prof. Magnus Alsleben in die Hand zu nehmen, der ja als derzeitiger Vorsitzender auch zum Vorstand unseres Kommitees [sic!] gehört.[28]

Darüber informierte er auch den Präsidenten des Reichsgesundheitsamts, Carl Hamel. Groedel wollte Louise Kerckhoff besuchen und wohl am 1. März zurück sein. Hamel sollte zwischenzeitlich „eventuelle Wünsche" bezüglich der Korrekturfahnen des Bulletins an Eberhard Koch im Kerckhoff-Institut richten. In Dänemark, Bulgarien und angeblich auch in Rumänien seien inzwischen ebenfalls Komitees gegründet worden. Groedel

---

26 Magnus-Alsleben am 23.06.1932 an Kisch. CAHJP Jerusalem, P80/64a–c. (Sperrung von einigen Namen i. O. nicht übernommen, Vornamen in eckigen Klammern ergänzt T. B.)

27 Groedel am 27.06.1932 an Kisch, ebd.

28 Groedel am 06.01.1933 an Kisch, ebd., P80/102.

hatte nach Absprache mit Kisch Einladungen zur Komitee-Sitzung am 7. März an Dozent Bing in Kopenhagen sowie an weitere Adressaten nach London, Finnland, Oslo, Bukarest und Stockholm geschickt, sowie an Professor Pletnev nach Moskau und an Professor Staehelin in Basel. Kisch werde die Einladung nach Holland, Belgien, Luxemburg, Italien und in die Tschechoslowakei schicken; er und Hamel sollten weitere Vorschläge machen.[29]

Das gedruckte Einladungsschreiben zur „II. Sitzung des Wissenschaftlichen Komitees zur Erforschung und Bekämpfung der Kreislaufstörungen“ in der Würzburger Augenklinik am 7. März abends sah als ersten Programmpunkt die Gründung eines entsprechenden internationalen Komitees vor. Die Eröffnungsrede sollte Geheimrat Carl Hamel halten, anschließend wollte Franz Groedel über die Rückmeldungen aus den verschiedenen Ländern berichten. Die anwesenden Vertreter der verschiedenen Länder sollten danach das Wort erhalten und das internationale Komitee sich gründen. Als zweiter Programmpunkt war die Sitzung des deutschen Komitees geplant. Dazu würde der Direktor des Pathologisch-Anatomischen Instituts an der Universität Frankfurt/M, Professor Bernhard Fischer-Wasels, zu einer Vereinheitlichung von Sektionsprotokollen sprechen, danach der Bad Nauheimer Abteilungsvorstand Eberhard Koch über Stellungnahmen berichten, die aus der deutschen Ärzteschaft zu Vorschlägen des Komitees gekommen waren. In beiden Teilen als Redner nicht vorgesehen war Kisch.[30]

Auch die Vorbereitung der für März 1933 anstehenden Tagung der Deutschen Gesellschaft für Kreislaufforschung war weit fortgeschritten. Eine Liste der angemeldeten Teilnehmer sowie der Referenten erhielt Kisch vom Tagungsvorsitzenden Ernst Magnus-Alsleben Ende Januar 1933. Magnus-Alsleben trat gegenüber Kisch sehr dominant auf. Noch bevor die Tagung des laufenden Jahres stattgefunden hatte, wurde schon die von 1934 geplant. Mittlerweile hatte sich etabliert, dass der Tagungsvorsitzende die Versammlung in die Stadt einlud, in der er arbeitete. Sehr dezidiert teilte Magnus-Alsleben mit:

» Eine Vorstandssitzung werde ich, ebenso wie es im vorigen Jahre der Fall war, in Form einer Einladung zum Tee am Sonntag Nachmittag in meiner Wohnung arrangieren. Die Entscheidung, ob Nörr oder Groedel im nächsten Jahre Vorsitzender sein soll, ist sehr schwierig und lässt sich weder sachlich noch persönlich entscheiden. Aber ein äusserer Grund scheint mir doch ausserordentlich für Nörr zu sprechen, nämlich die Tatsache, dass die Sitzung dann in München stattfindet, was natürlich in jeder Hinsicht ausserordentlich geeignet ist. Ich glaube, dass Groedel sich diesem Argumente auch nicht wird verschliessen können und es nicht übel nimmt, wenn man aus diesem Grunde Nörr den Vorzug gibt. Als neues Vorstandsmitglied sollte ein Theoretiker gewählt werden, da der letzt gewählte [sic!] Thannhauser ein Kliniker war. Unter denen, die jetzt Mitglieder sind, würde ich in erster Linie an v. Skramlik in Jena denken. Aber Paul Hoffmann in Freiburg hat einen Vortrag angemeldet, wird sicherlich Mitglied werden und kommt deshalb natürlich auch ernstlich in Frage. Was die Verleihung der Ludwig-Medaille betrifft[,] habe ich, wenn ich mich recht entsinne, schon einmal geschrieben, dass ich His in erster Linie hierfür befürworten möchte.[31]

Zwei Tage später reichte Magnus-Alsleben die Information nach, dass der Privatdozent Anthony vom Eppendorfer Krankenhaus in Hamburg sich für die Tagung angemeldet habe.[32] Albert Anthony wurde bald zu einem wichtigen Luftwaffenforscher.

Als am 6. und 7. März 1933 die 6. Tagung der Deutschen Gesellschaft für Kreislaufforschung in Würzburg dann stattfand, war die Situation im Vergleich zum Januar gravierend verändert. Bei der Reichstagswahl nur einen Tag zuvor, am 5. März 1933, gewannen die Nationalsozialisten –

29 Groedel am 08.01.1933 an Hamel, ebd.

30 Druckschrift o. D.: II. Sitzung des Wissenschaftlichen Komitees zur Erforschung und Bekämpfung der Kreislaufstörungen, ebd., P80/64a–c.

31 Magnus-Alsleben am 28.01.1933 an Kisch, ebd. (Sperrung von einigen Namen i. O. nicht übernommen).

32 Magnus-Alsleben am 30.01.1933 an Kisch, ebd.

trotz der Verhaftung tausender KPD-Anhänger – zwar wieder nicht die absolute Mehrheit. Der NSDAP war aber wieder ein Stimmenzuwachs gelungen und die Hoffnung von NS-Gegnern, das Kabinett Hitler könne ein schnell vorübergehender Spuk sein, war zerschlagen.

Zudem waren schon seit dem 28. Februar mit der „Verordnung des Reichspräsidenten zum Schutz von Volk und Staat" – der Reichstagsbrand hatte dazu den Vorwand geliefert – zentrale Grundrechte außer Kraft gesetzt: das Recht zur Meinungsäußerung samt Brief- und Fernsprechgeheimnis genauso wie das Versammlungs- und Vereinsrecht. Dieser Ausnahmezustand ermöglichte es den Nationalsozialisten schon jetzt, unter dem Vorwand der „Vernichtung des Marxismus", Terror auf die Straße zu tragen.[33]

Trotz dieser Umstände wies die 6. Jahrestagung der Gesellschaft in Würzburg noch keine tiefgreifende Veränderung gegenüber den vorausgehenden Tagungen auf; auch keine in den Quellen fassbaren Spuren der politischen Ereignisse. Ernst Magnus-Alsleben als Tagungsvorsitzender ging auf politische Rahmenbedingungen nicht ein, sondern hielt die Eröffnungsrede rein wissenschaftlich, allenfalls wissenschaftspolitisch. Er sprach über die Zeit vor William Harvey (1578–1657), „den Entdecker des [geschlossenen, T.B.] Kreislaufs":

> » Zunächst glaubte man, daß das Blut aus der Nahrung und aus den Verdauungssäften in der Leber ständig neu gebildet wird, und daß es durch die Venen in die Peripherie fließt, um dort in den Geweben zu versickern. Ferner sollten die Arterien „Pneuma" enthalten, welches im linken Herzen aus der eingeatmeten Luft durch Mischung mit dem Blute aus dem rechten Herzen entsteht.[34]

Nach länglichen Ausführungen (die in einer Zurückweisung der Behauptung mündeten, „jetzt" sei ein „Epigonenzeitalter" und die Medizin in einer Krise) fuhr Magnus-Alsleben fort: Aktuell offen seien

> » die engen Beziehungen, welche zwischen dem Kreislauf und der Funktion der anderen Organe bestehen. Ob wir sie uns als chemisch bzw. hormonal oder als nervös reguliert vorstellen, ist teilweise eine Frage der Definition und teilweise noch eine „Glaubenssache" jedes einzelnen Forschers. In unverbindlicher Weise können wir diesen ganzen Fragenkomplex zusammenfassen unter dem Namen „Kreislauf und Nervensystem". In der Erkenntnis der überragenden Wichtigkeit dieser Fragen hat der Vorstand unserer Gesellschaft beschlossen, dieses Thema zum Gegenstand der Hauptreferate zu wählen.[35]

Das erste Referat hielt der Vorsitzende der Tagung von 1928, Geheimrat Professor Heinrich Ewald Hering (Direktor des Instituts für normale und pathologische Physiologie in Köln).[36] Nach ihm sprach Professor Philipp Stöhr (Bonn) über „Mikroskopische Anatomie der Gefässnerven" unter der Rubrik „Zur Diskussion aufgefordert" – daraus war also kein zweites Referat für den ersten Tag geworden, sondern ein Koreferat.[37] Zur gleichen Rubrik gehörten die Beiträge von Professor Corneille Heymans (J.-F.-Heymans-Institut für Pharmakologie der Universität Gent)[38] und Hermann Rein (Direktor des Physiologischen Instituts Göttingen).[39] Das zweite Referat (2. Tag) trug Professor Friedrich Kauffmann (Oberarzt der II. Medizinischen Universitätsklinik Berlin) vor,[40] der nicht Mitglied der Gesellschaft war. Wie Vorträge und Diskussionsmeldungen („Aussprache") ausweisen, waren weiter

33 Ulrich Herbert: Geschichte Deutschlands im 20. Jahrhundert, (Beck) München 2014, S. 305–316.

34 E. Magnus-Alsleben: Eröffnungsansprache des Vorsitzenden, in: Verhandlungen 1933, S. 3–9, dort: S. 5.

35 Ebd., S. 8.

36 H. E. Hering: Kreislauf und Nervensystem, ebd., S. 13–50.

37 Ph. Stöhr: Mikroskopische Anatomie der Gefässnerven, ebd., S. 51–54.

38 C. Heymans: Über die Einflüsse von Blutdruck und Blutversorgung auf die Aktivität der Atem- und Vasomotorenzentren, ebd., S. 54–58.

39 H. Rein: Inwieweit vermag der Karotissinus in die Vasomotorik der verschiedenen Organe einzugreifen, ebd., S. 59; dort nur der Titel und der Vermerk: „Ein Manuskript liegt nicht vor."

40 Friedrich Kauffmann: Kreislauf und Nervensystem, ebd., S. 153–176.

u. a. die Professoren Eberhard Koch (Bad Nauheim), Otto Krayer (Pharmakologisches Institut Berlin), Fritz Schellong (damals Oberarzt der Medizinischen Universitätsklinik Kiel), Martin Nordmann (Tübingen) und Luigi Condorelli (Neapel) anwesend, sowie die Doktoren Walerjan Spychała (Posen, aktuell in der Abteilung für experimentelle Pathologie und Therapie am Kerckhoff-Institut), Heinz von Diringshofen (Hamburg-Eppendorf) und Siegfried Koller (Vorstand der statistischen Abteilung des Kerckhoff-Instituts). Offenbar hatte der Vorstand der Deutschen Gesellschaft für Kreislaufforschung die Tagung genauso umsetzen können, wie er es seit dem vorausgehenden Jahr geplant hatte. Bei der Redner- und Themenauswahl ist von einem Einfluss von außen nichts zu spüren. Allerdings war der von Magnus-Alsleben erwartete Paul Hoffmann nicht erschienen.

Die Mitgliederversammlung vom 7. März 1933 anerkannte 36 Neumitglieder, darunter der erwähnte Prof. Otto Krayer, dann der bekannte Anatom Prof. Ludwig Aschoff aus Freiburg i. Br. (den Kisch 1927 noch erfolglos umworben hatte), Prof. Richard Arwed Pfeiffer, Leiter des Hirnforschungsinstituts in Leipzig sowie Prof. Bernhard Fischer-Wasels aus Frankfurt/M. Weiter aufgeführt sind ein Dr. Alfred Benatt aus Bad Salzuflen und ein Dr. Käppeler aus Bad Elster; desweiteren Doz. Leif Tutein Poulsson aus Oslo und Prof. Robert Wetzel aus Würzburg.[41] Übrigens erscheinen Dr. Heinz Lossen (Darmstadt), Doz. Paul Niederhoff (Köln) und Prof. Dmitrij Dmitrievi Pletnev (Moskau) zusätzlich im Mitgliederverzeichnis der „Verhandlungen" von 1933 (sie waren noch nicht im Verzeichnis von 1932). Vorweggenommen werden kann, dass von diesen 39 Neumitgliedern 14 bis 1941 und 9 weitere bis 1949 aus den publizierten Mitgliederverzeichnissen verschwanden.

Jetzt fehlten zudem etliche Mitglieder gegenüber dem Vorjahr.[42] Im gedruckten Mitgliederverzeichnis von 1933 fehlen 14 Mediziner, die auf der Liste von 1932 standen (und darunter acht sogar schon auf der ersten gedruckten Mitgliederliste): Rudolf Eugen Achert[43] (DGK seit 1928), Belz aus Bad Kissingen (nur 1932), Prof. Klothilde Gollwitzer-Meier[44] (seit 1928), Georg Groscurth (seit 1930), Johannes Haedicke (seit 1929), Theo Wilhelm zur Hausen[45] (seit 1931), Fritz Herzog[46] (seit 1932), Prof. Max Hochrein[47] (seit 1928), Laurenz

41 Bericht über die 6. ordentliche Mitgliederversammlung am 07.03.1933, ebd., S. XIX (gezeichnet von E. Magnus-Alsleben, Vorsitzender, und Bruno Kisch, Schriftführer). – Leif T. Poulsson hatte 1931 in Berlin und London geforscht (Mitteilung der National Archives of Norway vom 07.05.2014). – Vgl.: Aus dem Pharmakologischen Institut der Universität Berlin. Hans Gremels/ Leif T. Poulsson (Oslo): Zur Physiologie der isolierten Niere, in: Naunyn-Schmiedebergs Archiv für experimentelle Pathologie und Pharmakologie (eingegangen am 10.07.1931), Bd. 162, Nr. 1–3 (16.09.1931), S. 86–123. – 1933 steht im Mitgliederverzeichnis: „Poulson, Priv.-Doz, Dr., Oslo, Rijkshospital"; 1935 ist die Schreibweise Poulsson richtiggestellt; seit 1938 findet sich die Anschrift: „Poulsson, Doz. Dr., Oslo, Rijkshospital".

42 Dabei komme ich durch Vergleich der Mitgliederverzeichnisse zu etwas anderen Ergebnissen als in den Verhandlungen 1937 in einer Grafik S. XXIII gezeigt: Dort sind 36 neue und 11 ausgetretene Mitglieder für 1933 beziffert (die Differenz ist dieselbe wie die zwischen 39 und 14).

43 Der Baden-Badener Spezialarzt für Herzleiden war am 16.12.1932 60-jährig verstorben (Auskunft Stadtarchiv Baden-Baden vom 14.11.2016: Laut Sterberegistereintrag Nr. 316/1932). – Oben wurde Achert als eines der zuerst eingetretenen DGK-Mitglieder eingeführt.

44 Bundesarchiv Berlin, KÄV, R 9347, Film 15, Kroetz, Clothilde geb. Meier (genannt: Gollwitzer-Meier), 29.10.1894, Vermerk: „deutschblütig". – 1931 hatte sie sich von Hans Gollwitzer getrennt und 1932 den Internisten Christian Kroetz geheiratet (Klotilde [sic!] Gollwitzer-Meier, geb. Meier, auf: Institut für Geschichte der Medizin und für Ethik in der Medizin, Charité, Berlin 2015, URL: http://geschichte.charite.de/aeik/biografie.php?ID=AEIK00804; abgerufen 08.11.2016), der seit 1930 Mitglied der Gesellschaft war – und blieb. 1931 hatte Kroetz als Ort Frankfurt/M und „Gollwitzer-Meyer" Berlin-Charlottenburg in den Verhandlungen angegeben; 1932 hatten dies beide Professoren in Adressen in Altona geändert.

45 Bundesarchiv Berlin, KÄV, R 9347, Film 10, zur Hausen, Theo Wilhelm, 22.12.99, Vermerk: „deutschblütig", NSDAP: „nein".

46 Ebd., Ergänzungsfilm 2 (Nr. 33), Herzog, Fritz, 14.9.1887, Vermerke: „deutschblütig" und: verstorben am 12.2.41. (Bei der Identifizierung half das Stadtarchiv Offenburg mit Auskunft vom 31.03.2015.)

47 Ebd., Hochrein, Max, 1897, Vermerk: „deutschblütig".

Huismans[48] aus Köln (seit 1928), Paul Martini[49] (seit 1930), Johannes Josef Heinrich (Hans) Radermacher[50] (seit 1928), Heinz Rohde[51] (seit 1928), Emil Willems[52] (seit 1928) und Wilhelm Wisser vom Herz-Sanatorium Oldenburg (DGK seit 1928).[53]

Zwei der genannten Mitglieder, Achert und Wisser, waren verstorben. Bei Groscurth, der wie geschildert Stipendiat war, könnte der Austritt finanzielle Gründe gehabt haben. Auffällig in der Gruppe der 1933 Ausgetretenen ist allerdings, dass gleich vier dieser Mediziner – Klothilde Gollwitzer-Meier, Fritz Herzog, Max Hochrein und Paul Martini – später wieder in die Gesellschaft eintraten. Ihr Interesse an Kreislauffragen war also nicht erloschen. Dies lässt die Frage aufkommen, ob sie eine Mitgliedschaft bei den Kreislaufforschern zeitweilig für inopportun hielten. Max Hochrein, sieben Jahre später Tagungspräsident, trat im April 1933 in die NSDAP ein.[54]

Der Organisationsgrad von DGK-Mitgliedern in der NSDAP scheint im Jahr 1933 relativ gering gewesen zu sein. Zu berücksichtigen ist dabei, dass die Partei wegen des großen Ansturms von Anwärtern eine Aufnahmesperre mit Wirkung zum 1. Mai 1933 erließ. Im Rahmen der Untersuchung wurden bestimmte Mitglieder – soweit in den Karteikarten der Kassenärztlichen Vereinigung verzeichnet – konsequent abgeprüft: Unter den 1933 neuen DGK-Mitgliedern sowie denjenigen Mitgliedern von 1932, die bis 1949 von den Mitgliederlisten verschwanden, traten jetzt drei weitere der NSDAP bei, und zwar alle zum 1. Mai 1933: Wilhelm Braeucker (1933 laut „Verhandlungen" noch Privatdozent und 1934 Professor, DGK 1932 bis 1937)[55], Paul Käppeler (Dr. Köhlers Sanatorium in Bad Elster, DGK 1933 bis 1936)[56] und Gustav Leopold (Bad Mergentheim, Württembergische Kuranstalt Hohenlohe, DGK 1933 bis 1949).[57] Alle drei waren einfache Mitglieder, übernahmen also nie ein Amt und wurden nie ausgezeichnet. Alle Amtsträger und Carl-Ludwig-Medaillenträger wurden in jedem Fall untersucht (▶ Tab. Im Anhang A2): Unter ihnen trat keiner 1933, sofern damals schon DGK-Mitglied, in die NSDAP ein; andere (wie Hugo Wilhelm Knipping und Hans Schaefer) werden zum jeweiligen Zeitpunkt ihres Eintritts in die Gesellschaft später näher behandelt. Übrigens sind auch KÄV-Karteikarten von etlichen Wiener Medizinern – die nach dem *Anschluss* im *Großdeutschen Reich* lebten – vorhanden; von etwa in Prag arbeitenden Ärzten dagegen nicht.

In den so untersuchten Karteikarten finden sich umgekehrt vier DGK-Mitglieder von 1933 mit einem „nein" im Karteikarten-Feld NSDAP – diese Mediziner traten also nie der Partei bei: Friedrich Enneper (1932 Frauenklinik Dresden, 1933 Frauenklinik Medizinische Akademie Düsseldorf),[58] Ernst Feuerhake (Hannover),[59] Hans Haas (Bonn)[60]

---

48 Ebd., Film 12, Huismans, *Laurenz* Johann, 9.4.02, Vermerk: „deutschblütig".

49 Ebd., Film 17, Martini, Paul F. X., 1889, Vermerk: „deutschblütig". (Nach Auskunft von Professor Hans-Georg Hofer (Münster) vom 25.08.2016 ist im NL Martini der Austritt nicht dokumentiert und angesichts der Interessen von Martini überraschend.)

50 Ebd., Film 21, Radermacher, *Hans* T., 19.6.00, Vermerk: „deutschblütig".

51 Rohde lebte zumindest bis 1941 in Köln (Auskunft des Historischen Archivs der Stadt Köln vom 04.10.2016).

52 Bundesarchiv Berlin, KÄV, R 9347, Film 30, Willems, I, *Emil* Anton Maria, 13.1.79, Vermerk: „deutschblütig".

53 Dr. Wilhelm Wisser, geb. 08.09.1889 war am 20.04.1932 verstorben (Auskunft des Stadtarchivs Oldenburg vom 08.11.2016: G Nr. 641).

54 Bundesarchiv Berlin (ehem. BDC), R 9361-II/419319, Lebenslauf [mit Begleitschreiben Hochreins vom 25.05.1944 an Rostock], Bl. 2764 und 2766, dort: Bl. 2766. – Vgl. ebd., KÄV, R 9347, Film 11, Hochrein, Max, geb. 1897, Vermerk: „deutschblütig"; das Feld NSDAP ist leer.

55 Ebd., KÄV, R 9347, Film 3, Braeucker, W., 28.3.86, Vermerk: „deutschblütig".

56 Ebd., Film 13, Käppeler, Paul, 29.6.99, Vermerk: „deutschblütig".

57 Ebd., Film 16, Leopold, *Gustav* Adolf Maximilian, 21.11.79, Vermerk: „deutschblütig".

58 Ebd., Film 6, Enneper H. Friedrich, 19.7.03, Vermerk: „deutschblütig".

59 Ebd., Feuerhake, *Ernst* Otto Paul Max, 23.3.1885, Vermerk: „Mischling II" (ein *jüdisches* Großelternteil).

60 Ebd., Film 9, Haas, Hans, 13.9.05, Vermerk: „deutschblütig".

und Werner Teschendorf (Köln).[61] Weitere sind entweder nicht auffindbar oder weisen unter NSDAP ein leeres Feld auf. Generell fällt jedoch auf, dass die Karteikarten etlicher bis 1945 verstorbener Mediziner nicht auffindbar sind, etwa die von Franz Cohn (1881–1934), Gottfried Eismayer (1900–1934), Ferdinand Langguth (gestorben 1933), Ludwig Roemheld (1871–1938), Heinrich Theodor Rumpf (1851–1934), Felix Walzer (1864–1935) und Gerhard Wüllenweber (1894–1942). Die KÄV-Karteikarte von Richard Arwed Pfeifer fehlt aus unbekannten Gründen, ebenso wie die Karte des gleich behandelten Wilhelm His (1863–1934).

Der nächste Punkt der Mitgliederversammlung von 1933 in Würzburg war die Wahl des Vorstandes. Diese weist keine Auffälligkeiten auf. Die Anwesenden wählten Georg B. Gruber in den Vorstand, aus dem Albert Dietrich „statutenmäßig" ausschied und bestimmten Johannes Nörr zum Vorsitzenden der nächsten Tagung, deren Ort noch offenblieb.[62] Dem Vorstand für das Geschäftsjahr 1933/1934 gehörten damit Magnus-Alsleben, Groedel, Nörr, Thannhauser und Gruber an. Bruno Kisch blieb Ständiger Schriftführer, heute würde man sagen: Geschäftsführer. Das bedeutet, dass er mehrheitlich aus Medizinern bestand, die – wie unten ausgeführt – nach NS-Ideologie bald als *Juden* galten.

Zuletzt erhielt Geheimrat Professor Wilhelm His aus Berlin die (zum zweiten Mal verliehene) Carl-Ludwig-Medaille „auf einstimmigen Beschluss des Vorstandes". Eine Begründung fehlt in den „Verhandlungen",[63] scheint auf dieser Tagung aber naheliegend. His hatte eine wichtige Gruppe von Herzmuskelfasern entdeckt: das nach ihm benannte His-Bündel, das als Teil des Erregungsleitungssystems elektrische Impulse weiterleitet, welche die Pumptätigkeit des Herzens regulieren. His war kein Mitglied.

Am 7. März 1933 fand im direkten Anschluss an die Würzburger Jahrestagung auch die Sitzung des internationalen Komitees statt. Der dortige Beschluss von Vertretern aus verschiedenen Staaten zur Selbstgründung wurde zwar noch vollzogen,[64] blieb unter den äußeren Voraussetzungen dieser Zeit aber Makulatur. Das internationale Komitee galt später als 1933 aufgelöst.[65] Der Präsident des Reichsgesundheitsamts, Carl Hamel, ging am 1. Juni 1933 in den vorzeitigen Ruhestand.[66]

Bruno Kisch betonte später, dass die Jahrestagung der Deutschen Gesellschaft für Kreislaufforschung in Würzburg die letzte gewesen sei, „die noch in verhältnismäßig freier Selbstbestimmung stattfand."[67] Er hielt aber auch fest, dass ein Tagungsteilnehmer, Privatdozent, mit einem großen silbernen Hakenkreuz im Knopfloch erschienen sei, weil er zum Tragen eines NSDAP-Mitgliedsabzeichens nicht berechtigt war. Der laut Kisch in seinem Fach recht tüchtige Mediziner, der auf früheren Tagungen versucht hatte, sich „an mich heranzumachen", habe sich jetzt geflissentlich von ihm ferngehalten.[68]

3.1.3 Beginn der Entrechtung und Vertreibung

Mit dem vom Reichstag am 23. März beschlossenen „Gesetz zur Behebung der Not von Volk und Reich" ermächtigte das Parlament mit einer Mehrheit aus NSDAP, DNVP, Zentrum und kleineren Parteien die Reichsregierung dazu, Gesetze eigenständig erlassen zu dürfen (*Ermächtigungsgesetz*). Seit der Reichstagswahl waren die Nationalsozialisten dazu übergegangen, im Zuge der sogenannten „nationalen Revolution" ihren Terror systematisch

61 Ebd., Film 27, Teschendorf, Werner, 9.7.1895, Vermerk: „deutschblütig".

62 Bericht über die 6. ordentliche Mitgliederversammlung am 07.03.1933, in: Verhandlungen 1933, S. XIX, Punkt 4 (Gruber), Punkt 5 (Nörr).

63 Ebd., Punkt 6.

64 Kisch: Wanderungen, S. 250.

65 Eb. Koch (auf Briefbogen der DGK) am 05.07.1941 an die Deutsche Kongress-Zentrale. Hoover Institution Archives Stanford University, Coll. XX346 Deutsche Kongress-Zentrale Records, Box 182.

66 Manfred Stürzbecher: Hamel, Carl, in: Neue Deutsche Biographie 7 (1966), S. 583 f., URL: https://www.deutsche-biographie.de/gnd117493848.html#ndbcontent (abgerufen am 27.11.2016).

67 Kisch: Wanderungen, S. 250.

68 Ebd., S. 264.

auszuweiten und den Rechtsstaat zu liquidieren. Der Historiker Ulrich Herbert fasst zusammen: Dass dies so schnell geschah und selbst bei vielen Betroffenen „auf Zustimmung und Anerkennung" stieß, „lag sicherlich an dem enormen Schwung der nationalsozialistischen Formationen, die diese Veränderungen durchsetzten – aber auch an der lähmenden Angst, die sich unter den Gegnern und potentiellen Opfern der Nazis rasch verbreitete".[69] Bereits jetzt kamen aus den Reihen des NSD-Ärztebundes heftige verbale Attacken gegen nicht-*arische* Ärzte. In einem Aufruf dieser NS-Ärzteorganisation „An die deutsche Aerzteschaft!", der am 23. März im „Völkischen Beobachter" erschien, hieß es: Jüdische Dozenten

» beherrschen die Lehrstühle der Medizin, entseelen die Heilkunst und haben Generation um Generation der Jungen Aerzte mit mechanistischem Geist durchtränkt. Jüdische „Kollegen" setzten sich an die Spitze der Standesvereine und der Ärztekammern; sie verfälschten den ärztlichen Ehrbegriff und untergruben arteigene Ethik und Moral. Jüdische „Kollegen" wurden in der Standespolitik maßgebend; ihnen verdanken wir, daß händlerischer Geist und unwürdige geschäftliche Einstellung sich immer mehr in unseren Reihen breit machen.[70]

Zum oben bereits erwähnten *Judenboykott* kam es am 1. April, und unter dem 7. April verordnete die Regierung Hitler das „Gesetz zur Wiederherstellung des Berufsbeamtentums". Kern dieses ersten NS-Gesetzes zur Entrechtung und Vertreibung von Wissenschaftlern an Hochschulen, dem weitere folgten, war, dass Beamte „nicht arischer Abstammung" in den Ruhestand zu versetzen seien (Paragraf 3). Ausgenommen waren nur Personen, die bereits vor dem 1. August 1914 verbeamtet waren, weiter diejenigen, „die im Weltkrieg an der Front" gekämpft hatten, oder deren Väter oder Söhne im Weltkrieg gefallen waren.[71] Außerdem *konnten* Beamte *entlassen* werden, falls sie „nach ihrer bisherigen politischen Betätigung nicht Gewähr dafür bieten, daß sie jeder Zeit rückhaltlos für den nationalen Staat eintreten" (Paragraf 4).[72]

Die erste Verordnung zur Durchführung dieses Gesetzes folgte gleich am 11. April und legte fest, dass als nicht *arisch* gelte, wer von einem jüdischen Eltern- oder Großelternteil abstamme.[73] Auf Verlangen musste jeder Beamte seine bisherigen Parteizugehörigkeiten angeben.[74]

In Baden hatte diese Entrechtung sogar schon früher begonnen. Dort hatte – ein reichsweit einmaliger Vorgang – der Reichskommissar[75] Robert Wagner schon am 6. April 1933 die sofortige Beurlaubung aller jüdischen Hochschullehrer an den badischen Universitäten verfügt.[76] Am 12. April bestimmte der scheidende Dekan der Medizinischen Fakultät an der Universität Freiburg, Eduard Rehn, die sofortige Beurlaubung jüdischer Fakultätsangehöriger. In einer außerordentlichen Fakultätssitzung gab Siegfried Thannhauser am selben Tag bekannt, das Amt des Dekans, für das er designiert war, nicht anzutre-

69 Herbert: Geschichte Deutschlands, S. 305–319 (Kapitel: „Machtergreifung"), Zitat: S. 316.

70 Zitiert nach: Eckart: Medizin in der NS-Diktatur, S. 104.

71 Gesetz zur Wiederherstellung des Berufsbeamtentums. Vom 7. April 1933, in: Reichsgesetzblatt, Teil 1, Nr. 34 (07.04.1933), S. 175–177, dort S. 175, § 3.

72 Ebd., § 4. – Zu diesem und den weiteren Gesetzen vgl.: Michael Grüttner/Sven Kinas: Die Vertreibung von Wissenschaftlern aus den deutschen Universitäten 1933–1945, in: Vierteljahrshefte für Zeitgeschichte, Jg. 55, Nr. 1 (2007), S. 123–186.

73 Erste Verordnung zur Durchführung des Gesetzes zur Wiederherstellung des Berufsbeamtentums. Vom 11. April 1933, in: Reichsgesetzblatt, Teil 1, Nr. 37 (11.04.1933), S. 195, zu § 3.

74 Ebd., zu § 4.

75 Robert Wagner wurde vom Reichsinnenminister am 08.03.1933 auf Grund der „Notverordnung zum Schutze von Volk und Staat" (vom 28.02.1933) als *Reichskommissar* für das Land Baden eingesetzt zur „Aufrechterhaltung der öffentlichen Sicherheit in Baden". Dies diente zur Ausschaltung des Zentrums aus der badischen Regierung: Gerhard Kaller: Baden in der Zeit des Nationalsozialismus, in: Hansmartin Schwarzmaier/Meinrad Schaab (Hrsg.): Handbuch der baden-württembergischen Geschichte, Bd. 4: Die Länder seit 1918, (J. G. Cotta) Stuttgart 2003, 151–230, dort: S. 155.

76 Seidler: Freiburg, S. 305.

ten. Zwei von Thannhausers Mitarbeitern, die Privatdozenten Hans Baumann und Franz Krause, fuhren offenbar parallel zur Fakultätssitzung nach Karlsruhe, um beim neuen badischen Kultusminister Otto Wacker „im Namen der Assistenten der gesamten Klinik zum Ausdruck zu bringen, daß sie volles Vertrauen zu ihrem bisherigen Vorgesetzten, dem jüdischen Professor Siegfried Thannhauser" besäßen; er müsse der Klinik erhalten bleiben. Wacker setzte dies in die *Freiburger Tagespost* – samt Hinweis, dass er nach dem Gesetz und „unbeeinflußt von Kundgebungen deutschblütiger Dozenten" entscheide. Aber auch der Dekan schrieb dem Ministerium, Thannhauser sei als Klinikdirektor unersetzlich. Der durfte jedenfalls vorerst bleiben.[77] Siegfried Thannhauser (geb. 1885) und Hans Baumann (geb. 1900) finden sich durchgehend auf den Mitgliederlisten der Deutschen Gesellschaft für Kreislaufforschung seit 1928. Thannhauser war zudem – wie erwähnt – Vorstandsmitglied. Für Hans Baumann hatte seine mutige Intervention Folgen, die später behandelt werden.

Ganz unmittelbar waren dagegen zwei andere Mitglieder aus Baden von den dortigen frühzeitigen Repressionen betroffen: Wegen „jüdischer Abstammung" wurde der 1899 geborene Paul Kuhn bereits im Frühjahr 1933 als Leiter der inneren Abteilung des Städtischen Krankenhauses Rastatt mit Wirkung zum 30. Juni 1933 entlassen. Er ließ sich dann als Arzt nieder, gab seine Praxis jedoch im September 1934 auf und emigrierte 1934 oder 1935 nach New York, wo er seit Mai 1936 wieder als praktischer Arzt tätig war.[78] Oberarzt Dr. Kuhn war seit 1932 Mitglied der Gesellschaft und blieb es bis 1936. Auch der durch die Strophanthin-Therapie berühmte Heidelberger Professor Albert Fraenkel, auf dessen Teilnahme schon an der ersten Tagung von 1928 Bruno Kisch besonders stolz gewesen war, verlor bereits bei der ersten Entlassungswelle im April 1933 seine Lehrbefugnis an der Universität Heidelberg.[79] Er war Mitglied der Gesellschaft von 1928 bis 1934.

Doch nicht nur das sogenannte Berufsbeamtengesetz war ein Instrument, nicht-*arische* Ärzte zu entrechten. Parallel zur Verdrängung von Medizinern an Hochschulen und Kliniken trafen separate Maßnahmen auch die niedergelassenen Ärzte. Die „Verordnung über die Zulassung von Ärzten zur Tätigkeit bei den Krankenkassen" vom 22. April 1933 erklärte die „Tätigkeit von Kassenärzten nicht arischer Abstammung und von Kassenärzten, die sich im kommunistischen Sinne betätigt haben" für „beendet". Neuzulassungen solcher Ärzte fanden nicht mehr statt. Ausgenommen waren, ähnlich wie beim Gesetz zur Wiederherstellung des Berufsbeamtentums, diejenigen Mediziner, die im Ersten Weltkrieg an der Front gekämpft oder damals in einem Seuchenlazarett gedient hatten bzw. deren Väter oder Söhne im Krieg gefallen waren. Ebenfalls ausgenommen waren Ärzte, die bereits seit dem 1. August 1914 niedergelassen waren.[80] Dieser Verordnung folgten im Verlauf des Jahres 1933 noch weitere, die die Tätigkeit der niedergelassenen nicht-*arischen* Ärzte systematisch einschränkten.[81]

Sehr deutlich wurden die Zeichen der *nationalen Revolution* schon im April 1933 auch bei der Deutschen Gesellschaft für Innere Medizin sichtbar, in der etliche Mitglieder der Deutschen Gesellschaft für Kreislaufforschung ebenfalls organisiert

77 Ebd., S. 313, mit Zitat der Freiburger Tagespost vom 13.04.1933. – Ebd., S. 309: Der Dekan bezog sich auf eine Sonderregelung für medizinische Kliniken, nach der eine Beurlaubung ausgesetzt werden konnte, falls dadurch Gefährdungen für die Patienten drohten.

78 Bescheid in der Entschädigungssache Paul Kuhn. Staatsarchiv Freiburg, F 196/1 Nr. 2451, Bl. 23. – Nach ebd., Bl. 141, starb er 1965 in Manhattan, New York.

79 Volker Sellin: Die Universitätsleitung, Teil 1: Die Rektorate Andreas, Groh und Krieck 1933–1938, in: Wolfgang U. Eckart/Volker Sellin/Eike Wolgast (Hrsg.): Die Universität Heidelberg im Nationalsozialismus, (Springer) Heidelberg 2006, S. 5–22, dort: S. 10.

80 Verordnung über die Zulassung von Ärzten zur Tätigkeit bei den Krankenkassen. Vom 22. April 1933, in: Reichsgesetzblatt, Teil 1, Nr. 42 (25.04.1933), S. 222–223, dort: S. 222, Artikel I (Zitat) und Artikel II.2 (Fronteinsatz, Seuchenlazarett, Väter/Söhne) sowie II.6 (Niederlassung seit 01.08.1914). Die Verordnung erfolgte auf Grundlage eines Paragrafen der Reichsversicherungsordnung. – Zur Wirkung des Gesetzes: Eckart: Medizin in der NS-Diktatur, S. 108.

81 Eckart: Medizin in der NS-Diktatur, S. 109.

waren.[82] Alfred Schittenhelm aus Kiel hielt als Vorsitzender dieser viel größeren Gesellschaft die Eröffnungsrede auf deren 45. Kongress, der vom 18. bis 21. April 1933 in Wiesbaden stattfand. Er sprach bereits davon, dass die Tagung „am Beginn einer neuen Ära" stehe.

» Die gewaltigen Umwälzungen, welche die in voller Auswirkung begriffene nationale Revolution mit sich bringt, haben auch unsere Gesellschaft ergriffen. Der für die diesjährige Tagung gewählte Vorsitzende, Herr Lichtwitz[83], hat in Würdigung der geänderten Verhältnisse die Leitung abgegeben. An dem Programm war in letzter Stunde noch manche Änderung zu vollziehen.[84]

Beim Wiesbadener Kongress waren sogar Referenten weggefallen oder ersetzt worden. „Die Erörterung des Nebennierenproblems und eine Reihe von angemeldeten Vorträgen fielen weg. Die so entstandenen Lücken mußten wieder gefüllt werden."[85]

Im weiteren Verlauf der Rede bekundete der DGIM-Vorsitzende Schittenhelm vorauseilend gleich die Bereitschaft, an den *nationalen Aufgaben* mitzuwirken:

» Die großartige nationale Sammlung und Einigung und das energische Angreifen aller nationalen Aufgaben hat endlich auch im Ärztestand die Möglichkeit einer gründlichen Neuordnung geschaffen, an der er mit allen ihm zu Gebote stehenden Kräften mitarbeitet.[86]

Eine weitere Gesellschaft, in der ebenfalls auch Mitglieder der Deutschen Gesellschaft für Kreislaufforschung waren, verhielt sich weniger konform: Am 12. Mai 1933 deutete Georg Benno Gruber (Vorstand des Pathologischen Institutes der Universität Göttingen) gegenüber dem fast 20 Jahre älteren Ludwig Aschoff an, sie hätten „kürzlich in Wiesbaden jene schmerzlichen Zusammenkünfte" gehabt.[87] Gruber, gerade auch in den Vorstand der Deutschen Gesellschaft für Kreislaufforschung gewählt, bezog sich nur teilweise auf die eben erwähnte Wiesbadener Jahrestagung der Internisten, primär aber auf die Vorstandssitzung der Deutschen Pathologischen Gesellschaft am 18. April. Dort war diskutiert worden, wie mit ihrem Vorsitzenden Herxheimer bezüglich der für Pfingsten anstehenden Jahrestagung umzugehen sei. Gotthold Herxheimer, geboren 1872 als Sohn des Dermatologen Salomon Herxheimer, war seit 1902 Leiter des Pathologischen Instituts des Städtischen Krankenhauses Wiesbaden und seit 1907 Titularprofessor (hatte also keine Planstelle).[88] Im Protokoll fasste Gruber als Schriftführer die Eröffnung der Sitzung durch Herxheimer wie folgt zusammen:

» Bei unbeschränkter Betonung des nationalen Empfindens und der Freude über die Selbstbesinnung des deutschen Volkes lässt sich die Sorge über [die, T.B.] allerjüngste Stellungnahme der politischen Öffentlichkeit zu Wissenschaftsträgern nicht verhehlen, welche ihrer Rassenherkunft nach aus dem deutschen Geistesleben anscheinend möglichst ausgeschaltet werden sollen. […] Herxheimer persönlich habe wohl den Mut[,] den Vorsitz durchzuführen, er wolle aber

82 Darunter 1933 beispielsweise Hans Baumann, Hans Eppinger, Albert Fraenkel, DGIM-Schriftführer Anton Géronne, Franz Groedel, Georg B. Gruber, Bruno Kisch, Eberhard Koch, Ernst Magnus-Alsleben und Harry Schäffer: A. Géronne (Hrsg.): Verhandlungen der Deutschen Gesellschaft für Innere Medizin, 45. Kongress, (Springer) Berlin 1933, Ordentliche Mitglieder, S. XV–XLVI.

83 Leopold Lichtwitz, geb. 1876, war 1917–1931 Direktor des städtischen Krankenhauses Altona und 1931–1933 am Virchow-Krankenhaus in Berlin. Lichtwitz, Leopold, in: Walter Tetzlaff: 2000 Kurzbiographien bedeutender deutscher Juden des 20. Jahrhunderts, (Askania) Lindhorst 1982, nach: JBA 2, Fiche 338, S. 182.

84 Lasch/Schlegel: Eröffnungsreden DGIM, S. 497–503, dort: S. 499.

85 Ebd.

86 Ebd., S. 500.

87 Prof. Dr. Georg B. Gruber am 12.05.1933 an Geheimrat Professor Dr. Aschoff. SUB Göttingen, Cod. Ms. Gruber 1:1,10 Ludwig Aschoff, Bl. 6–7, dort: Bl. 7.

88 Herxheimer, Gotthold, in: Walther Killy/Rudolf Vierhaus (Hrsg.): Deutsche Biographische Enzyklopädie, (Saur) München, 10 Bde. 1995–1999, Bd. 4 (1996), nach: DBA 3, Fiche 386, S. 376.

jede etwa daraus erwachsende Unannehmlichkeit für die Dtsch. Pathol. Gesellschaft vermieden wissen, wolle jede irgend mögliche Kränkung von Mitgliedern von vorneherein ausschliessen und überlege daher die Niederlegung seines Amtes als Vorsitzender, obwohl er dankbar anerkenne, dass Hueck, Gruber, Dietrich, Fischer-Rostock, Aschoff und M. B. Schmidt ihm unbedingtes Vertrauen ausgesprochen, ja ihn ermunterten, den Vorsitz weiterzuführen.[89]

Die Haltung Grubers bezüglich des drohenden Ausscheidens Herxheimers bei den Pathologen war besonders seiner persönlichen Wertschätzung diesem gegenüber geschuldet. Er stand andererseits aber auch weit genug rechts, um sich von nationalsozialistischen Angriffen getroffen zu fühlen. In seinem oben bereits erwähnten Brief an Aschoff über die *schmerzlichen Ereignisse in Wiesbaden* schrieb Gruber außerdem mit Bezug auf einen nicht genauer ausgeführten Angriff auf die Hochschulmedizin:

» Ich empfinde es als einen nicht zutreffenden Vorwurf, dass wir von der medizinischen Fakultät kein Band zum Studenten gehabt hätten, […]. Das traf bestimmt nicht zu, aber es fehlten wohl die Ohren, welche das Band zu Heimat und Deutschtum hätten heraushören können.[90]

Aschoff (DGK seit 1933) antwortete Gruber (DGK seit 1928, 1933 im Vorstand) dazu drei Tage später:

» Ich glaube, wir haben in Wiesbaden und Mainz genügend gezeigt, wie sich die deutsche Ärzteschaft und die deutsche Medizin, übrigens auch die Naturwissenschaft, aufs engste mit unserem Volk verbunden fühlt, und dass unsere ganze Arbeit von dem Gedanken an unser Volk getragen ist, um dann freilich auch im höheren Sinne der ganzen Menschheit zu dienen. Wenn Letzteres allerdings nicht mehr der Fall sein sollte, verlöre die Medizin ihren Menschheitswert. Wir Mediziner, die wir die Geschichte der Medizin studiert haben, können über diese übernationale Verbundenheit uns wohl ein Urteil gestatten.[91]

Aschoff wollte sehr wahrscheinlich betonen, sie hätten sich schon *vor* 1933 bereits wie jetzt gefordert verhalten und meinte die Tagung der „Gesellschaft deutscher Naturforscher und Ärzte“, die nur alle zwei Jahre und zuletzt vom 25. bis 29. September 1932 ausnahmsweise an zwei Orten, eben *in Wiesbaden und in Mainz*, stattgefunden hatte.[92]

Im schon erwähnten Brief hatte sich Gruber besonders dafür interessiert, ob Aschoff und Herxheimer Teile einer Institutsgeschichte anlässlich der Zweihundertjahrfeier der Göttinger Georgia Augusta schreiben könnten. Aschoff sollte dazu „eine Schilderung des Wesens“ seines Lehrer Johannes Orth beisteuern; der bereits teilweise zitierte Satz Grubers lautet vollständig: „Herxheimer hat mir bereits mündlich seine Bereitwilligkeit zu solcher Schilderung zugesagt, als wir kürzlich in Wiesbaden jene schmerzlichen Zusammenkünfte hatten.“[93] Offenkundig hatten weder Gruber noch Aschoff die Absicht, den persönlichen oder wissenschaftlichen Kontakt zu Herxheimer abzubrechen.

Der 1866 geborene Ludwig Aschoff, Spezialist für die Reizleitung des Herzens, war bereits 1903 ordentlicher Professor für Pathologische Anatomie in Marburg geworden und erhielt 1906 einen Ruf an die Universität Freiburg, wo er zum Direktor des

89 Protokoll der Sitzung des Vorstandes der Deutschen Pathologischen Gesellschaft am 18.04.1933, zitiert nach: G. Dhom/W. Remmele: Wende der Geschichte 1933. Protokoll der Vorstandssitzung der Deutschen Pathologischen Gesellschaft vom 18. April 1933 in Wiesbaden, in: Der Pathologe, Bd. 25, Nr. 3 (Mai 2004), S. 245–249, dort: S. 245.

90 Gruber am 12.05.1933 an Aschoff. SUB Göttingen, Cod. Ms. Gruber 1:1,10 Ludwig Aschoff, Bl. 6–7, dort: Bl. 7.

91 Aschoff am 15.05.1933 an „Kollege“ [Gruber], ebd., Bl. 8.

92 Herxheimer am 22.08.1932 an Gruber. SUB Göttingen, Cod. Ms. Gruber 1:1,127 Herxheimer, Gotthold, Bl. 2. – Gotthold Herxheimer, Wiesbaden, war laut Briefkopf damals neben Prof. Dr. Schmidtgen, Mainz, einer der beiden Geschäftsführer der „Gesellschaft deutscher Naturforscher und Ärzte“. – Heinz Sarkowski (Hrsg.): Der Springer-Verlag. Katalog seiner Veröffentlichungen 1842–1945, (Springer) Berlin/Heidelberg 1992, S. 173, Nr. 3591 (Versammlungen der GDNÄ 1928 bis 1938).

93 Gruber am 12.05.1933 an Aschoff. SUB Göttingen, Cod. Ms. Gruber 1:1,10 Ludwig Aschoff, Bl. 6–7.

Pathologisch-Anatomischen Instituts ernannt wurde.[94] Er vertrat zumindest ähnliche Ansichten wie Gruber. Politisch blieb Aschoff, traumatisiert durch Niederlage und Versailler Vertrag, deutschnational eingestellt. Laut Cay-Rüdiger Prüll teilte er aber „entscheidende Bausteine der nationalsozialistischen Ideologie".[95] Schon Anfang März 1933 hatte er in einem Brief betont, er sei sein ganzes Leben bereits für „die Reinheit, [...] die Sachlichkeit, [...] das wirkliche Deutschtum der nationalen Bewegung" eingetreten.[96] Von daher vertrat er später den Standpunkt, „dass man den guten Kern, den die grosse Bewegung in sich trägt, richtig einschätzt, und nur gegen die Übertreibungen untergeordneter Stellen oder von Fanatikern, die niemals für das Volk Gutes stiften, Einspruch erhebt."[97] Seine Meinung über den angeblich zu großen Einfluss von Juden in der deutschen Gesellschaft äußerte Aschoff bereits im März 1933: Er wollte die Zahl der „wissenschaftlich und kulturell tätige[n] Arbeiter, soweit sie der jüdischen Rasse angehören", in der nächsten Zeit „abgebaut" sehen.[98] Die *Säuberung* sollte allerdings differenzieren und diejenigen ausnehmen, die einen Beitrag zur *deutschen Kultur* geleistet hätten, *national* gesinnt waren. Diese Einschränkung nach Leistung betraf besonders diejenigen seiner *jüdischen* Kollegen, die er wissenschaftlich, politisch und persönlich schätzte. Vieles an *schädlichen Einflüssen* ließ sich für Aschoff durch Erziehung in ein bis zwei Generationen beseitigen.[99]

Offenbar machten viele *arische* Hochschullehrer einen Unterschied zwischen dem Verbleib von *Juden* in Ämtern von Gesellschaften und an Hochschulen. Weder von Aschoff noch von Gruber ist bekannt, dass sie sich für den Verbleib *jüdischer* Universitätskollegen offen eingesetzt hätten. Bereits vor dem Briefwechsel zwischen Gruber und Aschoff erreichten die vorläufigen Maßnahmen zur Umsetzung des *Berufsbeamten-Gesetzes* die Wissenschaftler in Göttingen (wo Gruber arbeitete). Ein Schreiben des preußischen Kultusministeriums an den Universitätskurator Justus Valentiner bestätigte ein vorausgegangenes Telegramm vom 25. April 1933,

> » wonach die ordentlichen Professoren Dr. Honig [...], Dr. Bernstein, Dr. Born und Dr. Courant sowie die nichtbeamteten außerordentlichen Professoren Dr. Emmy Noether [...] und der Honorarprofessor Dr. Bondy [...] bis zur endgültigen Entscheidung auf Grund des Gesetzes zur Wiederherstellung des Berufsbeamtentums vom 7. April 1933 (RGBl. I S. 175) beurlaubt worden sind.[100]

Das war ein unübersehbarer Angriff auf die Wissenschaft. So hatte etwa die Mathematikerin Emmy Noether 1918 das gerade heute für die Teilchenphysik wichtige Theorem aufgestellt, wonach jeder Symmetrie eine Erhaltungsgröße innewohnt.

DGK-Mitglied Hermann Rein ist der einzige Göttinger Mediziner, von dem Widerspruch in der Akte über die Beurlaubung jüdischer Hochschullehrer erhalten ist. Der Leiter des Physiologischen Instituts schrieb dem Universitätskurator am 2. Mai mit Bitte um sofortige „Regelung der Angelegenheit", damit die Lehre aufrechterhalten werden könne:

> » Wie ich soeben erfahren habe, ist entsprechend den Bestimmungen zur Durchführung des neuen Beamtengesetzes meinem Oberassistenten, Herrn Prof. Ehrenberg[,] nahegelegt worden[,] die von ihm angekündigten Vorlesungen und Kurse nicht abzuhalten. [...] Ich lege Wert darauf[,] festzustellen, dass die Voraussetzungen für dauernde Entziehung der venia legendi in

94 Aschoff, Ludwig, in: Walther Killy/Rudolf Vierhaus (Hrsg.): Deutsche Biographische Enzyklopädie, (Saur) München, 10 Bde. 1995–1999, Bd. 1 (1995), nach: DBA 3, Fiche 26, S. 268.

95 Prüll: Ludwig Aschoff, S. 345 f., 350 f., 365.

96 Aschoff am 09.03.1933 an K.H. Bauer, zitiert nach: Ebd., S. 355.

97 Aschoff am 14.12.1934 an K. Schneider, zitiert nach: Ebd., S. 356.

98 Aschoff am 22.03.1933 an I. Boas, zitiert nach: Ebd., S. 356.

99 Ebd., S. 357–359.

100 Der Preußische Minister für Wissenschaft, Kunst und Volksbildung, i. A. Gerullis, am 02.05.1933 an den Universitätskurator in Göttingen. Universitätsarchiv Göttingen, Kur. 4092, Bl. 19.

> vorliegendem Falle überhaupt nicht gegeben sind, da Herr Prof. Ehrenberg einer der wenigen Göttinger Dozenten ist, welche Langenmark [sic!] persönlich in vorderster Stellung miterlebt haben. [...] Für jeden, der den Krieg aktiv miterlebt hat, bestehen nach diesen Tatsachen keine Zweifel an der Frontsoldatenschaft des Herrn Ehrenberg. Ausserdem erscheint mir wichtig[,] auf den Umstand hinzuweisen, dass Herr Ehrenberg bereits vor 1914 habilitiert ist.[101]

Reins Schreiben belegt insbesondere auch, dass er Anfang Mai 1933 die Spielregeln der Entlassung kannte. Schon am nächsten Tag setzte er dem Kurator gegenüber nach, dass Rudolf Ehrenberg – wie er gehört habe – seine Veranstaltungen doch halten dürfe; das vorausgehende Schreiben sei „damit hinfällig geworden".[102] Rein scheint befürchtet zu haben, dass der Kurator sonst den durch das vorausgehende Schreiben aufgeworfenen *Fall* Ehrenberg näher untersuchen müsste.

Dass das Kultusministerium die vorausgehenden telegrafischen Angaben gegenüber dem Kurator der Universität Göttingen nochmals bestätigte,[103] deutet an, dass Valentiner rückgefragt hatte, anstatt die Anweisungen gegen Born, Courant und Noether kommentarlos umzusetzen. Hermann Reins Protest wird dadurch aufgewertet, dass er mutiger war als die meisten anderen Medizinprofessoren. Naturwissenschaftler und Mathematiker zeigten deutlich mehr Courage. Durch den Kurator der Universität Göttingen wandten sich 28 Hochschullehrer gegen die Entlassung des Mathematikers Richard Courant, darunter Werner Heisenberg (Leipzig), Max Planck (Berlin), Ludwig Prandtl (Göttingen), Ernst Schrödinger (Berlin) und Arnold Sommerfeld (München). Valentiner leitete dies zusammen mit einem Schreiben Harald Bohrs (Kopenhagen) am 10. Juli an den Minister weiter und befürwortete, dass Courant im Amt bleiben solle.[104] Der Einspruch nutzte übrigens nichts; Richard Courant emigrierte bald nach Großbritannien und 1934 in die USA.

Dass *alle* „Lehrer an wissenschaftlichen Hochschulen" vom Gesetz zur Wiederherstellung des Berufsbeamtentums betroffen waren, klärte eindeutig erst die dritte Verordnung zur Durchführung dieses Gesetzes am 6. Mai 1933. Zudem bestimmte es genauer, wer als „Frontkämpfer" zu gelten hatte: Nur, wer anhand von Kriegsstammrolle oder Kriegsrangliste nachweisen konnte, dass er im Weltkrieg „bei der fechtenden Truppe an einer Schlacht, einem Gefecht, einem Stellungskampf oder an einer Belagerung teilgenommen hat." (Bestimmte Freikorpseinsätze nach Kriegsende, etwa gegen „Spartaktisten", waren dem gleichgestellt.)[105]

DGK-Vorstandsmitglied Siegfried Thannhauser war wie gezeigt an der Universität Freiburg noch im Amt, weil er als Klinikdirektor unersetzlich sei. Jetzt musste er darauf hoffen, dass ihn seine Teilnahme am Ersten Weltkrieg schützte. Die entsprechende Bestätigung lag ihm noch nicht vor,[106] als er 10 Tage später ohne nähere Begründung dem Vorstand der Gesellschaft für Kreislaufforschung mitteilte:

> » Es tut mir ausserordentlich leid, unter den gegenwärtig obwaltenden Verhältnissen mein Amt als Vorstandsmitglied der Gesellschaft für Kreislaufforschung nicht mehr tätigen zu können. Ich bitte mein Ausschei-

---

101 Rein am 02.05.1933 an den Kurator, ebd., Bl. 17.

102 Rein am 03.05.1933 an den Kurator, ebd., Bl. 18.

103 Der Preußische Minister für Wissenschaft, Kunst und Volksbildung, i. A. Gerullis, am 02.05.1933 an den Universitätskurator in Göttingen, ebd., Bl. 19.

104 Abschrift Kurator Universität Göttingen, Valentiner, am 10.07.1933 an den Minister für Wissenschaft, Kunst und Volksbildung, Berlin, ebd., Bl. 40–43, dort besonders: Bl. 42; beiliegend die Eingabe: „Wir Freunde und Schüler von Professor Courant [...]" an den Minister über Kurator, o. D., ebd., Bl. 46–48.

105 Dritte Verordnung zur Durchführung des Gesetzes zur Wiederherstellung des Berufsbeamtentums. Vom 6. Mai 1933, in: Reichsgesetzblatt, Teil 1, Nr. 48 (06.05.1933), S. 245–252, dort: S. 245, zu § 1, und S. 247, zu § 3.

106 Seidler: Freiburg, S. 314. Der Frontkämpferstatus wurde Thannhauser am 30.06.1933 zugestanden; er hatte zuvor einen Fragebogen ausgefüllt.

> den aus dem Vorstand gütigst zur Kenntnis zu nehmen.[107]

Der Brief war an Bruno Kisch zur Weiterleitung an den Vorstand der Gesellschaft adressiert.[108] Kisch bat Thannhauser daraufhin am 19. Mai „ebenso herzlich wie dringend", den Brief

> als nicht geschrieben betrachten zu dürfen. Ich persönlich halte es nicht nur für unrichtig, sondern der Sache des idealen Deutschtums, wie der Situation der deutschen Juden in höchstem Masse abträglich, wenn die Juden heute aus solchen Gremien, die ihre völlig unpolitischen, hohen Ziele unbeirrt und unverändert zu verfolgen wünschen[,] austreten. Eben deshalb hätte ich eine persönliche Aussprache mit Ihnen so begrüsst. Ich bitte Sie nochmals sehr, nach N[auheim] zu kommen. […] Sonntag früh [21. Mai, T.B.] fahre ich nach N[auheim] wo um 1 Uhr die Zusammenkunft im Sanatorium Grödel [sic!] stattfindet. Bitte geben Sie mir *umgehend* Nachricht, auch ob und wo ich sie etwa vorher sprechen könnte.[109]

Kisch glaubte offensichtlich, Thannhauser bei dessen ausgeprägtem deutschen Patriotismus packen zu können. Der fand aber, dass jetzt kein Kommunikationsbedarf mehr bestand. Während er seine Ämter als Klinikdirektor und als Inhaber des Lehrstuhls für Innere Medizin in Freiburg zu behalten hoffte, scheint er – ähnlich Herxheimer bei den Pathologen – der Meinung gewesen zu sein, keiner Gesellschaft mit *arischen* Mitgliedern vorstehen zu dürfen. Direkt am folgenden Tag, am 20. Mai, antwortete er Kisch kategorisch:

> Mein Entschluss ist unabänderlich. Ich will unter gar keinen Umständen mehr irgendwelchen Vorständen angehören.[110]

Thannhausers Motive für diese Entscheidung sind zwar nicht dokumentiert. Er traf sie aber unter dem unmittelbaren Eindruck der ihn selbst bedrohenden Vertreibung als Wissenschaftler von der Freiburger Universität – vielleicht mehr aus allgemeiner Frustration, vielleicht, weil er einer offiziellen Entfernung aus dem Ehrenamt zuvorkommen wollte.

Näheres ist über das Gespräch in Bad Nauheim vom 21. Mai nicht dokumentiert. Es handelte sich um eine Vorstandssitzung der Deutschen Gesellschaft für Kreislaufforschung, bei der Siegfried Thannhauser wohl fehlte, Ernst Magnus-Alsleben vielleicht anwesend war, zweifellos aber Franz M. Groedel, weil in dessen Sanatorium (nicht im Kerckhoff-Institut) getagt wurde; dann wohl auch Johannes Nörr, sehr wahrscheinlich Georg B. Gruber und sicher der Schriftführer Bruno Kisch. Dort scheint über einen „Vorschlag von Gruber" gesprochen worden zu sein, „die nächste Tagung ausfallen zu lassen". Diesem Vorschlag, so Kisch fünf Tage später, „werden wir nicht folgen." Kisch hoffte, „Energie und Optimismus" würden sich durchsetzen, und wirkt bedeutend rühriger als im Jahr zuvor:

> Es wurde beschlossen, die nächste Tagung in Bad Kissingen abzuhalten, Hauptthema „Thrombose und Embolie", und es ist mir inzwischen schon gelungen, für das theoretische Hauptreferat die grundsätzliche Zusage Aschoffs zu gewinnen.[111]

Wie sehr mittlerweile gegen jüdische Ärzte gehetzt und denunziert wurde, macht ein Brief der „Vereinigung Bad Nauheimer Ärzte" vom 20. Mai 1933 deutlich, der sich „[a]n den Vorstand der Kreislaufgesellschaft, z. Zt. Bad Nauheim" (!) richtete: Die Vereinigung habe gegen Dr. Daniel Enoch „wegen wiederholter Verstöße gegen die Standessitte" ein ehrengerichtliches Verfahren eingeleitet. Auch der Vorstand der Deutschen Gesellschaft für Kreislauf-

---

107 O. ö. Professor S. J. Thannhauser, am 16.05.1933 an den Vorstand der Gesellschaft für Kreislaufforschung. CAHJP Jerusalem, P80/64a–c.

108 Thannhauser am 16.05.1933 an Kisch, ebd.

109 Kisch (auf Briefpapier der Buchreihe „Ergebnisse der Kreislaufforschung", deren Herausgeber er war) am 19.05.1933 an Thannhauser, ebd. (kursive Hervorhebung i.O. gesperrt; die zweimalige Auflösung N = Nauheim ergibt sich aus Kischs Ankündigung, dass dort das Sanatorium Groedel sei).

110 Thannhauser am 20.05.1933 an Kisch, ebd.

111 [Kisch] am 26.05.1933 an „Herr Doktor!", ebd.

forschung solle gegen Enoch, „der gleichzeitig Mitglied Ihrer Gesellschaft ist, die nötigen Konsequenzen ziehen".[112] Das Schreiben gab keinen Hinweis, *was* ihm vorgeworfen wurde. Enoch, geboren 1896 in Wien,[113] war zwar als k. und k. Fähnrich des Infanterie-Regiments 56 wegen tapferen Verhaltens vor dem Feinde 1917 zum Leutnant befördert worden;[114] da es aber um keine Entlassung als Beamter ging, war dies offenbar gleichgültig.

Bei Neueinstellungen an Hochschulen galt – wie Kisch am 29. Mai erfuhr – laut einer Verfügung des Ministers für Wissenschaft, Kunst und Volksbildung vom 5. Mai 1933, dass „Erklärungen der Vorgeschlagenen" beizufügen waren, wonach deren „vier Großeltern arischer, insbesondere nicht jüdischer Rasse" seien.[115]

Druck auf die weitere Entwicklung der Gesellschaft kam schon im folgenden Monat von außen. Die alte Kritik, wonach die Aufsplitterung der Medizin in immer mehr Unterfachgebiete aufgehalten werden sollte, verstärkte sich mit der *Machtübernahme* der Nationalsozialisten massiv: Nun erhob sich die Forderung, dass die Spezialisierung zurückgedreht werden müsse. Am 20. Juni schrieb der Vorsitzende der Deutschen Gesellschaft für Innere Medizin, Alfred Schittenhelm (Medizinische Klinik Kiel), an Franz Groedel, auf der vorausgehenden Tagung der DGIM sei in deren Ausschusssitzung „der Wunsch zur Sprache gekommen, dass wieder eine Sammlung der inneren Medizin zustande kommt". Gedacht war dies derart, dass andere Gesellschaften zur Muttergesellschaft zurückkämen. „Von vielen Herren wurder [sic!] der Wunsch geäussert, dass überhaupt Sondertagungen aufhören möchten." Immerhin werde 1934 die Gesellschaft für Verdauungs- und Stoffwechselkrankheiten im Anschluss an den Kongress für Innere Medizin tagen. Das sollte die Gesellschaft für Kreislaufforschung auch machen, weil sonst „das Gebiet der inneren Medizin zerhackt wird." Eine Idee, so Schittenhelm weiter, sei, in Wiesbaden (dem ständigen Tagungsort der Inneren Mediziner) eine „wissenschaftliche Woche" abzuhalten – mit „Spezialtagungen" ab dem 4. Tag. Die Kreislaufforscher seien aufgefordert, dazu Stellung zu beziehen.[116]

Die Diskussionen über dieses Szenario, welches zumindest die fachliche Eigenständigkeit der DGK infrage stellte, machten die Runde. Der Direktor der Medizinischen Klinik Leipzig, Paul Oskar Morawitz – kein Mitglied der Gesellschaft –, bedankte sich am 26. Juni 1933 bei Franz Groedel für die Einladung, auf der Tagung im folgenden Frühjahr das Referat über Thrombose zu halten. Damit er nicht unnötig einen Vortrag vorbereite, wollte Morawitz wissen, ob die Tagung überhaupt stattfinde:

> » Nachdem, was ich gehört habe, besteht die Möglichkeit, daß ein Teil der Spezialgesellschaften, wie z. B. der Stoffwechselkongreß, wiederum mit der Deutschen Gesellschaft für innere Medizin vereinigt wird. Dasselbe könnte auch mit der Deutschen Gesellschaft für Kreislaufforschung geschehen.[117]

Schon zuvor hatten sich die Kreislaufforscher – wohl auch als Reaktion auf den Brief Schittenhelms vom 20. Juni – bemüht, an einer eigenen Tagung festzuhalten und die Organisation der kommenden Jahrestagung (1934) voranzutreiben. Der designierte Tagungsvorsitzende Johannes Nörr arbeitete dabei eng mit Bruno Kisch zusammen. Er teilte Kisch am 23. Juni 1933 mit, er habe ein Schreiben des Kurvereins Bad Kissingen erhalten. Der Kurverein würde es begrüßen, wenn die nächste Tagung bei ihnen stattfände und dann auch die Unterkünfte organisieren.[118] Die Referentenauswahl organisierte im Wesentlichen Kisch: Nörr

[112] Vereinigung der Bad Nauheimer Ärzte e. V. am 20.05.1933 an den Vorstand der DGK, ebd.

[113] Auskunft des Hessischen Hauptstaatsarchivs Wiesbaden vom 24.08.2016.

[114] Artikel im „Frankfurter Israelitischen Familienblatt" vom 23.02.1917, URL: http://www.alemannia-judaica.de/darmstadt_personen.htm (abgerufen am 31.10.2016).

[115] Serienschreiben des Dekans [der Med. Fak.] in Köln vom 29.05.1933. CAHJP Jerusalem, P80/105.

[116] Abschrift [für Kisch]: Schittenhelm am 20.06.1933 an F. Groedel. StaBi Berlin, NL Kisch, K2.

[117] Morawitz am 26.06.1933 an Groedel, ebd., K1.

[118] Nörr auf Briefpapier der DGK am 23.06.1933 an Kisch, ebd., K2. – Nörr wollte von Kisch zudem wissen, mit welchem Bad Kissinger (Prof. Haertl oder Obermedizinalrat Maar) er verhandeln sollte.

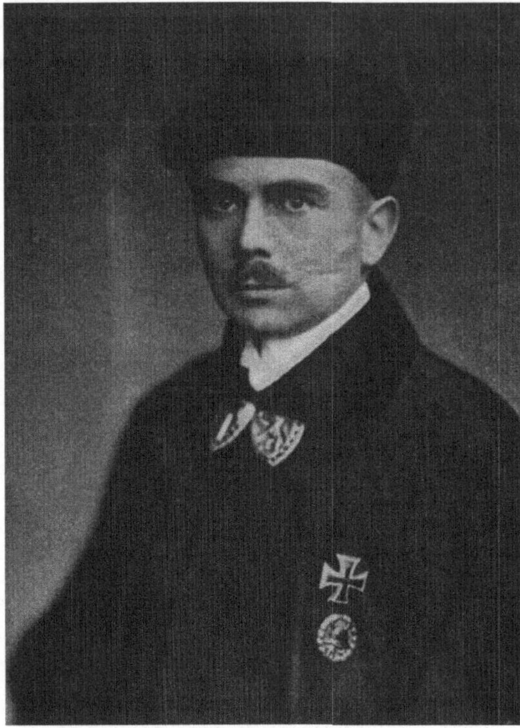

Abb. 3.1 Johannes Nörr, um 1930

schrieb am 6. Juli, er freue sich sehr, „daß Sie die Hauptreferate nun siegreich auf den Plan gebracht haben und sage Ihnen als Vorsitzender für Ihre diesbezüglichen Bemühungen den verbindlichsten Dank der Gesellschaft." Er habe sich auch bei Ludwig Aschoff und Paul Morawitz bedankt, die nun als Hauptreferenten zu *Thrombose und Embolie* auf der nächsten Tagung 1934 feststanden – Kisch hatte Nörr zwischenzeitlich mitgeteilt, Ludwig Nürnberger (Gynäkologe in Halle a. S., kein Mitglied) habe das Ko-Referat (*Thrombose und Embolie in der Geburtshilfe und Gynäkologie*) fest zugesagt. Dezidiert versicherte der designierte Tagungsvorsitzende im gleichen Schreiben:

> Selbstverständlich denken wir nicht im Traum daran, im Internistenkongreß aufzugehen, nachdem wir uns so lange selbständig und wacker durch die wissenschaftliche Welt durchgeschlagen haben.

Handschriftlich fügte er dem noch direkt hinzu:

> Wir werden unser „Kind" auch fernerhin allein weiterschaukeln!![119]

Dieses Schreiben Nörrs von Anfang Juli 1933 zeigt zum einen seine Entschlossenheit, die Eigenständigkeit der Deutschen Gesellschaft für Kreislaufforschung zu erhalten. Es zeigt auch, dass es in der Mitte des Jahres 1933 weder Intentionen gab, den Begründer und Schriftführer Bruno Kisch aus seinem Amt zu verdrängen, noch, dass mit dessen Ausscheiden aus dem Amt in absehbarer Zeit gerechnet wurde. Offenbar hatte Kisch sich dafür stark gemacht, die Selbständigkeit der Deutschen Gesellschaft zu verteidigen und dabei die tatkräftige die Unterstützung des Münchener Veterinärmediziners Johannes Nörr (Abb. 3.1) gefunden.

Trotzdem sind nach Thannhausers Ausscheiden aus dem Vorstand weitere Anzeichen eines zunächst schleichenden Wandels in der Gesellschaft zu erkennen. So zog sich gleich noch ein weiterer Mediziner zurück: Am 30. Juni schickte Ernst Neisser, Mitglied seit 1931, eine vorgedruckte Privatpostkarte, auf der er „Chefarzt des Sanatorium Bad Altheide/Schlesien" durchgestrichen und stattdessen Berlin eingetragen hatte. Knapp teilte er mit: „Ich bin in den Ruhestand getreten und dadurch gezwungen, meine Mitgliedschaft in der Ges. f. Kreislaufforschung sowie den Bezug der Zeitschrift aufzugeben."[120] Der für die Erfindung der Hirnpunktion und die Organisation der klinischen Tuberkulosebehandlung bekannte 70-jährige Mediziner war von 1895 bis 1931 Direktor der inneren Abteilung des Städtischen Krankenhauses in Stettin gewesen und dann ins „Herzbad Altheide" gewechselt.[121] Die Kassenärztliche Vereinigung führte den Professor als „Jude".[122]

Diese rassistische Zuschreibung – auch unabhängig von der Religionszugehörigkeit – galt unter

119 Nörr auf Briefpapier der DGK am 06.07.1933 an Kisch, ebd. – Nörr erwähnt darin eine Karte von Kisch, mit der dieser das Koreferat von Nürnberger bestätigte.

120 E. Neisser am 30.06.1933 an „Kollege", ebd.

121 Die Informationen finden sich in: Tagesgeschichte [70. Geburtstag am 18.05.1933], in: Klinische Wochenschrift, Bd. 12, Nr. 19 (13.05.1933), S. 768.

122 Bundesarchiv Berlin, KÄV, R 9347, Film 19, Neisser, Ernst, 16.5.63. Vermerk: Ohne ärztl. Tätigkeit „Aug. 38".

den Mitgliedern von 1933 auch für den damals neueingetretenen Alfred Benatt,[123] für Martin Bruck (DGK seit 1929),[124] Selmar Harry Falkenstein (seit 1928),[125] Albert Fraenkel (seit 1928),[126] Oscar W. Groß (seit 1929),[127] Arthur Hesse (seit 1929),[128] Bruno Kisch,[129] Karl Neubürger (seit 1928),[130] den 1933 neueingetretenen Albert Regensburger (Nürnberg),[131] Rudolf Weinberg (Bad Orb; seit 1928)[132] und Seligmann Weinberg (Bad Nauheim; seit 1929).[133] Ernst Feuerhake, neu 1933, hatte ein jüdisches Großelternteil,[134] Prof. Friedrich Hiller (II. Med. Universitätsklinik München), ebenfalls neu 1933 hatte zwei jüdische Großelternteile.[135] Derartige Zuordnungen galten auch für Siegfried Thannhauser, die Vorstandsmitglieder Franz Groedel und Ernst Magnus-Alsleben sowie für weitere Mitglieder, deren KÄV-Karteikarten ebenfalls fehlen. Um das Schicksal möglichst aller ab 1933 verfolgten Mitglieder im weiteren Verlauf der Untersuchung nachzuvollziehen, stehen freilich zahlreiche Informationsquellen zur Verfügung. 12 weitere und sicher identifizierte unter den 1933 neuen Mitgliedern sind in der KÄV-Kartei umgekehrt explizit als „deutschblütig" bezeichnet.[136]

Die staatlichen Maßnahmen zur Verdrängung nicht-*arischer* Mediziner wurden im Juni 1933 erneut verschärft. Am 14. Juni mahnte das Kultusministerium in Preußen (einschließlich Rheinland), viele von Beamten eingegangene Fragebogen seien unvollständig ausgefüllt. Als Frontkämpfer gelte nur, wer bei der „fechtenden Truppe" gewesen sei, also nicht, wer sich „ohne vor den Feind gekommen zu sein, während des Krieges aus dienstlichem Anlass im Kriegsgebiet aufgehalten hat." Das werde „insbesondere" durch das Verwundetenabzeichen nachgewiesen. „Insbesondere" Ärzte hätten anzugeben, wo genau sie an der Front eingesetzt gewesen seien. Der Minister behalte sich vor, „den Nachweis der arischen Abstammung durch Vorlegung der Geburts- und Heiratsurkunde der Eltern zu verlangen."[137]

Inwiefern war Widerstand gegen die Flut von Unrechtsmaßnahmen möglich? Unter den Mitgliedern der Gesellschaft für Kreislaufforschung ragt ein Beispiel für direkten Widerstand besonders heraus. Otto Krayer wies Mitte Juni eine ihm angebotene Lehrstuhlvertretung zurück.[138] Krayer, 1899 im Breisgau geboren, war 1918 noch vor seinem Abitur an der Westfront eingesetzt; 1926 hatte er bei Paul Trendelenburg in Freiburg promoviert und war mit diesem 1927 nach Berlin gegangen, wo er sich zwei Jahre später habilitiert hatte und im Januar 1932 außerplanmäßiger Professor geworden war. Jetzt war er nach Göttingen beurlaubt.[139] Dort erhielt er das Angebot, in Düsseldorf den rassis-

123 Ebd., Film 2, Benatt, Alfred, 1901. Änderung o. D.: deutschblütig > Jude

124 Ebd., Film 3, Bruck, Martin, 1863.

125 Ebd., Film 6, Falkenstein, *Selmar* Harry, 8.2.95.

126 Ebd., Film 7, Fraenkel, Albert, 1864.

127 Ebd., Film 9, Gross, *Oscar* W., 1881.

128 Ebd., Film 11, Hesse, Arthur, 1866 (zog 1935 von Bad Kissingen nach München um: Auskunft des Stadtarchivs Bad Kissingen vom 02.11.2016).

129 Ebd., Film 13, Kisch, Bruno, 1890.

130 Ebd., Film 19, Neubürger, *Karl* Theodor, 1890.

131 Ebd., Film 22, Regensburger, Albert, 1881.

132 Ebd., Film 29, Weinberg, Rudolf, 16.1.73.

133 Ebd., Weinberg, Seligmann, 12.4.00.

134 Ebd., Film 6, Feuerhake, *Ernst* Otto Paul Max, 23.3.1885; Vermerk entsprechend den NS-Rassegesetzen von 1935: „Mischling II".

135 Ebd., Ergänzungsfilm 2 (Nr. 33), Hiller, Friedrich, 20.4.91; Vermerk entsprechend den NS-Rassegesetzen von 1935: „Mischl. I. Gr[ades]".

136 Ebd., verschiedene Filme: Aschoff, K. A. Ludwig, 10.1.1866; Dirscherl, *Wilhelm* F. C., 1899; Haas, Hans, 13.9.05; Janssen, Sigurd, 1891; Käppeler, Paul, 29.6.99; Kerstan, *Walter* Hans Georg, 4.4.93; Leopold, *Gustav* Adolf Maximilian, 21.11.1879; Niederhoff, Paul, 1890; Schoen, *Rudolf* O. F., 1892; Schübel, Konrad, 1885; Syassen, *Oskar* Ch., 1880; Wagner, *Richard* A. M., 1893.

137 [Offenbar vervielfältigte] Abschrift: Der Preussische Minister für Wissenschaft, Kunst und Volksbildung, U I Nr. 1348, am 14.06.1933. CAHJP Jerusalem, P80/105–106.

138 Siehe folgende Anm.

139 Otto Krayer: [Lebenslauf 1972], in: Melchior Reiter: Rudolf Boehm und seine Pharmakologenschule, (Zuckschwerdt) München 1998, S. 119–122.

tisch beurlaubten Philipp Ellinger (Ordinarius für Pharmakologie an der Medizinischen Akademie) zu vertreten. Krayer lehnte dies direkt am Telefon ab.[140] Schriftlich schob er nach:

» daß ich die Ausschaltung der jüdischen Wissenschaftler als ein Unrecht empfinde, dessen Notwendigkeit ich nicht einsehen kann, da sie, wir mir scheint, mit außerhalb der Sphäre der Wissenschaft liegenden Gründen gestützt wird. Diese Empfindung des Unrechts ist ein ethisches Phänomen. Es ist in der Struktur meiner Persönlichkeit begründet.[141]

Krayer hatte es bei diesem Vorgang mit genau den Personen zu tun, die die Hochschulsäuberung in Preußen organisierten: Professor Johann Daniel Achelis und Wilhelm Stuckart. Das Antwortschreiben des Kultusministeriums vom 20. Juni 1933 an Krayer ist in der parallel an den Kurator der Universität Göttingen geschickten Abschrift erhalten:

» Jn Jhrem an meinen Sachreferenten gerichteten Schreiben vom 15. Juni d. Js. bringen Sie zum Ausdruck, daß Sie die Ausschaltung jüdischer Wissenschaftler als ein Unrecht empfinden, und daß die Empfindung dieses Unrechts Sie daran hindert, eine Jhnen angetragene Vertretung zu übernehmen. Es steht Jhnen durchaus frei, Maßnahmen der Staatsregierung persönlich in beliebiger Weise zu empfinden. Es geht aber nicht an, daß Sie die Ausübung Jhres Lehrberufs von diesen Empfindungen abhängig machen. Sie würden bei dieser Jhrer Haltung in der nächsten Zeit auch keinen Lehrstuhl an einer deutschen Universität übernehmen können.
Bis zur endgültigen Entscheidung aufgrund des § 4 des Gesetzes zur Wiederherstellung des Berufsbeamtentums untersage ich Jhnen daher mit sofortiger Wirkung das Betreten staatlicher Jnstitute sowie die Benutzung staatlicher Bibliotheken und wissenschaftlicher Hilfsmittel.[142]

Krayer fiel damit unter denjenigen Paragrafen 4, mit welchem im Sinne des Regimes als politisch unzuverlässig geltende Beamte entlassen werden konnten. Die vom Ministerium dem Kurator geschickte Abschrift trägt zudem die Anweisung „um sofortige Veranlassung, insbesondere um Benachrichtigung des Direktors des Physiologischen Jnstituts, Professor Dr. Rein, bei dem Professor Krayer zur Zeit arbeitet."[143] Kurator Valentiner tat dies am 22. Juni.[144] Hermann Rein antwortete am selben Tag,

» „dass Herr Prof. Krayer mich heute vormittag [sic!] von seiner Beurlaubung benachrichtigt und mir die Institutsschlüssel und die aus der Bücherei entliehenen Bücher zurückgegeben hat[,] um sich nach Berlin zurückzubegeben."[145]

Mehrere Historiker spekulieren, warum sich Krayer so verhielt und verweisen auf seine Lebensgefährtin Erna Ruth Philipp (die er später heiratete[146]),

---

140 Vermerk zum Telefongespräch mit dem Generalreferenten für den Hochschulbereich, Prof. J. D. Achelis, nach: Hans-Christian Jasch: Staatssekretär Wilhelm Stuckart und die Judenpolitik. Der Mythos von der sauberen Verwaltung, (Oldenbourg) München 2012, S. 82, 87 f.

141 Zitiert nach: Hartwin Spenkuch: Einleitung, in: Acta Borussica. Neue Folge. Preußen als Kulturstaat, hrsg. von der Berlin-Brandenburgischen Akademie der Wissenschaften unter der Leitung von Wolfgang Neugebauer, Bd. 2/9, (Walter de Gruyter) Berlin/Boston 2016, S. 1–186, dort: S. 80.

142 Der Preußische Minister für Wissenschaft, Kunst und Volksbildung, Berlin, am 20.06.1933 an Herrn Professor Dr. Krayer, z. Zt. Göttingen, Physiologisches Institut (U I Nr. 16661). Abschrift an den Kurator der Universität Göttingen. Universitätsarchiv Göttingen, Kur. 4092, Bl. 33 VS.

143 In Vertretung gez. Stuckart, ebd. (Ergänzung auf demselben Blatt).

144 Handschriftliche Notiz, ebd., RS (Nr. 3297): An den Direktor des Physiologischen Instituts, an den Rektor und an den Dekan der medizinischen Fakultät.

145 Rein am 22.06.1933 an den Kurator, ebd., Bl. 34 (zu Nr. 3297). – Der Kurator leitete dies am 23.06.1933 offenbar sachlich unverändert dem Ministerium weiter: Jasch: Stuckart, S. 89.

146 Avram Goldstein: Otto Krayer, 1899–1982. A Biographical Memoir, (National Academy Press) Washington D.C. 1987, S. 151–225.

die als Jüdin galt. Dies könnte sicherlich miterklären, warum er als – soweit man bisher weiß – einziger deutscher Wissenschaftler das Angebot zurückwies, den Lehrstuhl eines rassistisch entlassenen Kollegen zu übernehmen.[147] Udo Schagen weist zusätzlich darauf hin, dass Krayer in Reins Einsatz für Rudolf Ehrenberg ein Vorbild gesehen haben könnte. Allerdings sprechen die zitierten Schreiben Krayers dafür, dass seine eigenen ethischen Grundüberzeugungen das wichtigste Motiv bildeten.

Im August 1933 erhielt Otto Krayer eine Einladung des University College in London.[148] Im September hob das Kultusministerium die gegen ihn erlassenen Verbote wieder auf.[149] In diesem Monat verhandelte er zudem über eine Professur in Istanbul. Krayer erhielt ein Stipendium der Rockefeller Foundation und verließ Berlin am letzten Tag des Jahres 1933 mit Ziel London.[150]

3.1.4 Anpassung der Deutschen Gesellschaft für Kreislaufforschung 1933/34

Der erste in einer Reihe von manifesten Umbrüchen und Anpassungsprozessen vollzog sich im Herbst 1933 noch nicht in der Deutschen Gesellschaft für Kreislaufforschung, sondern im Bad Nauheimer Kerckhoff-Institut, in welchem Franz Groedel Direktor war (und das er zugleich als Vorsitzender des Kuratoriums sowie des Verwaltungsrats der Kerckhoff-Stiftung leitete). Gleichzeitig führte Groedel in Bad Nauheim das Sanatorium seiner Familie. Wie oben bereits ausgeführt, war es schon im Frühjahr 1933 zum Ziel von Übergriffen örtlicher NS-Anhänger geworden. Da die Anfeindungen auch innerhalb der Nauheimer Ärzteschaft nicht aufhörten und davon auch das Kerckhoff-Institut betroffen war, ging Franz Groedel im Herbst in die Offensive.[151] Bei einer außerordentlichen Kuratoriumssitzung stellte er am 27. September 1933 die Frage, ob „das Kuratorium in der Lage ist[,] zur der Frage Stellung zu nehmen, ob dem Institut Gefahr“ drohe, wenn er weiter seine Funktionen ausübe. Das Gremium lobte Groedels Verdienste um das Institut, sah sich aber zu keiner klaren Stellungnahme in der Lage. Dieser kündigte daraufhin an, die Frage bei einer USA-Reise auch mit Louise Kerckhoff zu besprechen.[152] Er reiste daraufhin in die USA – eine Reise, auf die noch zurückzukommen sein wird. Die Leitung des Kerckhoff-Instituts vor Ort übernahm im Oktober 1933 kommissarisch der Vorstand der Abteilung für experimentelle Pathologie und Therapie, DGK-Mitglied Eberhard Koch (■ Abb. 3.2).[153]

Koch, 1892 in der Nähe von Düsseldorf geboren, hatte in Bonn, Kiel und München studiert und 1918 in Bonn promoviert. Ab 1919 war er Assistent am pathologisch-physiologischen Institut der Uni-

[147] Auf die jüdische Lebensgefährtin verweisen: Christoph Jahr: Die nationalsozialistische Machtübernahme und ihre Folgen, in: Rüdiger vom Bruch/Michael Grüttner/Heinz-Elmar Tenorth (Hrsg.): Geschichte der Universität unter den Linden, Bd. 2, (Akademie Verlag) Berlin 2012, S. 295–324, dort: S. 307; und: Udo Schagen: Widerständiges Verhalten im Meer von Begeisterung, Opportunismus und Antisemitismus. Der Pharmakologe Otto Krayer (1899–1982), Professor der Berliner Universität 1933, in: Wolfgang Kaschuba (Hrsg.): Jahrbuch für Universitätsgeschichte, Bd. 10, (Franz Steiner) Stuttgart 2007, S. 223–247, dort: S. 240 f.

[148] Schagen: Krayer, S. 234.

[149] Ministerium am 16.09.1933 an Krayer, Berlin, mit Bezug zu „U I 16661“. Abschrift an den Kurator. Universitätsarchiv Göttingen, Kur. 4092, Bl. 86.

[150] Schagen: Krayer, S. 234. – Von 1934 bis 1936 erhielt Krayer eine bezahlte Gastprofessur an der American University in Beirut (Libanon) und baute dort ein Physiologisches Institut auf. Seit 1937 war er Associate Professor am Department of Pharmacology an der Harvard University in Boston, 1939 Head of Department. Im Krieg durfte er sich als „enemy alien“ nicht weiter als 25 km von Boston entfernen. 1951 erhielt er eine volle Professur und gehörte der medizinischen Fakultät bis 1966 an. Er starb 1982 in Tucson: Ebd., S. 234 f. und: Krayer, Otto, in: Werner Röder/Herbert A. Strauss (Hrsg.): Biographisches Handbuch der deutschsprachigen Emigration nach 1933, 3 Bde. (Saur) München 1980–1983, Bd. 2 (1983), nach: DBA 2, Fiche 755, S. 333–335.

[151] Schlepper: Groedel, S. 161; und: Hafeneger/Velke/Frings: Hessische Ärztekammern, S. 327.

[152] Schlepper: Groedel, S. 161 f.; Zitat: S. 161.

[153] [Lebenslauf], Universitätsarchiv Gießen, PrA Med, Nr. 7 Koch, Bl. 92 f.; dort Bl. 93 wörtlich: „Seit Oktober 1933 leite ich als stellvertretender Direktor das Kerckhoff-Institut.“

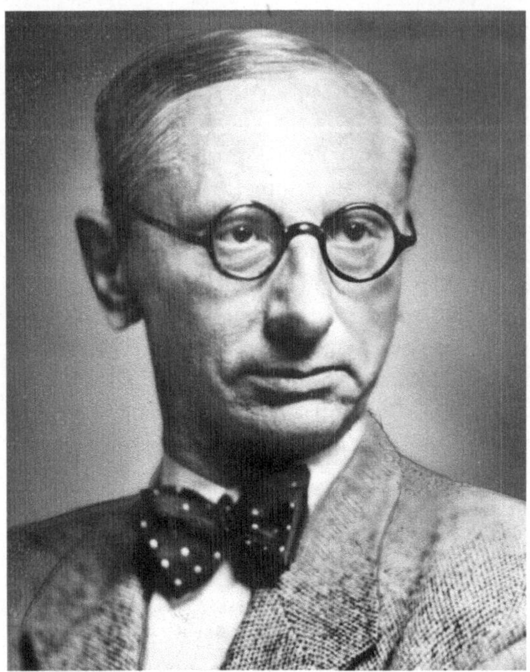

Abb. 3.2 Eberhard Koch, undatiert

versität Köln bei Heinrich Ewald Hering und danach bei Friedrich Moritz an der Medizinischen Universitätsklinik Köln. 1923 habilitierte er sich am Kölner pathologisch-physiologischen Institut für normale und pathologische Physiologie. Nach Lehrtätigkeit in Köln und Aufenthalten an den Physiologischen Instituten in Leiden und Prag wurde Koch im April 1929 in Köln zum außerordentlichen nichtbeamteten Professor ernannt. Im Oktober 1930 wechselte er nach Bad Nauheim ans Kerckhoff-Institut und habilitierte sich im Juli 1931 um an die Universität Gießen.[154] Im Mitgliederverzeichnis der Deutschen Gesellschaft für Kreislaufforschung stand Koch seit 1928, damals ebenso wie Bruno Kisch mit der Adresse Köln-Lindenthal, Lindenburg.

Auch die Gesellschaft für Kreislaufforschung veränderte sich. Die *neue Zeit* veränderte die Themenschwerpunkte in den Äußerungen und Ansichten einiger Mitglieder. Der Pathologe Georg Benno Gruber – der sich erst Anfang März 1933 zum neuen Vorstandsmitglied hatte wählen lassen (!) – stellte sich mittlerweile ganz direkt in den Dienst der Forderung nach Konzentration der Wissenschaft. Er schrieb am 10. Oktober an Johannes Nörr (der wie gezeigt gegenteiliger Meinung war), dass er zusammen mit der Gesellschaft der Inneren Medizin tagen wolle. Dies sei „notwendig", denn es sei „zuviel des Guten geschehen in der Gründung von Gesellschaften für Teilprobleme der Pathologie [sic!!]." Man könne schon aus Zeit- und Kostengründen nicht alle Kongresse besuchen.[155]

Als „Konsequenz gegenüber der neuen Zeit, an der man nicht vorübergehen kann und darf, will man nicht der Auflösung anheim fallen [sic!]", wollte Gruber nun die Satzung „unsere[r] Gesellschaft" angepasst sehen. Dazu regte er eine Zusammenarbeit Nörrs mit Ministerialrat Max Taute im Reichsministerium des Innern an, der „das maßgebende Referat für die Neugestaltung der wissenschaftlichen Gesellschaften" leite. Gruber wollte von Nörr „gelegentlich" eine Rückmeldung, „wie es mit dem Problem der behördlichen Regelung unserer Gesellschaftsverfassung steht." Die Tagung in Bad Kissingen werde nicht stattfinden können,

> » wenn nicht vorher in Zusammenarbeit mit dem Reichsministerium des Innern entsprechende staatlich genehmigte Statuten vorgesehen sind, wie dies auch für andere wissenschaftliche Gesellschaften geschehen ist. Wir haben die Erfahrung, dass ohne Herbeiführung dieses neuen Gesellschaftsbildes die Zusammenkünfte für wissenschaftliche Vorträge und Aussprachen, gar noch in einem Ort, wo man die höfliche Beiziehung des Bürgermeisters und des staatlichen Ärztevertreters nicht umgehen kann, nicht zustande kommen können, weil sie nicht genehmigt werden, weil sie die öffentliche Gewalt gegen sich haben. Ungern erinnere ich an diese Schwierigkeiten! Vielleicht ist's überflüssig, weil Sie selbst bereits daran siend [sic!], diese Neuordnung anzubahnen,

154 Ebd.

155 Gruber, Göttingen, am 10.10.1933 an Nörr, München. 3 Seiten. SUB Göttingen, Cod. Ms. Gruber 1:1,193, Bl. 1–2.

um die wir bestimmt nicht herumkommen.[156]

Diesen Weg der pro-aktiven Anpassung durch direkte Verhandlungen mit Ministerialrat Taute im Reichsinnenministerium hatte auch bereits im Juni der Vorsitzende des Deutschen Verbandes für psychische Hygiene, Robert Sommer, gefordert, war aber am Widerstand des restlichen Vorstandes jener Gesellschaft gescheitert.[157] Da Gruber diesen Kontakt – anders als Sommer – nur vorschlug, verlief sich seine Initiative bezüglich der Deutschen Gesellschaft für Kreislaufforschung anscheinend einfach dadurch, dass sich Nörr nicht mehr bei ihm meldete.

Wie eine BDC-Akte verrät, passte sich aber auch Nörr an, wenn auch auf andere Weise. Seit dem 2. November 1933 war er bei der SA Truppführer im Sturm 31 bei der Leibstandarte München.[158]

Der personelle und organisatorische Anpassungsprozess, der sich dann von Herbst 1933 bis Frühjahr 1934 in der Gesellschaft für Kreislaufforschung vollzog, ist nur bruchstückhaft überliefert. Dies gilt besonders für den ersten großen Schritt hin zur Anpassung an das NS-Regime, der an der Wende vom Oktober zum November 1933 den Ständigen Schriftführer Bruno Kisch traf: Unbekannt ist, ob dies ausschließlich in vorauseilendem Gehorsam oder auch auf Initiative des Staates erfolgte. Bei einer Schwestergesellschaft der Kreislaufforscher ergaben sich kurz zuvor besser dokumentierte Veränderungen; damit bleibt aber unklar, ob der Vorstand der Kreislaufforscher davon wusste und sich anpasste, oder ob er ebenfalls mit staatlichen Stellen korrespondiert hatte.

Am 1. Oktober, also vier Wochen vorher, diskutierte der Vorstand der Deutschen Pharmakologischen Gesellschaft in Berlin laut Protokoll eine Mitteilung,

» daß das Ministerium auf einer Änderung des Vorstandes bestehe und, falls die abgelehnt wird, die Gesellschaft auflösen werde. Herr Riesser [ein Vorstandsmitglied, T. B.] stellte fest, daß die Mehrzahl der Anwesenden das Ausscheiden der nichtarischen Vorstandsmitglieder für unvermeidlich hält.[159]

Am 28. Oktober 1933 schrieb Eberhard Koch an Bruno Kisch, er habe zahllose Male versucht, ihn anzurufen. Es ging um die Frage: „Was wird denn nun aus unserem Klübchen?" Leider erwähnte Koch nur kryptisch, dass Kisch von Nörr dieselben Informationen geschrieben bekommen habe wie von Groedel. Koch bot an, nach Köln zu kommen, um sich mit Kisch zu treffen. Nebenbei informierte er Kisch über das Guthaben der Gesellschaft, es betrage 1 400 Mark.[160] Dies deutet an, dass Kisch offiziell noch Schriftführer war, Koch dieses Amt aber bereits kommissarisch übernommen hatte.

Am 27. November 1933 schrieb Koch, der offiziell kein Amt im Geschäftsjahr 1933/34 hatte, dann jedoch schon auf Briefpapier der Deutschen Gesellschaft für Kreislaufforschung an Kisch. Er teilte ihm dabei mit, er sei in der vorausgehenden Woche mit Johannes Nörr „zur Besprechung in Würzburg" gewesen (offenbar hatte der 1933/34 amtierende Vorsitzende Ernst Magnus-Alsleben zu sich eingeladen). Nörr sei „so freundlich" gewesen, „die Vorbereitungen zur Tagung in meine Hände zu legen!" Koch wollte nun das Programm für die Einladung aufstellen und sprach dies mit Kisch ab.

» THEMA:
THROMBOSE UND EMBOLIE

» Theoretisches Referat:
Montag, den 16. April
Geheimrat .... ASCHOFF

[156] Ebd., Bl. 1 RS.

[157] Schmuhl: Neurologen und Psychiater, S. 48 samt Anm. 121.

[158] Ortsgruppenleiter Scheide, München, am 12.01.1939 (auf Anfrage der Gauleitung München-Oberbayern vom 21.12.1938). Seine NSDAP-Mitgliedschaft ist nicht datiert, die Nr. 4 126 684 deutet aber auf ein späteres Eintrittsdatum hin. Bundesarchiv Berlin (ehem. BDC), VBS 1/1080068117, Bl. 2753–2754.

[159] Zitiert nach: E. Muscholl: Gründungsgeschichte und die ersten 25 Jahre der Deutschen Pharmakologischen Gesellschaft, in: DGPT Mitteilungen, Nr. 16 (Februar 1995), S. 29–33, dort: S. 31.

[160] Eb. Koch handschriftlich auf Briefpapier der Kerckhoff-Stiftung, Institut für wissenschaftliche Forschung und Fortbildung, am 28.10.1933 an Kisch. CAHJP Jerusalem, P80/64a–c.

> Klinisches Referat:
> Dienstag, den 17. April
> MORAWITZ
> NÜRNBERGER

> Haben Sie es sich so gedacht oder anders?

> Im übrigen hat NÖRR den Vorstand so ernannt, wie Sie es vorschlagen:

> 1) ASCHOFF, 2) SCHELLONG, 4) KOCH. Als Dritten dann noch BECHER-Frankfurt, der ja in den letzten Jahren regelmäßig da war. Über den bei der nächsten Tagung an Nörrs Stelle neu zu Ernennenden war noch keine Einigkeit zu erreichen. Ich dachte schließlich, daß das ja wohl auch hauptsächlich von ASCHOFF abhängen wird. Videremo! Ich zweifle nicht, daß man Sie bitten wird, wieder die Geschäfte zu übernehmen. Sonst werde ich „Schriftführer" in den nächsten Jahren – wohl 3, da 3 Vorstandsmitglieder vorangehen – bleiben und auf den Zeitpunkt aufpassen, an dem ich das schwere Amt wieder auf Ihre Schultern laden kann.[161]

Der Vorstand hatte sich also ohne Kisch getroffen, von dem er sich nun eindeutig für eine dreijährige Amtsphase getrennt hatte. Kochs Einlassungen dazu könnten einerseits bedeuten, dass er diese Amtsenthebung Kisch gegenüber als vorübergehend darstellte, um die Veränderungen freundlich mitzuteilen; andererseits aber auch, dass er wirklich selber an eine spätere Rückkehr Kischs in das Amt des Schriftführers glaubte. Auch ist unklar, ob dies nur Kochs Meinung oder die des ganzen verbliebenen Vorstands war, die Koch in diesem Fall nur mitteilen sollte. Naheliegend ist, dass man Kisch als dem Vereinsgründer vieles nicht persönlich ins Gesicht sagen wollte.

Wichtig ist auch der eben zitierte Passus mit dem Vorschlag, für den Gesamtvorstand im kommenden Geschäftsjahr 1934/35, der anscheinend ebenfalls in Würzburg diskutiert worden war. Aus dem noch amtierenden Vorstand würde Ernst Magnus-Alsleben ohnehin satzungsgemäß ausscheiden. Der zurückgetretene Siegfried Thannhauser gehörte bekanntermaßen nicht mehr dazu. Somit blieben theoretisch Franz M. Groedel, Johannes Nörr und Georg B. Gruber. Tatsächlich war aber auch der auf USA-Reise befindliche Groedel entfernt worden, wobei unklar ist, ob er seinen Verzicht etwa brieflich erklärt hatte. In der Aufzählung Kochs fehlt außerdem Gruber. Unbekannt ist, ob der nach Würzburg gekommen war. Gruber könnte dementsprechend entweder selbst ausgeschieden sein, weil er die Zersplitterung der Fachgesellschaften neuerdings ablehnte, oder deshalb, weil ihm angesichts dieser Haltung die Demission nahegelegt worden war. Blieb von den alten Vorständen in jedem Fall nur Johannes Nörr. Einen auch künftig fünfköpfigen Vorstand sollten bilden: 1. Nörr, 2. Aschoff, 3. Schellong, 4. Becher, und 5. Koch. Dass Koch zudem den Schriftführer – modern gesprochen: Geschäftsführer – ersetzen sollte, war ein zusätzliches Amt.

Die Enttäuschung von Bruno Kisch wird in einer weiteren Korrespondenz mit Eberhard Koch Anfang 1934 erkennbar. Mittlerweile – wie sich gleich zeigen wird – war beiden bekannt, dass die Behörden eine Änderung des Vereinsrechts angekündigt hatten. Am 18. Januar schrieb Kisch an einen unbekannten Informanten, er müsse „selbst noch einige Auskünfte in dieser akut hereingebrochenen Angelegenheit einholen". Die Kissinger Tagung „ist ja zunächst einmal sichergestellt"; er „hoffe bestimmt, dass zu schlimme Folgen vermieden werden" könnten. „Jedenfalls will Koch mich in allen wesentlichen Punkten unterrichten, und wir werden alles Notwendige gemeinsam beraten."[162]

Bei Koch bedankte sich Kisch am 19. Januar 1934 für einen weiteren Brief, wünschte ihm Erfolg und bot ihm Beratung an. „Sollte bei der Tagung eine Statutenänderungsdiskussion voraussichtlich stattfinden", werde er hinkommen, „wenn auch nicht gerne". Kisch wollte bei einem bestimmten Vorgang jedoch helfen, gab aber an, er könne Koch vor Semesterende nicht besuchen.

161 Eb. Koch handschriftlich auf Briefpapier der DGK am 27.11.1933 an Kisch, ebd. (Auslassungspunkte wie i. O.).

162 Kisch am 18.01.1934 an „Herr Doktor" mit Dank für „zwei Briefe in Angelegenheit der Gesellschaft", ebd.

Nörr hielt er dafür für inkompetent, Koch dagegen für einen Verbündeten:

» Wenn ich das Memorandum ans Ministerium vor Abgang sehen könnte, so wäre ich Ihnen sehr dankbar. Schliesslich sehen 4 Augen mehr als 2, und ob N. überhaupt welche hat, ist mir noch nicht ganz klar.[163]

Dieses Memorandum war nicht aufzufinden, vermutlich aber wollte Kisch seine Satzungen möglichst erhalten wissen. Vorerst konnte er sich mit Koch auch schriftlich und in persönlichen Treffen absprechen und sein Rat wurde noch gehört.

Als die Gesellschaft am 16. und 17. April 1934 zu ihrer Jahrestagung in Bad Kissingen zusammentrat, war an sie vermutlich – weil das auch bei vielen anderen medizinischen Gesellschaften der Fall war – ein Schreiben des Reichsinnenministeriums ergangen, das klare Vorgaben für Satzungsänderungen machte. Sie beinhalteten vier Punkte: 1. bedurfte der Vorstand einer Bestätigung durch das Innenministerium. 2. konnte das Ministerium Vorstandsmitglieder jederzeit abberufen. 3. stand dem Reichsinnenminister das Recht zu, Beschlüsse aufzuheben oder auszusetzen. 4. bedurften Satzungsänderungen der Zustimmung des Ministeriums.[164] Eigentümlicher Weise ging der Vorsitzende der Bad Kissinger Tagung, der Münchener Veterinärmediziner Johannes Nörr, in seiner Eröffnungsrede darauf mit keinem Wort ein.

Umso deutlicher zeigt sich in Nörrs Ansprache eine Abweichung der Sprache im Vergleich mit derjenigen etwa in seinen Briefen. Die siebte Jahrestagung der Deutschen Gesellschaft für Kreislaufforschung begann er mit „Werte Gäste, liebe Volksgenossen!"

» „Die Zahl 7 galt ja von jeher als heilige Zahl, und unsere Tagung steht auch diesmal zum erstenmal in einem ganz besonderen Zeichen, in dem uralten, tiefsymbolischen Zeichen des Hakenkreuzes. Es ist mir eine große Ehre und ganz erlesene Freude, Sie als der erste Vorsitzende der Gesellschaft im *Neuen Reich* herzlich willkommen heißen zu dürfen."[165]

Offen bleibt, ob Nörr diese Worte aus Überzeugung wählte oder, weil er meinte, dies würde von ihm erwartet. Er begrüßte neben Inländern auch Gäste aus „Bulgarien, Tschechoslowakei, Dänemark, Japan, Italien, Holland, Kanada, Norwegen, Schweden und der Schweiz." Namentlich erwähnte er neben Lokalpolitikern „Herrn Fliegerhauptarzt Dr. von Diringshofen." Gestorben seien die drei Mitglieder Prof. Biedl, Dr. Langguth und Dr. Guhr.[166]

Ein Vergleich der Mitgliederlisten ergibt, dass 29 weitere Mitglieder im Jahr 1934 fehlten. Unter den Mitgliedern von 1932 waren dies: Martin Bruck, Franz Cohn, Friedrich Enneper, Daniel Enoch, Gaetano de Giovanni, Marcel Goldenberg, Max Gänsslen, Alfred Günzburg, Fritz Hertz, Alexander Ignatovski, Otto Kattinger, Paul Krause, Marie von Lemesic, Waldemar Mobitz, Otfried Müller, Waldemar Nathan, Ernst Neisser, ein Dr. Oppenheimer aus Mainz, Ludwig von Pap, Johannes Peters, Walter Redisch, Hermann Rein, David Scherf, Werner Teschendorf, Siegfried Thannhauser, Seligmann Weinberg und Max Winternitz. Und nur im Jahr 1933 Mitglied gewesen waren Alfred Benatt und Otto Krayer. Viele von ihnen werden im Kapitel über die Emigration wieder auftauchen.

Aber auch unter denen, die jetzt (im Mitgliederverzeichnis von 1934) fehlten, gab es spätere Wiedereintreter: Gänsslen, Ignatovski und Rein. Hermann Rein fehlte nur ein Jahr. Er war – wie er 1938 unter dem Betreff „Mitgliedschaft in Gliede-

---

163 Kisch am 19.01.1934 an Koch, ebd.

164 Dies folgt der Wiedergabe der Bestimmungen in: Forsbach/Hofer: DGIM, S. 27, die sich stützen auf (ebenfalls ohne genaues Datum): Norbert Jachertz: NS-Machtergreifung (I): Freudigst fügte sich die Ärzteschaft, in: Deutsches Ärzteblatt, 105 (2008), 12, S. A622 (URL: http://m.aerzteblatt.de/print/59437.htm) und (II): Abwärts auf der schiefen Bahn, in: Deutsches Ärzteblatt, 105 (2008), 15, dort: S. A781 (URL: http://m.aerzteblatt.de/print/59661.htm). – Zu anderen Gesellschaften vgl. z. B. auch: Hans Ludwig Basel (Hrsg.): Deutsche Gesellschaft für Gynäkologie und Geburtshilfe: Die Reden. Eröffnungsansprachen zu den Kongressen der Gesellschaft 1886–1998, 2. erweiterte Aufl. (Springer) Heidelberg 1999, S. 149 f. und 152 f.; Rohrbach: Augenheilkunde, S. 120 f.

165 J. Nörr: Eröffnungsansprache des Vorsitzenden, in: Verhandlungen 1934, S. 3–7, dort: S. 3 (kursive Hervorhebung i. O. gesperrt).

166 Ebd.

rungen der N.S.D.A.P." angab – im Dezember 1933 dem Stahlhelm beigetreten, ursprünglich ein nationalkonservativer Veteranenverein und Wehrverband. Von dort sei er im Januar 1934 in die SA überführt worden und im Februar 1934 dann weiter zum DLV (der Deutsche Luftsportverband war eine NSDAP-Gründung). Seit dem 1. März 1934 war er förderndes Mitglied der SS,[167] also konstanter Spender. Außerdem trat er in dieser Zeit der NS-Volkswohlfahrt bei,[168] einem eingetragenen Verein, der die 1933 verbotene Arbeiterwohlfahrt ablöste und das Deutsche Rote Kreuz und die Caritas zurückdrängte. Der NSDAP selbst gehörte Hermann Rein nicht an.

Nach der Aufforderung, sich für die drei Verstorbenen von den Plätzen zu erheben, gratulierte Nörr in seiner Eröffnungsansprache Geheimrat Karl Hürthle, der die „Carl-Ludwig-Ehrenmünze" erhielt (sie hieß ohne Ankündigung jetzt nichtmehr Carl-Ludwig-Medaille): Hürthle sei bekannt für die Konstruktion elastischer Manometer zur Messung des wirklichen Drucks in Herz oder Arterien, und er sei der erste gewesen, der Herztöne mit einem Mikrofon untersuchte und die Blutbewegung in kleinen Gefäßen fotografisch registrierte.[169] Nörr fuhr dann fort:

» Unsere letzte Tagung in Würzburg am 6. und 7. März vorigen Jahres fiel in eine hochbedeutsame Zeit. Viele von uns sind damals dort zur Wahlurne geschritten und auf unserem Heimweg von der Tagung grüßte uns bereits allenthalben das Hakenkreuz und zum erstenmal wieder seit 14 Jahren schwarzweißrote Fahnen [des Kaiserreichs, T. B.]. Deutschland war erwacht![170]

Nur ein (weiteres) Jahr liege zwischen der Tagung 1933 in Würzburg und der vorletzten von 1932 in Tübingen, was aber wie ein Jahrzehnt wirke. Jahrhunderte hätten die Deutschen sich ein „einig Volk" gewünscht:

» Noch auf unserem vorletzten Kongreß in Tübingen sprach der damalige Vorsitzende, Herr Prof. Dietrich, in seiner Eröffnungsrede die bezeichnenden Worte: „Die Unruhe der Politik beherrscht alle Gemüter; der Geist der Wissenschaft soll uns über politische Zerrissenheit hinausführen." Wie weit liegt dies alles schon hinter uns! Befreit von den ewigen Zerwürfnissen durch Parteihader können wir wieder froher und freier an die Arbeit gehen.[171]

Das Protokoll der Mitgliederversammlung am zweiten Sitzungstag unterzeichneten Nörr als „Vorsitzender" und Eberhard Koch als „Schriftführer". Der Versammlung wurden die Namen von 31 Mitgliedschaftsanwärtern genannt, die alle aufgenommen wurden.[172] Eine Überprüfung zeigt einen deutlichen Wandel: In den (undatierten) Karteikarten der Kassenärztlichen Vereinigung war keiner dieser Mediziner als *Jude* oder – im Sinne der späteren *Nürnberger Gesetze* – als *Mischling* klassifiziert. Soweit überprüfbar war dagegen zumindest ein Anwärter schon seit 1929 in der NSDAP,[173] drei seit dem Vorjahr,[174] und drei explizit nie.[175] Unter den *vorhandenen* Mitgliedern war laut den KÄV-Karteikarten wenigstens einer kurz nach der

167 Rein am 11.11.1938 an den Kurator. Universitätsarchiv Göttingen, Kur. PA Rein, Hermann, Bd. I, Bl. 3.

168 Rein am 19.11.1938 an den Kurator, ebd., Bl. 4: „Ergänzend zu meinem Bericht vom 11. November 38 teile ich mit, dass ich seit dem Frühjahr 1934 in der N.S.V. bin."

169 J. Nörr: Eröffnungsansprache des Vorsitzenden, in: Verhandlungen 1934, S. 3–7, dort: S. 4 f.

170 Ebd., S. 5.

171 Ebd.

172 Bericht über die VII. ordentliche Mitgliederversammlung am 17.04.1934, in: Verhandlungen 1934, S. XIX–XX, dort: S. XIX, Punkt 2. (Ein Vergleich des Mitgliederverzeichnisses von 1934 mit demjenigen von 1933 ergibt diesmal dieselben 31 Namen. Das Vorstück im DGK-Archiv Düsseldorf, Bl. 11, weist allerdings einen Namen mehr auf: Hansen aus Oslo.)

173 Bundesarchiv Berlin, KÄV, R 9347, verschiedene Filme: Hammann, H. Gustav, 31.5.08, Vermerk: NSDAP 1.1.29.

174 Ebd., Bredow, Richard Carl, 19.7.78, Vermerk: NSDAP 1.5.33; Leopold, Gustav Adolf Maximilian, 21.11.79, Vermerk: NSDAP 1.5.1933; Haeberlin, Carl C., 20.1.78, Vermerk: NSDAP 1.5.33.

175 Ebd., Grundig, Julius J. Ph., 14.11.1901, Vermerk: NSDAP „nein"; Koch, Walter E. K., 3.5.1880, Vermerk: NSDAP „nein"; Luft, Hans-Werner, 7.11.08, Vermerk: NSDAP „nein".

letzten Jahresversammlung in die NSDAP eingetreten.[176] Darüber hinaus ist einer BDC-Akte zu entnehmen, dass Robert Wetzel, seit 1932 außerordentlicher Professor für Anatomie in Würzburg und 1933 erstmals in der Gesellschaft der Kreislaufforscher, im Juli 1933 in die SA und zum 1. Mai 1934 in die NSDAP eintrat.[177] Im November wurde Wetzel schließlich SA-Scharführer.[178]

Unter den neuen Mitgliedern fallen zudem namentlich auf: Professor Franz Büchner (Berlin), Dr. Heinz von Diringshofen (Berlin), Professor Max Hochrein (Leipzig) - der nach einem Jahr Unterbrechung umstandslos wieder da war - und weiter Dr. Adolf Jarisch (Innsbruck).[179]

Beim vermutlichen Motiv des Eintritts des Dr. von Diringshofen in die Gesellschaft deutet sich ein später wichtiger Aufgabenbereich für Kreislaufforscher an: Eben dieser Mediziner hatte Ende 1933 die Aufgabe übertragen bekommen, einheitliche Standards für die Fliegertauglichkeitsuntersuchung einzuführen. Das preußische Kultusministerium wies dazu die Leiter von Universitätskliniken und Krankenanstalten in größeren Städten an, „Dr. von Diringshofen bei der Einrichtung der Fliegertauglichkeits-Untersuchungsstellen größtes Entgegenkommen und Unterstützung zuteil werden zu lassen." Augen, Ohren, Nerven und innere Organe sollten die Fachärzte der Kliniken dabei möglichst kostenlos untersuchen.[180]

In diese Richtung dachte der damalige Vorstand noch nicht, obwohl im Protokoll der Mitgliederversammlung mehrere Punkte auftauchen, die belegen, dass die Gesellschaft weiterhin unter dem Druck stand, ihre Existenz zu rechtfertigen. So heißt es dort:

> » Herr Nörr regt auf Grund von Anträgen und Verhandlungen an, im nächsten Jahr in engste Zusammenarbeit mit der Gesellschaft für Innere Medizin zu treten und die Tagungen örtlich und zeitlich möglichst zu vereinigen.[181]

Damit war immerhin nicht beschlossen, dies dauerhaft zu tun. Insbesondere war nicht davon die Rede, im Internistenkongress aufzugehen. Die DGK versuchte offenbar so, ihre Eigenständigkeit zu erhalten.

Ein Widerstand gegen die *Gleichschaltung* der Gesellschaft ist nicht überliefert. Im Vorstück des Protokolls von der Hand Kochs findet sich eine Passage, die in den gedruckten Verhandlungen - das ist selten der Fall - komplett fehlt:

> » Tätigkeitsbericht von Prof. NÖRR über das verflossene Geschäftsjahr: Infolge des politischen Umschwungs haben die ursprünglichen Vorstandsmitglieder freiwillig niedergelegt [sic!]. Als 1. Vorsitzender hat Prof. NÖRR zum Schriftführer Prof. KOCH ernannt. - Kurzer Bericht über die Bemühungen zur Erhaltung der Gesellschaft, deren Bestand bedroht war.[182]

Was Nörr über die Art der Bedrohung berichtete, bleibt ebenso im Dunkeln, wie seine Begründung für die freiwillige Niederlegung der 1933 gewählten Vorstandsmitglieder; auch der Zeitpunkt dieser Rücktritte ist im Vorstück des Protokolls nicht genannt.

---

176 Ebd., Käppeler, Paul, 29.6.99, Vermerk: NSDAP 1.5.1933.

177 NSDAP Nr. 3 417 153: Wetzel, Robert Friedrich, 30.9.1898, in: Bundesarchiv Berlin (ehem. BDC), R 9361-VI/3417-3418, Bl. 2678 und 2680.

178 Ebd.: Am 09.11.1934. Im Sommer 1934 wurde er Führer der SA-Lehrtruppe III/9.

179 Bericht über die VII. ordentliche Mitgliederversammlung am 17.04.1934, in: Verhandlungen 1934, S. XIX–XX, dort: S. XIX, Punkt 2.

180 Der Preußische Minister für Wissenschaft, Kunst und Volksbildung, i. A. Dr. Traute, am 11.12.1933 an das preußische Innenministerium sowie die Herren Universitätskuratoren (speziell in Frankfurt/M durch den Oberpräsidenten in Kassel, in Köln durch den Staatskommissar und an der Medizinischen Akademie Düsseldorf durch den Düsseldorfer Regierungspräsidenten). Universitätsarchiv Göttingen, Kur. 2174 Flugtechnische Fachgruppe der Universität Göttingen (Luftfahrtwesen), Bl. 94.

181 Bericht über die VII. ordentliche Mitgliederversammlung am 17.04.1934, in: Verhandlungen 1934, S. XIX–XX, dort: S. XIX, Punkt 3.

182 7. Mitgliederversammlung am 17.04.1934 (1933 i. O. in 1934 geändert) in Kissingen, (ohne Nennung einer Amtsbezeichnung eigenhändig unterschrieben von) Koch und Nörr. DGK-Archiv Düsseldorf, Bl. 9–11, Zitat dort: Bl. 9, Punkt 3.

Über die anstehenden Satzungsänderungen durften die Mitglieder abstimmen und nahmen sie „einstimmig" an. Nicht alle Details waren behördlich vorgegeben. Vielmehr wurde die oben genannte Überlegung dauerhaft gemacht, den Vorstand auf drei Jahre zu wählen. Allerdings unterwarf sich die Gesellschaft einer Mitsprache und Kontrolle der Behörden:

» 1. Der Vorsitzende[a] wird auf mindestens 3 Jahre gewählt; er bedarf der Bestätigung durch den Reichsminister des Innern.

» 2. Der Vorsitzende ernennt aus der Gesellschaft einen Beirat von 3–5 Mitgliedern, die ebenfalls der Bestätigung durch den Reichsminister[b] des Innern bedürfen.

» 3. Der Reichsminister[c] des Innern kann Vorstandsmitglieder jederzeit abberufen sowie Beschlüsse der Gesellschaft aussetzen oder aufheben.

» 4. Satzungsänderungen sowie auch die Auflösung der Gesellschaft bedürfen der Zustimmung des Reichsministers des Innern.[183]

Damit war Paragraf 9 der Satzung weitgehend neu gefasst. Nur der direkte Vergleich mit der alten Satzung ergibt, dass nun zudem aufgenommen war, dass der Vorsitzende der Gesellschaft gleichzeitig „die Tagung als 1. Vorsitzender" leitet. Da dieser unverändert auch das Programm der Tagungen bestimmte,[184] wurde seine Macht bedeutend gesteigert.

Scheinbar beiläufig nennt das Protokoll der Mitgliederversammlung eine weitere wichtige Änderung: „§ 1 erhält den Zusatz: sowie der Bekämpfung der Kreislaufstörungen."[185] Dies modifizierte allerdings den in Paragraf 1 festgehaltenen Zweck der Gesellschaft, die neben der Erforschung des Blutkreislaufs und seiner Organe nun auch einen Heilungsauftrag erhielt. Offenbar hatten die Kreislaufforscher sich den Zielen der NS-Gesundheitspolitik angepasst und in ihre Satzung aufgenommen, nun auch einen praktischen Beitrag zur Volksgesundheit zu leisten.

Scheinbar kurzerhand wählte die Mitgliederversammlung nun Eberhard Koch für die Dauer von drei Jahren zum Vorsitzenden. Nur das handschriftliche Vorstück verrät, dass dies auf Antrag Nörrs geschah.[186] Koch sollte auch den nächsten Tagungsort bestimmen.[187] Die statutenmäßige Annäherung der Leitungskompetenzen an das *Führerprinzip* und die Abkehr von einem turnusmäßig wechselnden Vorstandskollegium war damit vollzogen.

Ein wiederum im gedruckten Protokoll fehlender Punkt ist der letzte im handschriftlichen Vorstück, wonach Nörr als Thema für die Hauptreferate in der nächstjährigen Sitzung Kreislauf und Atmung vorschlug. „Besonders lebhaft von ASCHOFF und STADLER unterstützt."[188]

Die im Laufe des Jahres 1934 gedruckten Verhandlungen nannten Nörr und Koch als „Vorstand der Gesellschaft 1933/1934" (also im abgelaufenen Geschäftsjahr) und Koch als „Vorsitzenden der Gesellschaft für 1934/1937".[189] Ein Beirat ist in den

---

183 Bericht über die VII. ordentliche Mitgliederversammlung am 17.04.1934, in: Verhandlungen 1934, S. XIX–XX, Punkt 4.1 bis 4.4. Dabei wurden 4.1 bis 4.3 zu § 9.1 bis § 9.3 und 4.4 wurde an § 11 angehängt (vgl. Satzungen, ebd., S. XV–XVII, dort: S. XVII, § 9 und § 11). Das handschriftliche Vorstück behandelt diese Satzungsänderungen 4.1 bis 4.4 als Punkt 6 – Unterpunkte sind nicht durchnummeriert – gefolgt von: „Einstimmig angenommen."

a Im Vorstück: Der Vorsitzende der Gesellschaft

b Im Vorstück: den Herrn Reichsminister

c Im Vorstück: Der Herr Reichsminister

184 Satzungen, in: Verhandlungen 1934, S. XVII, § 9.4.

185 Mitgliederversammlung, ebd., S. XX, Punkt 4.5. (Im handschriftlichen Vorstück steht dieser Satz unter: „7. Antrag Koch:" und endet zusätzlich mit: „Einstimmig angenommen.")

186 Ebd., Punkt 5. (Im handschriftlichen Vorstück: „8. Auf Vorschlag des Vorsitzenden Prof. NÖRR wird Prof. KOCH einstimmig zum nächsten Vorsitzenden für 3 Jahre gewählt.")

187 Ebd., Punkt 6. (Im handschriftlichen Vorstück wurden als 4. Punkt zudem 11 Städte benannt, von denen Einladungen vorlägen: „Die Entscheidung wird dem nächstjährigen Vorstand überlassen".)

188 Handschriftliches Vorstück, Bl. 10, Punkt 9.

189 Verhandlungen 1934, S. VII.

Verhandlungen 1934 nicht ausgewiesen. In jedem Fall war Nörr jetzt aus der Vereinsführung ausgeschieden.

Während die Urologen, die – um Konfrontationen zu vermeiden – eine Parallelgesellschaft gründeten und die *Juden* in der alten Gesellschaft zurückließen,[190] erhielten die Kreislaufforscher ihre Gesellschaft. Der Preis war aber ebenfalls der Verlust eines Teils der Vereinsidentität. Besonders traf dies den Initiator der Gesellschaft, der nicht einmal mehr an der Tagung in Bad Kissingen teilnahm. Auch Herausgeber der *Verhandlungen* war laut Titelseite des Bandes von 1934 nicht mehr Bruno Kisch, sondern Eberhard Koch.

Der wissenschaftliche Teil der Tagung in Bad Kissingen verlief wie geplant. Den Vortrag „1. Thrombose und Embolie" hielt wie angedacht Ludwig Aschoff (an diesem Tag sprach auch Franz Büchner „5. Zur Pathologie der Koronardurchblutung"). Das klinische Hauptreferat hielt Paul Morawitz und hieß einfach „11. Thrombose"; dazu hielt der Gynäkologe Ludwig Nürnberger ein Ko-Referat. Die „Aussprachen" verliefen ausgesprochen lebhaft, beteiligt war auch wieder Nicht-Mitglied Siegfried Koller, Statistiker aus Bad Nauheim.[191]

Der 1934 mit der Carl-Ludwig-Ehrenmünze ausgezeichnete Geheime Medizinalrat Professor Karl Hürthle, der als Ordinarius für Physiologie in Tübingen 1927 in den Ruhestand getreten war, hielt mit Kisch zumindest bis Juni 1934 Kontakt wegen Publikationen in der „Zeitschrift für Kreislaufforschung".[192] Am 1. Juli 1934 schied Kisch auch aus der Schriftleitung dieser Zeitschrift aus, wollte aber als „Referent" bis Ende 1934 tätig bleiben. Anfang September 1934 beklagte er, dass er die entsprechenden Manuskripte nicht mehr direkt zur Redaktion erhielt, sondern über Professor Max Hochrein, „der das, was zu referieren ist, in den Heften anstreicht." Kisch kündigte nun an, sich auch als Referent sofort zurückzuziehen. Er merkte noch an – seine letzte redaktionelle Handlung –, dass Hans Baumann (der frühere Assistent Siegfried Thannhausers) sein Manuskript im Oktober einreichen wolle.[193] Bis 1933 hatten Eduard Stadler und Bruno Kisch die „Zeitschrift für Kreislaufforschung" herausgegeben; seit 1934 Stadler, Eberhard Koch und Max Hochrein. Dies geschah „[i]n Gemeinschaft mit" Philipp Broemser, Georg B. Gruber und Hermann Straub – sowie nur 1932 und 1933 mit Otto Krayer.[194]

Kisch resümierte rückblickend, dass „niemand in Deutschland" die Entwicklung zum Nationalso-

---

190 Matthis Krischel: Gleichschaltung und Selbstgleichschaltung der deutschen Urologie im Nationalsozialismus, in: Krischel/Moll/Bellmann/Scholz/Schultheiss: Urologen im Nationalsozialismus, Bd. 1, S. 23–31, dort: S. 29. – Ich bedanke mich für zahlreiche Hinweise bei Thorsten Halling am IGTEM Düsseldorf.

191 Aussprache zu den Vorträgen 1–7, in: Verhandlungen 1934, S. 60–66; und: Aussprache zu den Vorträgen 11–21, ebd., S. 248–257.

192 K. Hürthle am 07.06.1934 und 25.06.1934 an Kisch. StaBi Berlin, NL Kisch, K1. – Hürthle hatte am Kerckhoff-Institut bei Koch gearbeitet und wollte auf dessen Empfehlung über Kisch einen Artikel in der Zeitschrift für Kreislaufforschung unterbringen: Hürthle am 01.08.1933 an Kisch, ebd.

193 Kisch am 04.09.1934 an „Herr Doktor". CAHJP Jerusalem, P80/64a–c.

194 Titelblätter der Jahrgänge der Zeitschrift für Kreislaufforschung. – Es fand sich kein Hinweis, dass für das Ausscheiden von Kisch das Schriftleitergesetz eine direkte Rolle gespielt hätte. Sicherlich übte es aber indirekten Druck aus. Vgl.: Schriftleitergesetz. Vom 4. Oktober 1933. § 1: „Die im Hauptberuf oder auf Grund der Bestellung zum Hauptschriftleiter ausgeübte Mitwirkung an der Gestaltung des geistigen Jnhalts der im Reichsgebiet herausgegebenen Zeitungen und politischen Zeitschriften durch Wort, Nachricht oder Bild ist eine in ihren beruflichen Pflichten und Rechten vom Staat durch dieses Gesetz geregelte öffentliche Aufgabe. Ihre Träger heißen Schriftleiter. [...]." § 3.3: „Der Reichsminister für Volksaufklärung und Propaganda bestimmt, welche Zeitschriften als politische im Sinne dieses Gesetzes anzusehen sind. Betrifft die Zeitschrift ein bestimmtes Fachgebiet, so trifft er die Entscheidung im Einvernehmen mit der zuständigen obersten Reichs- oder Landesbehörde." § 5: „Schriftleiter kann nur sein, wer: [...] 3. arischer Abstammung ist und nicht mit einer Person von nichtarischer Abstammung verheiratet ist, 4. [...], 7. die Eigenschaften hat, die die Aufgabe der geistigen Einwirkung auf die Öffentlichkeit erfordert." Reichsgesetzblatt, Teil 1, Nr. 111 (07.10.1933), S. 713–717, dort: S. 713. – Vgl. weiter: Verordnung über das Inkrafttreten und die Durchführung des Schriftleitergesetzes. Vom 19. Dezember 1933. § 1: „Das Schriftleitergesetz tritt am 1. Januar 1934 in Kraft. [...]." Reichsgesetzblatt, Teil 1, Nr. 144 (20.12.1933), S. 1085–1088, dort: S. 1085.

zialismus habe voraussehen können, „weder Juden noch Christen." Was ihm aber besonders in Erinnerung blieb und

> am meisten in die Augen fiel, war, daß jene Organisationen, die im Jahre 1933 noch gegen Unrecht und Gewalt hätten auftreten können, also etwa Universitätslehrer, die Akademie der Wissenschaften, die Ritter des Ordens Pour le Mérite, nicht ein Wort öffentlichen Widerspruchs wagten.[195]

Noch gehörte Kisch wegen seines Dienstes im vorausgehenden Weltkrieg „zu den etwas geschützteren Juden", während sein Bruder (der Jurist Guido Kisch) aus rassistischen Gründen längst zwangspensioniert war.[196] Als *Frontkämpfer* behielt er (vorerst) seinen Lehrstuhl, war aber aus der Schriftleitung der DGK sowie der Herausgeberschaft der „Verhandlungen" und der Zeitschrift für Kreislaufforschung ausgeschieden. Dagegen konnte er als einfaches Mitglied in der Deutschen Gesellschaft für Kreislaufforschung bleiben.

Die Kenntnis, welche Konsequenzen es hatte, nicht-*arisch* oder oppositionell zu sein, ließ sich auf breiter Front einsetzen. Über Klothilde Gollwitzer-Meier wurde Mitte 1934 kolportiert, sie habe sich von einem Mann scheiden lassen, „der bestimmt Jude war."[197] 1931 hatte sie sich von Hans Gollwitzer getrennt und 1932 den Internisten Christian Kroetz geheiratet,[198] der seit 1930 Mitglied der Gesellschaft war.

Entsprechende Gerüchte über DGK-Mitglieder finden sich auch in zeitgenössischen Korrespondenzen. Die Angegriffenen suchten nachzuweisen, dass diese Attribute auf sie selbst und ihre eigenen Freunde nicht zutrafen. Georg B. Gruber, nun einfaches Mitglied der Deutschen Gesellschaft für Kreislaufforschung, schrieb im Juni 1934 an Albert Dietrich. Dabei ging es um Hermann Straub (seit 1928 im Mitgliederverzeichnis). Gruber nahm seinen Göttinger „Fakultätskollegen" empört in Schutz gegen die von Dietrich kolportierte Behauptung, es gäbe die Anschuldigung, Straub „experimentiere rücksichtslos am Menschen". Gruber hielt dem entgegen: „Die Gerüchte entbehren der Grundlage." Dann ging er auf ein weiteres über Straub kursierendes Gerücht ein:

> Sie, lieber Herr Dietrich, nannten es nicht. [...] „Nicht wahr, der Straub ist ein Erzdemokrat, ein Sozi gar!" [...] Straub war nicht militärtauglich, er ist zart an Körperbau. Sollte daher die wirklich verrückte Meinung kommen, er sei politisch links-stehend orientiert gewesen? Da fehlte nur noch, es sagte einer, Straub sei ein Nichtarier, wie es beispielsweise vor 7 Jahren von mir jemand behauptete. Nein, nein, ehrlicher als solche Gerüchtebläserei wäre dann schon zu sagen: „Den Kerl mag ich nicht leiden, punktum!!"[199]

3.2 Stagnation und Neuausrichtung der Gesellschaft bis 1936

3.2.1 Selbstbehauptung und Strukturwandel 1935

Die 8. Tagung der Deutschen Gesellschaft für Kreislaufforschung (1935) leitete Eberhard Koch erstmals als alleiniger Vorsitzender der Gesellschaft. Gleich zu Beginn seiner Eröffnungsansprache nannte er 7 Mitglieder, die verstorben waren. Unter ihnen befanden sich Privatdozent Hans Baumann, Geheimrat Paul Krause und Professor Hein-

195 Kisch: Wanderungen, S. 261 f.

196 Ebd., S. 262 f.

197 Zitiert nach: Kreispersonalamtsleiter am 27.06.1934 an Pg. Heinz Lohmann, Med. Klinik Freiburg betreffend Sarre. Bundesarchiv Berlin (ehem. BDC), VBS 1/1100031069 Sarre, Bl. 2958.

198 Klotilde Gollwitzer-Meier, geb. Meier, in: Institut für Geschichte der Medizin und für Ethik in der Medizin, Charité, Berlin 2015, URL: http://geschichte.charite.de/aeik/biografie.php?ID=AEIK00804 (abgerufen 08.11.2016).

199 Prof. Dr. Georg B. Gruber, Vorstand des pathologisch. Institutes der Universität Göttingen, am 12.06.1934 an Professor Dr. Dietrich, Tübingen. SUB Göttingen, Cod. Ms. Gruber 1:1,50 Dietrich, Albert, Bl. 2–4, dort: Bl. 2 VS, 3 RS, 4 VS.

rich Rosin. Koch bemerkte lediglich, ihr Tod bedeute einen „schwer ersetzbaren Verlust."[200]

Das Schicksal dieser drei Mitglieder ist etwas näher zu beleuchten. Der im Jahr 1900 geborene Hans Baumann hatte sich – wie geschildert – in Freiburg in kühner Exponiertheit für seinen Institutsleiter Siegfried Thannhauser eingesetzt. Für das Sommersemester 1934 hatte ihn die Universität Freiburg offiziell nach Bad Nauheim beurlaubt.[201] Der Privatdozent arbeitete dort als Oberarzt am Balneologischen Universitäts-Institut in Bad Nauheim mit Schwerpunkt „Herz und Kreislauf".[202] Der Vorstand des Hessischen Staatsbades Bad Nauheim, Dr. Diehl und Professor Arthur Weber (DGK seit 1928), setzten unter dem 21. Dezember 1934 eine Annonce in die Lokalzeitung. Aus ihr geht hervor, dass der „Mitarbeiter im Balneologischen Universitäts-Institut" Hans Baumann am 19. Dezember „nach kurzer, schwerer Krankheit" verschieden sei. Er habe sich „in der kurzen Zeit seines Hierseins" mit „Erfolg an den Forschungsaufgaben des Instituts" beteiligt.[203] Der frühe Tod des noch jungen Mannes stand – soweit zu ermitteln – nicht im Zusammenhang mit staatlicher Verfolgung.[204] Am Tag darauf setzte auch ein Sanitäts-Obersturmführer und Arzt der SA-Standarte 222 eine Todesanzeige für Sanitäts-Oberscharführer Dr. med. Hans Baumann in dieselbe Zeitung und vermerkte, der 4. Sturmbannarzt II/222 „verstarb unerwartet".[205] Motive für diese SA-Mitgliedschaft liegen nicht vor. Neben Hans Baumanns Verhalten bezüglich Siegfried Thannhauser folgt im nächsten Kapitel allerdings noch ein weiterer Beleg, dass er zumindest kein Antisemit war.

Ganz anders verhielt es sich bezüglich Heinrich Rosin (DGK seit 1929). Er wurde am 28. August 1868 in Berlin geboren. Rosin lehrte seit 1896 an der Friedrich-Wilhelms-Universität Berlin und wurde 1921 a. o. Professor für innere Medizin.[206] Er war – wie ein Lexikon schon vor dem Ersten Weltkrieg festhielt – Mitglied des Vereins für Jüdische Geschichte und Literatur, „and has evinced an active interest in the Jewish affairs of the German capital."[207] In einem 1926 veröffentlichten Vortrag hatte er selbstbewusst über „Die Juden in der Medizin" gesprochen; deren hohe Bedeutung werde

> » auch bewiesen durch den Gang der Weltgeschichte. In allen Kulturländern, wohin sie in einer einzigartigen, wie von einer unsichtbaren Hand gelenkten Weise verstreut wurden, zum Teil noch bevor das Christentum in die betreffenden Erdstriche eingedrungen war, haben sich die Juden in einem zu ihrer Zahl unverhältnismäßig hohem Grade im Dienste der Heilkunde bewährt, sowohl als Praktiker, wie als hervorragende Forscher und Meister bis auf den heutigen Tag.[208]

Rosin wurde am 14. September 1933 an der Universität Berlin aufgrund von Paragraf 3 des *Gesetzes zur Wiederherstellung des Berufsbeamtentums*

---

200 Eb. Koch: Eröffnungsansprache des Vorsitzenden, in: Verhandlungen 1935, S. 3–6, dort: S. 4. (Paul Krause fehlt schon im Mitgliederverzeichnis 1934.)

201 Vorlesungs- und Personalverzeichnis: Albert-Ludwigs-Universität Freiburg im Breisgau, Sommersemester 1934, S. 49, URL: http://dl.ub.uni-freiburg.de/diglit/vvuf_1934_ss/0049/ocr?sid=76a04b471d79a9255147b4deb321af50 (abgerufen am 10.11.2016).

202 Baumann, Hans, in: Gerhard Lüdtke (Hrsg.): Kürschners Deutscher Gelehrten-Kalender 1935, 5. Aufl. (Gruyter) Berlin 1935, nach: DBA 2, Fiche 77, S. 416.

203 Todesanzeige Dr. Hans Baumann, in: Bad Nauheimer Zeitung – Wetterauer Anzeiger, 21.12.1934, Anzeige 7386. (Hinweis von Brigitte Faatz, Stadtarchiv Bad Nauheim.)

204 Das Generallandesarchiv Karlsruhe verfügt über keine Akten (Auskunft vom 22.08.2016); auch das Staatsarchiv Freiburg nicht (Auskunft vom 17.08.2016).

205 [Zweite] Todesanzeige Dr. med. Hans Baumann, aufgegeben von Dr. Hammann, in: Bad Nauheimer Zeitung – Wetterauer Anzeiger, 22.12.1934, Anzeige 7437. (Hinweis von Brigitte Faatz, Stadtarchiv Bad Nauheim.)

206 Biografie Heinrich Rosin, URL: http://www.sammlungen.hu-berlin.de/dokumente/16731/ (abgerufen am 11.11.2016).

207 Rosin, Heinrich, in: Isidore Singer (Hrsg.): The Jewish Encyclopedia, 12 Bde. (Funk & Wagnalls) New York 1901-1905, dort: Bd. 10 (1905), nach: JBA, Teil 1s, Fiche 97, S. 123-124.

208 Heinrich Rosin: Die Juden in der Medizin, Vortrag gehalten im Verein für Jüdische Geschichte und Literatur in Berlin, (Philo) Berlin 1926, S. 3.

(„nicht arischer Abstammung") entlassen und starb am 23. Oktober 1934 unter ungeklärten Umständen;[209] sein Tod mit nur 66 Jahren schließt einen Selbstmord nicht aus. – Auf das Schicksal von Paul Krause wird gleich eingegangen.

Diese 8. Tagung der Deutschen Gesellschaft für Kreislaufforschung am 24. und 25. März 1935 in Wiesbaden,[210] einem Sonntag und Montag, stand unter dem Vorzeichen einer neuerlichen Anpassung an die organisatorische Konzentration medizinischer Gesellschaften. Am 10. Oktober 1934 hatte Professor Dr. Hans Reiter, Präsident des Reichsgesundheitsamtes, den deutschen wissenschaftlichen Gesellschaften und Vereinen mitgeteilt, er habe vom Reichsinnenministerium den Auftrag erhalten, sie stärker zu vernetzen. Geplant war, dass „alle wissenschaftlichen Vereine in einer Spitzenarbeitsgemeinschaft zusammengefasst werden, die als eine selbstständige Säule dem Reichsausschuss für Volksgesundheitsdienst (Reichszentrale für Gesundheitsführung) angehört". Immerhin sollte das „Eigenleben" der Vereine erhalten bleiben; allerdings müssten die Vorstände solcher Gesellschaften „betont auf dem Boden des nationalsozialistischen Staates stehen". Da es sich um ein Rundschreiben an die deutschen wissenschaftlichen Gesellschaften und Vereine handelte, kann davon ausgegangen werden,[211] dass Koch zumindest der Inhalt bekannt war.

Weiter hatte Reiter von den Vereinen gefordert, ihm ihre Satzungen zu schicken, damit er sie „im Einvernehmen mit dem Reichsärzteführer" überarbeiten und vereinheitlichen könne. Außerdem verpflichtete Reiter die Vereine zur „Berichterstattung" und zur Teilnahme an Besprechungen.[212] Für Koch bedeutete dies zumindest eine Vermehrung seiner Berichtspflichten. Wie sich außerdem zeigen wird, ging er später das Risiko ein, den mächtigen Präsidenten Reiter einzubinden.

Bei der Konzentration medizinischer Gesellschaften versuchte die Innere Medizin der Sammlungsmittelpunkt zu sein. Dabei hatte sie mehr erreicht, als im ursprünglichen Minimalkompromiss vorgeschlagen (am selben Ort zeitversetzt zu tagen):[213] Die Deutsche Gesellschaft für Kreislaufforschung tagte nicht danach, sondern halb im zeitlichen Vorfeld, halb überlappend mit der Internisten-Tagung, die am selben Ort vom 25. bis 28. März (Montag bis Donnerstag) abgehalten wurde. Da Eberhard Koch laut der letzten Mitgliederversammlung der Kreislaufforscher vom 17. April 1934 den Tagungsort bestimmen sollte, hatte er dies wohl verfügt,[214] die Details jedenfalls mit Anton Géronne verhandelt, der auch die Verhandlungen der DGIM herausgab. Koch hatte nur „den wissenschaftlichen Teil" vorbereitet, Géronne alle anderen Tagungsbelange erledigt. Koch als Tagungsvorsitzender der Kreislaufforscher in Wiesbaden begann am Sonntag mit „Werte Gäste, deutsche Volksgenossen" seine Eröffnungsansprache vor einer „große[n]" Teilnehmerzahl samt „zahlreiche[n] Mitglieder[n]" der Internisten, „die wir unsererseits als Gäste" einluden:

> » Es war für die Deutsche Gesellschaft für Kreislaufforschung eine große Freude und Ehre, als wir von der Deutschen Gesellschaft für Innere Medizin eingeladen wurden, uns bei der diesjährigen Tagung als Gäste anzuschließen.[215]

Koch wollte anscheinend nachweisen, dass die Deutsche Gesellschaft für Kreislaufforschung für den NS-Staat nützliches vollbrachte, musste aber gleich eingestehen, dass die DGIM der DGK nun

209 Udo Schagen: Wer wurde vertrieben? Wie wenig wissen wir? Die Vertreibungen aus der Berliner medizinischen Fakultät 1933. Ein Überblick, in: Sabine Schleiermacher/Udo Schagen (Hrsg.): Die Charité im Dritten Reich. Zur Dienstbarkeit medizinischer Wissenschaft im Nationalsozialismus, (Ferdinand Schönigh) Paderborn 2008, S. 51–66.

210 47. Kongress der DGIM 1935, in: Lasch/Schlegel: Eröffnungsreden DGIM, S. 515.

211 Zitiert nach: Schmuhl: Neurologen und Psychiater, S. 95.

212 Zitiert nach: Ebd.

213 Wie oben ausgeführt von der DGIM mitgeteilt in: Abschrift [für Kisch]: Schittenhelm am 20.06.1933 an F. Groedel. StaBi Berlin, NL Kisch, K2.

214 Bericht über die VII. ordentliche Mitgliederversammlung am 17.04.1934, in: Verhandlungen 1934, S. XIX–XX, dort: S. XX, Punkt 6. – Daten der DGK-Jahrestagung 1935: Titelseite, in: Verhandlungen 1935.

215 Eb. Koch: Eröffnungsansprache des Vorsitzenden, in: Verhandlungen 1935, S. 3–6, dort: S. 3 (auch zur Koordination mit Anton Géronne).

auch die ureigenen Themen streitig machte sowie auch das daraus erwachsende Zukunftspotenzial: Die von den Kreislaufforschern gewählten Konferenzthemen „Kreislauf und Atmung" seien „Kernfragen",

> die augenblicklich nicht nur wegen ihrer rein wissenschaftlichen Bedeutung bevorzugt bearbeitet werden; sie bilden auch die breite Grundlage für eine Reihe besonderer Anwendungsgebiete, z. B. für die *Flugmedizin*, die morgen von der Gesellschaft für Innere Medizin behandelt wird.[216]

Heinz von Diringshofen (DGK seit 1934) sprach in der Tat im ersten Hauptreferat im Programm der *Internisten* über aeronautisch-medizinische Fragen.[217]

Der Vorsitzende der Deutschen Gesellschaft für Innere Medizin, Hugo Schottmüller, sagte dann in seiner Eröffnungsrede am Montag, es sei „insbesondere dem Einflusse der Regierung" zuzuschreiben, dass „die seit Jahren immer mehr um sich greifende Zersplitterung" zurückgedrängt werde. Schottmüller begrüßte „in unserem Kreise" als erste Gesellschaft die der Kreislaufforscher.

> Wir freuen uns, ihre Mitglieder am heutigen Tage bei uns zu sehen; zahlreiche unserer Mitglieder haben ja am gestrigen Sonntag der ersten so bedeutsamen wissenschaftlichen Aussprache der Deutschen Gesellschaft für Kreislaufforschung mit großem Interesse beigewohnt, [...].[218]

Drei weitere Gesellschaften reihten sich am letzten Tag der Internisten-Tagung ein,[219] eine vierte, die der Pathologen, tagte vom 28. bis 30. März in Gießen, um – wie Schottmüller einordnete – immerhin durch die Wahl eines Ortes in der Nähe, „ihre Zugehörigkeit zur alma mater der inneren Medizin zum Ausdruck zu bringen". Er fuhr fort: „Dieser Zusammenschluß sollte aber nicht auf die Kongresse beschränkt bleiben." Zwar hätten „die Fortschritte der Technik" eine „Spezialisierung in der Medizin" notwendig gemacht, doch habe sich „bedauerlicherweise" eine „Aufteilung in weit übertriebenem Maße" nicht verhindern lassen. Schottmüller hoffte, der DGIM in staatlichem Auftrag ihren alten Status als Zentralvertretung aller Ärzte zurückzugeben, die sich mit inneren Krankheiten befassten:

> Hier hat der Stand, unter anderen auch unsere Gesellschaft, Halt zu bieten versucht. Es wird aber entscheidend nicht anders Wandel zu schaffen sein, als daß mehr noch als bisher der Staat die Mängel behebt. Denn darüber ist kein Zweifel, was not tut, es ist der Arzt mit allgemeiner ärztlicher Bildung.[220]

In gleicher Tendenz nutzte Schottmüller die Totenehrung des verstorbenen Ehrenmitglieds seiner Gesellschaft, Wilhelm His, dessen Carl-Ludwig-Ehrenmünze er trotz der anwesenden Kreislaufforscher nicht erwähnte:

> Wilhelm His hat sich selbst durch seine Forschungen, vor allen Dingen auf dem Gebiet der Herzphysiologie und Pathologie ein unvergängliches Denkmal gesetzt. [...] Er gehört zu den letzten *Großen der deutschen Medizin der Vergangenheit*.[221]

Auch den Heilpraktikern, die im NS im Aufwind waren, wollte Schottmüller keinen Boden überlassen. Gegen den Vorwurf, die Schulmedizin habe „den Zusammenhang mit der Natur verloren", verwahrte er sich mit dem Argument, dass schon sein Lehrer Hermann Lenhartz – „wo es angezeigt war" – Naturheilverfahren eingesetzt habe.[222]

---

216 Ebd. (kursive Hervorhebung T. B.).

217 47. Kongress der DGIM 1935, in: Lasch/Schlegel: Eröffnungsreden DGIM, S. 515 (nur Titel).

218 Schottmüller: Eröffnungsrede, in: Ebd., S. 517–525, dort: S. 517.

219 Ebd. S. 518: „Am Donnerstag haben wir die Genugtuung[,] zusammen zu tagen mit der Deutschen Gesellschaft für Bäder- und Klimakunde, der Deutschen Gesellschaft für Rheumabekämpfung und dem Standesverein der Deutschen Badeärzte."

220 Ebd.

221 Ebd., S. 522 (kursive Hervorhebung i. O. gesperrt). Für die Auslassung steht i. O.: „Wie er aber ein hervorragender Forscher war, so wirkte er auch vorbildlich als Arzt."

222 Ebd., S. 521.

Schottmüller zählte in seiner Rede auch einige medizinische Leistungen von Paul Krause, (zugleich) Mitglied der Internisten, auf, der „plötzlich" am 7. Mai 1934 gestorben sei.[223]

Die Umstände des Todes von Paul Krause blieben dabei – wie schon am Vortag in der Ehrung durch Eberhard Koch – im Dunkeln. Dabei hatte Paul Krause nicht nur, wie Schottmüller betonte, im Weltkrieg seine Kenntnisse über Infektionskrankheiten eingebracht, das Röntgen vorangebracht und die „junge" medizinische Fakultät in Münster aufblühen lassen:[224] Krause, geboren 1871 in Glogau, war 1909 ordentlicher Professor in Bonn sowie Präsident der Deutschen Röntgen-Gesellschaft geworden. Für seinen Dienst im Ersten Weltkrieg, etwa als Leiter des Typhuslazaretts in Spa, erhielt er den Titel Geheimer Medizinalrat und mehrere Auszeichnungen. 1924 war er Gründungsdekan der Medizinischen Fakultät Münster und wurde ordentlicher Professor und Direktor der inneren Klinik. Im Amtsjahr 1930/31 war er Rektor der Universität Münster. Die Herrschaft der NSDAP hatte Krause zunächst begrüßt, allerdings kritisierte er als langjähriger Gegner der Kurpfuscherei gleich einen NS-Gesetzesentwurf, der den Berufsstand der Heilpraktiker stärken sollte. In einem Brief an einen befreundeten Arzt forderte Krause, dass die deutsche Ärzteschaft Reichsärzteführer Gerhard Wagner ihr Misstrauen ausspreche; der hatte gefordert, Alternativmedizin ins Medizinstudium aufzunehmen. Krauses Brief geriet in die Hände von Wagner, der ihn mit persönlichem Schreiben vom 7. Dezember 1933 in grobem Ton wissen ließ, er werde sich nicht beeinflussen lassen. Im Deutschen Ärzteblatt vom 9. Dezember äußerte Wagner gegen alle Kritiker des Gesetzes, sei seien keine Nationalsozialisten und gegen sie werde mit aller Schärfe vorgegangen. Krause schrieb dem Kurator der Universität Münster am 12. Dezember, er fühle sich „aufs tiefste verletzt". Die gesetzliche Anerkennung der Heilpraktiker sei „ein nationales Unglück"; Menschen hätten ein Recht, von „richtigen Medizinern" betreut zu werden. In der Hetze gegen ihn rief die Studentenschaft zum Boykott seiner Veranstaltungen auf und sein eigener Oberarzt an der Universitätsklinik Münster unterstellte ihm Inkompetenz. Krause beantragte ein Disziplinarverfahren gegen sich selbst, damit die Vorwürfe untersucht werden könnten. Das preußische Kultusministerium lehnte dies am 6. April 1934 ab: Krause habe offen Kritik an Regierungsmitgliedern geübt. Als er am 7. Mai von seiner Beurlaubung erfuhr, tötete er sich durch einen Schuss in den Kopf.[225]

Zurück zu Eberhard Kochs Eröffnungsrede am Vortag und zum Verlauf der Tagung der Kreislaufforscher. Nach der erwähnten Totenehrung gab Koch die Verleihung der Carl-Ludwig-Ehrenmünze an „Herrn Prof. Wenckebach" (DGK seit 1928) bekannt. Die Auszeichnung Wenckebachs für „Verdienste um die Kreislaufforschung" begründete Koch etwas allgemein: „Durch Ihre klassischen Leistungen ist Ihr Name mit unvergänglichen Lettern in diesem Wissenschaftsgebäude verewigt."[226] Dabei wären einige von Wenckebachs Leistungen schnell aufzuzählen: Karel Frederik Wenckebach, 1864 geboren in Den Haag, hatte Herzrhythmusstörungen schon vor dem Einzug der Elektrokardiographie erforscht; nach ihm war längst das Wenckebach-Bündel im Erregungssystem des Herzens benannt.[227] Der Wiener Mediziner wird im nächsten Kapitel eine Rolle spielen.

223 Ebd. S. 523. – Ebd., S. 524: „Privatdozent Dr. Hans Baumann (Bad Nauheim)" listete er neben anderen nur auf.

224 Ebd., S. 523.

225 Ursula Ferdinand: Die Gleichschaltung an der Medizinischen Fakultät der Westfälischen Wilhelms-Universität Münster 1933–1935, in: Axel Karenberg/Dominik Groß/Mathias Schmidt (Hrsg.): Forschungen zur Medizingeschichte. Beiträge des „Rheinischen Kreises der Medizinhistoriker", (kassel university press) Kassel 2013, S. 217–233, dort: S. 225–227; und: Julius Virnyi: Zum Gedenken an Paul Krause, flurgespräche (17.08.2014), URL: http://www.flurgespraeche.de/wp-content/uploads/2015/10/Gedenkblatt-pfd-Krause-Paul-1.pdf (abgerufen am 10.11.2016).

226 Eb. Koch: Eröffnungsansprache des Vorsitzenden, in: Verhandlungen 1935, S. 3–6, dort: S. 4. – Koch dankte Wenckebach ebd. dafür, in diesem Jahre „das erste Kongreßreferat Ihres Lebens zu halten."

227 Wenckebach, Karel Frederik, in: I. Fischer (Hrsg.): Biographisches Lexikon der hervorragenden Ärzte der letzten fünfzig Jahre, 2 Bde. (Urban & Schwarzenberg) Berlin 1932–1933, dort: Bd. 2 (1933), nach: DBA 2, Fiche 1387, S. 409.

Nach der kurzen Ehrung bat Koch darum, ihm „einige allgemeine Worte über *Ziel und Wirken der Deutschen Gesellschaft für Kreislaufforschung*" zu erlauben. Er nahm dabei eine Art Positionsbestimmung vor, die neben der wissenschaftlichen Zielsetzung auch zukünftige Aufgaben besonders betonte, die die Gesellschaft der Kreislaufforscher für den Staat wahrzunehmen habe:

» Wir wollen kein „Verein", keine „Gesellschaft" im alten überwundenen Sinne sein, sondern eine *Arbeitsgemeinschaft*, in der den einzelnen Forschern, die oft nur allzusehr dazu neigen, sich hinter den Mauern ihrer Laboratorien einzuspinnen, Gelegenheit geboten wird, miteinander Fühlung zu nehmen. Die Kreislauf-Wissenschaft ist [...] ein verhältnismäßig abgeschlossenes Gebiet, auf dem nicht nur Ärzte, sondern auch Vertreter der verschiedensten Grenzwissenschaften wie Physiologen, Pathologen, Pharmakologen usw. mitarbeiten. Unsere Gesellschaft versucht seit ihrem Bestehen[,] alle diese Mitarbeiter zusammenzufassen [...]. Wir wenden uns damit bewußt gegen eine Zersplitterung und erstreben eine *Zentralisation aller kreislaufforschenden Stellen.*[228]

Vermutet werden darf, dass Koch damit dem Vorwurf öffentlichkeitswirksam entgegentreten wollte, die Kreislaufforscher verfolgten Spezialinteressen. Er stellte die Gesellschaft in den neuen *medizinischen Gemeinschaftsgeist* und schob gleich die im Vorjahr hinzugenommene „neue, ernste Pflicht" nach: „[D]ie Bekämpfung der Kreislaufstörungen", die „geradezu" eine „Volkskrankheit" geworden seien.

» Die Gesellschaft hat deshalb im vorigen Jahre neben der Erforschung auch *die Bekämpfung der Kreislaufstörungen* als besonders dringliche Aufgabe mit in ihren Arbeitsplan aufgenommen, den wir in Zusammenarbeit mit den amtlichen Dienststellen, insbesondere mit dem Reichsgesundheitsamt, durchzuführen hoffen. Die Gesellschaft hat damit die Aufgaben des vor einigen Jahren gegründeten Komitees zur Erforschung und Bekämpfung der Kreislaufstörungen mit übernommen.[229]

Am Ende der Tagung stand am 25. März die Mitgliederversammlung, auf der 23 Neumitglieder vorgestellt wurden, darunter Dr. Siegfried Koller (Bad Nauheim), Prof. Wilhelm Nonnenbruch (Prag), Prof. Hermann Rein (Göttingen) und Georg August Weltz (München).[230]

Die Neumitglieder der Deutschen Gesellschaft für Kreislaufforschung von 1935 waren, soweit Karteikarten der Kassenärztlichen Vereinigung vorliegen, alle „deutschblütig". Allerdings arbeitete rund die Hälfte der 23 Neuen im Ausland und hatte dementsprechend keine Verbindung zur Kassenärztlichen Vereinigung.[231] Zwei Neumitglieder waren explizit nicht in der NSDAP;[232] Koller war wohl bereits jetzt Parteimitglied.[233] Nach einer BDC-Akte gehörte Wilhelm Nonnenbruch in seiner Prager Zeit nicht der NSDAP an.[234]

---

228 Eb. Koch: Eröffnungsansprache des Vorsitzenden, in: Verhandlungen 1935, S. 3–6, dort: S. 5 (kursive Hervorhebungen i. O. gesperrt).

229 Ebd., S. 5 f. (kursive Hervorhebung i. O. gesperrt). Das oben zitierte Wort „Volkskrankheit" setzte Koch in Anführungszeichen.

230 Bericht über die VIII. ordentliche Mitgliederversammlung am 25.03.1935 in Wiesbaden, in: Ebd., S. XIX, Punkt 2. – Der direkte Vergleich der Mitgliederverzeichnisse von 1934 und 1935 ergibt, dass 1935 außerdem Olav Hanssen neu war.

231 Alfredo V. Di Cio (Buenos Aires), Walter Hadorn (Bern), Max Holzmann (Zürich), Sven Ingvar (Lund), Sru Tul Laufer (Neapel), Pavel Lukl (Prag), Dragomir Mateeff (Sofia), Lopez Morales (Madrid), Gustav Nylin (Stockholm), Rudolf Staehelin (Basel) und Edoardo Storti (Pavia). – Kein Eintrag im Feld NSDAP in der KÄV-Karteikarte über Wilhelm Nonnenbruch: Bundesarchiv Berlin, KÄV, R 9347, Film 20, Nonnenbruch, Wilhelm, 1887 (er war damals noch in Prag).

232 Bundesarchiv Berlin, KÄV, R 9347, Film 26: Schwab, Robert, 13.4.1905: NSDAP „nein", SA „-", SS „-", NSKK „-"; und: Ebd., Film 30: Wirth, *Cecil* Hermann, 25.10.99: NSDAP „nein", SA „-", SS „-", NSKK „-".

233 Ebd., Film 14: Koller, E. Siegfried, 30.1.1908, NSDAP „ja", SA „ja". – Koller, *Siegfried*, in: Klee: Personenlexikon, S. 329, gibt als Eintrittsdatum an: Mai 1933.

234 Bundesarchiv Berlin (ehem. BDC), VBS 286/6400031852 Nonnenbruch, Wilhelm, Dr., 6.11.1887, offenbar Anlage zu einem Schreiben von 1939, Bl. 1075 f.

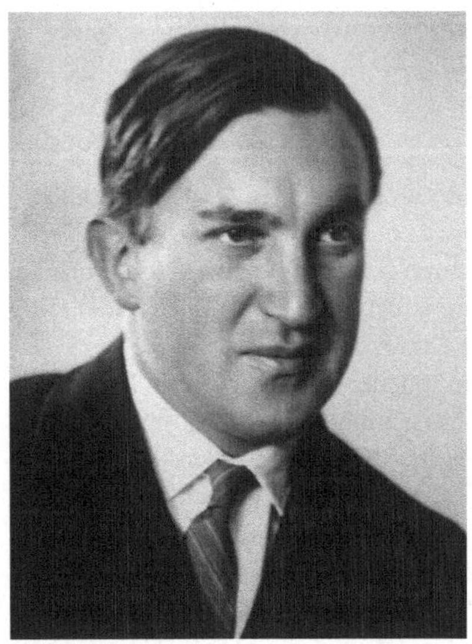

© F. H. Rein

Abb. 3.3 Hermann Rein, undatiert

Auffällig ist der Wiedereintritt Hermann Reins (Abb. 3.3). Er könnte teils dadurch motiviert gewesen sein, dass er in dieser Zeit einer „Anregung des Herrn Reichsministers der Luftfahrt entsprechend“ beauftragt wurde, an der Universität Göttingen „die Luftfahrtmedizin in einer Wochenstunde in Vorlesungen und, soweit nötig, in Uebungen zu vertreten.“[235] Außerdem wollte Rein von der DFG eine technische Hilfskraft finanziert bekommen, um die „Regulation des Kreislaufs und den Energieumsatz im Muskel des Warmblüter-Herzens“ zu untersuchen. Wie er in seinem Antrag schrieb, seien dabei Fortschritte für die Luftfahrtmedizin und die Arbeitsphysiologie zu erhoffen.[236] Nicht ausgeschlossen werden kann zwar, dass Rein, der nur einmal im Mitgliederverzeichnis der Gesellschaft fehlte, im Jahr 1934 die Zahlung des Jahresbeitrags versäumt hatte. Wäre ihm die Gesellschaft nicht als nützlich oder wichtig erschienen, hätte er aber nicht wieder eintreten müssen.

Zwischenzeitlich war Rein am 1. August 1934 dem N.S.-Lehrerbund und im April 1935 dem Reichsluftschutzbund beigetreten.[237] Dies hielt ihn Anfang März 1935 (kurz vor der Jahrestagung) allerdings nicht davon ab, an der Universität Göttingen neuerlich für seinen Mitarbeiter Rudolf Ehrenberg zu intervenieren. Der war 1933 als Frontkämpfer zwar vorerst weiterbeschäftigt worden. Die von Rein 1934 beantragte Verlängerung seines Dienstverhältnisses war zwar genehmigt worden, jedoch mit Befristung zum 30. September 1935. Der Minister begründete: um einer jüngeren Kraft Platz zu machen. Die Bemühungen Reins, des Dekans und des Kurators der Göttinger Universität, Ehrenberg halten zu können, blieben jetzt erfolglos. Im Juni 1935 beantragte Ehrenberg seine Versetzung in den vorzeitigen Ruhestand. DGK-Gründungsmitglied Hermann Straub (Direktor der Universitätsklinik Göttingen) bescheinigte dem tatsächlich gesunden Ehrenberg am 5. Juni 1935 eine dauernde Dienstunfähigkeit infolge einer Herz- und Lungenerkrankung. Dies bewirkte immerhin, dass Ehrenberg ein kleines Ruhegehalt erhielt.[238]

Die Mitgliederstruktur der Deutschen Gesellschaft für Kreislaufforschung veränderte sich weiter. Neuerlich zogen sich etliche Mitglieder aus der Gesellschaft zurück. Unter den Medizinern, die bereits 1932 in der Gesellschaft gewesen waren, fehlten – nur durch Vergleich der seit 1928 gedruckten Mitgliederverzeichnisse zu ermitteln – jetzt Albert Fraenkel (Mitglied seit 1928), Erich Frank (seit 1931), Roman Glassner (1929), Franz Grünbaum (1932), Arthur Hesse (1929), Ernst Mangold (1928), Gert Schoenewald (1930), Sally Schoenewald (1928), Adolf Schott (1932), Rudolf Weinberg (1928), Rudolf Fritz Weiß (1928) und Emil Zak (1928). Von den 1933 neuen Mitgliedern sind zudem Hans Haas und Sigurd Janssen jetzt nicht

235 Reichs- und Preuß. Minister für Wissenschaft pp., i. A. Vahlen, am 06.03.1935 an Rein. Universitätsarchiv Göttingen, Kur. PA Rein, Hermann, Bd. I, Bl. 64.

236 Rein am 20.03.1935 an die „Notgemeinschaft der Deutschen Wissenschaften“. Bundesarchiv Berlin, R 73/13879, Bl. 228.

237 Rein am 11.11.1938 an Kurator. Universitätsarchiv Göttingen, Kur. PA Rein, Hermann, Bd. I, Bl. 3.

238 Ulrich Beushausen/Hans-Joachim Dahms/Thomas Koch/ Almuth Massing/Konrad Obermann: Die Medizinische Fakultät im Dritten Reich, in: Heinrich v. Becker/ Hans-Jochen Dahms/Cornelia Wegeler (Hrsg.): Die Universität Göttingen unter dem Nationalsozialismus, 2. erweiterte Ausgabe (K. G. Saur) München 1998, S. 183–286, dort: S. 191.

mehr aufgelistet. Alle diese 14 Ausgetretenen lebten noch.[239] Unter ihnen waren sieben Gründungsmitglieder. Einige werden im nächsten Kapitel näher behandelt. Eines der Gründungsmitglieder, Rudolf Fritz Weiß, wird im Kapitel zu den verfolgten Mitgliedern nicht weiter behandelt: Er war laut KÄV-Karteikarte „deutschblütig“ und „in erster Ehe mit einer Volljüdin verheiratet, 1936 geschieden.“[240]

Die Tagung zeigt auch, dass Eberhard Koch die Gesellschaft stärker in Regie nahm und längerfristig plante. Koch wurde in den Verhandlungen 1935 als „Vorsitzender der Wiesbadener Tagung“ geführt und als „Vorsitzender der Gesellschaft 1934/1937“. Unterstützt wurde er nun von einem Beirat bestehend aus den Professoren Eugen Kirch, Fritz Schellong und Max Hochrein.[241] Die Mitgliederversammlung zeichnete Koch wiederum ab mit „Der Vorsitzende“. Er betonte dort nochmals, „daß die Arbeit des früheren Komitees zur Erforschung und Bekämpfung der Kreislaufstörungen in Zukunft von der Gesellschaft mit übernommen wird“, genauer vom Vorstand.[242] Für die Tagung im Folgejahr hatten sich Baden-Baden, Bad Salzbrunn, Konstanz, Stuttgart und Waldenburg in Schlesien beworben. Eine Einladung des Senats der Stadt Danzig solle in den nächsten Jahren angenommen werden. Thema 1936 werde voraussichtlich „Der Kreislauf-Kollaps“ sein, 1937 sollte möglichst die „soziale Bedeutung der Kreislaufstörungen“ folgen.[243]

Die drei Mitglieder des Beirats stellte Koch – soweit bekannt – nicht vor, erklärte auch nicht, warum er drei und nicht vier oder fünf Personen bestimmt hatte, sondern setzte einfach die letzte Satzungsänderung um.[244] Eugen Kirch vom Pathologischen Institut in Erlangen gehörte der Deutschen Gesellschaft für Kreislaufforschung seit 1929 an, Fritz Schellong (Heidelberg) steht schon im ersten Mitgliederverzeichnis von 1928 und Max Hochrein von der Universitätsklinik Leipzig war ebenfalls seit 1928 in der Gesellschaft. Alle drei Mitglieder des nun erstmals besetzten Beirats hatten zuvor noch kein Amt der Gesellschaft bekleidet. Der Beirat trat in den fol-

---

239 Zu den 1935 fehlenden Mitgliedern kommen die von Eberhard Koch (Eröffnungsansprache des Vorsitzenden, in: Verhandlungen 1935, S. 3–6, dort: S. 4) genannten verstorbenen Mitglieder hinzu: Hans Baumann (DGK seit 1928), Kurt Dietrich (seit 1930), Gottfried Eismayer (1928), Heinrich Rosin (1929), Heinrich Theodor Rumpf (1928) und H. Stoll (nur 1934); der von Koch 1935 genannte Paul Krause (1932) fehlte schon im Mitgliederverzeichnis 1934. – Kurt Dietrich, Prosektor und Leiter der Pathologisch-Anatomischen Abteilung des Landes-Hygiene-Instituts in Oldenburg, verstarb am 26.01.1935: Tagesgeschichte, in: Klinische Wochenschrift, Bd. 14, Nr. 8 (23.02.1935), S. 288. – Theodor Rumpf verstarb nach längerer Krankheit: Ralf Forsbach: Die Medizinische Fakultät der Universität Bonn im „Dritten Reich“, (R. Oldenbourg) München 2006, S. 128 samt Anm. 325. – Außerdem verstarb (vermutlich zwischen Tagung und Drucklegung der Verhandlungen) Eduard Allard (1869–1935; im Mitgliederverzeichnis seit 1928): Staatsarchiv der Freien und Hansestadt Hamburg, https://www.deutsche-digitale-bibliothek.de/item/XXUEB5NP242IQB3WRNK64Q7QP3MAVZPJ (abgerufen 12.11.2016). – Nicht sicher zu recherchieren ist ein Mediziner, der in den Verhandlungen 1928–1934 angegeben ist mit „Petersen, Dr., Kiel, Medizin. Klinik“; sehr wahrscheinlich ist es: Peter-Friedrich Petersen: Zur Frage des plötzlichen Ertrinkungstodes, in: Zeitschrift für die gesamte experimentelle Medizin, Bd. 61, Nr. 1 (1928), S. 390–404: „Aus der medizinischen Klinik Kiel (Direktor: Prof. A. Schittenhelm), Sportärztliche Beratungsstelle der Universität.“ – Insgesamt fehlten 19 der Mitglieder von 1932, zwei von 1933 und einer von 1934, also 22. Abzüglich der sieben Verstorbenen und des nicht-recherchierbaren Petersen waren 14 ausgetreten.

240 Bundesarchiv Berlin, KÄV, R 9347, Film 29, Weiss, Rudolf Fritz, 28.7.95, Vermerk: NSDAP [o.D.] „Nr. 3 656 951“.

241 „Vorstand, bisherige Tagungen“, in: Verhandlungen 1935, S. VIII.

242 Der Satz „Der Vorstand wird die Tätigkeit aufnehmen.“ deutete dies an. Bericht über die VIII. ordentliche Mitgliederversammlung am 25.03.1935 in Wiesbaden, in: Ebd., S. XIX, Punkt 3. – Weiter wies Koch ebd. darauf hin, dass die „früheren Mitteilungen des Komitees“ nun als „Statistische Beihefte“ bei Bedarf in der Zeitschrift für Kreislaufforschung erschienen.

243 Ebd., Punkt 4. – Unter ebd., Punkt 5, wurde der Antrag von W. Goetsch behandelt, die Gesellschaft solle sich bei staatlichen Stellen darum bemühen, dass Ärzte sich als „Facharzt für Herzkrankheiten“ bezeichnen dürften. Dies wurde abgelehnt.

244 Vgl. den oben behandelten Bericht über die VII. ordentliche Mitgliederversammlung am 17.04.1934, in: Verhandlungen 1934, S. XIX–XX, Punkt 4.2.

genden Jahren allerdings nicht sichtbar in Erscheinung.

Das Ansinnen des nationalsozialistischen Staates, den internationalen Diskurs zwischen Forschern zu kontrollieren, hatte Eberhard Koch zwischenzeitlich ausgesprochen dilatorisch behandelt. Dabei war dafür eine Instanz eingerichtet worden und wartete längst auf Antwort. Koch reagierte erst mehrere Wochen nach dem Wiesbadener Kongress auf das offenbar allererste eingegangene Schreiben der Wissenschaftlichen Kongreßzentrale[245] „von Ende Januar 1935": Die Gesellschaft sei „sehr gerne" bereit, „mit Ihnen bei der Veranstaltung der Tagungen in Verbindung zu treten." Einen nicht vorliegenden „Fragebogen" beantwortete Koch derart, dass er die Punkte als durchnummerierte Liste abarbeitete, wobei er die Fragen leider nicht wiederholte. Er schrieb, die Deutsche Gesellschaft für Kreislaufforschung sei keiner größeren Körperschaft angeschlossen, stehe aber mit der Gesellschaft für Innere Medizin „in loser Verbindung" bezüglich der „Festsetzung der Tagungen und Hauptthemen." Die Kreislaufforscher planten, „im nächsten Jahre mit der Deutschen Gesellschaft für Chirurgie zusammenzutagen", hätten von den Chirurgen aber noch keine verbindliche Antwort. Koch legte Muster für übliche Einladungsschreiben und die „Verhandlungen" von 1934 als Anlage bei. Er hielt über die vergangene Tagung fest: Für Wiesbaden hätten sich sehr viele „Ausländer" als Teilnehmer und Referenten angemeldet. Er sei Leiter des Kongresses. Über „die ausländischen Kreislaufgesellschaften" sei er „ziemlich gut" informiert. Unter Punkt 10 schrieb Koch:

> Im Jahre 1933 ist ein Internationales Komitee zur Erforschung und Bekämpfung der Kreislaufstörungen auf unserer Jahrestagung gegründet worden. Ich bin jetzt von amtlicher Stelle aus aufgefordert worden, die internationalen Beziehungen wieder anzuknüpfen.[246]

Die ausgesprochen fordernde Antwort ging unter dem 8. Mai 1935 an die Gesellschaft, Bad Nauheim, ohne Koch namentlich anzusprechen:

> Besonders interessiert hat uns die Bildung eines Internationalen Komitees sowie die Bekanntgabe, dass die diesjährige Tagung in Wiesbaden sich eines ungewöhnlich grossen Besuches von Ausländern erfreute. Wir gehen systematisch darauf aus, zu derartigen deutschen Tagungen Ausländer einzuladen und alle so geschaffenen oder entstehenden Verbindungen für kulturpolitische Zwecke zentral zu erfassen.
> Wir wären Ihnen deshalb sehr verbunden, wenn sie uns die ausländischen Mitglieder Ihrer Gesellschaft, ferner die ausländischen Teilnehmer Ihrer letztjährigen Tagungen, sowie die Mitglieder des neu gebildeten Internationalen Komitees samt bisherigen Tagungen und etwa schon festgesetzten zukünftigen Tagungen dieses Internationalen Komitees bekanntgeben würden.[247]

Koch reichte daraufhin (nur) die „gewünschte Liste der ausländischen Teilnehmer" sowie die Liste „der neuaufgenommenen ausländischen Mitglieder"

245 Die „Wissenschaftliche Kongreßzentrale" (später: „Deutsche Kongreßzentrale") war Ende 1934 auf Initiative des Reichsministeriums für Volksaufklärung und Propaganda gegründet worden. Sie sollte wissenschaftliche Kongresse propagandistisch und kulturpolitisch ausnutzen, zugleich aber das Kongresswesen immer stärker zentralisieren und kontrollieren (z. B. durch die 1936 eingeführte Melde- und Genehmigungspflicht). Dörte Andres: „Der politisch aktive deutsche Dolmetscher und Übersetzer … kämpft bewusst für die politischen Ideale des Führers", in: Dies./ Julia Richter/Larisa Schippel (Hrsg.): Translation und „Drittes Reich", (Frank & Timme) Berlin 2016, S. 99–120, dort: 102 f.

246 Eb. Koch, Vorsitzender, am 03.05.1935 an die Wissenschaftliche Kongresszentrale, Berlin. Hoover Institution Archives Stanford University, Coll. XX346 Deutsche Kongress-Zentrale Records, Box 182.

247 Dr. Knapp am 08.05.1935 „An: Deutsche Gesellschaft für Kreislaufforschung", Bad Nauheim, ebd.

der Gesellschaft ein. Die Teilnehmerliste sei leider sehr unvollständig.[248]

Die wissenschaftliche Entwicklung der Jahrestagungen war – abgesehen von dem leichten Schwenk hin zur Flugmedizin, dem bisher wenige und am Thema Fliegen ohnehin interessierte Mediziner folgten – Mitte der 1930er-Jahre von wenig Dynamik geprägt. Bei den Mitgliedern zeigte sich eher eine Auffächerung der Interessen. In einem Fall wirkt die Umorientierung geradezu skurril: Robert Wetzel, damals noch in Würzburg und seit 1933 Mitglied der Gesellschaft,[249] interessierte sich zunehmend für Vorgeschichte und immer weniger für sein Fach Anatomie.[250] Wetzel hatte 1932 im Lonetal bei Ulm mit prähistorischen Ausgrabungen begonnen. 1934 war er dabei von der Notgemeinschaft der Deutschen Wissenschaft mitfinanziert worden und ab 1935 vom *Ahnenerbe* der SS.[251] Nachdem er 1936 von der Universität Tübingen auf den Lehrstuhl für Anatomie berufen wurde,[252] hatte er weniger weit zu den Grabungsstellen zu fahren.

Im Herbst desselben Jahres kam es zu einer Veränderung und Verschärfung der rassistischen Gesetzgebung in Deutschland. Auf Initiative Adolf Hitlers wurden am 15. September 1935 die sogenannten *Nürnberger Gesetze* in aller Eile beschlossen: das Reichsbürgergesetz und das Gesetz zum Schutze des deutschen Blutes und der deutschen Ehre.[253] Noch bevor die ersten Durchführungsbestimmungen zum Reichsbürgergesetz erlassen wurden, wies der Reichskultusminister alle Ober- und Regierungspräsidenten am 14. Oktober 1935 an, folgendes weiterzuleiten: Nun seien alle Beamte sofort zu beurlauben, die von drei oder vier „der Rasse nach volljüdischen Großelternteilen" abstammten. Zur Vereinfachung galt ein Großelternteil dann als „jüdisch", wenn es der jüdischen Religionsgemeinschaft angehörte. „Von einer Veröffentlichung dieses Runderlasses in den Amtsblättern oder in der Tagespresse ist abzusehen."[254]

Die erste Verordnung zum neuen Reichsbürgergesetz erschien einen Monat später und definierte eine *weitere* rassistische Kategorie:[255] „Jüdischer Mischling ist, wer von einem oder zwei seiner Rasse nach volljüdischen Großelternteilen abstammt [...]."[256] Als „Jude" galt, wer drei oder vier jüdische Großeltern hatte. Kein „Mischling", sondern ebenfalls „Jude" war, wer zwei jüdische Großelternteile

248 K. Brink, Sekretärin, für die „Deutsche Gesellschaft für Kreislaufforschung", am 13.05.1935 im Auftrag von Eberhard Koch an die Wissenschaftliche Kongresszentrale, Berlin, ebd., zusammen mit Anlageblatt. Dort aufgelistet sind 18 ausländische Teilnehmer am 24.03.1935, unter ihnen 4 Professoren: Koppang (Oslo), Bacmeister (St. Blasien), Nonnenbruch (Prag) und Haemmerli-Schindler (Zürich); außerdem 12 neue ausländische Mitglieder: V. di Cio (Buenos Aires), W. Hadorn (Bern), Max Holzmann (Zürich), Sven Ingvar (Lund), S. Laufer (Neapel), Lukl (Prag), Mateeff (Sofia), Lopez Morales (Madrid), W. Nonnenbruch (Prag), Gust. Nylin (Stockholm), Staehelin (Basel) und Ed. Storti (Pavia).

249 In den gedruckten Mitgliederverzeichnissen ist zwar das Mitglied Wetzel 1933–1937 ohne Vornamen und seit 1938 als „Wetzel, Prof. Dr. A." geführt. Das „A." scheint allerdings ein Fehler zu sein. Dieser Mediziner wechselte 1938 auf 1939 von „Würzburg, Anatom. Institut" hin zu „Tübingen, Anatom. Institut", was neben Titel und Fachbereich mit Robert Wetzel übereinstimmt. Zudem gab es in diesem Zeitraum in Tübingen nur einen Wissenschaftler namens Wetzel (Auskunft des Universitätsarchivs Tübingen vom 16.11.2016).

250 Anatomie der Universität Tübingen. Institutsgeschichte, URL: http://www.anatomie.uni-tuebingen.de/institutsgeschichte/institutsgeschichte.html (abgerufen am 15.11.2016).

251 Philip Josef Scharer: Robert F. Wetzel (1898-1962). Anatom, Urgeschichtler, Nationalsozialist, Diss. Tübingen 2012, S. 369, 485.

252 Uwe Dietrich Adam: Hochschule und Nationalsozialismus. Die Universität Tübingen im Dritten Reich, (J.C.B. Mohr) Tübingen 1977, S. 142 samt Anm. 133.

253 Herbert: Geschichte Deutschlands, S. 329 f.

254 Der Reichs- und Preußische Minister für Wissenschaft, Erziehung und Volksbildung, am 14.10.1935 an die Herren Reichsstatthalter, den Herrn Reichskommissar für die Rückgliederung des Saarlandes, die Länderregierungen außer Preußen, die Herren Oberpräsidenten, die Herren Regierungspräsidenten, [...]. Abschrift. Universitätsarchiv Göttingen, Kur. 547, Bl. 1.

255 Herbert: Geschichte Deutschlands, S. 329.

256 Erste Verordnung zum Reichsbürgergesetz [vom 15.09.1935 und aufbauend auf den dortigen § 3]. Vom 14. November 1935, in: Reichsgesetzblatt, Teil 1, Nr. 125 (14.11.1935), S. 1333–1334, dort: S. 1333, § 2.2.

hatte *und* der jüdischen Religionsgemeinschaft angehörte oder mit einem Juden verheiratet war oder außerehelich von einem Juden abstammte.[257] Als Reichsbürger galten fortan nur noch „die Staatsangehörigen deutschen oder artverwandten Blutes […]."[258] Juden wurden nun zu Ausländern erklärt: „Ein Jude kann nicht Reichsbürger sein. [...]; er kann ein öffentliches Amt nicht bekleiden." [259] „Mischlinge" konnte das *möglicherweise* auch treffen.[260] Das ältere Begriffspaar *Arier/Nichtarier* tauchte im Reichsbürgergesetz nicht mehr auf. Die Einträge auf den Karteikarten der Kassenärztlichen Vereinigung, die – wie gezeigt – stets Vermerke wie *deutschblütig* oder *Jude* tragen, stammten demnach aus der Zeit nach dieser neuen Gesetzgebung.

Die Neuerungen waren selbst in einigen nachgeordneten Behörden nicht gleich verstanden worden. In einem vervielfältigten Schreiben wurden Mitte 1936 zahlreiche Instanzen informiert, dass in „der neuen Rassengesetzgebung, insbesondere den Nürnberger Gesetzen vom 15. September 1935" (darunter das Reichsbürgergesetz), nicht mehr „zwischen Ariern und Nichtariern" unterschieden werde, sondern einerseits „zwischen Personen deutschen und artverwandten Blutes", und andererseits „Juden sowie sonstigen Artfremden".[261]

Der umgehend umzusetzende Paragraf hatte die Nummer 4: „Jüdische Beamte treten mit dem Ablauf des 31. Dezember 1935 in den Ruhestand." Nur Frontkämpfer sollten danach ein Ruhegehalt bekommen.[262] Das Wissenschaftsministerium sah sich im Dezember genötigt, dazu zu erklären, dass es keiner Entlassungsurkunde bedürfe; „der Eintritt in den Ruhestand" nach Paragraf 4 der ersten Verordnung zum Reichsbürgergesetz sei „den in Frage kommenden Beamten durch formlosen Bescheid zu eröffnen". Ein Formulierungsvorschlag enthielt die Fallunterscheidung Frontkämpfer/Andere: Im ersten Fall sollte geschrieben werden, über die Bezüge ergehe besondere Verfügung; in letzterem, dass über etwaige Versorgungsbezüge noch entschieden werde.[263]

Bezüglich dieser neuen Gesetzgebung konnten keine zeitnahen Stellungnahmen von Mitgliedern der Deutschen Gesellschaft für Kreislaufforschung gefunden werden. Hinweise finden sich allerdings dafür, dass sich einige sorgten, den Anschluss an die internationale Konkurrenz zu verlieren. Wissenschaftlich sah Hermann Rein einen Rückstand der deutschen Physiologie, den er aufzuholen wünschte. In einem Antrag für eine Reise an die Universität London betonte er: „England gilt gegenwärtig auf dem Gebiet der Physiologie als führend."[264] Als namhafter Forscher in Deutschland sprach Rein zudem ein gewichtiges Wort bei der Vergabe von Forschungsstipendien. Im Dezember 1935 beantragte Eberhard Koch bei der DFG finanzielle Unterstützung für „2 Kameraden" mit Segelflieger-Prüfung: Ein Herr Besserer sollte „Elektrokardiographische Untersuchungen in der Unterdruckkammer" durchführen, um herauszu-

---

257 Ebd., S. 1334, § 5.

258 Ebd., S. 1333, § 1.1.

259 Ebd., § 4.1.

260 Ebd., § 1.2 („Der Reichsminister des Innern kann im Einvernehmen mit dem Stellvertreter des Führers das vorläufige Reichsbürgerrecht entziehen."); und: Ebd., § 1.2 („Die Vorschriften des § 1 gelten auch für die staatsangehörigen jüdischen Mischlinge.").

261 Türkische Staatsbürger seien ebenso zu behandeln wie die Angehörigen anderer europäischer Staaten: „Abschrift": Auswärtiges Amt 30.04.1936, Wissenschaftsminister 06.06.1936, Kurator der Universität Göttingen 11.06.1936. Universitätsarchiv Göttingen, Kur. 547, Bl. 49.

262 Erste Verordnung zum Reichsbürgergesetz [vom 15.09.1935 und aufbauend auf den dortigen § 3]. Vom 14. November 1935, in: Reichsgesetzblatt, Teil 1, Nr. 125 (14.11.1935), S. 1333–1334, dort: S. 1333, § 4.2.

263 Der Reichs- und Preußische Minister für Wissenschaft, Erziehung und Volksbildung, i. V. Kunisch, am 12.12.1935 [an verschiedene Dienststellen]. Abschrift. Universitätsarchiv Göttingen, Kur. 547, Bl. 15.

264 Rein betonte auch: Die „englische Physiologie" gehe dabei „ganz und gar auf deutsche Schulen zurück": Rein am 20.03.1936 an den Herrn Reichs- und Preußischen Minister für Wissenschaft, Erziehung und Volksbildung. Universitätsarchiv Göttingen, Kur. PA Rein, Hermann, Bd. I, Bl. 80. – Die Antwort des Ministeriums vom 08.04.1936 an den Göttinger Universitätskurator, ebd., Bl. 81, fiel zustimmend aus: Rein dürfe die drei Gastvorlesungen im Studienjahr 1936/37 halten; die DKZ sei benachrichtigt.

finden, „wie sich der bisher fast völlig vernachlässigte *Abstieg* verhält". Ruth Reimann sollte untersuchen, „welche Unterschiede zwischen den Wirkungen des reinen Sauerstoffmangels und des entsprechenden Barometerunterdruckes bestehen."[265] Der von der DFG zum Gutachten aufgeforderte Hermann Rein schrieb, dass der Antrag ganz interessant wäre und „möglicherweise" zu Ergebnissen führe. Doch sollte Koch angesichts der Finanzmittelknappheit statt die Forschungsgemeinschaft besser die Forschungsabteilung des Reichsluftfahrtministeriums um Geld bitten.[266] Koch war seit 1. August 1935 Stabsarzt der Reserve und erhielt während dieses Jahres von der Universität Frankfurt einen Lehrauftrag für Luftfahrtmedizin. Seither – so meinte er etwa zwei Jahre später – befasse er sich eingehender mit Luftfahrtmedizin und leite die am Kerckhoff-Institut eingerichtete Fliegeruntersuchungsstelle (die die Tauglichkeit von fliegendem Personal medizinisch prüfte).[267]

Koch berichtete im späteren Rückblick über den Anfang dieser Entwicklung, er habe das Kerckhoff-Institut aus seiner „gänzliche[n] Isolation" führen wollen.

> » Der glücklichste Zufall dabei war, dass Anfang 1935 aufgrund unserer Arbeiten der damalige Sanitätschef der gerade entstehenden Luftwaffe nach Nauheim kam und mich ersuchte, eine Fliegeruntersuchungsstelle einzurichten. Dabei mussten die Untersuchungen zunächst noch getarnt vorsichgehen, da Nauheim noch in der neutralen Zone lag.[268]

Mit der Luftfahrtmedizin war eine Forschungsrichtung am Kerckhoff-Institut angesiedelt, die auch für die Deutsche Gesellschaft für Kreislaufforschung zunehmend an Bedeutung gewann.

Derweil zog sich das Netz aus Repressalien um *jüdische* Mediziner immer enger zu. Der NS-Staat versuchte zunächst, keinerlei Schlupfloch beim Verbot wissenschaftlicher oder klinischer Berufsausübung zu lassen. Schon am 23. Dezember 1935 folgte eine zweite Verordnung zum Reichsbürgergesetz. Eine Konkretisierung von Paragraf 4 der ersten Verordnung betraf Honorarprofessoren, nicht-beamtete außerordentliche Professoren und Privatdozenten an wissenschaftlichen Hochschulen: „Bei ihnen tritt an die Stelle des Übertritts in den Ruhestand die Entziehung der Lehrbefugnis".[269] Wer keinen Anspruch auf Ruhegehalt hatte, musste gemietete Räume zum 7. April 1936 kündigen.[270] Auch weitere Regelungen griffen über Beamte hinaus: Die Vorschrift, wer nach der ersten Verordnung ein öffentliches Amt bekleiden dürfe, „gilt auch für die Stellung des leitenden Arztes an öffentlichen Krankenanstalten sowie freien gemeinnützigen Krankenanstalten und des Vertrauensarztes."[271] „Jüdische leitende Ärzte" an solchen Anstalten und „jüdische Vertrauensärzte scheiden mit dem 31. März 1936 aus ihrer Stellung aus."[272] In Zweifelsfällen wurde die Reichsärztekammer wichtig, denn der Reichsinnenminister

[265] Koch am 11.12.1935 an die Notgemeinschaft der deutschen Wissenschaft. Bundesarchiv Berlin, R 73/12230, Bl. 61 (kursive Hervorhebung i. O. in Anführungszeichen).

[266] Rein am 17.12.1935 an die Deutsche Forschungsgemeinschaft, ebd., Bl. 60.

[267] Lebenslauf [Koch], o. D. [1937/38]. Universitätsarchiv Gießen, PrA Med, Nr. 7 Koch, Bl. 92 f. – Koch am 06.12.1945 an Rektor Gießen, Prof. Bechert, samt Anlage, ebd., Bl. 30–32: Laut seinen späteren Angaben trat er 1935 auch dem NS-Kraftfahrkorps (NSKK) bei.

[268] Eberhard Koch am 29.01.1940 an den Rektor der Universität Gießen, an Prof. Eger, an den Dekan der med. Fak. und z. d. Akten: Denkschrift zur gegenwärtigen Lage des Kerckhoff-Institutes: Universitätsarchiv Gießen, William G. Kerckhoff-Stiftung, PrA Nr. 1406, Bl. 82–88, dort: Bl. 84 = S. 3.

[269] Zweite Verordnung zum Reichsbürgergesetz [vom 15.09.1935 und aufbauend auf den dortigen § 3]. Vom 21. Dezember 1935, in: Reichsgesetzblatt, Teil 1, Nr. 145 (23.12.1935), S. 1524–1525, dort: S. 1524, § 1.3 mit Bezug zu § 4.2 der ersten Verordnung.

[270] Ebd., S. 1525, § 4.1 mit Bezug zu § 4.2 der ersten Verordnung und weiteren Gesetzen.

[271] Ebd., § 6.1 mit Bezug zu § 4.1 der ersten Verordnung.

[272] Ebd., § 6.2. – Ebd., § 6.3: „Jüdische Krankenhäuser werden von dieser Regelung nicht betroffen."

musste sie vor seinen diesbezüglichen Entscheidungen anhören.[273] Im Februar 1936 erklärte das Wissenschaftsministerium, dass nichtbeamtete a. o. Professoren ihren Titel nicht weiterführen dürften und auf diese Konsequenz des Entzuges ihrer Lehrbefugnis hingewiesen werden sollten. Honorarprofessoren durften, um eine „Irreführung der Öffentlichkeit" zu vermeiden, sich fortan nur beispielsweise „früherer Honorarprofessor" nennen.[274]

3.2.2 Im Dienst der *Volksgemeinschaft*: Die Tagung 1936 mit Hans Reiter

Wie berichtet, beabsichtigte Eberhard Koch schon im Mai 1935, im darauffolgenden Jahr mit einer anderen Gesellschaft zusammen tagen, um eine Wiederholung des Anschlusses an die Internisten zu vermeiden. Zunächst hatte er die Chirurgen umworben. Für die kommende Jahrestagung der Deutschen Gesellschaft für Kreislaufforschung ist glücklicherweise ein gedrucktes Einladungsheft erhalten, das Anfang März 1936 verteilt wurde. Die Angaben dort sind zunächst verblüffend. Zum Thema „Die Kreislaufkrankheiten in ihrer sozialen und arbeitshygienischen Bedeutung" wurde nun zu einer „Gemeinschaftstagung der Deutschen Gesellschaft für Kreislaufforschung und des Ärztl. Ausschusses der Deutschen Gesellschaft für Arbeitsschutz" geladen. Als Vorsitzender war „Professor Dr. Reiter, Präsident des Reichsgesundheitsamts" angekündigt. Die Sitzungen sollten vom 19. bis 21. März 1936 im William-G.-Kerckhoff-Institut in Bad Nauheim stattfinden. Von dort konnten die Teilnehmer für 4 RM mit Bussen nach Wiesbaden fahren, um an den Tagungen der Reichsarbeitsgemeinschaft für eine neue deutsche Heilkunde und der Deutschen Gesellschaft für Innere Medizin teilzunehmen.[275] Koch hatte also immerhin die räumliche Trennung von den Internisten erreicht. Gleichzeitig war damit die Planung der Mitgliederversammlung von 1935 – das Thema Kreislaufkollaps zu behandeln – zumindest verschoben. Die neue Planung entsprach dem von Koch damals formulierten Ziel der Gesellschaft, bei der Bekämpfung von Kreislaufstörungen im Dienst der *Volksgesundheit* möglichst mit staatlichen Stellen, besonders dem Reichsgesundheitsamt, zusammenzuarbeiten.

Allerdings wurde der Zeitraum noch auf den 16. bis 18. April 1936 verschoben. Darüber informierte Mitte März die Deutsche Gesellschaft für Arbeitsschutz und begründete dies mit „der bevorstehenden Reichstagswahl".[276] Ort blieb aber Bad Nauheim. Zusammen mit der Verschiebung blieben die Internisten zeitliche Referenz: Die Gemeinschaftstagung werde „unmittelbar vor den ebenfalls verlegten Tagungen der Deutschen Gesellschaft für Jnnere Medizin und der Reichsarbeitsgemeinschaft für die neue deutsche Heilkunde" stattfinden.[277]

Zumindest in einer Denkschrift von 1940 berichtete Eberhard Koch, er habe Hans Reiter erst überreden müssen, den Vorsitz der Tagung zu übernehmen. Denn Reiter habe zunächst gefragt, ob er als Vertreter der Partei „in dieses jüdische Institut kommen könne."[278] Es steht in jedem Fall zu vermuten,

273 Ebd., § 6.4.

274 Der Reichs- und Preußische Minister für Wissenschaft, Erziehung und Volksbildung, in Vertretung Kunisch, am 14.02.1936 [an verschiedene Dienststellen]. Abschrift. Universitätsarchiv Göttingen, Kur. 547, Bl. 40.

275 [Einladung für 19.–21.03.1936], Eingangsstempel des Kreisamtes Friedberg: 08.03.1936. Hessisches Staatsarchiv Darmstadt, R 12 V/351.

276 Postkarte mit vorgedrucktem Rückentext, von der Geschäftsführung der Deutschen Gesellschaft für Arbeitsschutz (Fohrer), Frankfurt, PSt Frankfurt 13.03.1936, an das Kreisamt in Friedberg, ebd. – Diese *Reichstagswahl* am 29.03.1936, bei der ausschließlich eine Einheitsliste der NSDAP zur *Wahl* stand, wurde zusammen mit einem nachträglichen Plebiszit über den Einmarsch deutscher Truppen in das entmilitarisierte Rheinland durchgeführt.

277 Ebd. (Postkarte).

278 Eberhard Koch am 29.01.1940 an den Rektor der Universität Gießen, an Prof. Eger, an den Dekan der med. Fak. und z. d. Akten: Denkschrift zur gegenwärtigen Lage des Kerckhoff-Institutes: Universitätsarchiv Gießen, William G. Kerckhoff-Stiftung, PrA Nr. 1406, Bl. 82–88, dort: Bl. 84 = S. 3.

dass Koch mit der Präsenz eines hohen NS-Funktionärs die Tagung der Kreislaufforscher von 1936 aufwerten wollte. Hans Reiter war nie deren Mitglied. Er hatte sich 1921 als a. o. Professor und Leiter der sozialhygienischen Abteilung am hygienischen Institut der Universität Rostock mit der „Entstehung jugendlichen Schwachsinns" anhand der Unterlagen der Rostocker Hilfsschule befasst.[279] Nach einer Zeit in Berlin am KWI für experimentelle Therapie war er von 1926 bis Juli 1933 Direktor des Landesgesundheitsamts in Schwerin und hatte 1932 für die NSDAP zudem im mecklenburgischen Landtag gesessen. Im Juli 1933 wurde er zum Präsidenten des Reichsgesundheitsamts ernannt. Seine Verbindung zum Ärztlichen Ausschuss der Deutschen Gesellschaft für Arbeitsschutz (DGAS) bestand darin, dass er unter seinen zahlreichen Ämtern auch Vorsitzender dieses Ausschusses war.[280]

Anhand des Einladungsschreibens für die Gemeinschaftstagung ist aus der chronologischen Ankündigung der Vorträge der geplante Ablauf an den einzelnen Tagen ersichtlich – der anhand des Inhaltsverzeichnisses der „Verhandlungen" nicht mehr erkennbar ist. Seit 1935 erfolgte dort ein nach „Referaten", „Vorträgen" etc. sortierter Abdruck. Am 1. Tag sollten ab 9 Uhr Wilhelm Weitz über „Die Vererbung der Kreislaufkrankheiten" und Siegfried Koller über die „Statistik der Kreislaufkrankheiten" als die beiden „Berichterstatter" dieses Tages sprechen, gefolgt von einer „Aussprache". Für den Nachmittag waren „Einzelvorträge" angesetzt, bei denen als erster Albert J. Anthony über die Dehnbarkeit von Arterien sprach (in den Verhandlungen 1936 unter „Sonstige Einzelvorträge" als Nr. 29 abgedruckt).[281]

Die für den 2. Tagungstag vorgesehenen „Berichterstatter" waren der Münchener Arbeitsmediziner Ministerialrat Franz Koelsch („Kreislaufschädigungen durch gewerbliche Vergiftungen"), das Kieler DGK-Mitglied Hanns Löhr („Mechanische Kreislaufschädigungen") und Hermann Schridde („Elektrische Traumen und Kreislauf") aus Dortmund (1936 neu in der DGK). In den „Verhandlungen" hieß das letztgenannte Referat „Elektrische Verletzung und Kreislauf" (Nr. 7). Unter den Einzelvorträgen waren für den Nachmittag Martin Nordmann mit „Die Rolle der Kreislaufstörungen bei der traumatischen Epilepsie" (Nr. 15) und Karl Matthes aus Leipzig – in diesem Jahr noch nicht DGK-Mitglied – mit „Untersuchungen über den Gasaustausch in der menschlichen Lunge" (Nr. 22) eingeplant.[282]

Am 3. Konferenztag stand zunächst die Verleihung der Carl-Ludwig-Ehrenmünze für Ludwig Aschoff auf dem Programm, danach folgten die beiden „Berichterstatter" Theobald Fürst (München) über „Kreislauf jugendlicher Arbeiter mit Rücksicht auf die Berufsauslese", woraus in den Verhandlungen „Der Kreislauf jugendlicher Arbeiter mit Rücksicht auf die Berufsberatung" wurde (Nr. 8), und Arthur Weber über „Beruf und Kreislauf" (Nr. 9). Nur auf der Einladung genannt war bei den „Einzelvorträgen" am Nachmittag Franz Büchner (Berlin) mit „Hypoxaemische Veränderungen des Zentralnervensystems". Wie geplant gehalten wurden die „Einzelvorträge" von Erich Opitz (damals Bad Nauheim) „Elektrokardio-

279 Hans Reiter/Hermann Osthoff: Die Bedeutung endogener und exogener Faktoren bei Kindern der Hilfsschule, in: Zeitschrift für Hygiene und Infektionskrankheiten, Bd. 94, Nr. 2–3 (02.12.1921), S. 224–252, dort: S. 224.

280 H. Reiter/A. Böhme: Vorwort, in: Bericht über die Arbeitstagung „Fragen der Entstehung und Verhütung der Silikose". Bochum am 8.–10. November 1935, (Springer) Berlin 1935. – Hans Reiter (1881–1969) war gleichzeitig auch Vorsitzender des deutschen Vereins für öffentliche Gesundheitspflege, Vorsitzender der deutschen sozialhygienischen Gesellschaft und Präsident des Reichsgesundheitsrats (neben der Vorstandschaft in der kriminalbiologischen Gesellschaft und der Reichszentrale für Gesundheitsführung im Reichsinnenministerium war er laut „Führerlexikon" damit „Mitglied sämtlicher Arbeitsgemeinschaften"): Reiter, Hans, in: Das Deutsche Führerlexikon 1934/1935, (Stollberg) Berlin 1934, nach: DBA 2, Fiche 1060, S. 188. – Zum erst 1934 gegründeten Ärztlichen Ausschuss der Deutschen Gesellschaft für Arbeitsschutz vgl.: Ulrich Knödler: Von der Reform zum Raubbau. Arbeitsmedizin, Leistungsmedizin, Kontrollmedizin, in: Norbert Frei (Hrsg.): Medizin und Gesundheitspolitik in der NS-Zeit, (Oldenbourg) München 1991, S. 113–136, dort: S. 115.

281 [Einladung zur Tagung vom 19.–21.03.1936], mit Eingangsstempel des Kreisamtes Friedberg vom 08.03.1936. Hessisches Staatsarchiv Darmstadt, R 12 V/351.

282 Ebd.

gramm und Sauerstoffmangel" (Nr. 25) sowie der Schlussvortrag von Eberhard Koch. Der Titel seines Vortrags lautete „Allgemeine Reaktionen im Unterdruck" (in den Verhandlungen Nr. 27: „Das Verhalten der Nervenzentren bei Luftdruckverminderung"). Dies verdeutlicht, dass die Forschungen zu Unterdruck im Kerckhoff-Institut bereits Ergebnisse gezeitigt hatten.

Die Mitglieder der Deutschen Gesellschaft für Kreislaufforschung wurden „dringend gebeten", ihre 10 RM Jahresbeitrag bereits vor der Tagung auf das Postscheckkonto der Gesellschaft in Frankfurt/M zu überweisen, um ihre Mitgliedskarte 1936 zu erhalten. Ähnlich hatten die Mitglieder der Deutschen Gesellschaft für Arbeitsschutz 5 RM einzuzahlen. Neben Abendveranstaltungen an den drei Tagen wurden „Sonderveranstaltungen für die Damen" parallel zu den Sitzungen angeboten, darunter zweimal eine Führung durch die Badeanstalten. Nach Ende der Tagung (außerhalb des gemeinsamen Programms) sollte Dr. Friedrich Bartels, Leiter des Hauptamts für Volksgesundheit der NSDAP und stellvertretender Reichsärzteführer, bei einer Versammlung der anwesenden Betriebs- und Fabrikärzte über „Gesundheitsführung in den Betrieben" sprechen.[283]

Am 16. April 1936 eröffnete Hans Reiter die gemeinsame Tagung. Er begrüßte ohne namentliche Nennung Vertreter der Reichs- und Landesregierung, anwesende Mitglieder von Partei und SA sowie „Vertreter des Auslandes" aus neun Ländern. Er begann:

» Während man früher versuchte, unsere medizinische Wissenschaft und unser medizinisches Können aufzuspalten in unzählige verschiedene Sparten, finden wir heute eine entgegengesetzte Bewegung, die versucht, das, was bis zu einem gewissen Entwicklungsstand in verschiedenen Gebieten erarbeitet ist, wieder zusammenzufassen. [...] Als ich mir 1919 in Rostock, als einer der ersten deutschen Universitätslehrer, anmaßte, über rassenhygienische Probleme zu sprechen, schüttelten viele der Kollegen den Kopf und meinten, soweit seien wir noch nicht, daß wir über diese Dinge sprechen könnten. Wir dürfen heute wohl sagen, es ist aus dem, was nur wenige 1919 als wahr und berechtigt erkannten, ein Block absolut festen Allgemeinwissens geworden [...].[284]

Nach dieser Betonung von rassehygienischen Fragen kam Reiter auf Anliegen und Thema der Gemeinschaftstagung, die „Sonderfragen" zusammenfasse, zu sprechen. Kreislaufforschung und Arbeitsschutz seien deshalb zusammenzubinden, weil ein Viertel aller Todesfälle auf Kreislaufstörungen zurückgehe. Reiter forderte, dabei „die beiden vorgezeigten Gesichtspunkte *was ist erbbiologisch* und *was ist durch die Umwelt bedingt*" zu beachten.

» Es *muß* gelingen, einen Mann, der mit 45 Jahren vielleicht schon anbrüchig wird, zur rechten Zeit aus seiner Gefährdungszone herauszuholen und anderweitig zu beschäftigen, und ihn dadurch in seiner *Gesundheit* und damit *Leistungsfähigkeit* seiner Familie und seinem Volk zu erhalten.[285]

Hans Reiter hatte seine Ansprache nicht mit „Werte Gäste, liebe Volksgenossen!" begonnen wie Johannes Nörr 1934 und auch nicht mit „Werte Gäste, deutsche Volksgenossen!" wie Eberhard Koch 1935, sondern begrüßte die Versammlung recht zivil: „Meine sehr verehrten Kollegen, Kolleginnen und Gäste!" Jedoch folgte dafür im Protokoll nun am Ende – ebenfalls gegensätzlich zu Nörr oder Koch früher – die Schlussformel: „Mit einem Sieg Heil auf den Führer schließt Herr Präsident Reiter seine Ansprache."[286]

Wilhelm Weitz, früher (ab 1927) Professor für Rassenhygiene an der TH Stuttgart und seit neues-

---

283 Ebd. Die Mitglieder der beiden Gesellschaften zahlten keinen Eintritt; Nichtmitglieder, wenn sie angestellte Ärzte waren: 5 RM; andere Besucher: 10 RM. – Dass Bartels stellv. Reichsärzteführer war, erwähnt: Knödler: Raubbau, S. 116 (vgl. auch den dort behandelten Inhalt von Bartels Vortrag).

284 Reiter: Begrüßungsansprache, in: Verhandlungen 1936, S. 3–6, dort: S. 3 f.

285 Ebd., S. 5 (die kursiven Hervorhebungen „was ist erbbiologisch" und „was ist durch die Umwelt bedingt" stehen i. O. in Anführungszeichen, die anderen sind i. O. gesperrt).

286 Ebd., S. 3, 6.

tem Direktor der II. Medizinischen Universitäts- und Poliklinik in Hamburg – noch nicht Mitglied der Deutschen Gesellschaft für Kreislaufforschung –, wies im ersten Referat gleich zu Beginn auf den zu bewältigenden Spagat hin:

» Die Pflicht des Arztes ist es immer schon gewesen, dem einzelnen Kranken ein Helfer in allen Nöten zu sein.
Das Dritte Reich hat uns deutschen Ärzten dazu noch die Aufgabe gestellt, alles zu tun, um das gesunde Erbgut unseres Volkes zu bewahren und zu fördern und das Kranke zurückzudämmen und auszuschalten. Die Maßnahmen, die sich aus dieser Aufgabe ergeben, setzen eine gründliche Kenntnis der Vererblichkeit der einzelnen Krankheiten voraus.[287]

Weitz dozierte, dass für „angeborene" Herzerkrankungen (Missbildungen) „erbliche Faktoren" verantwortlich zu machen seien, denn „[m]an hat bei eineiigen Zwillingen konkordantes Vorkommen der gleichen angeborenen Herzmißbildung gesehen" und könne „in einer großen Anzahl von Fällen" eine „familiäre Häufung des Leidens" beobachten.[288] Aus diesen Grundgedanken mendelte Weitz zahlreiche Wahrscheinlichkeiten für Erkrankungsvererbung aus, und schlussfolgerte zuletzt etwa: „Einem Träger eines Herzfehlers wird man aus rassehygienischen Gründen die Ehe verbieten, […]."[289]

Dr. habil. Siegfried Koller, Vorstand der Statistischen Abteilung des William-G.-Kerckhoff-Instituts in Bad Nauheim, bezog sich im Anschluss mehrmals auf Forschungen in den USA, die auf dem Gebiet der statistischen Untersuchung von Kreislauferkrankungen offenbar einen Vorsprung hatten. Statistisch dränge sich sicher ein Zusammenhang mit Übergewicht auf, mit dem Rauchen vielleicht. Auch Koller kam zu dem Schluss: „Besonders schwere Kreislaufstörungen machen den Träger zur Eheschließung untauglich."[290] In der Diskussion danach behauptete Eugen Kirch, seine Sektionsbefunde deuteten auf keine hohe Bedeutung des „Nikotins" hin. Hans Reiter warnte dagegen vor der Einschätzung, rauchen sei harmlos.[291]

Dr. habil. Max Ratschow vom Städtischen Krankenhaus Altona – aktuell noch nicht Mitglied der Gesellschaft, aber der NSDAP[292] – schilderte bei peripheren Durchblutungsstörungen auch die Folgen von Kälte. Ein im Ersten Weltkrieg von der Ostfront zurückgekehrter Soldat habe eine erhöhte Kälteempfindlichkeit im rechten Fuß beobachtet; erst 1932 sei er an der „alten Erfrierungsstelle" an „Brand" erkrankt.[293]

Auch die Flugmedizin kam bei der Tagung 1936 zur Sprache. Der Stabsarzt der Luftwaffe Dr. Heinz v. Diringshofen (DGK seit 1934), der im oben beschriebenen Einladungsheft nicht angekündigt war, sprach über Beschleunigungswirkungen in Flugzeugen. „Sehstörungen und auch Bewußtseinsstörungen der Besatzung" könnten durch „rasche Flugrichtungsänderungen" ausgelöst werden. Er habe erst seit Ende 1935 Zugriff auf ein Flugzeug, das für Fliehkräfte von 6 g (sechsfache Erdbeschleunigung) ausreichend motorisiert sei, um dies zu untersuchen. Unter mäßigem Interesse der Zuhörer (ihm wurde in der nachfolgenden Diskussion keine Frage gestellt) forderte Diringshofen:

287 Wilhelm Weitz: Die Vererbung der Kreislaufkrankheiten, in: Ebd., S. 11–27, dort: S. 11.

288 Ebd.

289 Ebd., S. 27. Direkt weiter: „wenn eine ausgesprochene Häufung von Herzfehlern in seiner Familie vorkommt, was übrigens nur sehr selten der Fall ist."

290 S. Koller: Statistik der Kreislaufkrankheiten, in: Ebd., S. 27–91, S. 69 (Rauchen), Zitat: S. 87.

291 Aussprache zu den Vorträgen 3–4 [Weitz und Koller], in: Ebd., S. 91–97, Kirch: S. 94, Reiter: S. 96.

292 Zu Ratschow: Bundesarchiv Berlin, KÄV, R 9347, Film 22: Ratschow, Max P. C., 7.8.04, Vermerk: „deutschblütig", NSDAP: 1.5.33; und: Ebd. (ehem. BDC), VBS 1/1140004927, Ratschow, Max, Bl. 2902 = Lebenslauf, S. 3: 1921 bis Auflösung: Deutsch-völkischer Schutz- und Trutzbund, 1933 NSDAP, 1934 ständiges Mitglied des Erbgesundheitsgerichts beim 1. Zivilsenat Hamburg, 1935 Mitglied des Erbgesundheitsgerichts beim Oberlandesgericht Hamburg.

293 M. Ratschow: Periphere Durchblutungsstörungen und Berufsschäden. Bedeutung von Kälte- und Nässeschäden für die Entstehung peripherer Durchblutungsstörungen, in: Verhandlungen 1936, 220–230, dort: S. 229. (Der Untertitel fehlt im oben behandelten Einladungsheft; Ratschow war für den 2. Tag eingeplant.)

> Aufgabe der „Kreislaufforschung" wird es sein, zu untersuchen, durch welche Regulationen bei derartiger Belastung ein zur genügenden Sauerstoffversorgung der lebenswichtigen Zentren ausreichender Blutkreislauf trotzdem gewährleistet wird.[294]

Diringshofen hatte 1933 von der Medizinischen Fakultät in Hamburg die Venia legendi für innere Medizin und Luftfahrtmedizin erhalten.[295] Er stand im Mitgliederverzeichnis seit 1936 unter der Ortsbezeichnung Jüterbog und war Leiter der dortigen Sanitätsversuchsgruppe der Luftwaffe.[296]

Wie im Einladungsheft für den letzten Tagungstag angesetzt, sprach Professor Robert Herbst über Herzgröße und Luftdruckverminderung, genauer über die „vermehrte Beanspruchung der Kreislauforgane" bei „Hypoxämie" (erniedrigter Sauerstoffgehalt im arteriellen Blut). Herbst arbeitete an der Medizinischen Universitätsklinik Kiel, berichtete aber über seine Versuche mit der Unterdruckkammer der Medizinischen Poliklinik in Königsberg, in der Röntgenaufnahmen gemacht werden konnten. Zweimal ließ sich dabei unter einem Druck entsprechend 8200 m eine Vergrößerung des Herzens nachweisen. Acht Versuchspersonen sind in seinem gedruckten Beitrag mit Namenskürzeln aufgelistet.[297] Da sich durch die Druckverminderung das Zwerchfell verschob, sei die Messung schwierig geworden.

> Wir haben deshalb weitere Untersuchungen ohne Luftdruckverminderung unter ausschließlicher Verkleinerung des Sauerstoffpartialdrucks durchgeführt, indem wir [...] unsere Versuchspersonen an einen größeren, nur mit Luft gefüllten Respirationsapparat anschlossen und sich selbst durch ihren eigenen Sauerstoffverbrauch allmählich in eine sauerstoffarme Atmosphäre hineinatmen ließen.[298]

Er führte auch aus:

> Die Versuchsperson Sch. war z. B. bei der Anfertigung der Aufnahme durch den Sauerstoffmangel schon so stark mitgenommen, daß sie die Zurufe, tief einzuatmen und den Atem anzuhalten, nicht mehr wahrnehmen konnte; [...].[299]

Da Robert Herbst 1928 in Königsberg habilitierte und am 20. Juli 1934 nichtbeamteter a. o. Professor für Innere Medizin in Kiel wurde,[300] kann nur vermutet werden, dass er die genannten Versuche schon zwei Jahre vor seinem Vortrag durchgeführt hatte. Er trat jetzt, 1936, in die Deutsche Gesellschaft für Kreislaufforschung ein. 1933 soll er NSDAP-Mitglied geworden sein.[301]

Ebenfalls neu in der Gesellschaft war Dr. Erich Opitz. Er war laut seinem Beitrag in den „Verhandlungen" von 1936 an der Abteilung für experimentelle Pathologie und Therapie im Kerckhoff-Institut. Opitz sprach auf der Tagung – wie schon im

294 Heinz v. Diringshofen: Untersuchungen der Erträglichkeitsgrenzen für Zentrifugalkraft im Motorflug, in: Ebd., S. 288–290, Zitat: S. 290. Die nachfolgende Diskussion (ebd., S. 290) bestand nur aus einer Frage von O. Ranke an K. Matthes, der direkt vor Diringshofen gesprochen hatte.

295 Tagesgeschichte, in: Klinische Wochenschrift, Bd. 12, Nr. 29 (22.07.1933), S. 1160.

296 Laut Klee leitete er diese seit 1934: Diringshofen, Heinz von, in: Klee, Personenlexikon, S. 112–113; das Jahr 1936 nennt dagegen der Eintrag: Diringshofen, Heinz von, in: Angelika Ebbinghaus/Karl Heinz Roth: 545 Kurzbiographien zum Ärzteprozeß, in: Linne, Karsten (Hrsg.): Der Nürnberger Ärzteprozeß 1946/47. Erschließungsband zur Mikrofiche-Edition. Mit einer Einleitung von Angelika Ebbinghaus zur Geschichte des Prozesses und Kurzbiographien der Prozeßbeteiligten, (K. G. Saur) München 2000, S. 89. – Zu Heinz von Diringshofen, geb. 22.01.1900, gibt es keine Personalakte im Bundesarchiv (Auskunft des Bundesarchivs Freiburg vom 22.01.2015). – Die Bestände im: Bundesarchiv Freiburg, RW59/1734, RW59/1740 und RW59/1808 erwähnen zu Diringshofen erst ab dem Jahr 1938 Personalveränderungen.

297 Robert Herbst: Herzgröße und Luftdruckverminderung, in: Verhandlungen 1936, S. 290–295, dort zu Königsberg: S. 292, Zitat: S. 290.

298 Ebd., S. 292.

299 Ebd., S. 294.

300 Christian-Albrechts-Universität zu Kiel: Kieler Professorinnen und Professoren von 1919 bis 1965, URL: http://www.gelehrtenverzeichnis.de/person/5419ef1e-9491-a6e3-67ea-4d4c608e3045?lang=de (abgerufen am 17.11.2016).

301 Ebd., mit genannter „NSDAP-Mitgliedsnummer: 2 306 649".

Einladungsheft ausgewiesen – über das „Elektrokardiogramm bei Sauerstoffmangel". Dabei berichtete er:

> Tierversuche, die an dem hiesigen Institut gemeinsam mit O[tto] Tilmann in der Unterdruckkammer ausgeführt wurden, ergaben die Möglichkeit, auch die *Beziehung von Systolendauer* und Herzfrequenz näher zu untersuchen, weil sich die Herzfrequenz im Unterdruck sehr stark ändert.[302]

Proband war ein Feldhase, der „Aufstieg" und „Abstieg" ausgesetzt wurde (Abb. 3.4). Opitz zeigte sich von der Systolendauer überrascht: sie verlängerte sich nicht. (Die Systole ist die Phase, in der Blut aus dem Herzen gepumpt wird.) Finanziert hatte das Projekt die William-G.-Kerckhoff-Stiftung.[303] Dabei bestand ebenfalls ein klarer Zusammenhang mit militärischer Flugmedizin.

Der „stellvertretende Direktor" des Kerckhoff-Instituts, Eberhard Koch, hatte Opitz einen Monat zuvor bescheinigt, dass er seit dem 1. Januar 1935 als Stipendiat der Kerckhoff-Stiftung im Institut arbeitete. Opitz habe in dieser Zeit „mit grossem Eifer flugmedizinische Untersuchungen durchgeführt und sich auch auf der Flieger-Untersuchungsstelle des Instituts beschäftigt."[304] Im März 1935 waren alle Kerckhoff-Stipendien wegen „des schlechten Standes des Dollarkurses" gekürzt worden.[305] Für andere Zwecke kam offenbar Geld vom Militär: Von „Untersuchungen (m. W. in höherem Auftrage)" in der experimentellen Abteilung des Kerckhoff-Instituts berichtete der Tübinger Professor Karl Hürthle bereits Mitte 1935: Der CLM-Preisträger konnte dort keinen Arbeitsplatz bekommen, da die Abteilung davon „voll in Anspruch genommen ist."[306]

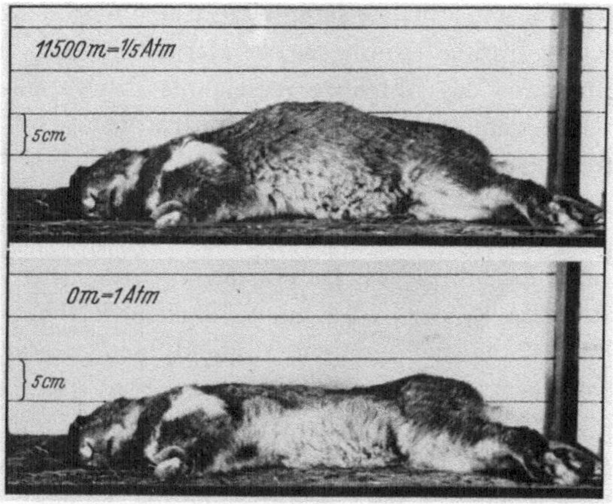

Abb. 3.4 Hase bei verschiedenen Drucken (Abbildung eines vergleichbaren Experiments)

Von Anfang Januar bis Ende April 1936 arbeitete Erich Opitz direkt unter Koch und erhielt eine „Entschädigung" von 600 M vom Reichsluftfahrtministerium.[307] Koch attestierte ihm hier, „seit Januar 1932" sowohl der NSDAP als auch der SA anzugehören,[308] während Opitz selbst Anfang der 1940er-Jahre den 1. Januar 1933 angab (stets aber mit der eher zu Kochs Jahresangabe passenden kleinen NSDAP-Mitglieds-Nr. 966 735). Im April und Mai 1936 diente Opitz freiwillig bei der Luft-

302 E. Opitz: Elektrokardiogramm bei Sauerstoffmangel, in: Verhandlungen 1936, S. 295–299, dort: S. 295. – Vom genannten Tilmann findet sich ebenfalls ein Beitrag in den Verhandlungen: Otto Tilmann: Gaswechsel im Unterdruck, ebd., S. 299–302.

303 Ebd., S. 295 f. (Hase), 299 (Stiftung).

304 Eb. Koch, Stabsarzt d. Res.: Zeugnis zur Vorlage bei der Wehrmacht, vom 14.03.1936. Archiv der Kerckhoff-Stiftung Bad Nauheim, Nr. 688 Opitz.

305 Eb. Koch am 23.05.1935 an die Stipendiaten der William-G.-Kerckhoff-Stiftung, Serienbrief, Ausfertigung für Opitz, ebd.

306 K. Hürthle am 02.07.1935 [an die Notgemeinschaft/ DFG], Betreff: AA Nr. 10801 [Projekt: Arterienpuls]. Hürthle wollte nun stattdessen zu Richard Wagner nach Breslau und seine DFG-Fördermittel dort nutzen dürfen. Bundesarchiv Berlin, R 73/11831, Bl. 29. – Hürthle hatte bereits 1932 im Kerckhoff-Institut gearbeitet und neuerlich zwei Monate im Sommer 1933: K. Hürthle am 01.08.1933 an die Notgemeinschaft der Deutschen Wissenschaft, ebd., Bl. 43.

307 Vertrag zwischen dem William-G.-Kerckhoff-Institut (Eberhard Koch) und Erich Opitz, Januar 1936. Archiv der Kerckhoff-Stiftung Bad Nauheim, Nr. 688 Opitz.

308 Eb. Koch am 01.04.1936 an das Wehrkreiskommando Büdingen, Durchschlag ebd. – Ebd. ist die NSDAP-Mitglieds-Nr. 966 735 genannt.

waffe[309] und arbeitete dann seit Juni am physiologischen Institut Göttingen bei Hermann Rein.[310] Auch für das Mitgliederverzeichnis der Gesellschaft hatte er das Physiologische Institut in Göttingen angegeben.

Eberhard Koch trug auf der Jahrestagung 1936 auch selbst vor, allerdings vergleichsweise nichtssagend. Er führte aus: Unterdruck bedeute Sauerstoffmangel; der führe zu Müdigkeit. Bei Einschränkung der „animalen Funktionen" werde weniger Sauerstoff benötigt.[311]

Am 17. April, also dem zweiten Konferenztag, fand die Mitgliederversammlung der Deutschen Gesellschaft für Kreislaufforschung unter Leitung Kochs statt. Er gedachte „der Toten des Jahres 1935/36": Allard (Hamburg), Hanák (Prag) und Walzer (Bad Nauheim).[312] Dann las er die Namen von 39 neuen Mitgliedern vor, darunter Prof. Ludolph Brauer (Wiesbaden), Dr. Ludwig Delius (Freiburg), Dr. Bernhard Haeberlin (Bad Nauheim), Prof. Fritz Hildebrandt (Gießen), Dr. Alfred Martin (Bad Nauheim) – offenbar ein Wieder-Eintreter: er war schon 1928 bis 1931 in der Gesellschaft –, Dr. Wilhelm Pirig (Köln), Dr. Peter Romeis (Bad Nauheim) und Prof. Erich Schütz (Berlin). Das Protokoll hielt die Zustimmung der Mitglieder fest: „Einwände werden nicht erhoben."[313]

Dem erhaltenen Vorstück zum Protokoll der Mitgliederversammlung „im Kleinen Hörsaal des Kerckhoff-Instituts" von der Hand Kochs liegt eine maschinenschriftliche Liste mit Nachnamen und Wirkungsorten der Neumitglieder bei. Auch laut dem handschriftlichen Vorstück hatte Koch die Zahl von 39 Neuen genannt; auf der Schreibmaschinen-Liste steht aber ein Kretschmer aus Berlin statt Hildebrandt aus Gießen.[314] Kretschmer ist im gedruckten Mitgliederverzeichnis von 1936 dann nicht aufgeführt, Prof. Fritz Hildebrandt schon. Bei dem zwischenzeitlich offenbar zurückgewiesenen oder abgesprungenen Berliner Mediziner handelte es sich vermutlich um den 1883 geborenen Martin Kretschmer, seit 1924 Privatdozent für Innere Medizin an der Medizinischen Fakultät. Dort war Kretschmer allerdings 1934 „freiwillig" ausgeschieden.[315]

Unter den Neumitgliedern fanden sich – soweit nachprüfbar – jetzt ausschließlich in den Kartei-

309 Kopfbogen der PA Opitz: Universitätsarchiv HU Berlin, Personalakte UK O 035, Bd. 1, Bl. 1 RS und Bl. 3 RS. – Dort ist zum NSDAP-Eintritt angegeben: 01.01.1933, jedoch gleiche Mitglieds-Nr. 966 735 (ebenso im Lebenslauf, unterschrieben von Erich Opitz, o. D., ebd., Bl. 5).

310 Lebenslauf, unterschrieben von Erich Opitz, o. D., ebd., Bl. 5: 1934 war Opitz erst bei Franz Büchner am Horst-Wessel-Krankenhaus in Berlin, dann an der Inneren Klinik in Gießen bei Helmut Bohnenkamp und Helmuth Reinwein.

311 Eb. Koch: Das Verhalten der Nervenzentren bei Luftdruckverminderung, in: Verhandlungen 1936, S. 302–304.

312 Bericht über die IX. ordentliche Mitgliederversammlung am 17.04.1936 in Bad Nauheim, in: Ebd., S. XIX–XX, dort: S. XIX, Punkt 1. – Prof. Eduard Allard (leitender Arzt am Marienhospital: Lasch/Schlegel: Eröffnungsreden DGIM, S. 536) findet sich in den Mitgliederverzeichnissen der DGK 1929–1934; er hatte Bruno Kisch am 19.02.1928 nur um das Tagungsprogramm gebeten: CAHJP Jerusalem, P80/99. – Prof. Antonín Hanák war 1931–1935 in der DGK und Dr. Felix Walzer 1928–1935.

313 Bericht über die IX. ordentliche Mitgliederversammlung am 17.04.1936 in Bad Nauheim, in: Verhandlungen 1936, S. XIX–XX, dort: S. XIX f., Punkt 4. Prof. Robert Herbst (Kiel), Prof. Hermann Schridde (Dortmund) und Dr. Erich Opitz (Göttingen) als jetzt neue Mitglieder wurden weiter oben bereits genannt. – Alfred Martin stand (nur) als R. Martin auf der Mitgliederliste 1936, ein Tippfehler. – Ludwig Delius (Medizinische Klinik Freiburg i. Br.) sprach auf der aktuellen Konferenz über: Statistische und Klinische Beobachtungen über Häufigkeit, Erscheinungsform und Verlauf von Kreislaufkrankheiten bei Kriegsteilnehmern, in: Verhandlungen 1936, S. 247–250, dort S. 250: Er führte aus, es gäbe einen „spürbare[n] Anstieg der Kreislaufmorbidität unter den Kriegsteilnehmern".

314 Handschriftliches Protokoll zur 9. Mitglieder-Versammlung am 17.04.1936. DGK-Archiv Düsseldorf, Bl. 14–16, dort: Bl. 15: Neue Mitglieder (Schreibmaschinen-Liste).

315 Er arbeitete danach bis 1938 in Detmold. Nach: Kretschmer, Martin, in: GeDenkOrt.Charité – Wissenschaft in Verantwortung. Liste der Vertriebenen der Medizinischen Fakultät/Charité, Charité 2016. https://gedenkort.charite.de/menschen/listen_der_vertriebenen/ (abgerufen am 20.11.2016). – Kretschmer, Martin, in: Gerhard Lüdtke (Hrsg.): Kürschners Deutscher Gelehrten-Kalender, Jg. 4., 4. Ausgabe (Gruyter) Berlin 1931, nach: DBA 2, Fiche 758, S. 209: Kretschmer publizierte 1929 zur Kohlendioxid-Wirkung auf den menschlichen Körper.

karten der Kassenärztlichen Vereinigung als *deutschblütig* erfasste Mediziner. Laut seiner KÄV-Karteikarte war Bernhard Haeberlin bereits seit dem 1. Juni 1928 in der NSDAP[316] und Peter Romeis seit 1933.[317]

Das genannte Neumitglied Erich Schütz bekam von Leonardo Conti, einem Mitbegründer des Nationalsozialistischen Deutschen Ärztebundes und späterem Reichsärzteführer, im Dezember 1936 persönlich bestätigt, „dass Pg. Prof. Dr. med. Erich Schütz, Berlin N4, Hessische Str. 4, seit dem 7.9.33 Mitglied des NSD-Ärztebundes ist."[318] In die NSDAP eingetreten war der 1902 geborene Schütz am 1. April 1933 (Nr. 2 658 907), und in die SS am 1. November 1933 (Nr. 185 048).[319] Er hatte sich am Physiologischen Institut der Universität Berlin unter Wilhelm Trendelenburg schon länger mit dem Kreislauf befasst[320] und war 1935 zum a. o. Professor ernannt worden, womit er sich sicher von Trendelenburg emanzipierte. Schütz schrieb wenige Jahre später rückblickend an die Deutsche Forschungsgemeinschaft über ein weiteres Interesse:

> » Im Jahre 1933 und in der Folgezeit habe ich in engem wissenschaftlichen Konnex mit Herrn Oberfeldarzt Dozent Dr. Muntsch, dem Leiter der Gastherapeutischen Abteilung der Militärärztlichen Akademie, gestanden und dort Experimente über die Wirkung von Grün- und Gelbkreuz durchgeführt, deren Ergebnisse in den Einzelheiten nicht veröffentlicht worden sind.[321]

Ein kurzer Bericht dazu von Otto Muntsch sei in den „Nauheimer Fortbildungslehrgängen Bd. XI" erschienen,[322] herausgegeben von der Vereinigung der Bad-Nauheimer Ärzte. Ein Auszug für die DFG aus diesem Aufsatz über die Kampfgaswirkung auf den Kreislauf verdeutlicht, dass Schütz für die zugrundeliegende gemeinsame Forschung etwa das Elektrokardiogramm einer phosgenvergifteten Katze aufgezeichnet hatte.[323] Die zugrundeliegende Veranstaltung der Bad Nauheimer Ärzte hatte im Herbst 1935 stattgefunden und sich „Atmung und Kreislauf" gewidmet.[324] Der Eintritt von Schütz bei den Kreislaufforschern 1936 ist wenig überraschend.

Nicht viel schwerer einzuordnen ist der Eintritt von Ludolph Brauer in die Gesellschaft. Brauer war seit 1910 Direktor des allgemeinen Krankenhauses Hamburg-Eppendorf gewesen. Gegenüber nationalsozialistischen Studenten hatte er als Rektor der Universität Hamburg 1930/31 auf Dialog gesetzt und auf disziplinarische Maßnahmen verzichtet. Im späteren Rückblick klagte die NS-Studenten-

316 Bundesarchiv Berlin, KÄV, R 9347, Ergänzungsfilm 1 (Nr. 32), Haeberlin, Bernhard W., 28.5.09, Vermerk: „deutschblütig".

317 Ebd., Film 23: Romeis, Peter, 12.10.1901, Vermerk: „deutschblütig", NSDAP 1.5.1933.

318 Nationalsozialistischer Deutscher Ärztebund e. V., gez. Dr. L. Conti (Gauobmann), Bescheinigung, Berlin, 21.12.1936, ebd. (ehem. BDC), VBS 286/6400041304 Schütz, Erich, Bl. 805.

319 Handschriftlich Schütz, ebd., Bl. 801–802, sowie Karteikarte, ebd., Bl. 782 (dort aber: NSDAP seit 01.05.1933). – Ebd., KÄV, R 9347, Film 26, Schütz, Erich, geb. 1902, Vermerk: „deutschblütig"; das Feld NSDAP ist leer.

320 Dr. Erich Schütz: Über Ableitung und Form des normalen menschlichen Herzschallbildes, in: Zeitschrift für die gesamte experimentelle Medizin, Bd. 67, Nr. 1 (1929), S. 751–762. – Personalakte UK Sch 281, Bd. 2, Bl. 16 f., Publikationsliste: Schütz hatte 1926/27 in Kiel über „Rassenbiologische und physikalisch-chemische Studien über gruppenspezifische Isohaemagglutination" promoviert; dort Arbeiten über Herz und Kreislauf besonders seit 1928, auch die eben genannte von 1929. – W. Trendelenburg beantragte am 04.11.1933 beim Dekan der Medizinischen Fakultät Professor Gocht (Universitätsarchiv HU Berlin, Personalakte UK Sch 281, Bd. 2, Bl. 16) den Titel Extraordinarius für Schütz: Dr. med. Erich Schütz sei seit 1927 Assistent bei ihm in Tübingen geworden und zusammen mit ihm am 01.10.1927 nach Berlin gekommen. Schütz sei „in erster Linie bestrebt, seine amtlichen Aufgaben zu erfüllen"; er wurde am 11.11.1930 habilitiert.

321 Schütz am 31.03.1937 an die DFG. Bundesarchiv Berlin, R 73/14563, Bl. 91–92 (Pag. 102), dort: Bl. 91.

322 Ebd.

323 Auszug des Aufsatzes o. T. (mit Kopfzeilen „O. Muntsch" und „Neuere Forschungsergebnisse über Kampfgaswirkungen auf Kreislauf etc."): Ebd., Bl. 98 (Pag. 108).

324 Vereinigung der Bad-Nauheimer Ärzte (Hrsg.): Die Wechselbeziehungen von Atmung und Kreislauf: XI. Fortbildungs-Lehrgang in Bad-Nauheim, 20.–22. September 1935, Nauheimer Fortbildungs-Lehrgänge Bd. 11, (Steinkopff) Dresden 1935.

schaft, sie hätte gegen den nationalkonservativen Brauer nicht vorgehen können. Als die Studierenden nun allerdings eine Hakenkreuzfahne hissten und er sie wieder einholen ließ mit der Begründung, es fehle die nötige dienstliche Anweisung, gingen sie im Mai 1933 zum Boykott über: Er habe sich zuvor um die Integration der Juden in den Lehrkörper bemüht und eine Vorliebe für jüdische Assistenten gehabt. Wegen seiner Mitgliedschaft in einer Loge lud ihn die Polizei vor. Zum 31. März 1934 wurde der 68-jährige zwangsemeritiert. Bei seiner Abschiedsrede war Brauer jedoch – über das übliche und geforderte Maß hinaus – voll des Lobes für Hindenburg und Hitler, machte hinfort nur seinen Oberärzten Vorwürfe, sie hätten sich nicht mit ihm solidarisiert. Mit der von ihm gegründeten *Deutschen Forschungsanstalt für Tuberkulose e. V.* ging er nach Wiesbaden. Bald gründete er das *Forschungsinstitut für allgemeine Medizin*, das bioklimatische Forschungen betrieb, und das *Forschungsinstitut für Arbeitsgestaltung, Altern und Aufbrauch*.[325] Das könnte seinen Besuch der Tagung und seinen Eintritt erklären.

Ein Vergleich der gedruckten Mitgliederverzeichnisse von 1935 und 1936 ergibt, dass der 1936 im Mitgliederverzeichnis neue Prof. Christian Kroetz (Altona) in Kochs Auflistung fehlt. Die von Koch angegebene Zahl von 39 Neumitgliedern kam dadurch zustande, dass er in der Mitgliederversammlung Prof. Wilhelm Ewig (Ludwigshafen) als Neumitglied nannte, während Ewig tatsächlich schon im Mitgliederverzeichnis von 1935 stand. Insgesamt änderte sich die Mitgliederzahl von 230 im Jahr 1935 auf jetzt 257, stieg also um 27. Bei 38 neuen Mitgliedern waren also 11 verstorben oder ausgetreten. Weil der von Koch eben als verstorben genannte Eduard Allard tatsächlich schon im Mitgliederverzeichnis 1935 fehlte und die Personenrecherche keine weiteren Todesfälle ergab, waren von 1935 auf 1936 neun Mediziner ausgetreten oder wegen Nicht-Zahlung der Jahresbeiträge ausgeschlossen worden. Aus dem Mitgliederbestand von 1932 fehlten jetzt fünf Ärzte: Heinrich Josef Frick, Poul Iversen, Heinrich Lauber, Karl Friedrich Schmidt und Richard Schuster;[326] von den 1933 Neueingetretenen drei: Wilhelm Dirscherl, Albert Regensburger und Oskar Syassen; und von 1934 einer: Gustav Hammann.

Unter diesen Medizinern hatten mehrere ihr Interesse an Kreislaufforschung sicher nicht verloren. Dr. Heinrich Josef Frick aus Bad Nauheim (1873–1952)[327] war auf der Mitgliederliste seit 1928; sein Buch über chronische Herzerkrankungen hatte er 1934 in der 5. Auflage veröffentlicht.[328] Professor Poul Iversen (1889–1966) war 1929 eingetreten und hatte 1934 als Chefarzt des Kommunehospitalet in Kopenhagen über die Wasserausscheidung durch die Nieren in einer deutschen Zeitschrift publiziert. Dort diskutierte er insbesondere die Ergebnisse von Leif Tutein Poulsson (DGK seit 1933), der die Auswirkung von „Pituitrin"-Injektionen auf die Nieren untersucht hatte. Eine von zwei Wirkungen des von Iversen verwendeten „Pituins" auf die Wasserausscheidung wurde mit dem Kreislauf erklärt.[329] Ein weiteres nun fehlendes Mitglied stand eher am Anfang seiner Karriere:

325 Hendrik van den Bussche: Die „Machtergreifung" an der Medizinischen Fakultät, in: Ders. (Hrsg.): Die Hamburger Universitätsmedizin im Nationalsozialismus. Forschung–Lehre–Krankenversorgung, (Dietrich Reimer) Berlin 2014, S. 35–74, dort: S. 35 f. (samt Anm. 9), 70 f.

326 Aus dem Mitgliederbestand von 1932 fehlten von 1935 auf 1936 insgesamt 7 Mitglieder (zu den 5 oben genannten kamen die verstorbenen Ärzte Antonín Hanák und Felix Walzer hinzu). Unter den seit 1933 Neueingetretenen starb keiner von 1935 auf 1936.

327 Bundesarchiv Berlin, KÄV, R 9347, Film 7: Frick, *Heinrich* Josef, 1873, Vermerk: „deutschblütig", gestrichen: „1913 Herz u. Nerven". – Lebensdaten nach Auskunft des Stadtarchivs Bad Nauheim.

328 Heinrich Frick: Die chronischen Herz-Erkrankungen einschließlich der Arterienverkalkung (Arteriosklerose). Ihre Entstehung, Diätetik u. Behandlung. Ärztliche Ratschläge in gemeinverständlicher Darstellung, 5. verbesserte Aufl. (Selbstverlag) Bad Nauheim 1934.

329 Poul Iversen/Tage Bjering: Die Wirkungen des Hypophysen-Hinterlappenextraktes auf die Wasserausscheidung durch die Nieren, in: Naunyn-Schmiedebergs Archiv für experimentelle Pathologie und Pharmakologie, Bd. 175, Nr. 4 (Juli 1934), S. 681–688, dort: S. 681. – Bezug ist: Leif T. Poulsson: Über die Wirkung des Pituitrins auf die Wasserausscheidung durch die Niere, in: Zeitschrift für die gesamte experimentelle Medizin, Bd. 71, Nr. 1 (1930), S. 577–620 (aus dem Physiologischen Institut der Universität Oslo, Direktor: Prof. Sophus Torup).

Dr. Heinrich Lauber hatte 1925/26 bei Philipp Broemser in Basel gearbeitet.[330] Er publizierte in Greifswald bis 1928 einschlägig über die Blutgeschwindigkeit in den Arterien, welche er an der dortigen medizinischen Klinik der Universität erforscht hatte, deren Direktor damals Hermann Straub war.[331] Nachdem Straub (DGK seit 1928) zum 1. April 1928 nach Göttingen gewechselt war, hatte Lauber zunächst Schwierigkeiten gehabt, seinen Vertrag zu verlängern. Als sich seine Situation wieder besserte, war er 1931 in die Gesellschaft gekommen und habilitierte sich 1932. Seine Mutter gehörte der jüdischen Religionsgemeinschaft an.[332] Heinrich Laubers weiterer Weg ist im folgenden Kapitel beschrieben.

Der eben genannte Karl Friedrich Schmidt (1887–1971) war Gründungsmitglied der Gesellschaft.[333] Er hatte Chemie und Medizin studiert. 1921 habilitierte er sich in Heidelberg. In Åbo/Finnland wurde er 1922 a. o. Professor; dort gelang ihm die Synthese des Pentamethylentetrazols. Es wirkte stärker kreislaufanregend als Kampfer. Fritz Hildebrandt (DGK seit 1936) und Ludolf von Krehl (DGK seit 1935) untersuchten es in Tierversuchen und klinisch. 1926 brachte es die Ludwigshafener Firma Knoll unter dem Namen Cardiazol in den Handel. Schmidt war zwischenzeitlich, 1925, a. o. Professor in Heidelberg geworden. Von Mai 1926 bis Ende April 1936 gehörte er dem Vorstand der Chemischen Firma Knoll in Ludwigshafen an.[334] Das Ausscheiden dort mag auch ein Motiv gewesen sein, die Deutsche Gesellschaft für Kreislaufforschung zu verlassen.

In der Mitgliederversammlung vom 17. April 1936 gab Eberhard Koch nach den Namen der neuen Mitglieder der Gesellschaft bekannt, dass auf „Wunsch des Herrn Reichs- und Preußischen Ministers des Innern“ die Satzung der Gesellschaft geändert werde. In Paragraf 2 wurde die „Carl-Ludwig-Ehrenmünze“ nun namentlich benannt. Und Paragraf 9 bestimmte ab jetzt, dass der Vorstand gebildet werde aus 1. dem Vorsitzenden, 2. dem stellvertretenden Vorsitzenden, 3. dem Schriftführer, 4. dem Kassenwart und 5. dem Beirat von 3 bis 5 Mitgliedern. Der Vorsitzende, der vom Minister zu bestätigen war, werde auf mindestens drei Jahre gewählt und ernenne seinen Stellvertreter, den Schriftführer, den Kassenwart und die Beiräte.[335] In Kochs handschriftlichem Protokoll der Mitgliederversammlung sind Satzungsänderungen nicht behandelt.[336] Im gedruckten Protokoll ist eine Abstimmung darüber nicht vermerkt.

---

330 Günter Ewert/Ralf Ewert: Emigranten an der Medizinischen Universitätsklinik Greifswald in der Zeit des Nationalsozialismus. Victor van der Reis, Alfred Lublin, Heinrich Lauber, (Pro Business) Berlin 2011, S. 78.

331 Heinrich Lauber: Über die Blutgeschwindigkeit in den Arterien, in: Zeitschrift für die gesamte experimentelle Medizin, Bd. 58, Nr. 1 (1928), S. 634–641 (eingegangen am 11.09.1927). – Ders.: Über die Blutströmungsgeschwindigkeit in den Arterien des Menschen, in: Ebd., Bd. 64, Nr. 1 (1929), S. 621–637 (eingegangen am 23.10.1928). – Bei beiden Artikeln ist Straub als Direktor angegeben.

332 Ewert/Ewert: Greifswald, S. 72 f., 78–80 (die DGK wird dort nicht erwähnt). – Unter dem Direktor G. Katsch fand sich von Heinrich Lauber in der gewählten Referenzzeitschrift nur noch: Zur Klinik der Bewegungsrhythmik des Magens, in: Zeitschrift für die gesamte experimentelle Medizin, Bd. 74, Nr. 1 (Dezember 1930), S. 586–598 (eingegangen am 11.08.1930).

333 Er steht in den Verhandlungen 1928–1935 als: „Schmidt, Prof. Dr. K. T., Heidelberg, Bergstr. 43“. Anhand des Verzeichnisses der Vorlesungen der Badischen Ruprecht-Karls-Universität zu Heidelberg für das Sommer-Halbjahr 1925, (Paul Brauns) Heidelberg 1925, S. 31, ist er eindeutig als PD Karl Friedrich Schmidt zu identifizieren. – W. Biehler am 25.2.1928 an Kisch meldete sich und Prof. K. F. Schmidt, Heidelberg, Bergstr. 43, an. CAHJP Jerusalem, P80/99.

334 Ursula Perkow: Schmidt, Karl Friedrich, in: Bernd Ottnad (Hrsg.): Badische Biographien. Neue Folge, 4 Bde. (Kohlhammer) Stuttgart 1982–1990, dort: Bd. 2 (1987), nach: DBA 3, Fiche 808, S. 171. – Schmidt, Karl-Friedrich, in: Dagmar Drüll: Heidelberger Gelehrtenlexikon 1803–1932, (Springer) Berlin 1986, S. 238: Dort ist ohne Begründung vermerkt, dass Schmidt am 31.10.1939 die Lehrbefugnis an der Universität Heidelberg entzogen und am 08.01.1941 seine Professur vom „Reichsministerium für erloschen erklärt“ wurde. – K. F. Schmidt/F. Hildebrandt/L. Krehl: Über „Cardiazol“, ein in wässeriger Lösung subcutan injizierbares neues Analepticum, in: Klinische Wochenschrift, Bd. 4, Nr. 35 (27.08.1925), S. 1678–1680.

335 Bericht über die IX. ordentliche Mitgliederversammlung am 17.04.1936 in Bad Nauheim, in: Verhandlungen 1936, S. XIX–XX, dort: S. XX, Punkt 5.

336 Handschriftliches Protokoll zur 9. Mitglieder-Versammlung am 17.04.1936. DGK-Archiv Düsseldorf, Bl. 14–16.

Nur ein Vergleich der gedruckten Satzungen, die im Vorspann jeden Jahrgangs der „Verhandlungen" standen, verdeutlicht, was die Änderungen bewirkten: Durften bis 1935 nur „Forscher" die Medaille bekommen, die sich um die Kreislaufforschung verdient gemacht hatten, konnten es jetzt beliebige „Persönlichkeiten" sein.[337] Die Auszeichnung konnte nun etwa auch an Wissenschaftspolitiker oder -funktionäre gehen.

Erstmals war die Rede von einem stellvertretenden Vorsitzenden, von einem Schriftführer und von einem Kassenwart. Dagegen fehlt 1936 die frühere Regelung, nach welcher der Minister Beschlüsse der Gesellschaft aussetzen oder aufheben konnte. Auch musste der Vorsitzende die Tagungen und Mitgliederversammlungen nun nicht mehr vorbereiten, das Programm nicht bestimmen und nicht 1. Vorsitzender der Tagung sein.[338] Koch hatte seither also mehr Freiheiten in der Ausübung seines Amtes.

Auf der Mitgliederversammlung selbst wurden mögliche Themen für die kommenden Jahre vorgeschlagen: Der Kreislaufkollaps sollte „gemeinsam mit der Deutschen Gesellschaft für Chirurgie" behandelt werden; in der Druckfassung ist dazu entgegen dem handschriftlichen Vorstück ergänzt: „wenn möglich". Weitere angedachte Jahrestagungsthemen waren „Kreislauf und innere Sekretion" sowie „Das Elektrokardiogramm".[339]

> Bei der Frage des *Tagungsortes* wird von den Herren [Karl] *Barth*, [Otto Friedrich] *Heß*-Bautzen, [Hanns] *Löhr*, [Eduard] *Stadler* und [Eberhard] *Veiel* angeregt, in Zukunft stets in zeitlicher Verbindung mit dem Internistenkongreß im Kerckhoff-Institut zu tagen. Herr *Koch* teilt mit, daß er das Institut gern als dauerndes Heim der Gesellschaft zur Verfügung stellen wird.[340]

Koch verlieh die Carl-Ludwig-Ehrenmünze 1936 an Geheimrat Professor Ludwig Aschoff. Die fachlichen Gründe blieben unbenannt (Aschoff hatte das Reizleitungssystem des Herzens erforscht). Dagegen betonte Koch, Aschoff sei „das Vorbild eines klassischen Forschers" und „das Vorbild eines kerndeutschen und aufrechten Mannes."[341] Aschoff hatte am 10. Januar 1936 seinen 70. Geburtstag gefeiert.

Am Ende der Tagung hielt Koch nochmals eine Ansprache. Darin deutet sich an, dass er die Gefahr, die Gesellschaft könne sich auflösen oder im Internisten-Kongress aufgehen, für vorläufig gebannt hielt. Er betonte:

> Während die Tagungen der großen Gesellschaften immer mehr darauf hinauslaufen, weiten Kreisen richtunggebende Erkenntnisse zu vermitteln, kommt den kleineren Sondergesellschaften in erhöhtem Maße die Aufgabe zu, dringliche Fragen ihres Gebietes durch möglichst erschöpfende und in die Tiefe gehende Aussprachen zu behandeln.
> Wir sind Herrn Präsident *Reiter* zu sehr großem Danke verpflichtet, daß er diese Gemeinschaftstagung der Deutschen Gesellschaft für Kreislaufforschung und des Ärztlichen Ausschusses der Deutschen Gesellschaft für Arbeitsschutz ermöglicht und geleitet hat.[342]

---

337 Vgl. Satzungen, in: Verhandlungen 1935 und 1936, jeweils S. XV–XVII, dort: S. XV, § 2.4.

338 Ebd., jeweils S. XVII, § 9.

339 Bericht über die IX. ordentliche Mitgliederversammlung am 17.04.1936 in Bad Nauheim, in: Verhandlungen 1936, S. XIX–XX, dort: S. XX, Punkt 6; und handschriftliches Protokoll zur 9. Mitglieder-Versammlung am 17.04.1936. DGK-Archiv Düsseldorf, Bl. 14–16, dort: Bl. 14, Punkt 5 (dort andere Reihenfolge: Nr. 2 ist Elektrokardiogramm und Nr. 3 Kreislauf).

340 Ebd., zitiert nach: Verhandlungen 1936 (kursive Hervorhebungen i. O. gesperrt, Vornamen in eckigen Klammern ergänzt, T. B.). – Handschriftliches Protokoll (Namen i. O. in Großbuchstaben und anderer Reihenfolge): Text ist dort sinngemäß identisch mit dem in den Verhandlungen.

341 Verleihung der „Carl-Ludwig-Ehrenmünze" durch den Vorsitzenden der Deutschen Gesellschaft für Kreislaufforschung, Professor Eb. Koch, in: Verhandlungen 1936, S. 7.

342 Eb. Koch: Schlussansprache zur Gemeinchaftstagung, in: Ebd., S. 306–307, dort: S. 307 (kursive Hervorhebung i. O. gesperrt).

Tatsächlich war die weitere Existenz und Eigenständigkeit der Deutschen Gesellschaft für Kreislaufforschung 1936 gesichert. Die Gesellschaft selbst hatte seit 1933 aber einen erheblichen Wandel durchlaufen. Insbesondere der ursprüngliche Anspruch, vor allem ein Diskussionsforum für Herz- und Kreislaufforschung zu sein, hatte sich nach der Jahrestagung von 1933 immer mehr in Richtung eines Nachweises der eigenen Nützlichkeit für den NS-Staat verschoben. Dazu gehört die Betonung des praktischen Zieles „der Bekämpfung der Kreislaufstörungen" durch deren Aufnahme in die Satzung 1934. Dies war ein kurzfristig realisierbares Zugeständnis an die NS-Volksgesundheitspolitik, wobei sich eine Zusammenarbeit mit den Behörden anbieten ließ. Zum Teil war diese Neuausrichtung eine Reaktion auf den Gesamtvertretungsanspruch der Deutschen Gesellschaft für Innere Medizin, der den NS-Zentralisierungsvorstellungen entgegenkam. Die 1935 und 1936 aufscheinende Ausrichtung auf flugmedizinische Fragen wird in ihrer Bedeutung für die weitere Entwicklung der Gesellschaft hier noch ausführlich zu behandeln sein. Dazu musste erst Grundlagenforschung durch (neue) Mitglieder betrieben werden. Als alleiniger Vorsitzender seit April 1934 konnte und wollte Eberhard Koch dies immer stärker vorantreiben.

Bei Organisationsfragen blieb die Gesellschaft jedoch vergleichsweise zurückhaltend und passte sich nur sukzessive den Forderungen der neuen Machthaber an. Im Unterschied zu anderen Gesellschaften wurden eingeplante Redner der Jahrestagung 1933 nicht ausgetauscht. Bei der *Arisierung* des Vorstandes kam der Gesellschaft entgegen, dass Siegfried Thannhauser sein Amt bereits niedergelegt hatte. Bruno Kisch blieb Schriftführer, bis – soweit nachvollziehbar – deutliche Forderungen der Behörden an die Gesellschaft herangetragen wurden. Gerade Eberhard Koch hatte ihn dann noch bis Anfang 1934 in die Entscheidungen eingebunden. Auch dies ist ein Unterschied zu anderen medizinischen Gesellschaften, die ihre Vorstände vorauseilend austauschten.

Nichtarier finden sich unter den *neu* aufgenommenen Mitgliedern seit 1934 nicht mehr. Es fand sich andererseits aber auch keinerlei Hinweis, dass die Gesellschaft rassistisch vom Staat verfolgte Mediziner vor 1939 ausschloss; für die Zeit danach ist es unklar. Viele dieser Mitglieder traten über einen langen Zeitraum verteilt aus. Im folgenden Kapitel wird das Schicksal dieser Mitglieder im Zentrum stehen.

Emigration, Verfolgung und Widerstand ehemaliger und aktiver Mitglieder

Zusammenfassung

Die ab 1933 einsetzenden Mitgliederverluste verdeutlichen, wie die rassistische Ausgrenzung, Entrechtung, Vertreibung und Verfolgung sukzessive immer mehr Mitglieder der Deutschen Gesellschaft für Kreislaufforschung traf – zunächst im nationalsozialistischen Deutschland, dann in Europa. Das Schicksal verfolgter Amtsträger und Mitglieder der Gesellschaft ist nachfolgend an der einzelnen betroffenen Person dargestellt. Vergleichsweise noch gut nachzuverfolgen ist dabei der Weg zahlreicher Mitglieder – etwa des Gesellschaftsgründers Bruno Kisch – in die Emigration, aus der die wenigsten nach 1945 nach Deutschland bzw. in die Gesellschaft zurückkehrten. Weit schlechter dokumentiert und daher schwieriger angemessen darzustellen ist das Schicksal derjenigen Mitglieder, die nach Beginn des deutschen Raub- und Vernichtungskriegs 1939 verfolgt und schlimmstenfalls ermordet wurden. Wie in der gesamten deutschen Gesellschaft war der Widerstand gegen die NS-Unrechtspolitik auch unter den Kreislaufforschern gering – einige wenige Mitglieder bilden in dieser Hinsicht eine Ausnahme.

T. Baumann, *Die Deutsche Gesellschaft für Kreislaufforschung im Nationalsozialismus 1933 – 1945*,
DOI 10.1007/978-3-662-54400-6_4,

Ende 1936 schrieb Bruno Kisch an Luigi Condorelli (DGK seit 1931) nach Bari:

> Bei den Tagungen der Gesellschaft für Kreislaufforschung bin ich seit 1933 nicht mehr gewesen.[1]

Noch war der Begründer der Deutschen Gesellschaft für Kreislaufforschung als Mitglied geführt, hatte sich im Laufe des Jahres 1934 aber völlig zurückgezogen. Ebenfalls noch Mitglied der Gesellschaft war Ende 1936 Franz Groedel; allerdings führte ihn das Mitgliederverzeichnis seit 1935 unter der Anschrift: „Groedel, Prof. Dr. F. M., New York (U.S.A.), 829 Park Avenue". Von seiner Reise in die USA im Herbst 1933 war Franz Groedel nicht mehr nach Deutschland zurückgekehrt. Ernst Magnus-Alsleben, 1933 in Würzburg Tagungsvorsitzender und ebenfalls Vorstandsmitglied, war im April 1936 verstorben. Seine letzte Adresse in den „Verhandlungen" von 1936 lautete: „Magnus-Alsleben, Prof. Dr. E., Universität Ankara (Türkei)". Schon 1934 nicht mehr im Mitgliederverzeichnis der Gesellschaft findet sich der Name des ehemaligen Vorstandsmitglieds Siegfried Thannhauser.

Sie – wie auch weitere Mitglieder, die ab 1933 aus den Mitgliederlisten der Deutschen Gesellschaft für Kreislaufforschung verschwanden und vor der nationalsozialistischen Verfolgungs- und Mordpolitik fliehen mussten oder ihr zum Opfer fielen – stehen im Zentrum dieses Kapitels. Sicher zu identifizieren und zu recherchieren waren insgesamt 36 Mitglieder, darunter auch Amtsträger (► Tabelle im Anhang A2), die aus Deutschland und weiteren europäischen Staaten in die Emigration vertrieben wurden. Anderen gelang die Emigration nicht. Dies betraf gerade Mitglieder aus Osteuropa.

Der weitere Weg aller dieser Mediziner bis 1945 wurde möglichst systematisch recherchiert. Dokumentiert wird mit ihrem persönlichen Schicksal hier zugleich auch der Verlust an medizinischem und wissenschaftlichem Potential innerhalb der Deutschen Gesellschaft für Kreislaufforschung wie auch darüber hinaus. Nur sehr wenige der emigrierten Mitglieder kehrten nach 1945 zurück. Allerdings lässt sich nicht das Schicksal aller DGK-Mitglieder, die Opfer des nationalsozialistischen Deutschlands wurden, gleichermaßen umfassend anhand von Archivstudien klären und darstellen. So ist im Folgenden besonders Bruno Kischs weiterer Weg in die Emigration ausführlicher nachgezeichnet, um daran die staatliche Ausgrenzung, Entrechtung und Vertreibung von Mitgliedern der Deutschen Gesellschaft für Kreislaufforschung in ihrer perfiden Systematik zu verdeutlichen und an einem individuellen Schicksal zu vertiefen. Er ist der einzige Emigrant aus den Reihen der DGK, von dem ein geschlossener Nachlass verfügbar ist. Die Gesamtdarstellung von Emigration, Verfolgung und Widerstand muss dabei bis ins Jahr 1933 zurück und auch zeitlich vorausgreifen – bis zur Shoah und dem deutschen Eroberungs- und Vernichtungskrieg in ganz Europa. Auf die rassistische Gesetzgebung speziell in Deutschland wird hier nicht mehr umfänglich eingegangen; gerade die ersten Jahre bis 1936 wurden im vorausgehenden Kapitel behandelt.

4.1 Verfolgung und Emigration: die Jahre 1933–1937

Am 15. Januar 1933 ging ein *anonymes* Schreiben im Rektorat der Universität Wien ein, das Dr. David Scherf (in den gedruckten DGK-Mitgliederverzeichnissen seit 1928) bezichtigte, seit drei Jahren bei Privatpatienten für Elektrokardiogramme zwanzig bis dreißig Schilling einzufordern; der Schaden für die Klinik sei angesichts hunderter Fälle groß.[2] Der Wiener Rektor, Professor Othenio Abel, leitete dies postwendend dem Dekan der Medizinischen Fakultät, Professor Ernst Peter Pick (ebenfalls von Anfang an in der DGK), mit dem „Ersuchen um Kenntnisnahme und weitere Veranlassung" zu.[3] Ein umgehend angefertigtes Gutach-

1 [Kisch] am 08.12.1936 an Condorelli. CAHJP Jerusalem, P80/103.

2 Anonym, o. D., an Rektor Professor O. Abel, Eingangsstempel der Rektorats-Kanzlei 15.01.1933. Universitätsarchiv Wien, Senat S 185/517, erstes mit „1" gekennzeichnetes Dokument.

3 Rektor Abel am 16.01.1933 an Ernst Pick, ebd., zweites mit „1" gekennzeichnetes Dokument.

ten seitens des von Pick aufgeforderten Leiters der I. Medizinischen Klinik kam zum Ergebnis, Scherf habe sich nicht unüblich verhalten, indem er nur einen bestimmten Teil der Einnahmen an die Klinik abführte.[4] Dies hielt den Rektor nicht davon ab, am 27. Januar 1933 den Disziplinarausschuss mit dem Fall zu beschäftigen.[5]

Damit hatte Rektor Abel eine Lawine losgetreten, die den u. a. auf dem Gebiet der Elektrokardiographie ausgewiesenen Mediziner Scherf[6] noch lange Zeit belästigte. Abel hatte die Wissenschaft der Paläobiologie mitbegründet und bekleidete das Wiener Rektorat 1932/33; er war Antisemit und ein Vorkämpfer des Nationalsozialismus in Österreich.[7] David Scherfs Mutter, Regina Kreidler, war Jüdin;[8] der Pharmakologe Pick gehörte der jüdischen Religionsgemeinschaft an.[9] Es darf angenommen werden, dass bei Abel antisemitische Motive eine Rolle spielten. Scherfs ehemaliger Vorgesetzter, der bereits mehrfach erwähnte Wiener Emeritus Karel Frederik Wenckebach (DGK seit 1928, CLM 1935), setzte sich Ende 1933 mit Nachdruck für den bedrängten Scherf ein. Er schrieb dem Rektor: „Es ist wahrhaftig genug!!“[10]

Scherfs Beispiel zeigt exemplarisch, dass schon vor der *NS-Machtergreifung* – und nicht nur in Deutschland – ein teils offener, teils nicht-ausgesprochener Antisemitismus existierte, mit dem jüdische Mediziner immer wieder konfrontiert waren. Seitdem die österreichischen Nationalsozialisten am 19. Juni 1933 verboten waren und die neue *austrofaschistische* Verfassung vom 1. Mai 1934 einen klerikalen Ständestaat begründete, ebbte dort der Antisemitismus zumindest gegen jüdische Mitglieder der Deutschen Gesellschaft für Kreislaufforschung vorerst eher ab.

Anders war dies – wie schon anhand der Gesetzgebung ausgeführt – mit Beginn der Kanzlerschaft Adolf Hitlers (30. Januar 1933) in Deutschland. Dies ist nun anhand der Auswirkungen zu vertiefen, die die staatliche Verfolgung auf Mitglieder der Deutschen Gesellschaft für Kreislaufforschung hatte. Das Schicksal von Bruno Kisch, dem Gründer der Gesellschaft, wird dazu als roter Faden dienen. Seine hinterlassenen Korrespondenzen und Dokumente erlauben es, ein kontinuierliches Bild zu zeichnen. Seine Autobiografie „Wanderungen und Wandlungen“ dient gelegentlich zur Ergänzung.

Als einer der Ersten einer ganzen Reihe verfolgter DGK-Mitglieder verließ Franz Groedel Nazideutschland. Er kehrte von seiner im Herbst 1933 begonnenen USA-Reise nicht zurück. Nach Julia Groedel, der Frau seines im Ersten Weltkrieg gefallenen Bruders Georg Theodor Groedel, blieb Franz Groedel auf Anraten von Freunden in den USA. Bereits im Herbst 1933 seien vor Sanatorium und Villa Groedel Schilder mit der Aufschrift „Jüdischer Besitz“ aufgestellt worden. Julia Groedel leitete das Sanatorium weiter bis zur Schließung 1935.[11] Auch gegen das mit teuren Gerätschaften ausgestattete Kerckhoff-Institut richtete „sich im

4 Dr. Porges am 19.01.1933 an das Dekanat der Medizinischen Fakultät Wien, ebd., Dokument 3.

5 Rektor Abel am 27.01.1933 an Prof. Wenzel Gleispach als dem Vorsitzenden des Disziplinarausschusses für Lehrpersonen, ebd., Dokument 4.

6 David Scherf, geb. 18.10.1899 in Kimpolung (Rumänien)/Promotion Wien 23.12.1922/Liste mit wissenschaftlichen Arbeiten: Ebd., Senat S 304/1103. – Scherf hatte am 28.01.1928 bei Bruno Kisch einen Vortrag („Zur Theorie des Vorhofflatterns und Flimmerns“) für die 1. DGK-Tagung in Köln angeboten („wie Ihnen mein Chef Professor Wenckebach mitgeteilt haben dürfte“). CAHJP Jerusalem, P80/99. Diesen Vortrag hielt er: Verhandlungen 1928, S. 180–184. – Vgl. zu Scherf auch: Paul Schweitzer: David Scherf, in: Clinical Cardiology, Bd. 23, Nr. 8 (August 2000), S. 631–632.

7 Othenio Abel war 1927/28 Dekan der Philosophischen Fakultät und 1932/33 Rektor; er wurde in der Zeit des sogenannten *Austrofaschismus* (1933–1938) entlassen. Herbert Posch: Othenio Abel (20.6.1875–4.7.1946), URL: http://geschichte.univie.ac.at/de/personen/othenio-abel-o-univ-prof (abgerufen 28.10.2016).

8 Scherf, David, in: Werner Röder/Herbert A. Strauss (Hrsg.): Biographisches Handbuch der Deutschsprachigen Emigration nach 1933, 3 Bde. 1980–1983, Bd. 2 (1983), nach: DBA 2, Fiche 1141, S. 3.

9 Pick, Ernst Peter, in: Ebd., nach: DBA 2, Fiche 1006, S. 96.

10 K. F. Wenckebach am 11.12.1933 an den Rektor der Universität Wien. Universitätsarchiv Wien, Senat S 185/517, Dokument 56 (samt 6-seitiger Anlage).

11 Das Sanatorium wurde 1939 von der Wehrmacht übernommen, die Villa von der Stadt Bad Nauheim. Eidesstattliche Erklärung, 01.07.1963. Hessisches Hauptstaatsarchiv Wiesbaden, 518/54121, Bl. 24–26.

Jahre 1933 die ganze Wut der [Bad Nauheimer, T. B.] Ärzteschaft", wie Eberhard Koch wenige Jahre später berichtete.[12] Franz M. Groedel konnte aber die Kerckhoff-Stiftung, deren Kuratorium er weiterhin vorstand, seither immer noch wenigstens formal steuern, und zwar über Briefe. Er erhielt spätestens seit November 1933 Berichte der Stiftung über die Auszahlung von Stipendien geschickt, im Dezember ins Park Lane Hotel, New York.[13] Infolge der Machart der Satzung war er nicht aus dem Kuratorium zu verdrängen.[14] Groedel berichtete später, er sei 1934 um seine Rückkehr aus den USA gebeten worden, glaubte aber nicht daran, dass die – wie er es zumindest nach dem Krieg nannte – „Edelarisierung" unbefristet bliebe und lehnte ab.[15] Als anerkannter Herzspezialist lebte und arbeitete er bis zu seinem Tod im Oktober 1951 in New York. Nach Deutschland zurückzukehren kam für ihn nicht in Frage.

Das Ausscheiden von Bruno Kisch aus seinen Ämtern in der Gesellschaft für Kreislaufforschung und als Herausgeber von Fachzeitschriften 1933/34 wurde weiter oben schon dargestellt. Er wurde am 28. August 1890 in Prag geboren. Sein Vater war „Gymnasialprofessor"[16] und Bruno Kisch war Bürger des großflächigen Staates Österreich-Ungarn. Im ersten Satz seiner Lebenserinnerungen verwies er darauf, dass diese Prager Welt im Meer der Zeit untergegangen sei wie Atlantis. Sie seien stolz darauf gewesen, „daß Prag die älteste Universität Deutschlands besaß und als einzige Stadt in Österreich und Deutschland sogar zwei Universitäten, eine deutsche und eine tschechische, und zwei technische Hochschulen." Alexander Kisch, der Vater, war seit 1886 Rabbiner der Meisel-Synagoge. Bruno Kisch schrieb im späteren Rückblick, dass Theodor Herzl unter den religiösen Juden in Prag kaum Anhänger für seine Idee fand, einen „irreligiösen Judenstaat unter Führung irreligiöser national-chauvinistischer Menschen zu propagieren".[17]

Die Deutsche Universität Prag ernannte Kisch am 12. Dezember 1913 zum Doktor der Medizin.[18] Kurz darauf brach eine für diese Generation lebenslang prägende Zeitphase an: Auf 70 von rund 340 Seiten behandelte Kisch noch in den 1960er-Jahren in seinen Memoiren den Dienst im Weltkrieg.[19] 1914 meldete er sich freiwillig zum österreichischen Heer. Dazu unterbrach er seine Anstellung (Dezember 1913 bis März 1923) als erster Assistent bei Geheimrat Heinrich Ewald Hering, mit dem er an die Medizinische Akademie Köln gekommen war. Mit der Habilitation erhielt Kisch am 8. Oktober 1918 in Köln die Lehrbefähigung für die allgemeine und die pathologische Physiologie. Bei Gründung der Universität Köln (1919) wurde er dort Privatdozent und 1922 außerordentlicher Professor. Nach einer kurzen Zeit in Frankfurt nahm er zum 1. Mai 1925 einen Ruf an die Universität Köln an und wurde ordentlicher Professor der normalen und pathologischen Physiologie sowie Leiter der physiologisch-chemischen Abteilung des

12 Koch am 06.01.1940 an das Kuratorium der William-G.-Kerckhoff-Stiftung, z.Hd. Prof. Eger, 7 Seiten, S. 2. Archiv der Kerckhoff-Stiftung Bad Nauheim, Nr. 720.

13 Abschrift Groedel am 01.12.1933 an „Doktor" mit Bezug zu Schreiben vom 16.11.; und Durchschlag Schreiben vom 28.12.1933 an Groedel mit Bezug zu dessen Brief vom 01.12., ebd., Nr. 164.

14 Dass die Deutschen nie die zur Satzungsänderung notwendige Mehrheit gegenüber den Amerikanern im Kuratorium erlangen könnten, beklagte Koch im Schreiben vom 06.01.1940 an das Kuratorium der William-G.-Kerckhoff-Stiftung, z.Hd. Prof. Eger, 7 Seiten, S. 1, ebd., Nr. 720.

15 Professor Dr. Franz Groedel New York an den Bürgermeister der Stadt Bad Nauheim, o. D., mit Bezug zu dessen Schreiben vom 28.06.[1945], in: Amtliche Bekanntmachungen der Stadt Bad Nauheim, Nr. 47 (26.09.1945), Titelseite. Zeitungsausschnitt, ebd., Nr. 612.

16 Handschriftlicher Lebenslauf von PD Bruno Kisch. CAHJP Jerusalem, P80/107.

17 Kisch: Wanderungen, S. 11 (erster Satz der Einleitung); Zitate: S. 15, 79; zum Vater: S. 39.

18 Englische Abschrift/Übersetzung einer Urkunde zur Verleihung des Titels „Doctor in the entire field of Medicine" an Bruno Kisch, Urkunde datiert vom 12.12.1913. CAHJP Jerusalem, P80/109. Kischs Betreuer war Friedrich Kleinhans; eine Doktorarbeit wird nicht genannt.

19 Kisch: Wanderungen, S. 123–193.

Instituts.[20] Er lebte zurückgezogen und hielt sich auch fern vom „jüdischen Gemeindeleben, das in Köln sehr blühend war".[21]

Am 30. August 1933 schrieb ihm das Kuratorium der Universität Köln an seine Privatadresse: „Der Herr preussische Minister für Wissenschaft, Kunst und Volksbildung fordert mit Schreiben vom 28.8.33 U I Nr. 22187 die Vorlage von Urkunden über Ihren Frontdienst im Weltkriege."[22] Plötzlich spielte Religion auch für Kisch eine größere Rolle. Wiederum später resümierte er:

» Obwohl ich im Amte belassen wurde und die Studenten sich unglaublich anständig mir gegenüber verhielten, wirkten sich die Zustände doch auch in meiner Amtstätigkeit sehr bald aus. Das erste, was ich versuchte, war, die Zwiespältigkeiten, die zwischen den 1933 noch vorhandenen jüdischen Studenten untereinander bestanden, auszugleichen. Auch das war nicht ganz leicht, denn die Feindseligkeiten zwischen den deutsch eingestellten jüdischen Studenten-Verbindungen und den zionistischen schienen kaum überbrückbar, und es gehörte eine gewisse Energie dazu, die verschiedenen Gruppen der Studentenschaft (deutsche, Zionisten, religiöse) zur Erkenntnis zu bringen, daß sie in allen die Juden betreffenden Fragen gemeinsam vorzugehen hätten.[23]

Kisch wurde 1933 laut seines Lebenslaufs als Direktor eines neu zu erbauenden Institutes für Biochemie an der Universität Mexiko berufen,[24] lehnte dies aber ab. Im späteren Rückblick argumentierte er, dass nicht alle Juden, die dazu imstande waren, Deutschland verlassen und alle anderen dem „Nazipöbel" führungslos ausliefern durften. Insbesondere nicht er. Tatsächlich fuhr Kisch im Sommer 1934 zu einer Internationalen Sommer-Universität nach Santander (Spanien), um einige Vorlesungen zu halten. Die deutschen Behörden erlaubten dies und er reiste mit seiner Frau anschließend zwei Monate durch Spanien, Portugal und Nordafrika, während die Kinder in Köln blieben. In seinen Memoiren stellte er dies jedoch nicht als ein Druckmittel dar, das ihn zur Rückkehr zwang, sondern er betonte, seine Kinder seien von mehreren Frauen umsorgt in Deutschland zurückgeblieben.[25]

Infolge seines anerkannten Status als sogenannter Frontkämpfer war Kisch (bisher) nicht entlassen worden. Er war auch nicht der einzige *Nichtarier*, der nach dem Sommer 1933 noch zu befristeten Forschungsaufenthalten ins Ausland reiste. Ebenso verhielt sich Ernst Wollheim, der erst nach Ende des *Dritten Reichs* Mitglied der Deutschen Gesellschaft für Kreislaufforschung wurde. Laut Personalfragebogen der Friedrich-Wilhelms-Universität Berlin arbeitete Wollheim bereits jetzt im Forschungsgebiet „Innere Medizin, bes. Herz und Kreislauf". Er war katholisch, nicht *arisch* und verheiratet mit Hedwig Wollheim, ebenfalls katholisch und nicht *arisch*. Im Jahr 1900 geboren, war er im Ersten Weltkrieg zuletzt noch Soldat geworden. Wollheim konnte aber in den neuerdings geforderten Fragebogen eintragen: „Als Nichtarier [unbezahlter, T. B.] Privat-Dozent geblieben wegen Teilnahme an den Kämpfen gegen die Spartakisten". Im Jahr 1919 hatte er dabei als Freiwilliger in einem Jägerregiment gedient.[26] Seine befristete Stelle als Assistenzarzt an der II. Medizinischen Klinik der Charité verlor er bereits zum 30. September 1933

[20] Maschinenschriftlicher Lebenslauf [wohl 1936] und handschriftlicher Lebenslauf [um 1920] von Bruno Kisch. CAHJP Jerusalem, P80/107. Kisch studierte 10 Semester Medizin und 4 Semester Philosophie an der deutschen Universität Prag.

[21] Kisch: Wanderungen, S. 257.

[22] Kuratorium der Universität Köln am 30.08.1933 an Kisch, Kaesenstraße Köln. CAHJP Jerusalem, P80/97.

[23] Kisch: Wanderungen, S. 264.

[24] Maschinenschriftlicher Lebenslauf Bruno Kisch. CAHJP Jerusalem, P80/107.

[25] Kisch: Wanderungen, S. 265 f. – Eine „Gastprofessur" in Santander 1934 ist auch erwähnt im maschinenschriftlichen Lebenslauf Bruno Kisch. CAHJP Jerusalem, P80/107.

[26] Von Wollheim o. D. ausgefüllter Personalbogen-Vordruck. Dies ist von anderer Hand korrigiert in: „Geschützt als Zeitfreiwilliger und Teilnehmer an den Kämpfen gegen die Spartakisten." Universitätsarchiv HU Berlin, PA Wollheim, Ernst, Bd. 3, Bl. 1. – Zu Wollheim war keine KÄV-Karteikarte auffindbar.

vorzeitig.[27] Diese Kündigung wurde bereits im März 1933 ausgesprochen – also vor und in keinem Fall mit Bezug auf das Gesetz zur Wiederherstellung des Berufsbeamtentums.[28] Wollheim beantragte nun Anfang November 1933 beim Dekan der Medizinischen Fakultät Berlin, Charité, für den Rest des Wintersemesters beurlaubt zu werden, um am Physiologischen Institut der Universität Cambridge/GB forschen zu können. Professor Joseph Barcroft (Leiter dieses Instituts) habe ihn dazu eingeladen.[29] Der Dekan stimmte zu.[30] Wie sich zeigen wird, nutzte Wollheim diesen Forschungsaufenthalt nicht, um sich ins Ausland abzusetzen.

Zurückzukommen ist an dieser Stelle auch auf das weitere Schicksal des im Mai 1933 aus dem Vorstand der Deutschen Gesellschaft für Kreislaufforschung ausgetretenen Freiburger Ordinarius Siegfried Thannhauser. Er hatte an der dortigen Universität das Amt des Dekans im April 1933 nicht angetreten. Am 30. Juni 1933 wurde ihm der Status *Frontkämpfer* bestätigt; er blieb vorerst Ordinarius für Innere Medizin – und Leiter des Klinikums. Dort wurde allerdings zwei Privatdozenten und acht Assistenten als *Juden* gekündigt. Thannhauser selbst verlor Stimm- und Prüfrecht. Der NSD-Studentenbund denunzierte ihn wegen staatsfeindlicher Äußerungen während eines Gaststättenbesuchs.[31] Zumindest auch auf einen seiner bisher loyalen Mitarbeiter, der keiner verfolgten Bevölkerungsgruppe angehörte, war offenbar erfolgreich Druck ausgeübt worden: Auf das ebenfalls schon mehrfach erwähnte DGK-Mitglied Hans Baumann. Als Baumann Anfang 1934 an Bruno Kisch schrieb – um sich zu entschuldigen, dass ein von ihm zugesagtes Manuskript noch nicht fertig war –, hatte er bereits geplant, zum 1. März 1934 das Klinikum Freiburg zu verlassen. Der Privatdozent erwähnte dabei nicht, dass er nach Bad Nauheim wechselte, wo er wie oben geschildert Ende 1934 starb. Er ließ Kisch aber wissen:

» Sie werden verstehen, dass gerade an unserer Klinik die Verhältnisse recht schwierig sind[.] Näheres möchte ich brieflich nicht mitteilen. Die letzten Monate erforderten meine ganze Zeit und Kraft für Klinik und Chef. Zuletzt ist es zu gewissen Komplikationen gekommen, die mich veranlassen, meine Position zu wechseln.[32]

Siegfried Thannhauser hatte, wie im Schreiben von Hans Baumann angedeutet, mit der badischen Verwaltung in der Tat große Probleme. Anders als preußische Stellen in vergleichbaren Fällen wollte das badische Wissenschaftsministerium Thannhauser sofort loswerden und verfügte am 17. April 1934:

» Der Direktor der medizinischen Universitätsklinik, Prof. Dr. Siegfried Thannhauser, wird mit sofortiger Wirkung beurlaubt; es ist beabsichtigt, ihn als wissenschaftlichen Hilfsarbeiter an eine Klinik der Universität Heidelberg gemäß § 5 des Gesetzes über die Wiederherstellung des Berufsbeamtentums zu versetzen [...].[33]

Die Anwendung des Paragrafen 5 des *Wiederherstellungsgesetzes* war dabei doppelt perfide. Mit Paragraf 5 konnten letztlich alle missliebigen Beamten aus ihrer Position verdrängt werden, die nicht mittels Paragraf 3 (Abstammung) oder Paragraf 4 (politische Betätigung) greifbar waren. Außerdem bediente er sich des Mittels der Demütigung:

» (1) Jeder Beamte muß sich die Versetzung in ein anderes Amt [...], auch in ein solches von geringerem Rang [...] gefallen lassen, wenn es das dienstliche Bedürfnis erfordert. Bei Versetzung in ein Amt von geringerem Rang [...] behält der Beamte seine bisherige Amtsbezeichnung und das Diensteinkommen der

27 Charité am 13.09.1933 an Wollheim, ebd., Bd. 6, Bl. 30. Das Schreiben rekapitulierte die Kündigung zur Begründung der Einstellung der Vergütung.

28 Der Verwaltungs-Direktor der Charité-Direktion am 28.03.1933 an Wollheim, ebd., Bl. 28.

29 Wollheim am 04.11.1933 an den Dekan, ebd., Bd. 5, Bl. 3.

30 Dekan am 09.11.1933 an Wollheim, ebd., Bl. 4.

31 Seidler: Freiburg, S. 314.

32 Dr. [Hans] Baumann am 20.01.1934 an „Professor" [Kisch]. CAHJP Jerusalem, P80/64a–c.

33 Zitiert nach: Seidler: Freiburg, S. 314.

bisherigen Stelle.
(2) Der Beamte kann an Stelle der Versetzung in ein Amt von geringerem Rang [...] (Abs. 1) innerhalb eines Monats die Versetzung in den Ruhestand verlangen.[34]

Am 30. Juni 1934 bat Thannhauser um die ihm zuvor auch nahegelegte Versetzung in den Ruhestand, was ihm zum 1. November *gewährt* wurde; außerdem war er sofort beurlaubt.[35] Auf Angebote aus dem Ausland musste er offenbar länger warten.[36] Im Jahr 1934 stand er nicht mehr im Mitgliederverzeichnis der Deutschen Gesellschaft für Kreislaufforschung. Anfang März 1935 meldete die Klinische Wochenschrift, Thannhauser habe einen Ruf an die Tufts Medical School in Boston (Massachusetts) angenommen und werde diesem im April folgen.[37] Laut dem *Evening Standard* (London) verlor Deutschland damit seinen „best doctor, who is now going to the United States."[38] Siegfried Thannhauser wanderte am 30. März 1935 aus, nachdem er am 7. März die erste Rate über 12 000 RM von erhobenen 28 000 RM Reichsfluchtsteuer überwiesen hatte, den Rest – der bei Rückkehr erlassen worden wäre – zahlte er später. 1939 wurde für ihn zudem noch eine Judenvermögensabgabe jenseits 15 000 RM fällig, die Thannhauser anscheinend ebenfalls zahlte. Die Staatsbürgerschaft der USA erhielt er im Juni 1940.[39] Nach dem Krieg wurde er in die American Academy of Arts an Sciences gewählt. Er starb 1962 in Boston.

Der Internist Erich Boden, Gründungsmitglied der Gesellschaft, musste 1934 als Leiter der Poliklinik und Lehrstuhlinhaber für Innere Medizin an der Medizinischen Akademie in Düsseldorf ebenfalls aus rassistischen Gründen zurücktreten.[40] Erich Boden hatte offenbar zwei *jüdische* Großeltern, denn in seiner KÄV-Karteikarte ist er als „Mischling"[41] (I. Grades) eingestuft. Er blieb in Deutschland und findet sich im Mitgliederverzeichnis der Gesellschaft von 1928 bis 1941 sowie im direkt folgenden Band der Verhandlungen nach dem Krieg (1949) – und zwar durchgehend mit Professorentitel. 1928 bis 1932 gab er dabei eine Korrespondenzadresse in der Düsseldorfer Kaiserstraße, nur 1933 die Moorenstraße 5 (also die Klinik) und von 1934 bis 1937 den Kaiser-Friedrich-Ring an. Nach dem Krieg wurde er immerhin wieder zügig in seine Ämter eingesetzt.[42] Der bereits erwähnte Ernst Feuerhake lässt sich mit

---

34 Gesetz zur Wiederherstellung des Berufsbeamtentums. Vom 7. April 1933, in: Reichsgesetzblatt, Teil 1, Nr. 34 (07.04.1933), S. 175–177, dort S. 175 f., § 5.

35 Seidler: Freiburg, S. 314.

36 Abschrift o. D., O'Brien: Thannhauser „was beurlaubt about four days ago and is now available for a post which he would be glad to accept in England or in America." Bodleian Library Oxford, MS SPSL 385/3, Bl. 124. – Ein Dr. Daniel O'Brien, Assistant Director, Rockefeller Foundation, European Office, Paris, wird erwähnt in: Ebd., MS SPSL 380/8, Dokument 274. – Ein Stipendienformular gerichtet an Lord Rutherford of Nelson vom 14.03.1935 ist nicht ausgefüllt (und offenbar nicht abgeschickt worden, weil Thannhauser Boston vorzog): Ebd., Bl. 125. – Thannhauser erhielt kein Stipendium des amerikanischen Emergency Committee in Aid of Foreign Scholars, aber anscheinend noch in Freiburg eines der Rockefeller Foundation (Liste vom 11.05.1939): New York Public Library, MssCol 922-123/30.

37 Tagesgeschichte, in: Klinische Wochenschrift, Jg. 14, Nr. 9 (02.03.1935), S. 328.

38 Zeitungsausschnitt „America's Gain", in: Evening Standard, 02.04.1935. Bodleian Library Oxford, MS SPSL 385/3, Dokument 126.

39 Antrag Thannhausers auf Ersatz von Schäden an Eigentum und Vermögen vom 06.03.1952 samt Stellungnahme der Dienststelle vom 17.12.1952. Staatsarchiv Freiburg, F 196/1 Nr. 5154, Bl. 79–87. Thannhauser hatte zunächst RM 15.800 *Judenvermögensabgabe* in vier Raten zu zahlen, sein *Treuhänder* in Deutschland behauptete am 16.01.1940, eine 5. Rate von RM 3 950 sei fällig.

40 Füllenbach am 17.07.1945 an den Oberpräsidenten der Nord-Rheinprovinz: Universitätsarchiv Düsseldorf, 1/2-804 (Best. 181). – Boden wurde am 01.09.1932 o. Prof. an der Medizinischen Akademie. Boden, Erich, in: Handbuch der deutschen Wissenschaft, Bd. 2: Biographisches Verzeichnis, (Koetschau) Berlin 1949, nach: DBA 2, Fiche 141, S. 364.

41 Bundesarchiv Berlin, KÄV, R 9347, Film 3, Boden, Erich H. G., geb. 1.8.83, Vermerk: „Mischling".

42 Schreus am 21.07.1945 an den Oberpräsidenten der Rheinprovinz. Universitätsarchiv Düsseldorf, 1/2-804, (Best. 181): Boden leitete die Medizinische Klinik bereits wieder; die Ordinarien der Medizinischen Akademie baten nun, Boden auf den freien Lehrstuhl für Innere Medizin einzusetzen.

Boden insofern nicht direkt vergleichen, als dass Feuerhake nicht habilitiert war und er als *Mischling II. Grades*[43] galt (ein *jüdisches* Großelternteil): Damit ist weniger überraschend, dass auch er in den Mitgliederlisten der Gesellschaft über das Kriegsende hinaus mit Korrespondenzadresse in Hannover steht. Das war 1933 aber sicher noch nicht absehbar, als er der Gesellschaft beitrat.

Nicht-*arischen* Assistenzärzten an Städtischen Krankenhäusern oder Universitätskliniken wurde nicht zu einem einheitlichen Zeitpunkt gekündigt. Waldemar Nathan, der unter den 1932 der DGK neu Beigetretenen etwas näher vorgestellt wurde, erhielt unter dem 6. April 1933 eine Kündigung am Städtischen Krankenhaus Frankfurt/M zum 31. Mai. Die offizielle Begründung lautete: wegen knapper Finanzen. Seine Vorgesetzten am Klinikum hätten, so schilderte Nathan später, ihm allerdings bereits Ende März „gutgemeint" empfohlen, gegen anstehende Maßnahmen keinen Einspruch zu erheben.[44] Er wanderte noch im selben Jahr nach Palästina aus, wo er in den ersten Jahren wegen fehlender Fortbildungsmöglichkeiten als praktischer Arzt arbeitete.[45] 1936 fragte er von Rehoboth aus das Emergency Committee in Aid of Dispaced German Scholars in New York um Rat, wo er als Physiologe an einem Forschungsinstitut arbeiten könne.[46]

Unter dem 3. September wurde Privatdozent Heinrich Lauber am Klinikum der Universität Greifswald die Kündigung mit Wirkung zum 1. Oktober 1933 ausgesprochen, weil seine Mutter nicht *arisch* war; Lauber selbst war lutherisch-reformiert. Er hatte im Oktober 1934 bereits eine ständige Adresse in London; den britischen Medizinabschluss strebte er in Glasgow und Edinburgh an.[47] In den Mitgliederverzeichnissen der „Verhandlungen" wird er von 1931 bis 1935 geführt, dabei seit 1934 mit einer Korrespondenzadresse in Glasgow.

Aus Bruno Kischs Papieren wird deutlich, wie sich auch die Situation von verbeamteten Wissenschaftlern mit Frontkämpferstatus zuspitzte. In seinem Jerusalemer Nachlass findet sich ein gedrucktes Werbeblatt von Januar 1935 mit dem Hinweis an Kollegen, er habe sich niedergelassen und könne an ihren Patienten EKG-Untersuchungen durchführen. „Sprechstunde nach Vereinbarung" deutet darauf hin, dass er dies als Nebentätigkeit ausüben wollte.[48] In seinen Memoiren schreibt Kisch, dass er mit dem absehbaren Entzug seiner Lehrbefugnis rechnete und deshalb vorsorglich eine Praxis zur wirtschaftlichen Sicherung seiner Familie eröffnete.[49] Die ebenfalls im Januar 1935 abgeschickte Bewerbung Kischs auf eine Professur für Physiologie an der Universität Bern führte zu einer Absage im September.[50] Im Oktober wollte Franz Groedel (New York) von ihm einen Vorschlag für einen „erstklassigen Physiologen".[51] Im November informierte Groedel dann in kryptischer Knappheit, er wolle Kisch und Benatt „zu einer Besprechung

43 Bundesarchiv Berlin, KÄV, R 9347, Film 6, Feuerhake, Ernst Otto Paul Max, 23.3.1885, Vermerk: „Mischling II".

44 [Waldemar Nathan]: Schilderung des Verfolgungsvorganges, o. D.: Hessisches Hauptstaatsarchiv Wiesbaden, 518/20332, Bl. 9–11, dort: Bl. 10.

45 Eidesstattliche Erklärung Waldemar Nathan im Amtsgericht Heilbronn vom 02.09.1959, ebd., Bl. 49.

46 Nathan am 24.11.1936 an das Emergency Committee in Aid of Displaced German Scholars; es verwies ihn am 11.12.1936 an das Emergency Committee in Aid of Displaced Foreign Physicians, dessen Secretary A. Laurence Farmer sei. New York Public Library, MssCol 922–98/27.

47 [Von Lauber ausgefüllte Fragebögen], Eingangsstempel 11.10.1934. Bodleian Library Oxford, MS SPSL 379/12, Bl. 410–412. Vorläufig könne er von eigenem Vermögen leben.

48 Gedrucktes Werbeblatt Kisch, Kaesenstraße Köln (Kischs Privatadresse), Januar 1935, an: „Sehr geehrter Herr Kollege". CAHJP Jerusalem, P80/64a–c.

49 Kisch: Wanderungen, S. 267, 270. – Ebd., S. 268: Auf dem Türschild der Praxis habe gestanden: „Behandelt nur Herz- und Gefäß-Krankheiten", was eine „revolutionäre Neuerung" gewesen sei. Er sei „damit zweifellos" der erste „in der Praxis anerkannte Kardiologe Deutschlands" geworden. – Nach Auskunft des Stadtarchivs Köln vom 13.12.2016 steht Kischs Praxis 1935 und 1936 nicht in „Greven's Adreßbüchern", dann aber 1937 unter der Rubrik „Innere Krankheiten".

50 Bewerbung von Kisch am 14.01.1935 an die Direktion des Unterrichtswesens des Kantons Bern; und: Antwort vom 20.09.1935 (ausgefülltes Druckstück). CAHJP Jerusalem, P80/107.

51 Groedel am 23.10.1935 an Kisch, ebd.

heruebber kommen" lassen, „schon damit die Apparatfragen besprochen werden koennen."[52]

Dr. Alfred Benatt findet sich im Mitgliederverzeichnis der Deutschen Gesellschaft für Kreislaufforschung 1928 und 1929 sowie 1933. Dass er 1930 nicht mehr Mitglied gewesen war, erklärt sich offenbar daher, dass 1929 seine Anstellung an der Universitätsklinik Erlangen geendet hatte. Sein Wiedereintritt 1933 war, wie im vorausgehenden Kapitel erwähnt, der Mitgliederversammlung der Gesellschaft im März annonciert worden. Er wurde im Juli 1933 mit Wirkung zum 1. Januar 1934 am Balneologischen Institut in Salzuflen infolge des *Wiederherstellungsgesetzes* entlassen. Schon 1934 fehlt er erneut im Mitgliederverzeichnis. Im selben Jahr arbeitete er zeitweilig in Lausanne und besuchte Kleinasien auf Anfrage des türkischen Gesundheitsministeriums; seit 1935 praktizierte er in Berlin.[53] Auch der ebenfalls verheiratete Benatt war somit nach Deutschland zurückgekehrt. Schon im September 1933, nach seiner Kündigung in Bad Salzuflen, hatte er den Academic Assistance Council in London, von dessen Gründung er aus einer Zeitung erfuhr, um ein Stipendium für Lausanne gebeten. Der Council hatte erst weitere Informationen nachgefragt, dann aber doch abgelehnt. Die Begründung war, man könne nur Stipendien für Aufenthalte innerhalb Großbritanniens vergeben, überhaupt stünden gegenwärtig keine Gelder zur Verfügung. Außerdem unterstütze der Council hauptsächlich Wissenschaftler, die an Universitäten entlassen seien.[54] Aus Berlin, wo Benatt sich mittlerweile als Facharzt für Innere Krankheiten niedergelassen hatte, schrieb er am 5. Dezember 1935 an Bruno Kisch, er habe am Vortag einen Brief und nun ein Telegramm von Franz Groedel erhalten:

» Wie er mir schrieb, hat Sie Groedel in Saratoga Springs für die Physiologie benannt und mich für die Balneologie. Ich war ja bereits vor ein ¾ Jahr drüben. Das soeben eingetroffene Telegramm lautet: „Können Sie und Kisch *vor* Weihnachten acht Tage für Besprechung als meine Gäste herüber kommen. Informieren Sie Kisch Kaesenstr = Groedel." Demnach müßte schon Ende nächster Woche die Reise erfolgen. Falls mit dem Konsulat alles in Ordnung geht, würde ich auch Ende nächster Woche fahren. Ich würde Sie vielleicht darum bitten, sich selbst über eine Rundreise zu erkundigen, was ich auch morgen, Freitag früh tun will, um sogleich das Antworttelegramm zu schicken. Demnach dürfte es wohl zweckmäßig sein, wenn wir uns telefonisch in Verbindung setzen?[55]

Beide sagten die frühzeitige Anreise offenbar ab. Groedel telegrafierte Kisch jedenfalls am 12. Dezember 1935, die „WICHTIGSTE KONFERENZ" sei am 7. Januar 1936; er solle Benatt informieren und beide sollten vom 2. bis 10. Januar in die USA kommen.[56] Kisch fuhr auf einem Schiff nach New York und war dort zusammen mit Benatt

---

[52] Groedel am 28.11.1935 an Kisch, ebd.

[53] [Von Benatt ausgefüllte Fragebögen] mit Eingangsstempel vom 30.03.1938. Bodleian Library Oxford, MS SPSL 379/1, Bl. 1–3. – Ebd., Bl. 6 f.: Curriculum vitae (März 1938), in englischer Sprache: Geboren 1901, 1923–1927 Charité Berlin, 1927–1929 Universitätsklinik Erlangen, April 1929 bis Dezember 1933 Medizinischer Direktor des Balneologischen Instituts in Bad Salzuflen, 1934 sechs Monate am Universitätsklinikum und Pathologischen Institut in Lausanne tätig. – Auskunft des Landesarchivs Nordrhein-Westfalen, Abt. Ostwestfalen-Lippe, vom 30.11.2016, zu Benatts Entlassung: Vom 30.06.1933 datiert Benatts „Fragebogen zur Durchführung des Gesetzes zur Wiederherstellung des Berufsbeamtentums", den alle Beamten ausfüllen mussten. Benatt gibt darin seine Religion als „israelitisch" an, woraufhin er zum 20.07.1933 seinen Status als Beamter verlor.

[54] Bodleian Library Oxford, MS SPSL 379/1, Bl. 13: Benatts Anfrage vom 17.09.1933 an „Dear Sir". – Ebd., Bl. 15: Assistant Secretary am 19.09.1933 an Benatt (Bitte um Lebenslauf). – Ebd., Bl. 17: Assistant Secretary am 08.11.1933 an Benatt (Ablehnung). – Ebd., Bl. 16: Benatt hatte am 06.11.1933 explizit an den „Academic Assistance Council" adressiert. – Zum AAC (der späteren SPSL): David Zimmerman: The Society for the Protection of Science and Learning and the Politicization of British Science in the 1930s, in: Minerva, Bd. 44, Nr. 1 (März 2006), S. 25–45, dort: S. 28: Der AAC wurde im April/Mai 1933 gegründet von William Beveridge, Direktor der London School of Economics.

[55] Benatt am 05.12.1935 handschriftlich an Kisch. CAHJP Jerusalem, P80/59.

[56] Telegramm Groedel vom 12.12.1935 an Kisch, ebd., P80/107.

zu Gast bei Groedel. In seinen Memoiren schrieb Kisch über den Verlauf dieses USA-Aufenthalts:

> Der Besuch war kurz und hatte keine Folgen. Erstaunlicherweise scheiterten meine Anstellung und die von Dr. Benatt nicht an Baruch, der sogar mit dem zugesicherten Gehalt sehr großzügig war, sondern an dem Widerspruch des jüdischen Gouverneurs des Staates New York, Herbert Lehmann [sic!], der sich weigerte, die geplanten Stellen im staatlichen Badeort Saratoga Springs an zwei Ausländer zu vergeben. Als Gouverneur des Staates hatte er leider die Macht, das zu verhindern.[57]

Bei dem genannten Baruch handelte es sich um den Finanzunternehmer Bernard Baruch, den Franz Groedel bereits im Sanatorium Groedel in Bad Nauheim behandelt hatte.[58] Benatt selbst erwähnte zwei Jahre später, dass er 1936 die USA besucht habe, um bei der Einrichtung des (nach Baruchs Vater benannten) Simon-Baruch-Instituts in Saratoga Springs zu beraten.[59] 1938/39 emigrierte Benatt nach Großbritannien.

Bruno Kisch veränderte sich infolge der wachsenden Unsicherheit. Im Februar 1935 erhielt er ein Schreiben von Dr. Wilhelm Freyhan aus Breslau, das ihn aufforderte, „einen Vortrag über irgend ein jüdisches Thema“ vor dem jüdischen Gemeindeverein in Breslau zu halten, und zwar am 16. Februar, wenn seine Frau ohnehin dort sei. Kisch, so sei kolportiert worden, stehe „auf dem Boden des traditionellen Judentums“ oder stehe diesem zumindest nahe.[60] Damit scheint Kisch, der sich unter der Repression der Religion vermehrt zuwandte, dort über Kontakte seiner Frau Ruth eingeführt worden zu sein. Staatliche Schikanen nahm er dabei in Kauf. Für seinen angesetzten Vortrag im Rambam-Lehrhaus in Berlin sollte Kisch im Oktober 1935 seinen Geburtstag und -ort mitteilen, damit der Veranstalter die Daten an „die Behörde“ melden könne.[61] Die erst im Mai gegründete jüdische Bildungseinrichtung war konservativer als die bestehenden.[62] Mitte November berichtete die Jüdische Zeitung aus Breslau über Kischs Vortrag „Gottesglaube und Naturwissenschaft“ im Jüdisch-Konservativen Gemeindeverein „[v]or einem vollbesetzten Saal“:

> Die beiden Begriffe des Glaubens und des Wissens, die der moderne Mensch für Gegensätze hielt, bedeuten nur einen graduellen Unterschied. Der Vortragende schilderte an der Hand zahlreicher Beispiele, wie das, was früher Generationen als beweisbare und feste Wissenschaft erschien, in späteren Zeiten durch andere Hypothesen widerlegt und lächerlich gemacht wurde, woraus sich ergab, dass Wissenschaft doch nicht so unangreifbar ist, wie sie ihren Anhängern erschien. Nachdem Professor Kisch so die Subjektivität aller Wissenschaft nachgewiesen hatte, (etwas, was besonders von einem Naturwissenschaftler nicht erwartet wird), ging er dazu über, den einzigen Halt auch für den modernen Juden zu bestimmen. Dies war und ist der jüdische Gottesglaube und der Glaube an die Unverbrüchlichkeit des von Gott Mose selbst übergebenen Gesetzes. Dieses Gesetz (die Thora) ist, da von Gott selbst stammend, von Menschen nicht

---

57 Kisch: Wanderungen, S. 273. Die „Millionenstiftung" kam daraufhin nicht zustande. Dass alles nur an „Lehmann" lag, hätten Groedel und „Bernhard [sic!] Baruch" in Briefen mitgeteilt. – Gemeint war sicherlich Herbert H. Lehman.

58 Baruch findet sich in einer Aufzählung von Patienten des Sanatoriums: Eidesstattliche Erklärung von Heinz Lossen, 24.11.1961. Hessisches Hauptstaatsarchiv Wiesbaden, 518/54121, Bl. 16.

59 Curriculum vitae (Benatt, März 1938). Bodleian Library Oxford, MS SPSL 379/1, Bl. 6 f., dort: Bl. 7.

60 Wilhelm Freyhan am 08.02.1935 an Kisch. CAHJP Jerusalem, P80/85: Die (Kölner) Adresse Kischs habe er von „Frau Dr. Lasker".

61 Sekretariat Rambam-Lehrhaus am 02.10.1935 an Kisch, ebd.

62 Paul Mendes-Flohr: Jüdisches Kulturleben unter dem Nationalsozialismus, in: Avraham Barkai/Paul Mendes-Flohr: Deutsch-jüdische Geschichte in der Neuzeit. Aufbruch und Zerstörung 1918–1945, Bd. 4, (C. H. Beck) München 1997, S. 272–300, dort: S. 284 f.

> aufhebbar und steht also im Gegensatz zu allen von Menschen geschaffenen Gesetzen. [...] Der Redner forderte die Teschuwa, die Rückkehr [...] zum alten gläubigen Judentum.[63]

Die nächste Spirale rassistischer Gesetzesverschärfung traf Kisch zeitlich parallel. Der Dekan der Medizinischen Fakultät der Universität Köln, Hans Kleinschmidt (seit 1931 Direktor der Kölner Universitäts-Kinderklinik Lindenthal), hatte Kisch bereits Mitte Oktober 1935 „im Anschluss an unsere heutige Unterhaltung" mitgeteilt, dass in Lima „eine deutsche Lehrkraft für den Lehrstuhl für physikalische Chemie gesucht" werde. Der Reichs- und Preußische Minister für Wissenschaft wolle „umgehend" wissen, welche Lehrkräfte der Kölner Universität „grundsätzlich" bereit seien, das Angebot anzunehmen.[64]

Dass ein Status als Frontkämpfer ihn nicht mehr schützte, erfuhr Kisch aus einem Schreiben des Kölner Universitätskurators vom 14. November 1935 – dasselbe Datum hatte die erste Verordnung zum Reichsbürgergesetz. Das Schreiben ging an seine Privatadresse:

» Im Hinblick auf die in Aussicht stehenden Durchführungsbestimmungen zum Reichsbürgergesetz vom 15. September 1935 teile ich Ihnen im Namen des Herrn Reichs- und Preussischen Ministers für Wissenschaft, Erziehung und Volksbildung mit, dass Sie von heute ab beurlaubt sind.[65]

Dabei handelte es sich um ein einheitliches Vorgehen. Ein *wortgleiches* Schreiben erhielt Ernst Wollheim vom Rektor der Friedrich-Wilhelms-Universität in Berlin per Einschreiben am Tag zuvor.[66] Die zugrundeliegende Ermittlung einer nicht-*arischen* Abstammung eines Wissenschaftlers erfolgte zumindest unter anderem mittels Anfrage bei ihm selbst. An Ernst Wollheim in Berlin hatte der Verwaltungsdirektor der Friedrich-Wilhelms-Universität am 16. Oktober 1935 geschrieben:

» Jch ersuche Sie, mir umgehend anzuzeigen, ob und welche Jhrer vier Großelternteile der Rasse nach volljüdischer Abstammung sind und ob und welche dieser Großelternteile der jüdischen Religionsgemeinschaft angehört haben.
Die Erklärung ist unter Berufung auf den Diensteid abzugeben.[67]

Bei Wollheim als Privatdozenten griff Paragraf 4 der Ersten in Verbindung mit Paragraf 1.3 der Zweiten Verordnung des Reichsbürgergesetzes (also Entzug der Lehrbefugnis anstelle des Ruhestands).[68] Wollheim war nach seinem Forschungsaufenthalt 1933 in Cambridge/GB bereits im Januar 1934 nach Lund gereist und hatte sich seither teils in Schweden, teils in Deutschland aufgehalten. Eine Bezahlung erhielt er in Lund zunächst nicht. Am 10. Mai 1936 wandte sich sein dortiger Ansprechpartner Professor Sven Ingvar (DGK seit 1935) an die Kriminalpolizei in Lund und empfahl eine Aufenthaltserlaubnis auch für Wollheims (*jüdische*) Frau Hedwig, weil Wollheim sie als Mitarbeiterin benötige.[69] Ernst Wollheim

---

63 Ausschnitt aus: Jüdische Zeitung, Breslau, Nr. 44 (15.11.1935). CAHJP Jerusalem, P80/85.

64 Dekan Med. Fak. Köln, [Hans] Kleinschmidt, am 15.10.1935 an Kisch, ebd., P80/97.

65 Kuratorium der Universität Köln, [Peter] Winkelnkemper, am 14.11.1935 an Kisch, ebd.

66 Rektor Krüger am 13.11.1935 an Wollheim, Abschrift an den Führer der Dozentenschaft. Universitätsarchiv HU Berlin, PA Wollheim, Ernst, Bd. 2, Bl. 1.

67 Der Verwaltungsdirektor bei der Friedrich-Wilhelms-Universität, Berlin, gez. Dr. Büchsel, am 16.10.1935 an Dozent Dr. E. Wollheim, ebd., Bd. 3, Bl. 7.

68 Wird rekapituliert in: Der Rektor der Friedrich-Wilhelms-Universität, Krüger, am 22.02.1936 an Wollheim (insgesamt an zehn „ehemalige Dozenten der medizinischen Fakultät"), ebd., Bd. 5, Bl. 6. Krüger wollte nun auf den nach § 2.2 der 2. Verordnung möglichen Unterhaltszuschuss hinweisen.

69 Auskunft der Handschriftenabteilung UB Lund (NL Ingvar) vom 02.12.2016. – Die Angabe zur Emigration 1938 bei: Schagen: Wer wurde vertrieben?, S. 63, ist zumindest irreführend. – Bundesarchiv Berlin, KÄV, R 9347, Film 30, Wollheim, Hedwig, geb. 1898: Vermerk: „Jüdin".

arbeitete bis Kriegsende am Pharmakologischen Institut der Universität Lund.[70]

Auch das ehemalige DGK-Vorstandsmitglied Ernst Magnus-Alsleben, evangelisch, der 1911 aus Basel nach Deutschland gekommen war, wurde wegen jüdischer Herkunft mit Wirksamkeit zum Jahreswechsel 1935/36 in Würzburg entlassen. Der ordentliche Professor für Innere Medizin und Vorstand der Poliklinik hatte ähnlich Kisch im Ersten Weltkrieg Auszeichnungen erhalten, die ihn jetzt nicht mehr schützten. Er emigrierte im September 1935 in die Türkei, wo er mit anderen Emigranten das Gesundheitssystem ausbaute und modernisierte. In den „Verhandlungen" war er seit 1928 als Mitglied verzeichnet und im Jahresband 1936 ist „Universität Ankara (Türkei)" als Adresse angegeben. Im April 1936 starb er – noch nicht 57-jährig – aus unbekannten Gründen in Ankara, seine Frau kehrte danach in die Schweiz zurück.[71]

Bruno Kisch erhielt nach dem erwähnten Schreiben über die sofortige Beurlaubung etwas später sein eigentliches Kündigungsschreiben, das „*Im Namen des Reichs*" die Verordnung für Beamte umsetzte. Das Kuratorium der Universität Köln schickte auch dieses Schreiben an seine Privatadresse. Es war auf den 30. Dezember 1935 datiert und lautet vollständig:

> » Der ordentliche Professor Dr. med. Bruno *Kisch* tritt auf Grund des § 3 des Reichsbürgergesetzes in Verbindung mit § 4 der 1. Verordnung dazu vom 14. November 1935 (RGBl. I S.1333) mit Ablauf des 31. Dezember 1935 in den Ruhestand.[72]

Kisch erhielt (vorläufig) ein Ruhegehalt.[73] Dekan Kleinschmidt dankte Kisch in einem separaten Schreiben immerhin „für die vieljährige eifrige und mühevolle Tätigkeit, die Sie im Rahmen der Medizinischen Fakultät entfaltet haben."[74] Bereits am 8. Dezember 1935 hatte Kisch das Inventar der Chemischen Abteilung des Physiologischen Instituts „ordnungsmässig übergeben."[75]

Kurz darauf reiste er wie beschrieben mit Alfred Benatt auf Einladung von Franz Groedel Anfang Januar 1936 nach Saratoga Springs, ohne dort eine Anstellung zu finden. Erst unter dem 2. Juni 1936 ist ein Schreiben seines Bruders Guido Kisch erhalten, der sich um eine Stelle für Bruno Kisch in den USA bemühte (offenbar am Rockefeller Institute for Medical Research in New York): Guido Kischs Hoffnung war, dass sein Bruder wieder „theoretisch" arbeite: Bruno Kisch könne in Deutschland an keinem Institut mehr arbeiten und sei so „genötigt, sich als Konsiliarius für Herz- und Gefäßkrankheiten zu betätigen, was natürlich heute auch nur in bescheidenem Umfang möglich ist." Guido Kisch – der Jurist war bereits emigriert – fügte einen Lebenslauf bei, den er „vor einiger

70 Wollheim am 03.02.1945 an Rektor Prof. Dersch. Universitätsarchiv HU Berlin, PA Wollheim, Ernst, Bd. 4, Bl. 5.

71 Magnus-Alsleben, in: Strätz: Würzburger Juden. – Nach Auskunft des Staatsarchivs Würzburg vom 08.11.2016 stehen die Ermittlungsakten der Gestapostelle Würzburg über Professor Ernst Magnus-Alsleben und seine Frau Margarite wegen eines Massenentsäuerungs- und Digitalisierungsprojekts derzeit nicht zur Verfügung.

72 Kuratorium der Universität Köln, Winkelnkemper, am 30.12.1935 an Kisch. CAHJP Jerusalem, P80/97 (kursive Hervorhebungen i. O. gesperrt). – Erste Verordnung zum Reichsbürgergesetz [vom 15.09.1935 und aufbauend auf den dortigen § 3]. Vom 14. November 1935, in: Reichsgesetzblatt, Teil 1, Nr. 125 (14.11.1935), S. 1333–1334, dort: S. 1333, § 4.2: „Jüdische Beamte treten mit dem Ablauf des 31. Dezember 1935 in den Ruhestand." Nur Frontkämpfer sollten ein Ruhegehalt erhalten.

73 Bescheid des Regierungspräsidiums Köln vom 22.05.1951 bezüglich Bruno Kisch (mit Bezug zur Personalakte an der Universität Köln). CAHJP Jerusalem, P80/74.

74 Dekan Med. Fak. Köln, [Hans] Kleinschmidt, am 30.12.1935 an Kisch, ebd., P80/97.

75 Schreiben des Direktors des Physiologischen Instituts, [H.] Lullies, [offenbar zur Entlastung Kischs] vom 17.01.1936, ebd.

Zeit für andere Zwecke von ihm erhalten habe."[76] Es scheint, als habe sich Bruno Kisch nach seiner Vertreibung von der Universität Köln für Monate aus seiner wissenschaftlichen Zukunftsplanung zurückgezogen, was seine Verwandten zur eigenständigen Intervention veranlasste.[77]

Walter Brandt, der 1928 bis 1930 der Gesellschaft für Kreislaufforschung angehört hatte und wie Kisch in Köln-Lindenburg arbeitete, wandte sich schon im April 1935 an Professor Ernest Rutherford in Cambridge/GB, weil er von einem britischen Hilfsausschuss für Wissenschaftler gehört habe. Brandt bat um Auskünfte über die Möglichkeit, in England wissenschaftlich zu arbeiten. Der Kölner Professor der Anatomie und Direktor des Anthropologischen Instituts blieb damals noch undeutlich: Er könne in Deutschland keinen „grösseren wissenschaftlichen Forschungs- und Wirkungskreis" mehr erreichen.[78] Am 4. September – also kurz vor den *Nürnberger Gesetzen* – teilte er dann dem amerikanischen Emergency Committee in Aid of Displaced Foreign Scholars offen mit:

» I've 2 children and my sick mother and everything is very bad for me here. My wife is born in London but not „Arian" and this matter cost my existence in Germany.[79]

Auf seiner Karteikarte bei der Kassenärztlichen Vereinigung findet sich der Vermerk: „Versippt, Ehefrau Jüdin".[80] Nachdem der britische Academic Assistance Council (später Society for the Protection of Science and Learning) im Oktober 1936 ein Stipendium von 200 Pfund jährlich zusicherte,[81] plante Brandt, Ende November über Dover nach London zu kommen. Für Dezember bat er um ein Zimmer dort für sich und seine Frau nahe dem Anatomy Department des University College.[82] Die beiden Kinder blieben demnach in Deutschland.[83] Im Oktober 1937 wurde Brandt Lecturer für Anatomie an der Universität Birmingham.[84]

Der lutherische[85] Chefarzt und Leiter der inneren Abteilung des Bürgerhospitals Saarbrücken, Professor Oscar Groß, besprach sich auf eigene Anregung am 26. Dezember 1935 mit dem Stadtkämmerer, der auch dem Vorstand des Bürgerhospitals vorsaß. Zwei Tage später bestätigte Groß (DGK seit 1929) zu dieser Besprechung, er werde „nach dem Reichsbürgergesetz und unter besonderer Berücksichtigung der Verhältnisse des Saarge-

---

76 Prof. G. Kisch, New York, am 02.06.1936 an Prof. [Karl] Landsteiner [Nobelpreis für Physiologie 1930], ebd., P80/108.

77 Suska Döpp: Jüdische Jugendbewegung in Köln 1906–1938, (Lit) Münster 1997, geht leider nicht auf Kisch als Person ein, sah aber im Historischen Archiv der Stadt Köln u. a. Nr. 1144/31: Persönliche Sammlung Bruno Kisch, Jüdisches Lehrhaus Köln 1934–1938. Nach: Döpp, S. 199, Anm. 798, war Kisch stellvertretender Vorsitzender der Einrichtung. Der Bestand 1144 Bruno Kisch steht zumindest vorerst nicht zur Verfügung (Auskunft des Historischen Archivs der Stadt Köln vom 11.09.2015 und 13.12.2016). – Kisch hatte im Winter 1935/36 anscheinend einen Vortrag abgesagt, nachdem der Reichsleiter der Kulturbünde verfügt hatte, dass alle Vorträge vorab im Wortlaut einzureichen seien: Dr. Heilbronn, Rabbiner in Nürnberg, am 02.08.1936 an Kisch. CAHJP Jerusalem, P80/85.

78 Brandt am 28.04.1935 an Rutherford. Bodleian Library Oxford, MS SPSL 358/2, Dokument 62. – Rutherford leitete am 02.05.1935 Brandts Schreiben an [Walter] Adams und vermutete, Brandt sei Jude, ebd., Dokument 64.

79 Brandt am 04.09.1935 an Dunn. New York Public Library, MssCol 922-46/4. – Leslie Clarence Dunn war Professor der Zoologie an der Columbia University und gehörte zum Executive Committee des Emergency Committee in Aid of Dispaced German Scholars: Hans Peter Obermayer: Deutsche Altertumswissenschaftler im amerikanische Exil, (Walter de Gruyter) Berlin 2014, S. 46, Anm. 41.

80 Bundesarchiv Berlin, KÄV, R 9347, Ergänzungsfilm 1 (Nr. 32), Brandt, K.J.C. Walter, geb. 26.1.1889.

81 Ankündigung, dies Brandt nach Köln zu schreiben: General Secretary am 05.10.1936 an E. Barclay-Smith, Blackheath (London). Bodleian Library Oxford, MS SPSL 358/2, Dokument 98.

82 Brandt am 07.11.1936 an [Walter] Adams, ebd., Dokument 91.

83 Allgemeine Auskunft, Walter Brandt, mit Eingangsstempel vom 09.05.1935, ebd., Bl. 66–68, dort: Bl. 68.

84 C. F. V. Smout, University of Birmingham, Department of Anatomy, 13.06.1946, ebd., Dokument 156.

85 [Fragebögen, von Groß ausgefüllt, Transkription], mit Eingangsstempel vom 03.01.1939. Bodleian Library Oxford, MS SPSL 382/5, Bl. 222–224, dort: Bl. 224.

bietes“ zum 28. Februar 1936 ausscheiden.[86] Am 13. Januar 1935 hatte unter Aufsicht des Völkerbundes eine Abstimmung im Saarland stattgefunden. Die Bevölkerung konnte wählen, ob das Saarland zu Frankreich oder zu Deutschland gehören sollte, oder weiterhin Mandatsgebiet des Völkerbundes bliebe. Eine überwältigende Mehrheit hatte für Deutschland gestimmt.

Der Vorsitzende des Bürgerhospitals rekapitulierte im Januar, dass *jüdische* leitende Ärzte an öffentlichen Krankenanstalten nach Paragraf 6.2 der Zweiten Verordnung zum Reichsbürgergesetz vom 21. Dezember 1935 aus ihrer Stellung am 31. März 1936 ausschieden. Da die Anstellungsverträge gleichzeitig erlöschten, stünde Groß weder Gehalt noch Pension zu.[87] Groß habe infolge der Gesetzeslage „beantragt“, zum 28. Februar 1936 entlassen zu werden. Weiter hielt der Vorsitzende fest: „Da Professor Gross länger als 10 Jahre im Bürgerhospital tätig war und anscheinend Frontkämpfer ist, wäre zu erwägen, ob ein Unterhaltszuschuss gewährt werden kann.“[88] Im Mai 1936 zog Groß nach Frankfurt und eröffnete dort eine Praxis. Die Entscheidung des „Reichskommissars für die Rückgliederung des Saarlandes“ stand noch aus und Groß bat immer dringender um Geld.[89] Er bekam bald einen kleinen Zuschuss.[90] Da dies der Minimalsatz war, er aber 30 Jahre gearbeitet hatte, schaltete Groß einen Rechtsanwalt ein.[91] Im Mai 1937 verlor er den Rechtsstreit gegen das Bürgerhospital.[92] In diesem Jahr war er noch Mitglied der Deutschen Gesellschaft für Kreislaufforschung. Unter den zahlreichen Publikationen von Groß hatten die mit Nicolai Guelke verfassten „Erkrankungen des Pankreas“ (1924 erschienen in der Enzyklopädie der klinischen Medizin) besondere Anerkennung gefunden.[93] Noch blieb Oscar Groß in Deutschland.

Ein weiterer Sonderfall war die Deutsche Universität Prag innerhalb der seit 1918 bestehenden Tschechoslowakischen Republik. Zumindest laut eigener Darstellung verlor Max Winternitz, der 1934 nicht mehr im Mitgliederverzeichnis der Gesellschaft stand, im Jahr 1935 die Zuversicht, er könne an der 1. Medizinischen Klinik der Deutschen Universität Prag habilitieren. Er gab seine Stellung als 1. Assistent auf und ließ sich als Arzt für innere Medizin und Herzkrankheiten in Prag nieder.[94] Sein weiteres Schicksal wird unten behandelt.

Bruno Kisch suchte zwischenzeitlich eine neue wissenschaftliche Betätigung, die allerdings nichts mit dem Erschließen einer Einnahmequelle zu tun hatte. Am 2. August 1936 schrieb Franz Groedel aus New York, er danke ihm, zur Mitherausgeberschaft einer internationalen Kreislaufzeitschrift aufgefordert zu sein und wünschte eine schöne Zeit in Cortina d'Ampezzo; Kisch stand also vor einer Reise in die Dolomiten. Ähnlich reagierten Corneille Heymans (DGK seit 1928) von der Universität Gent und Bohumil Prusík (1930) in Prag. Alle Antworten machen den Eindruck, dass Kisch sei-

---

86 Groß am 28.12.1935 an den Vorsitzenden des Hospitalvorstandes, Herrn Stadtkämmerer Dr. Schumacher, Saarbrücken. Stadtarchiv Saarbrücken, PA Oskar [sic!] Groß, V 11.2-4053, Bl. 54.

87 [Memo/Dienstanweisungen] Vorstandsvorsitzender Bürgerhospital, 04.01.1936, ebd. Bl. 55–56. Danach hatte Groß laut seines Vertrages Bedingungen wie Beamte der Stadt Saarbrücken, aber keinen Anspruch auf Ruhegehalt. Er durfte mit vierteljährlicher Frist kündigen, das Bürgerhospital hatte kein Kündigungsrecht.

88 [Memo/Dienstanweisungen] Vorstandsvorsitzender Bürgerhospital, 14.01.1936, ebd., Bl. 58–59. – Verwaltungsdirektor am 20.01.1936 an Stadtkämmerer, ebd., Bl. 66: Mit dem Hinweis, Groß sei Frontkämpfer.

89 Groß am 30.05.1936 an den Vorstandsvorsitzenden, Stadtkämmerer Schumacher, ebd., Bl. 82–85.

90 Oberbürgermeister Saarbrücken am 26.06.1936 an den Reichskommissar für das Saarland, ebd., Bl. 90.

91 Rechtsanwalt Heinrich Aull am 24.06.1936 an den Vorstand des Bürgerhospitals, ebd., Bl. 94.

92 Urteil im Namen des deutschen Volkes, verkündet am 13.05.1937, ebd., Bl. 197–201.

93 Gross, Oskar [sic!], in: I. Fischer: Biograpisches Lexikon der hervorragenden Ärzte der letzten fünfzig Jahre, zugleich: Fortsetzung der hervorragenden Ärzte aller Zeiten und Völker, 2 Bde. (Urban & Schwarzenberg) Berlin 1932–1933, Bd. 1 (1932), nach: DBA 2, Fiche 483, S. 376.

94 [Von Winternitz ausgefüllte Fragebögen] mit Eingangstempel vom 22.05.1939. Bodleian Library Oxford, MS SPSL 380/6, Bl. 197–199.

nen Plan für eine Zeitschrift zum ersten Mal erwähnt hatte. Otto Krayer (DGK nur 1933 und bereits in Boston), den er unter dem 25. August angeschrieben hatte, lehnte eine dauerhafte Mitarbeit ab. Seine Absage begründete er damit, seine „Arbeitspläne" begännen „nach einer anderen Richtung zu tendieren". Walter Rudolf Hess aus Zürich (jetzt kein DGK-Mitglied, aber später ausgezeichnet) berichtete über eine Tagung in Luzern, dass die von ihm dort geschilderte Idee einer internationalen Spezialzeitschrift „sehr zurückhaltend, d. h. fast ausgesprochen negativ" aufgenommen worden sei. David Scherf (DGK 1928 bis 1933) schrieb aus Wien, er werde gerne bei Gelegenheit ein Manuskript zur Publikation senden – was entweder eine Absage war, oder Kisch hatte ihn nur danach gefragt. Ähnliches galt für Max Winternitz (DGK 1928 bis 1933) und Julius Rihl (seit 1928), beide aus Prag, sowie für Emil Zak (DGK 1928-1934) von der „Herzstation" in Wien, Walerjan Spychała (seit 1932) aus Posen und Heinz Lossen (seit 1933) aus Frankfurt. Lossen (1893–1976) fehlte im Mitgliederverzeichnis der Gesellschaft 1939; er erscheint später noch einmal, 1949, dann mit dem Kerckhoff-Institut als Adresse. Eine freundliche, aber direkte Absage zum Zeitschriftenprojekt kam von Geheimrat Friedrich Moritz (seit 1928, CLM 1932).[95]

Kischs Reaktion von Dezember 1936 auf den entsprechenden Brief von Luigi Condorelli (DGK seit 1931), Direktor des Instituto di Patologia Medica e Metodologia Clinica an der Universität Benito Mussolini in Bari ist erhalten: Er wollte für einen Beitrag Condorellis in der neuen Zeitschrift

» eine kurze Zusammenfassung von 4–5 Zeilen für den Schluss in italienischer und evtl. französischer Sprache. Das deutsche und englische kann ich schon besorgen. [...] Vielleicht interessiert Sie, dass ich seit zwei Jahren eine gute kardiologische Praxis betreibe. Bei den Tagungen der Gesellschaft für Kreislaufforschung bin ich seit 1933 nicht mehr gewesen.[96]

Die Nr. 1 der CARDIOLOGIA, Internationales Archiv für Kreislaufforschung, International Archives of Cardiology, Archiv international du coeur et des vaisseaux, Archivo internazionale Cuore e Circolazione, erschien 1937 bei S. Karger in Basel.[97] Eine internationale Organisation hatte der Herausgeber Kisch nicht gründen können, aber sein 1933 unterbrochenes Projekt insofern fortgesetzt, als dass die CARDIOLOGIA bedeutend mehr Erfolg hatte als die längst eingestellten „Mitteilungen des wissenschaftlichen Komitees zur Erforschung und Bekämpfung der Kreislaufstörungen".

Luigi Condorelli (1899–1985) findet sich seit 1938 nicht mehr im Mitgliederverzeichnis der Deutschen Gesellschaft für Kreislaufforschung. Später wurde Condorelli Präsident der Società Italiana di Cardiologia sowie der European Cardiac Society.

Zeitlich parallel zur Gründung der CARDIOLOGIA hatte Bruno Kisch verblüffende Kontakte und Berührungspunkte. Am 10. Oktober 1936 bedankte sich der 1933 seines Amtes als Kölner Oberbürgermeister enthobene Konrad Adenauer bei ihm für die Zusendung von Kischs Buch „Gottesglaube und Naturerkenntnis":

» Ich glaube, dass ein solches Buch zu schreiben ein gutes und für unsere Zeit sehr notwendiges Werk ist. Was die Naturwissenschaft in vergangenen Dezennien gefehlt hat, zu sühnen dadurch, dass gezeigt wird, wie gerade fortgeschrittene Kenntnis der Naturvorgänge zur Erkenntnis Gottes hinführt, scheint mir eine höchst verdienstliche

95 Alle Schreiben in: CAHJP Jerusalem, P80/103: Groedel am 02.08.1936 an Kisch, Heymans am 08.08.1936 an Kisch, Prusík am 28.08.1936 an Kisch, Hess am 03.09.1936 an Kisch, Krayer am 23.09.1936 an Kisch, Scherf am 25.10.1936 an Kisch, Moritz am 25.10.1936 an Kisch, Zak am 30.10.1936 an Kisch, Winternitz am 10.11.1936 an Kisch (mit dem Hinweis, er arbeite seit eineinhalb Jahren nicht mehr an der Klinik, wolle aber sofort publizieren), Rihl am 20.11.1926 an Kisch, Spychała am 22.11.1936 an Kisch, Lossen am 22.11.1936 an Kisch.

96 [Kisch] am 08.12.1936 an Condorelli, ebd. (Condorelli hatte am 29.11.1936 geschrieben, ebd.)

97 Zu den anschließenden Verwicklungen um Karger und Steinkopf (CARDIOLOGIA und Zeitschrift für Kreislaufforschung) siehe: Volker Dahm: Das jüdische Buch im Dritten Reich, 2. Aufl. (C. H. Beck) München 1993, S. 121.

Aufgabe. – Ich danke Ihnen auch dafür, dass Sie meiner gedacht haben.[98]

Einen externen religiösen Vortrag sagte Kisch – wie ein Brief in seinem Jerusalemer Nachlass belegt – wieder im Februar 1937 zu.[99] Ebenfalls im Februar startete er ein neues Projekt. Er meldete sich „[n]ach langer Zeit" bei einem ehemaligen DGK-Vorstandskollegen, dem Münchener Veterinärmediziner Johannes Nörr, der für ihn einen Test zur Tiernarkose mit Eunarkon von Riedel & de Haen durchführen sollte. Die Tiere müssten danach zwei Wochen lang beobachtet werden. Das könnte, so Kisch, eine schöne (von Nörr zu vergebende) Doktorarbeit sein, „besonders[,] wenn man auch Schaf und Ziege, die bisher noch überhaupt nicht in dieser Hinsicht untersucht wurden[,] einbeziehen könnte."[100]

Kisch erklärte nicht, dass es ihm dabei um die Folgen des Gesetzes über das Schlachten von Tieren von April 1933 ging, welches vorschrieb: „Warmblütige Tiere sind beim Schlachten vor Beginn der Blutentziehung zu betäuben." Für dieses Verbot des Schächtens (Töten von nicht-betäubten Tieren durch Ausbluten) wurden alte Forderungen von Tierschützern als Vorwand benutzt. In Bayern war schon im Mai 1930 ein ähnliches Gesetz auf Betreiben von Tierschützern zustande gekommen, das die Nationalsozialisten auf das gesamte Reich ausweiteten.[101] Ob eine Tierquälerei vorlag, spielte allenfalls eine nachgeordnete Rolle.

Johannes Nörr antwortete Kisch auf dessen Anfrage umgehend auf seinem Briefpapier als Direktor der Medizinischen Tierklinik der Universität München, dass er sich „sehr gefreut" habe, „wieder einmal von Ihnen zu hören." Die gewünschten Versuche würden jedoch „vollkommen aus dem Rahmen nicht nur meines Arbeitsgebietes, sondern vor allem auch aus meiner Zuständigkeitsgrenze herausfallen." Er bezog sich auf die ähnlichen Versuche, die die chirurgische Klinik in München machte und wollte „unter allen Umständen" vermeiden, „in Kollision mit unserem Chirurgen" zu kommen.[102] Somit schlug Nörr nicht einmal vor, Kischs Bitte dorthin weiterzutragen.

Auch das Berliner tierärztliche Institut lehnte entsprechende Versuche ab, wie Kisch an die Reichszentrale für Schächtangelegenheiten schrieb. Die Versuche müssten selbst durchgeführt werden. Den im gleichen Schreiben angesprochenen Rabbiner Dr. Lieben beruhigte Kisch, das Mittel sei harmlos.[103] Den Chemischen Fabriken J. D. Riedel schrieb Kisch Ende Februar 1937 nach Berlin, er wolle die Versuche selbst machen, müsse aber noch Vorbereitungen treffen. Danach werde er Eunarkon brauchen.[104] Offenbar hatte dieses Projekt allerdings wenig Erfolg.[105]

1937 war das letzte Jahr, in dem Kisch im Mitgliederverzeichnis der Deutschen Gesellschaft für Kreislaufforschung verzeichnet war. Bis zum Ende jenes Jahres hatte die seit 1933 tief in den Lebensalltag eingreifende staatliche Entrechtung und Diskriminierung schon 125 000 rassistisch verfolgte Deutsche ins Ausland getrieben. Bis zum Ausreiseverbot im Oktober 1941 waren es 270 000, etwa ein Viertel der so Verfolgten.[106]

---

98 Adenauer, Rhöndorf, am 10.10.1936 an „Professor" [Kisch]. CAHJP Jerusalem, P80/167.

99 Vorstand der Synagogen-Gemeinde Wuppertal-Elberfeld am 10.02.1937 an Kisch, ebd., P80/85. Demzufolge sprach Kisch am 23.02.1937 in der Elberfelder Synagoge über „Das Hiobs-Problem". Der Vorstand teilte mit: „Der Staatspolizei haben wir das Thema bereits gemeldet."

100 Kisch am 18.02.1937 an Nörr, ebd., P80/86.

101 Gesetz über das Schlachten von Tieren. Vom 21. April 1933, in: Reichsgesetzblatt 1933, Teil 1, Nr. 39 (21.04.1933), S. 203, § 1.1. – Zur Einordnung: Edeltraud Klueting: Die gesetzlichen Regelungen der nationalsozialistischen Reichsregierung für den Tierschutz, den Naturschutz und den Umweltschutz, in: Joachim Radkau/Frank Uekötter (Hrsg.): Naturschutz und Nationalsozialismus, (Campus) Frankfurt/M 2003, S. 77–105, dort: S. 78–82.

102 Nörr am 19.02.1937 an Kisch. CAHJP Jerusalem, P80/86.

103 Kisch am 21.02.1937 an die Reichszentrale für Schächtangelegenheiten sowie die Rabbiner Dr. Hoffmann und Dr. Lieben, ebd.

104 [Kisch] am 23.02.1937 an J. D. Riedel, Pharmazeutische Abteilung, ebd.

105 Kisch war an Versuchen auf einem Gut bei Fürstenwalde/Spree beteiligt: Kisch am 14.04.1937 an Polizeirevier 21, Berlin, ebd.

106 Herbert: Geschichte Deutschlands, S. 328, 331.

4.2 „Bestallungen (Approbationen) jüdischer Ärzte erlöschen" – Verfolgung und Emigration ab 1938

Anfang 1938 ging Bruno Kisch dazu über, strengreligiösen Juden die Auswanderung zu erleichtern. Ende Januar 1938 wandte er sich dazu an die Staatspolizei in Köln. Er schrieb, die „konservativ-religiösen Mitglieder des jüdischen Landesverbandes preussischer Gemeinden" hätten darüber diskutiert und keinen Zweifel daran,

> dass eine grosse Zahl streng religiöser Juden in Deutschland von dem Plane einer Auswanderung dadurch abgehalten werden, dass sie keine Möglichkeiten sehen, bei der Vorbereitung der Uebersiedlung und nach der Ansiedlung in fremden Ländern ihr streng gesetzestreues Leben fortführen zu können.[107]

Falls „die Staatspolizei die Einwilligung gibt", solle „ein völlig überparteiliches Gremium" die „religiösen Bedürfnisse" der „auswanderungswillige[n] gesetzestreue[n] Juden" vertreten, und zwar „in und ausser Deutschland". Als vorgesehener „Leiter des Arbeitsausschusses" bat Kisch um die Erlaubnis, diese „Interessengemeinschaft" gründen zu dürfen.[108]

Dieser Versuch Kischs, die Geschicke der jüdischen Glaubensgemeinschaft mitzugestalten, scheiterte. Das Gesetz über die Rechtsverhältnisse der jüdischen Kultusvereinigungen vom 28. März 1938 entzog ihnen den Status als Körperschaften des öffentlichen Rechts. Bereits im Februar war das Einkommenssteuerrecht zuungunsten von Juden verschärft worden, sodass etliche auswanderungswillige Juden schon aus finanziellen Gründen bleiben mussten. Dem SD war die Widersprüchlichkeit bewusst: Sein Bericht für April und Mai hielt fest, „daß die Möglichkeiten für die Auswanderung sich in gleichem Maße vermindert haben, wie der Auswanderungsdruck gestiegen ist." Im Sommer 1938 kam es zu verschärften Pogromen in mehreren Städten.[109]

In diesem Jahr floh aus Deutschland ein weiteres Gründungsmitglied der Deutschen Gesellschaft für Kreislaufforschung, Harry Schäffer. Schäffer, geboren 1894, war seit 1928 a. o. Prof. an der Universität Breslau und zudem seit 1932 Leiter der Inneren Abteilung des Israelitischen Krankenhauses in Breslau.[110] Im Februar 1938 wohnte er immer noch dort, als er Bruno Kisch um ein Zeugnis für Bewerbungszwecke bat. Kisch antwortete parallel zu seinem Gutachten, er kenne in Nordamerika keinen Kollegen gut genug, um sich für Schäffer verwenden zu können, „doch werden Sie ja wissen, dass z. B. Thannhauser in Boston ist." Ihm selbst gehe es „leidlich", und so behalte er seinen „bisherigen Standpunkt und harre aus."[111] Noch während des Jahres 1938 emigrierte Schäffer nach Palästina und arbeitete als Internist und Kardiologe in Tel Aviv. 1939 war er nicht mehr im Mitgliederverzeichnis der Gesellschaft. Nach einer Zwischenstation seit 1945 in Alexandria, wo er als Chefarzt am Jüdischen Krankenhaus tätig war und 1952 wieder Mitglied der Gesellschaft wurde, arbeitete er ab

---

107 Kisch am 31.01.1938 an die Staatspolizei Köln. CAHJP Jerusalem, P80/83–84.

108 Ebd. – Einen Entwurf von Rabbiner Altmann wies Kisch zurück und schickte das zitierte Schreiben: Kisch am 31.01.1938 an Schoyer, ebd.

109 Michael Wildt: Einleitung, in: Ders. (Hrsg.): Die Judenpolitik des SD 1935 bis 1938. Eine Dokumentation, (R. Oldenbourg) München 1995 (Vierteljahrshefte für Zeitgeschichte 71), S. 9–64, dort: S. 54 f.; SD-Bericht zitiert nach: Ebd., S. 55. – Offenbar sollte die Vorlehre, an der sich Kisch in Köln beteiligte, u. a. dazu dienen, jüdischen Jugendlichen bessere Chancen zu geben, nach einer Auswanderung Fuß fassen zu können. Vgl. Döpp: Jüdische Jugendbewegung in Köln, S. 175 samt Anm. 694 (mit Bezug auf den Kölner Teilnachlass Kischs, Nr. 1144/30).

110 Schaeffer, Harry, in: Ernst G. Lowenthal: Juden in Preussen. Biographisches Verzeichnis. Ein repräsentativer Querschnitt, (Reimer) Berlin 1981, nach: JBA 2, Fiche 483, S. 56. – Nicht aufzufinden war seine KÄV-Karteikarte.

111 Schäffer am 09.02.1938 an Kisch, dazu Antwort und Gutachten Kischs vom 17.02.1938 an Schaeffer, der 1922 bei ihm in Köln gearbeitet hatte. CAHJP Jerusalem, P80/64a–c.

1957 am Bad Nauheimer Herzforschungsinstitut der Max-Planck-Gesellschaft.[112]

Die Ausweitung des deutschen Machtbereichs brachte die rassistische Gesetzgebung ab dem Jahr 1938 in weitere Staaten Europas. Der erste Schritt war der sogenannte *Anschluss* Österreichs an das Deutsche Reich, der mit dem Einmarsch deutscher Truppen am 12. März 1938 vollzogen wurde. Marcel Goldenberg, 1931 bis 1933 in der Deutschen Gesellschaft für Kreislaufforschung, der dreieinhalb Jahre lang an der Herzstation in Wien gearbeitet hatte und seither in einem Sanatorium in Baden bei Wien,[113] war nun auch von Verfolgung bedroht.[114] Am 18. April 1938 schrieb er an Ian G. W. Hill, Lecturer am Department of Therapeutics der Universität Edinburgh: „Conditions in Austria inducing me as a Jew to emigrate." Goldenberg bat um Hilfe bei der Suche nach einer Anstellung. Er sei „specialised for heart and vessel diseases".[115] DGK-Mitglied Professor Karel Frederik Wenckebach, der sich 1933 bereits für David Scherf eingesetzt hatte, half hier erneut. Er schrieb an Hill:

» I am terribly sorry that political reasons will rob me of my very best pupils and successors, but it is my duty and at the same time a sort of satisfaction to help those people who want to emigrate.[116]

Ian G. W. Hill gab die Informationen in Goldenbergs Brief an den Academic Assistance Council in London mit dem Hinweis weiter, er habe 1933 mit ihm bei Carl Julius Rothberger gearbeitet.[117] Goldenberg war bereits Anfang August 1938 in London.[118] Er gab an, keine Finanzprobleme zu haben, sah aber schlechte Möglichkeiten, in England bezahlt zu arbeiten.[119] Im März 1939 bat er auf Briefpapier des Johns Hopkins Hospital in Baltimore (Maryland), man möge ihm Empfehlungsschreiben von K. F. Wenckebach und A. J. Clark (Edinburgh) nachsenden. Er war in Baltimore an der Kinderherzklinik des Harriet Lane Home,[120] also bei Helen Taussig (Carl-Ludwig-Ehrenmünze 1967).

Der Wiener Mediziner David Scherf emigrierte bald nach dem *Anschluss*, im Mai 1938, auf Grundlage eines Non-Quota-Visums in die USA. Er hatte ein Angebot vom New York Medical College und wurde dort noch im selben Jahr Associate Professor.[121] Der ebenfalls bereits erwähnte Ernst Peter

112 Schaeffer, Harry, in: Werner Röder/Herbert A. Strauss (Hrsg.): Biographisches Handbuch der deutschsprachigen Emigration nach 1933, 3 Bde. (Saur) München 1980–1983, Bd. 2 (1983), nach: DBA 2, Fiche 1128, S. 180.

113 Wenckebach am 25.04.1938 an Hill (wohl AAC-Vizepräsident Archibald Vivian *Hill*). Bodleian Library Oxford, MS SPSL 379/6, Dokument 170.

114 Gesetz über die Wiedervereinigung Österreichs mit dem Deutschen Reich. Vom 13. März 1938, in: Reichsgesetzblatt, Teil 1, Nr. 21 (14.03.1938), S. 237–238, dort: S. 237, Artikel II: „Das derzeit in Österreich geltende Recht bleibt bis auf weiteres in Kraft. Die Einführung des Reichsrechts in Österreich erfolgt durch den Führer und Reichskanzler oder den von ihm hierzu ermächtigten Reichsminister." – Zweite Verordnung zum Gesetz über die Wiedervereinigung Österreichs mit dem Deutschen Reich. Vom 18. März 1938, in: Reichsgesetzblatt, Teil 1, Nr. 30 (19.03.1938), S. 262, § 1: „Der Reichsführer SS und Chef der Deutschen Polizei im Reichsministerium des Innern kann die zur Aufrechterhaltung der Sicherheit und Ordnung notwendigen Maßnahmen auch außerhalb der sonst hierfür bestimmten gesetzlichen Grenzen treffen."

115 Goldenberg am 18.04.1938 an „Sir". Bodleian Library Oxford, MS SPSL 379/6, Dokument 172.

116 Wenckebach am 25.04.1938 an Hill, ebd., Dokument 170.

117 Ian G. W. Hill am 27.04.1938 an den Secretary des AAC mit Bezug zu einem Brief Goldenbergs o. D., ebd., Dokument 169.

118 Goldenberg am 03.08.1938 an das German Jewish Aid Committee, ebd., Dokument 196.

119 Goldenberg am 19.08.1938 an Otto M. Schiff, ebd., Dokument 199.

120 Goldenberg am 27.03.1939 an Mrs. Derenburg [German Jewish Aid Committee, London], ebd., Dokument 205. – Wenckebachs Gutachten (Abschrift) war i. O. offenbar an das Home-Office gerichtet: 12.05.1938, ebd., Dokument 188. – Ernest Gold: In memoriam Dr. Marcel Goldenberg (1901–1958), in: Wiener Klinische Wochenschrift, Jg. 70, Nr. 51 (19.12.1958), S. 1011–1012: Goldenberg erhielt ein Fellowship der Johns Hopkins University und war ein Jahr in Baltimore. Er veröffentlichte: H. B. Taussig/M. Goldenberg: Roentgenologic studies of the size of the heart in childhood [...], in: American Heart Journal 21 (1941). 1940 ging Goldenberg nach New York.

121 Scherf, in: Röder/Strauss: Emigration. – Ebd.: Scherf wurde 1953 Professor und 1970 emeritiert.

Pick (◘ Abb. 4.1) wurde wegen jüdischer Vorfahren am 28. Mai 1938 an der Universität Wien zwangspensioniert. Auch er emigrierte 1938/39 in die USA, wo er bis zu seinem Tod 1960 lebte. Von 1939 bis 1946 arbeitete er als Clinical Professor an der Columbia University in New York.[122] Als Mitglied der Gesellschaft wurde er seit 1939 nicht mehr geführt. 1952 wurde er Ehrendoktor der Universität Wien.[123]

Der 1877 in Brünn (Mähren) geborene Emil Zak (◘ Abb. 4.1) war 1928 bis 1934 Mitglied der Deutschen Gesellschaft für Kreislaufforschung. Im April oder Mai 1938 wurde er aus rassistischen Gründen als a. o. Professor (seit 1928) an der Universität Wien entlassen. Zak hatte zudem seit 1927 der Wiener Herzstation als Direktor bis März 1938 ehrenamtlich vorgestanden. Er bekam eine offenbar kleine Pension aus seiner Tätigkeit als Versicherungsmediziner.[124] Im April 1939 meldete er sich aus London bei der Society for the Protection of Science and Learning, wie der britische Academic Assistance Council mittlerweile hieß: „I was in a position to leave Austria at any price". Ein amerikanischer Bekannter seiner Frau hatte für den Unterhalt garantiert; auf dieser Basis gewährte das Home Office ein Visum.[125] Zak und seine Frau gingen im Frühsommer 1939 nach Kirtlington bei Oxford. Dort konnten sie die Miete kaum zahlen, weil sie keine Unterstützung von einer der Hilfsorganisationen erhielten – Konsequenz der Unterhaltsgarantie. Ursprünglich war geplant, dass sie dort drei Wochen bleiben sollten, was sich aber verzögerte, weil sie lange kein Quota-Visum für die USA erhielten.[126] Für den 13. Januar 1940 konnten sie endlich eine Überfahrt buchen.[127] Zak starb 1949 in New York.

Der für innere Medizin habilitierte Wiener Dozent Wilhelm Raab, geboren 1895, war nach den NS-Gesetzen „deutschblütig" und katholisch.[128] Als Freiwilliger war er 1915/16 beim Roten Kreuz erst in Wien und dann in Russland, danach als fünffach ausgezeichneter Soldat an der Isonzofront und in Rumänien. 1926 bis 1928 war er an der I. Medizinischen Klinik Wien „Hilfsarzt" bei Karel Frederik Wenckebach, dann 1929 Assistent bei Hans Eppinger; 1929/30 erhielt er ein Rockefeller-Stipendium zur Arbeit an der Harvard-Universität in Boston. Seine Mitgliedschaft in der DGK (seit 1932) gab er der Universität Wien an, ebenso, dass er Stabsarzt im Wiener Heimatschutz war; er unterstützte den *Austrofaschismus* somit aktiv.[129]

---

[122] Pick, Ernst Peter, in: Gedenkbuch für die Opfer des Nationalsozialismus an der Österreichischen Akademie der Wissenschaften, URL: http://www.oeaw.ac.at/online-gedenkbuch/gedenkbuch/personen/i-p/ernst-p-pick/ (abgerufen am 19.12.2016).

[123] Universitätsarchiv Wien, Senat S 226/17 Pick Ehrendoktorat.

[124] [Transkription von Fragebögen, die Zak ausgefüllt hatte], o. D.: Bodleian Library Oxford, MS SPSL 380/8, Bl. 274–276: Danach wurde Zak im Mai 1938 mit Wirksamkeit auf denselben Monat entlassen. – Ebd., Bl. 272: Curriculum vitae. – Nach: Zak, Emil, in: Gedenkbuch für die Opfer des Nationalsozialismus an der Universität Wien 1938, URL: http://gedenkbuch.univie.ac.at (abgerufen am 07.12.2016), war Zak „Dozent für Innere Medizin an der Medizinischen Fakultät der Universität Wien. Er wurde im Nationalsozialismus aus rassistischen Gründen verfolgt und am 22. April 1938 seines Amtes enthoben und von der Universität Wien vertrieben." – Zur Entlassung keine Informationen enthalten sind in: Universitätsarchiv Wien, Senat S 304/1427 Zak, Emil; oder in: Judith Merinsky: Die Auswirkungen der Annexion Österreichs durch das Deutsche Reich auf die Medizinische Fakultät der Universität Wien im Jahre 1938, Phil. Diss. Univ. Wien 1980, S. 287.

[125] Emil Zak, London, am 26.04.1939 an Esther Simpson, Society for the Protection of Science and Learning, London. Bodleian Library Oxford, MS SPSL 380/8, Bl. 284.

[126] Ilse Sachs am 04.12.1939 an Esther Simpson, Society for the Protection of Science and Learning, Scott Polar Research Institute, Cambridge: Die Zaks seien dort seit 9 Monaten, ebd., Bl. 289 und 281. – Laurence Farmer, Executive Secretary des Emergency Committee in Aid of Displaced Foreign Scientists, New York, bedauerte am 11.09.1939 gegenüber Betty Drury, The Emergency Committee in Aid of Displaced Foreign Scholars, New York, trotz vieler Bitten bezüglich Zak und von Zak selbst nicht helfen zu können. New York Public Library, MssCol 922-133/3.

[127] Ilse Sachs am 29.12.1939 an Esther Simpson. Bodleian Library Oxford, MS SPSL 380/8, Bl. 290.

[128] Bundesarchiv Berlin, KÄV, R 9347, Ergänzungsfilm 3 (Nr. 34), Raab, Wilhelm, geb. 14.1.95.

[129] Universitätsarchiv Wien, Senat S 304/1012 Wilhelm Raab [unpaginiert]: 6. Jägerregiment.

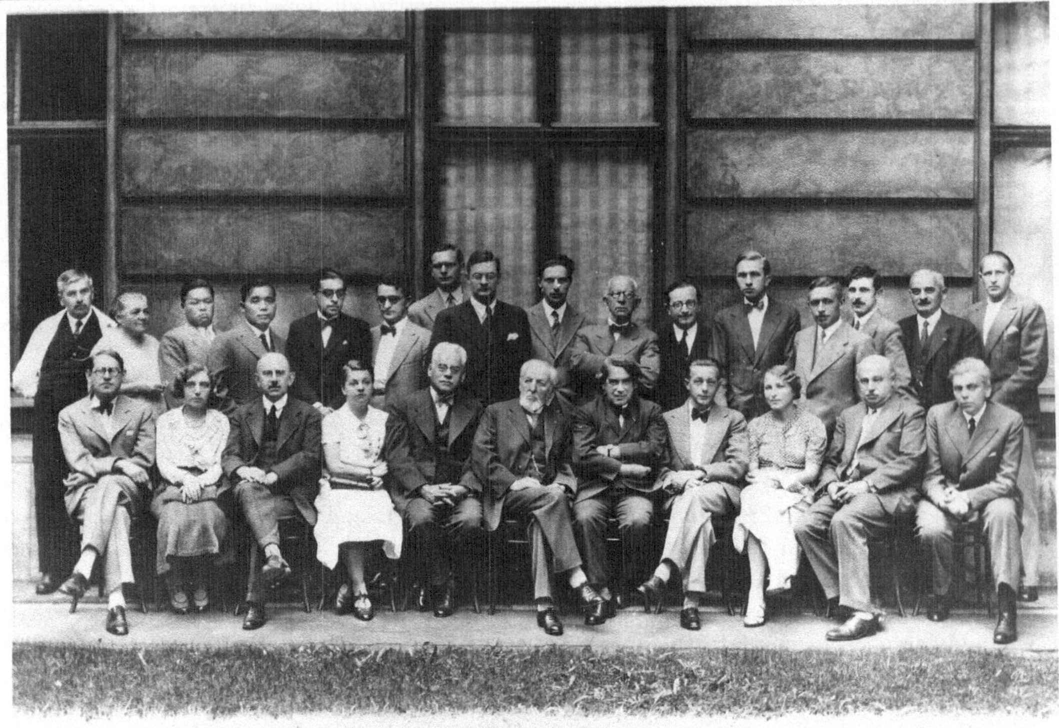

Abb. 4.1 Mitarbeiter des Pharmakologischen Instituts der Universität Wien 1934. Hinten: Serban Kwapil, Dr. Horiuchi, Dr. Muto, Dr. Borbely, Dr. Högler, Dr. Kraus, Dr. Brücke, Dr. Samet, Dr. Braun, Dr. Schwarz, Dr. Unna, Dr. Ebel, Dr. Walterskirchen, J. Schneider, O. Schneider. Vorne: Dr. Heller, Dr. Glaubach, Dr. Pollak, Dr. Schneider, Prof. Dr. Pick, Prof. Dr. H. H. Meyer, Dr. Fröhlich, Dr. Rössler, Dr. Flaum, Dr. Zak, Dr. Mautner

Rückblickend wies Raab darauf hin, nach dem *Anschluss* hätten „Mitglieder der Heimwehr und Volljuden um ihre berufliche Existenz" fürchten müssen und emigrierte in die USA.[130] Seine KÄV-Karteikarte hielt fest, dass er „am 14.4.39 unbekannt nach Amerika verzogen" sei.[131] Im Mitgliederverzeichnis der Gesellschaft ließ er 1939 bis 1941 die Anschrift eintragen: „Raab, Doz. Dr. W., Wien VIII, Friedrich-Schmidtplatz 4, z. Zt. Burlington, U.S.A., University of Vermont, Medical College". Er lehrte bis 1960 in Burlington, wo er 1970 starb.

Bruno Kisch war im Frühjahr 1938 noch immer in Deutschland. Im Juni wurde sein Antrag vom 15. März, den 16. internationalen Physiologenkongress in Zürich zu besuchen, unter dem Betreff „Teilnahme von Nichtariern" abgelehnt.[132] Offenbar beschäftigte er sich jetzt mit der Frage, unter welchen Bedingungen er in den USA (über einen Forschungsaufenthalt hinaus) als Arzt anerkannt würde. Denn im April schrieb Franz Groedel: „Die

130 Wilhelm Raab: Und neues Leben blüht aus den Ruinen: Stationen meines Lebens 1895–1939, hrsg. von Ernst Holthaus/Ernst Piper, (Allitera) München 2009, S. 258. – Nachwort von Max-Joseph Halhuber, ebd., S. 291–298, dort: S. 294: Die Ausreise soll im Dezember 1938 stattgefunden haben. – Borys Surawicz: Wilhelm Raab, in: Clinical Cardiology, Bd. 20, Nr. 3 (1997), S. 310–311.

131 Bundesarchiv Berlin, KÄV, R 9347, Ergänzungsfilm 3 (Nr. 34), Raab, Wilhelm, geb. 14.1.95.

132 Aus ungenannten „grundsätzlichen Erwägungen". Kisch hatte vom 14.–18.08.1938 fahren wollen: Der Reichs- und Preußische Minister für Wissenschaft, Erziehung und Volksbildung am 11.06.1938 an den Rektor der Universität Köln, Abschrift [für Kisch]. CAHJP Jerusalem, P80/105–106.

Prüfungen können Sie in ¾ Jahren ablegen." Groedel fügte kryptisch hinzu: „Ich gebe Saratoga nicht ganz auf. Das kann aber noch Jahre dauern."[133] Kisch erfuhr später, dass Bernard Baruch gegenüber Groedel, dessen Patient er (schon im Sanatorium Groedel in Bad Nauheim[134]) war, angekündigt hatte, dass Kisch für zwei Jahre 3000 Dollar jährlich als Stipendium erhalte. Danach müsse er sich selbst helfen.[135] Anscheinend codierte in Groedels Brief Saratoga den Namen Baruchs, der Bruno Kisch zweieinhalb Jahre zuvor nach Saratoga Springs hatte holen wollen. An Kischs Bruder Guido schrieb Groedel parallel und ebenfalls kryptisch, „B. B." könne vorerst nichts machen.[136]

Parallel sondierte Kisch weitere Möglichkeiten, Deutschland zu verlassen. Im Mai 1938 bestätigte Otto May von der „Gesellschaft der Freunde der Hebräischen Universität und Bibliothek Jerusalem e. V." in Berlin, dass er Schreiben Kischs an die Universität weiterleite. Dabei erkundigte May sich auch nach dem Professor Pick in Wien, den er selbst nicht kenne.[137] David Werner Senator, Administrator an der Hebräischen Universität, schrieb allerdings im Juni 1938 aus Jerusalem, er könne leider keine positive Antwort geben.[138] Das zweimal ausgesprochene Angebot von Philipp Schwartz, einem bereits 1933 über die Schweiz in die Türkei emigrierten Frankfurter Pathologen, Kisch könne in Istanbul Nachfolger von Werner Lipschitz werden,[139] zog Kisch dagegen nicht primär in Betracht.

Stattdessen schrieb Kisch im Juni 1938 an die Treuhand- und Transferstelle Haavara Limited in Tel Aviv, er habe „die Absicht[,] so bald als möglich nach Palästina auszuwandern." Er beantragte, dass seine Pension von brutto 749 Mark monatlich, die er als „pensionierter ord. Professor" von der Universität Köln erhalte, „regelmäßig nach Palästina transferiert wird."[140] Nach einem entsprechenden Abkommen konnten auswanderungswillige Juden einen Teil ihres Vermögens nach Palästina transferieren. Die Haavara antwortete, Kisch solle bei ihrer „Schwestergesellschaft, der Palaestina Treuhand-Stelle, Berlin" („Paltreu") einen Antrag für den Rententransfer stellen. Gegenwärtig könnten unter bestimmten Voraussetzungen (Erhalt eines Zertifikats der Kategorie A IV) bis zu RM 550 pro Monat überwiesen werden.[141]

Aus der zeitgleich mit Philipp Schwartz in Istanbul geführten Korrespondenz ergibt sich, dass Kisch zumindest anfragte, ob er in Istanbul auch als praktischer Arzt tätig werden könne. Schwartz meinte, das sei „vollkommen ausgeschlossen". Sein Vertrag an der Universität werde „zunächst 5 Jahre" laufen.[142] Auf seine Frage erhielt Kisch die Antwort, dass er zwei Konkurrenten habe. Eine ärztliche Praxis, um das karge Universitätsgehalt aufzubessern, könne vielleicht der Rektor erwirken.[143]

Kurz darauf spitzte sich die Situation in Deutschland noch weiter zu. In seinen Memoiren schrieb Kisch später, dass 1938 Gerüchte umgelaufen seien, wonach „allen jüdischen Ärzten ihre Praxis-Befugnis entzogen werden sollte."[144] An das Wissenschaftsministerium in Berlin schrieb er am 17. Juli 1938 in der Tat so, als ob er die kurz danach geänderte Gesetzeslage schon in Grundzügen kannte. Nochmals verwies er darin auf seine fünf Auszeichnungen „für tapferes Verhalten vor dem Feinde" als Freiwilliger im Ersten Weltkrieg und bat:

133 Groedel am 19.04.1938 an „Kollege" [Kisch], ebd., P80/107.

134 Baruch findet sich in einer Aufzählung von Patienten des Sanatoriums: Eidesstattliche Erklärung von Heinz Lossen vom 24.11.1961. Hessisches Hauptstaatsarchiv Wiesbaden, 518/54121, Bl. 16. – Ebd.: Lossen war seit 1931 Vorstand der Röntgenexperimentellen Abteilung des Kerckhoff-Instituts.

135 Kisch: Wanderungen, S. 279 („Bernhard [sic!] Baruch").

136 Groedel am 19.04.1938 an „Professor" [Guido Kisch]. CAHJP Jerusalem, P80/107.

137 May am 20.05.1938 an Bruno Kisch, ebd.

138 Senator am 06.06.1938 an Kisch, ebd.

139 Schwartz am 06.06.1938 und am 20.06.1938 an Kisch, ebd.

140 Kisch am 16.06.1938 an die „Haavarah Ltd.", ebd.

141 Treuhand- und Transferstelle Haavara Limited, Tel Aviv, durch Paltreu am 24.06.1938 an Kisch, ebd.

142 Schwartz am 28.06.1938 an Kisch, ebd.

143 Schwartz am 05.07.1938 an Kisch, ebd.

144 Kisch: Wanderungen, S. 276 f.

> Ich habe den Wunsch[,] mit meiner Familie alsbald (wenn möglich na[ch] Palästina) auszuwandern und bitte das Ministerium um Einwilligun[g,] meinen Wohnsitz ins Ausland verlegen und meine Pension auf dem gesetzlichen Transfer-Wege ins Ausland beziehen zu dürfen.
> Da meine eigenen Mittel höchstens zur Tragung der Übersiedlungskosten (wir sind 6 Personen) reichen dürften, so scheint mir die Gewährung meiner Bitte die einzige Möglichkeit[,] eine Auswanderung durchzuführen.[145]

Die ordnungsgemäß durch das Kölner Rektorat im August weitergeleitete Gegenfrage des Ministeriums lautete, ob Kisch „im Ausland eine wissenschaftliche Tätigkeit" auszuüben beabsichtige.[146] Parallel informierte ihn sein Kollege Schwartz, dass der Ruf nach Istanbul „wahrscheinlich" an den Berner Professor Abelin gehen werde.[147] Kisch antwortete dem Rektorat in Köln daraufhin, er folge keinem Ruf und könne sich daher im Ausland nicht wissenschaftlich betätigen. Auch sei die Ausübung des Arztberufs „überall im Auslande" so erschwert, dass ihm voraussichtlich allenfalls seine Pension zur Verfügung stünde.[148]

Am gleichen Tag teilte die *Palästina-Treuhandstelle der Juden in Deutschland GmbH* Kisch zu seinem Transferantrag mit, dass bereits alle „Rentenzertifikate" der Kategorie A IV vergeben seien und jedenfalls vor Oktober keine neuen hinzukämen. Dann würde eines für ihn, seine Frau und seine Kinder RM 500 kosten. Seine Schwiegermutter könne jedoch nicht auf dem gleichen Rentenzertifikat auswandern.[149]

Zwischenzeitlich war im Reichsgesetzblatt vom 2. August 1938 die vierte Verordnung zum Reichsbürgergesetz veröffentlicht worden. Der „Führer und Reichskanzler" Adolf Hitler und andere hatten den Text am 25. Juli in Bayreuth unterschrieben.[150] Paragraf 1 lautete: „Bestallungen (Approbationen) jüdischer Ärzte erlöschen am 30. September 1938." Paragraf 2 benannte eine Ausnahme: Ein *von der Reichsärztekammer* vorgeschlagener Arzt durfte seinen Beruf weiter widerruflich ausüben, falls die entsprechende Behörde dies genehmigte. Laut Paragraf 3 durfte er allerdings dann „nur Juden behandeln."[151] Ärzten, die nun ihre Approbation verloren, konnte nach Paragraf 5 die Reichsärztekammer einen „Unterhaltszuschuß" gewähren, „wenn sie Frontkämpfer gewesen sind." Paragraf 6 bestimmte, dass die Dienstverhältnisse angestellter Ärzte zum 31. Dezember 1938 endeten. Alles galt nun selbstredend auch für Österreich.[152]

Auf eine Blindbewerbung beim Mount Sinai Hospital in New York wurde Bruno Kisch Ende September auf die hohe Arbeitslosenquote in den USA unter Medizinern hingewiesen.[153] Im Oktober betrieb Kisch seine Praxis in Köln nicht mehr,[154] weil ihm die Approbation entzogen worden war: Die Karteikarte, die die Kassenärztli-

145 Kisch am 17.07.1938 an das Reichs- und Preußische Ministerium für Wissenschaft, Erziehung und Volksbildung [Durchschlag]. CAHJP Jerusalem, P80/107. (Runde Klammern wie i. O.; Ergänzungen in eckigen Klammern T. B., dabei Wortergänzungen wegen des im Durchschlag überschriebenen Seitenrandes.)

146 Der Rektor der Universität Köln, i. V. Kühn, am 16.08.1938 an Kisch, ebd.

147 Schwartz am 15.08.1938 an Kisch, ebd.

148 Kisch am 18.08.1938 an das Rektorat der Universität Köln, ebd.

149 Palästina-Treuhandstelle, Berlin, am 18.08.1936 an Kisch, ebd.

150 Vierte Verordnung zum Reichsbürgergesetz [vom 15.09.1935, aufbauend auf dortigen § 3]. Vom 25. Juli 1938, in: Reichsgesetzblatt, Teil 1, Nr. 122 (02.08.1938), S. 969–970, dort: S. 970.

151 Ebd., § 1, § 2 und § 3.2 (er durfte auch seine Frau und seine ehelichen Kinder behandeln). Die Ausnahme (§ 2) – ggf. „unter Auflagen" – konnte der „Reichminister des Innern oder die von ihm ermächtigte Stelle" gestatten.

152 Ebd., § 5.1, § 6. – Ebd., § 7: Mietverhältnisse mussten auf den 30.09.1938 gekündigt werden. Der rechtliche Bezug war im „Lande Österreich" ein anderer.

153 B. S. Oppenheimer am 28.09.1938 an Kisch. CAHJP Jerusalem, P80/107.

154 [Kisch] am 08.03.1939 an den Vorstand der Synagogengemeinde Köln, ebd.: Er beklagte sich, dass ihm trotz seines infolge der Praxisschließung stark zurückgegangenen Einkommens kurz darauf die Kultussteuer erhöht worden war.

che Vereinigung über ihn führte, trägt dazu den Stempel: „Bestallung erloschen 30.9.38".[155] Weitere zehn in dieser Kartei sicher identifizierte Mitglieder der Deutschen Gesellschaft für Kreislaufforschung tragen auf ihrer Karte ebenfalls diesen Stempel, auch sie alle geführt als „Juden": Martin Bruck (DGK 1929 bis 1933),[156] Selmar Harry Falkenstein (seit 1928),[157] Albert Fraenkel (1928 bis 1934),[158] Oscar Groß (1929 bis 1937),[159] Arthur Hesse (1929 bis 1934),[160] Ernst Neisser (1931 bis 1933),[161] Karl Neubürger (1929 bis 1937),[162] Albert Regensburger (1933 bis 1935),[163] Rudolf Weinberg (1928 bis 1934)[164] und Seligman Weinberg (1929 bis 1933).[165] Auch Ernst Wollheims Frau wurde am 30. September 1938 die Bestallung (Approbation) entzogen, weil sie als Jüdin galt.[166] Die historische Forschungsliteratur erwähnt zudem das DGK-Mitglied Eduard Schott in Solingen.[167] Der genannte Albert Fraenkel starb kurz darauf, am 22. Dezember 1938, 74-jährig in Heidelberg. Unter den Genannten war nur noch Selmar Harry Falkenstein über 1938 hinaus Mitglied der Gesellschaft.

Keine KÄV-Karteikarte findet sich zu Wilhelm Pirig, geboren 1890 in Köln. Er beantragte für sich und seine Ehefrau Rosa im März 1938 Reisepapiere. Sie hatten 1925 geheiratet; er war katholisch und sie „israelitisch". Wilhelm Pirig war Facharzt für Innere und Nervenkrankheiten und stand seit 1927 im Kölner Adressbuch als Arzt für „Individual- und Psychotherapie" mit einer Praxis am Sachsenring. Laut Reichs-Medizinalkalender behandelte Pirig seit 1937 nur noch „innere Krankheiten"; im Jahr zuvor war er auch in die Deutsche Gesellschaft für Kreislaufforschung eingetreten. 1938, wohl im August, meldete sich das Ehepaar ab mit dem Ziel New York. Ihr Haus am Sachsenring wurde „Volksbildungsstätte" der Deutschen Arbeitsfront.[168] Die Mitgliederverzeichnisse in den „Verhandlungen" nennen zu Pirig für 1939 bis zur vorerst letzten Liste (1941) eine Adresse in Brooklyn. Dieser Eintrag findet sich weiterhin 1949 bis 1951.

Am 3. Oktober 1938 erfuhr Bruno Kisch eine Zurückweisung seitens der Ärztekammer Rheinland in Düsseldorf. Er hatte, offenkundig basierend auf der in Paragraf 2 der Vierten Verordnung zum Reichsbürgergesetz genannten Ausnahme, seine Praxis weiterführen wollen. Sein Antrag wurde durch die Düsseldorfer Ärztekammer wie folgt abgelehnt:

> » Ihr Antrag als Konsiliararzt für jüdische Kranke tätig werden zu dürfen, kann nicht [wohl: an das Reichsinnenministerium, T. B.] weitergereicht werden, da eine solche Regelung ausserhalb Berlins nicht vorgesehen ist.[169]

155 Bundesarchiv Berlin, KÄV, R 9347, Film 13, Kisch, Bruno, geb. 1890.

156 Ebd., Film 3, Bruck, Martin, geb. 1863, Vermerke: Konfession: „jüdisch" und Abstammung: „Jude".

157 Ebd., Film 6, Falkenstein, *Selmar* Harry, geb. 8.2.95.

158 Ebd., Film 7, Fraenkel, Albert, geb. 1864.

159 Ebd., Film 9, Gross, *Oscar* W[olfgang], geb. 1881.

160 Ebd., Film 11, Hesse, Arthur, geb. 1866.

161 Ebd., Film 19, Neisser, Ernst, geb. 16.5.63.

162 Ebd., Neubürger, *Karl* Theodor, geb. 1890.

163 Ebd., Film 22, Regensburger, Albert, geb. 1881.

164 Ebd., Film 29, Weinberg, Rudolf, geb. 16.1.73.

165 Ebd., Weinberg, Seligmann, geb. 12.4.00.

166 Ebd., Film 30, Wollheim, Hedwig, geb. 1898. – Für Ernst Wollheim war keine Karte auffindbar.

167 Ralf Stremmel: „Gesundheit – unser einziger Reichtum"? Kommunale Gesundheits- und Umweltpolitik 1800–1945 am Beispiel Solingen (Anker und Schwert 12), (Selbstverlag Stadtarchiv Solingen) Solingen 1993, S. 225. – Zu Eduard Schott siehe unten.

168 Auskunft des Historischen Archivs der Stadt Köln vom 16.12.2016. – Auch im Zensus von 1940 sind „William Pirig" und „Rosa Pirig" in Brooklyn (New York) eingetragen: William Pirig, in: The 1940 Census, URL: http://www.archives.com/1940-census/william-pirig-ny-64939919 (abgerufen am 17.12.2016). – Er starb möglicherweise 1974 in Colorado Springs: William Pirig (1890–1974), Social Security Death Index, SSDI Records, URL: http://search.findmypast.com/results/world-records (abgerufen am 17.12.2016).

169 Reichsärztekammer (Ärztekammer Rheinland), i. A. Stürzinger, am 03.10.1938 an Kisch (das Feld „Ihr Brief vom:" ist auf dem Vordruck nicht ausgefüllt). CAHJP Jerusalem, P80/64a–c.

Kisch betonte kurz darauf in einem weiteren Schreiben: „Meine Klientel war auch bisher fast nur jüdisch." Er habe dabei „fast ausschließlich" Patienten auf dem Gebiet des Kreislaufs behandelt.[170] Auch dies änderte nichts daran, dass Kisch die Einnahmen aus seiner Praxis verlor.

Franz Groedel versuchte derweil in den USA mehrfach, Kisch auf eigene Initiative unterzubringen. Mitte September schrieb Groedel an John F. Fulton, Physiologe an der Yale-Universität in New Haven (Connecticut), Kisch „was the leading man who organized the German Heart Association and who developed the German Heart Journal to the highest degree of scientific standards."[171] Fulton sollte tatsächlich bald reagieren. Er kannte wissenschaftliche Arbeiten von Bruno Kisch.[172]

Schon von Juni 1938 datiert ein matrizenvervielfältigtes Papier im Nachlass von Kisch, das ein Leitfaden für die Praxiszulassung von Ärzten im Ausland war. In England, so das Papier, sei das aktuell nur möglich, falls der Antragsteller über eine Zulassung zur Tätigkeit in einem Dominion oder in einer britischen Kolonie verfüge und er danach das britische Examen bestehe. Später könne ein Antragsteller im Ausnahmefall eventuell zur Praxis in England zugelassen werden – falls er ein Spezialgebiet vertrat, in welchem in England Ärztemangel herrschte. Danach handelte das Papier die Möglichkeiten in einigen Dominions und Kolonien ab, alle mit Schwierigkeiten verbunden. Australien etwa nehme „grundsätzlich keine Aerzte mehr auf"; in Indien dürften Deutsche behandeln, aber nicht Sachverständige sein. Besser (als im Commonwealth of Nations) war laut Leitfaden die Situation in den USA. Das Nachstudium über ein Jahr sei für diejenigen möglich, die „einmal als Emigrant ins Land hineingekommen" seien. Voraussetzung wären nachgewiesene 5000 Dollar Vermögen bei Einzelpersonen, 10 000 bei Familien, oder der „Affidavit" (für die Unterhaltsgarantie) von einer „nahestehenden Persönlichkeit". In den USA sei wie überall eine Niederlassung in Kleinstädten zu bevorzugen; vielfach werde jedoch eine Überfüllung mit deutschen Ärzten beklagt. In allen anderen Ländern sei es „nahezu ausgeschlossen", sich niederzulassen.[173]

Mitte Oktober bot sich tatsächlich eine konkrete Chance in den USA an. Kisch erhielt vom Beth David Hospital in New York das Angebot, als Pathologe „in association with Dr. Franz Groedel, our Attending Cardiologist" zu arbeiten. Er solle sofort anreisen. „We hope that the American General Consul will be kind enough and assist you in this matter."[174] Es folgten jedoch handfeste bürokratisch Hürden. Der amerikanische Konsul in Stuttgart wollte, bevor er die „Angelegenheit naeher in Erwaegung" ziehe, von Kisch für die Nonquota-Klassifikation unter Sektion 4d des Einwanderungsgesetzes von 1924 zuerst den Nachweis der Lehrbefähigung.[175] Auf Kischs Nachfrage folgte unter dem 4. November 1938 die Antwort, „dass Sie den Nachweis einschicken muessen, dass Sie die letzten 2 Jahre ununterbrochen als Professor taetig waren, d. h. als Lehrkraft an einer anerkannten Hochschule oder Universität."[176] Kisch fuhr laut seinen Memoiren daraufhin am Abend des 9. November 1938 von Köln nach Stuttgart:

> » Als ich früh in Stuttgart ankam, merkte ich die Folgen des Pogroms. Die Leute erzählten sich von verbrannten Synagogen, man sah die Geschäfte mit zertrümmerten

---

170 „Ich bitte, meine ärztliche Tätigkeit auch weiterhin ausüben zu dürfen." Kisch am 12.08.1938 an die Ärztekammer Rheinland, Düsseldorf, ebd.

171 Handschriftlich: „gez. Groedel" am 17.09.1938 an J. F. Fulton, ebd., P80/108. Dies war offenbar ein Durchschlag zur Orientierung von Bruno Kisch.

172 Kisch: Wanderungen, S. 278.

173 [Papier Leitfaden] „LONDON, Juni 1938". CAHJP Jerusalem, P80/107.

174 Arthur I. LeVine/Samuel G. Ascher am 10.10.1938 an Kisch, ebd.

175 H. J. L'Heureux am 18.10.1938 an Kisch, ebd. – *Unter Nonquota-Klassifikation* sollten u. a. Wissenschaftler einwandern können, ohne den Beschränkungen des US-Quotensystems zu unterliegen: Michael Bass: Das „Goldene Tor". Die Entwicklung des Einwanderungsrechts in die USA, (Dunker & Humblot) Berlin 1990, S. 74 f.

176 H. J. L'Heureux für den Generalkonsul am 04.11.1938 an Kisch auf dessen Schreiben vom 27.10.: CAHJP Jerusalem, P80/107.

Fensterscheiben, ich rief sofort zu Hause an, was los sei, und erfuhr von meiner Frau, daß früh am Morgen, ohne daß sie eine Ahnung hatte, was vorgehe, unsere Freunde Wiemers [siehe Fußnote, T. B.] gekommen seien, um unsere Kinder zu sich zu nehmen. In rührendster Weise haben sie nicht nur die Kinder für die nächsten Tage bei sich behalten, sie haben dafür gesorgt, daß die Kinder nur solche Nahrung bekamen, die sie nach jüdischem Speisezettel essen durften, [...]. Meine Frau sagte mir aber auch, dass inzwischen die Gestapo dagewesen sei, [...] und nun ging ich, entschlossen, unsere Visa zu erhalten, aufs amerikanische Konsulat. Es war ein Kampf, bevor ich mich zum Konsul durcharbeiten konnte. [...]. Ich [...] erklärte ihm, [...] ich hätte nach amerikanischem Gesetz das Recht auf ein Non-Quota-Visum, da ich von einem College und einer berühmten Universität angefordert werde, und verlange, daß man solange nach meinem Brief suche, bis er gefunden sei. [...]. Etwa zwei Stunden saß ich wartend da, dann kam der Vize-Konsul und erklärte mir strahlend, sie hätten meine Akte gefunden, ich hätte in der Tat ein Recht auf ein Non-Quota-Visum, [...].[177]

Zu diesem Zeitpunkt war Kisch ein bescheidenes Stipendium am Beth David Hospital sicher, während er auf ein Stipendium für Yale hoffte, wo er wissenschaftlich arbeiten könnte. Denn einerseits hatte Franz Groedel im Oktober 1938 ein Schreiben des Beth David Hospital die Anstellung Bruno Kischs betreffend an dessen Bruder Guido in New York geschickt. Aufgrund einer Spende von Bernard Baruch sei das Hospital in der Lage, Bruno Kisch 250 Dollar monatlich für zwei Jahre zu zahlen.[178] Andererseits war am 1. Oktober bei der Society for the Protection of Science and Learning (SPSL) ein Schreiben von Professor Samson Wright, Physiologe an der Middlesex Hospital Medical School (University of London), eingegangen. Wright drang darauf, Kisch sei „a man of the very highest personal, and we must do something to help him." Ein übliches SPSL-Erfassungsformular, handschriftlich ausgefüllt von Kisch, lag bei. Der gab darauf an, er wolle in die USA oder nach England.[179] Am 16. Oktober dankte er dafür, dass er in Colombo vorgeschlagen sei, also der Hauptstadt der britischen Kolonie Ceylon. Er habe inzwischen aus den USA aber die Nachricht, am physiologischen Institut der Universität Yale in New Haven arbeiten zu können. Letzteres Angebot würde er „sehr gerne" annehmen, „wenn ich für das erste Jahr den Lebensunterhalt für meine Familie hätte." Dazu hoffte er auf Unterstützung durch das „Comitée", da er aus Deutschland kein Geld mitnehmen dürfe.[180] Am 10. November – als Bruno Kisch in Stuttgart war – schrieb Wright an den General Secretary der SPSL, Guido Kisch habe mitgeteilt, dass der „Yale plan has fallen through because of a lack of funds." Die Mittel des „Emergency Committee for displaced physicians in New York" seien erschöpft. Die Mittel für Bruno Kischs Unterhalt am Beth David Hospital trage ein Privatspender für zwei Jahre. „Non of the Committees are contributing." Da Kisch Frau,

[177] Kisch: Wanderungen, S. 279 f. – Ebd., S. 276, erwähnt Kisch, dass sich „die meisten unserer nichtjüdischen Freunde" in den Jahren ab 1933 als „treu erwiesen haben": Heinrich Jentgens, der ihn „in diesen Jahren besuchen kam und vor drohenden Maßnahmen warnte", dann Eitel, Wiemers und Statzens. – Wiemers, *Albert* Felix, geb. 17.4.84, Vermerk: „deutschblütig", NSDAP leer: Bundesarchiv Berlin, KÄV, R 9347, Film 30. – Kisch: Wanderungen, S. 281, erwähnt, dass er in Stuttgart noch den Internisten Hans Simmel besuchte; der sei in der folgenden Nacht von der Gestapo verhaftet worden. – Elke Simmel, Stuttgart, schrieb am 23.11.1938 an Kisch: „[...] eben erhielt ich die 1. Nachricht von meinem Mann aus Dachau. Ein Gesuch läuft, aber bis jetzt ohne Erfolg." CAHJP Jerusalem, P80/59. – Zu Prof. Hans Simmel siehe URL: http://www.stolpersteine-gera.de/index.php?id=41 (abgerufen am 08.12.2016).

[178] Franz Groedel am 22.10.1938 an Guido Kisch. CAHJP Jerusalem, P80/108.

[179] Wright am 30.09.1938 an Esther Simpson, Secretary. Bodleian Library Oxford, MS SPSL 418/1, Bl. 20 (Wright); und: [Von Kisch ausgefüllte Fragebögen] mit Eingangsstempel vom 01.10.1938, ebd., Bl. 1–3.

[180] Abschrift Bruno Kisch am 16.10.1938 an „Kollege" [Wright], ebd., Bl. 23. – David Cleghern Thomson, General Secretary, bedankte sich am 22.10.1938 bei Wright für Kischs Brief, ebd., Bl. 25.

drei Kinder und Schwiegermutter mitfinanzieren müsse, regte Wright an, wenigstens zweimal 150 britische Pfund in den ersten beiden Jahren beizusteuern.[181] Dennoch gewährte die SPSL kein Stipendium. Die knappe Absage enthält keine Begründung.[182] Dieses Schreiben, welches die Lage nochmals verkomplizierte, erreichte Kisch sicher erst Anfang Dezember, nachdem er das Visum für die USA bereits hatte. Unklar ist, warum die hochbetagte Schwiegermutter in Deutschland blieb. Noch 1948 teilte Kisch der SPSL jedenfalls mit, „my experiences with your society are very bad." Als er einst dringend Hilfe gebraucht habe, hätte er nicht einmal eine vernünftige Antwort bekommen.[183]

„Sie können sich denken, wie sorgenvoll und arbeitsreich diese Tage für uns verlaufen", schrieb er Groedel am 25. November 1938, und fuhr fort:

> » Es ist mir zwar gelungen, alle steuerlichen Angelegenheiten soweit zu erledigen, dass ich eine Unbedenklichkeitsbescheinigung und auf diese hin einen Pass zur Ausreise erhalten könnte, und [wir, T. B.] wie geplant mit der Aquitania am 17. [Dezember 1938, T. B.] Europa verlassen. Nun wird mir aber heute am Finanzamt mitgeteilt, dass ich die Unbedenklichkeitsbescheinigung nicht erhalten kann, bevor ich nicht die ganze auf mich entfallende Summe der Kontribution [siehe Fußnote, T. B.] bezahlt habe. Diese Summe wird vom Einheitswert meines kaum verkaufbaren Hauses berechnet.[184]

Kisch hoffte weiter, trotz seiner prekären Finanzsituation, am 23. Dezember in den USA einzutreffen. Auf diesen Brief notierte Groedel, er habe in seiner Antwort „vor falschen Hoffnungen" gewarnt[185] und übergab ihn offenbar an Guido Kisch zur Information über die Lage seines Bruders.

Bruno Kisch hatte die Option Palästina zu diesem Zeitpunkt noch nicht ganz aufgegeben. Zwischenzeitlich hatte der deutsche Wissenschaftsminister durch das Kuratorium der Universität Köln von Bruno Kisch „eine eingehende Begründung" für dessen „Gesuch um Genehmigung Ihrer Uebersiedlung nach Palästina" gefordert.[186] Im Dezember schrieb David Werner Senator, Administrator der Hebräischen Universität Jerusalem, neuerlich an Kisch. Senator wiederholte, „dass ich Ihnen empfehle, eine andere Stellung, die sich ihnen bietet, anzunehmen und nicht etwa im Hinblick auf Jerusalem abzulehnen." Der Rektor der Hebräischen Universität hatte Kisch (offenbar für eine unbezahlte Anstellung) parallel eingeladen und Kisch hatte einen Widerspruch zwischen beiden Mitteilungen gesehen. Senator vermutete ein Miss-

---

181 Wright am 10.11.1938 an Thomson, ebd., Bl. 27.

182 Thomson am 28.11.1938 an Bruno Kisch, ebd., Bl. 38 [Durchschlag]; und: CAHJP Jerusalem, P80/111 [Original].

183 Kisch am 12.03.1948 an Ilse J. Ursell, Secretary, SPSL, Cambridge, England. Bodleian Library Oxford, MS SPSL 418/1, Bl. 52. – Ursell war die Tochter des aus Düsseldorf emigrierten Kinderarztes Siegfried Ursell und 1944–1951 Leiterin des nach Cambridge verlegten Büros der SPSL: Seidler: Jüdische Kinderärzte, S. 35 (englischer Teil: S. 95).

184 Kisch [Original] am 25.11.1938 an Groedel. CAHJP Jerusalem, P80/108. – Die erwähnte „Kontribution" in Höhe von 1.000.000.000 RM an das Deutsche Reich war den „Juden deutscher Staatsangehörigkeit in ihrer Gesamtheit" in einer Verordnung vom 12.11.1938 auferlegt worden. Die *Begründung* lautete: „Die feindliche Haltung des Judentums gegenüber dem deutschen Volk und Reich, die auch vor feigen Mordtaten nicht zurückschreckt, erfordert entschiedene Abwehr und harte Sühne." Verordnung über eine Sühneleistung der Juden deutscher Staatsangehörigkeit. Vom 12. November 1938, in: Reichsgesetzblatt, Teil 1, Nr. 189 (14.11.1938), S. 1579. – Das Attentat auf den Legationssekretär an der deutschen Botschaft in Paris, Ernst vom Rath, durch Herschel Grynszpan am 07.11.1938, war nicht nur Vorwand für die „Kontribution", sondern insbesondere auch für den Terror der Novemberpogrome. Rath verstarb zwei Tage später.

185 Kisch (Original) am 25.11.1938 an Groedel. CAHJP Jerusalem, P80/108. Darauf ist eine Notiz, unterschrieben von Groedel, o. D.

186 Dr. Faßl, Geschäftsführender Kurator der Universität Köln, am 20.10.1938 an Kisch, ebd., P80/107.

verständnis und bat, dass Kisch sich von den USA aus melden solle. Er versicherte, falls es „irgend eine Möglichkeit“ (für eine bezahlte Anstellung in Palästina) gegeben hätte, wäre diese für Kisch offengehalten worden.[187]

Am 12. Dezember 1938 telegrafierte Franz Groedel an Kisch: „KEINE UEBERSTUERZUNG“.[188] Dies hatte keine Wirkung: Laut einem erhaltenen Formulardurchschlag der Polizeidirektion Köln vom 13. Dezember meldete sich Kisch samt Frau und drei Kindern nach „Amerika“ ab.[189] Ein parallel zum erwähnten Telegramm von Groedel abgeschickter Brief erreichte Kisch sicherlich erst nach seiner Abmeldung:

> The place will be kept open for you so you can arrange your affairs quietly. At the same time I wish to straighten out one point which you may have misunderstood. The position is offered to you for reasons which you will understand. It means to help you. But what you will find is scarcely anything from the standpoint of scientific equipment, space, etc. for such work. It is a very small hospital. The main thing is that you will be able to start in working.[190]

Gut gemeinte Mahnungen zu Ruhe hielten Bruno Kisch jetzt wohl keinen Tag länger in Deutschland als nötig. Die Ausreise selbst ging über Paris und Cherbourg; am 23. Dezember 1938 Kisch erreichte New York an Bord der Aquitania.[191] Am 9. Dezember hatte John F. Fulton an Bruno Kisch unter der Adresse von Guido Kisch in New York geschrieben, er könne ein Jahr an seinem Institut in New Haven (Connecticut) als „honorary research fellow without stipend from the University“ arbeiten,[192] also unbezahlt. Offensichtlich handelte es sich um eine Bestätigung, die Bruno Kisch bei seiner Ankunft in New York ausgehändigt werden sollte, um sie den US-Behörden vorlegen zu können. Der dankte Fulton am 2. Januar 1939 für seine Hilfe, wobei er bereits seine neue New Yorker Adresse als Absender angab.[193]

Die Schikanen der deutschen Behörden waren mit der Ausreise nicht beendet. Am 10. März 1939 beschwerte sich Kisch bei der Sparkasse Köln über eine Abbuchung von seinem Girokonto. Ende März 1939 reagierte darauf der geschäftsführende Kurator der Universität Köln, indem er Kisch nach New York schrieb, *er* habe 174,17 RM abbuchen lassen, weil nicht mehr Geld auf dem Konto war. Tatsächlich habe Kisch noch 703,94 RM – 174,17 = 529,77 RM der Universitätskasse Köln zu *erstatten*.

> Sie sind im Dezember 1938 nach Amerika ausgewandert[,] ohne die Genehmigung des Herrn Reichsministers für Wissenschaft, Erziehung und Volksbildung hierfür zu besitzen. Da die ministerielle Genehmigung für Ihren Aufenthalt im Ausland nicht vorliegt, steht Ihnen nach den massgebenden Bestimmungen ein Ruhegeld nicht mehr zu. [...] Da Ihre Auswanderung nach Amerika mir erst verspätet bekanntgeworden ist, so war das Ruhegeld für Januar 1939 in Höhe von 703.94 RM bereits Ihrem Konto überwiesen.[194]

---

187 Senator, Administrator der Hebräischen Universität Jerusalem, am 05.12.1938 an Kisch mit Bezug zu dessen Schreiben vom 22.11., ebd.

188 Zitiert nach: Brief Franz Groedel vom 12.12.1938 an Kisch, ebd., P80/64a–c.

189 [Formular] Abmeldung bei der polizeilichen Meldebehörde mit Stempel vom 13.12.1938, ebd., P80/71.

190 Groedel am 12.12.1938 an Kisch, ebd., P80/64a–c.

191 Kisch: Wanderungen, S. 289.

192 Fulton am 09.12.1938 an Kisch. CAHJP Jerusalem, P80/110.

193 Kisch, „January 2, 1938“, an Fulton, ebd. Das richtige Datum (1939) wird belegt durch Fultons Antwort vom 06.09.1939 an Bruno Kischs neue New Yorker Adresse.

194 Dr. Faßl, Geschäftsführender Kurator der Universität Köln, am 30.03.1939 an Kisch mit Bezug zu weitergeleiteter Abschrift von Kisch am 10.03.1939 an die Sparkasse Köln, ebd., P80/97.

In der deutschsprachigen New Yorker Zeitung *Der Aufbau* erschien wenige Tage später ein Artikel,[195] der sich in Kischs Papieren findet. Rot angestrichen ist darin der Hinweis, dass unter Umgehung der üblichen Gesetze nach Ermessen der Behörden ein Arzt, der zehn Jahre im Ausland gearbeitet und sich dabei einen herausragenden Ruf erworben habe, die Zulassung im Staat New York ohne neuerliches Examen erhalten könne.[196] Kisch arbeitete zunächst wissenschaftlich in New Haven bei John Fulton und außerdem mit Franz Groedel im Beth David Hospital, um das Stipendium Bernard Baruchs zu erhalten. „Wegen der Flut der eingewanderten Ärzte" brauchte er doch ein US-Examen und machte Prüfungen in mehreren Anläufen.[197] Seit der Jahreswende 1939/40 durfte er praktizieren.[198] Das Emergency Committee in Aid of Displaced Foreign Medical Scientists hatte seine Arbeit in Yale seit Sommer 1939 mit 1000 Dollar unterstützt.[199] Im November 1939 lud ihn das Beth Israel Hospital am New Yorker Stuyvesant Park ein, seine Arbeitsmodalitäten und die Einrichtung eines Labors abzusprechen.[200]

In sehr kleinem Rahmen begann damit Bruno Kischs zweite wissenschaftliche Karriere in den USA. Er nutzte bald nach dem Krieg das Elektronenmikroskop und erkannte schließlich den Zusammenhang zwischen der hohen Zahl von Mitochondrien im Herzmuskel und dem pausenlosen Schlagen des Herzens. Als er 1952 auf Einladung der Deutschen Gesellschaft für Kreislaufforschung darüber in Bad Nauheim sprach, begann er seinen Vortrag mit der Bemerkung, es sei ihm schwergefallen, wieder nach Deutschland zu kommen. Er erhob keine namentlichen Anschuldigungen, sondern berichtete vielmehr, dass der Berliner Physiologe Max Cremer ihn 1934 in seinem Kölner Institut besucht hatte, um sich vom Nationalsozialismus zu distanzieren.[201] Kisch erwähnte in Bad Nauheim nicht, dass er seine Schwester, die im Dezember 1938 bei seiner Ausreise zum Abschied nach Paris gekommen war, nie wieder gesehen hatte. Sie und ihr Mann waren ermordet worden.[202]

Wie Bruno Kisch hatte auch Oscar Groß lange gezögert, Deutschland zu verlassen. Seine Frau schrieb Mitte Dezember 1938 an den Erzbischof von Canterbury, sie sei „Ayran", ihr Mann zwar Christ, „but of Jewish descent". Sie begründete ihr Schreiben: „The established organisations, as we have learned, are exclusively Jewish and therefore support only those of Jewish belief." Sie bat deshalb den Erzbischof um Hilfe, damit ihr Mann über England in die USA ausreisen könnte.[203] Der Erzbischof ließ das Schreiben an die Society for the Protection of Science and Learning weiterleiten,[204] die daraufhin ihre Fragebögen sandte,[205] welche Oscar Groß am letzten Tag des Jahres 1938 zurückschickte.[206] Er gab dabei Ferdinand Sauerbruch in Berlin

195 F[rank] G. Opton: Keine Zulassung ohne Examen. Der letzte Entscheid in der Ärztefrage, in: Der Aufbau, New York City, 01.04.1939, S. 5; bibliographische Angaben nach: Matthias Andrae: Die Vertreibung der jüdischen Ärzte des allgemeines Krankenhauses Hamburg-St. Georg im Nationalsozialismus, überarbeitete Fassung, (Diss. med.) Univ. Hamburg 2003, S. 51, Anm. 141.

196 Dasselbe als Zeitungsausschnitt ohne Angaben. CAHJP Jerusalem, P80/109.

197 Kisch: Wanderungen, S. 292, 299–301.

198 Certificate of Registration of Authority to Practice des County of New York vom 11.01.1940 (auf Basis einer Lizenz vom 01.12.1939). CAHJP Jerusalem, P80/112–113.

199 Laurence Farmer, Executive Secretary des Emergency Committee in Aid of Displaced Foreign Medical Scientists, New York, am 07.06.1939 an Kisch, Laboratory of Physiology, Yale University (für ein Jahr ab April). CAHJP Jerusalem, P80/107.

200 Nathan Ratnoff, Medical Director des Beth Israel Hospital, am 06.11.1939 an Kisch, ebd., P80/65.

201 Bruno Kisch: Physiologische Ergebnisse der Elektronenmikroskopie des Herzens, in: Verhandlungen 1952, S. 1–8, dort: S. 1 f. (Reise nach Deutschland) und S. 5: Kisch benutzte den Begriff „Sarkosome" (Körnchen im Sarkoplasma).

202 Kisch: Wanderungen, S. 289.

203 Anny Groß, Frankfurt/M, am 16.12.1938 an den Erzbischof von Canterbury [Abschrift]. Bodleian Library Oxford, MS SPSL 382/5, Bl. 232.

204 Reverend Alan C. Don am 20.12.1938 an Thomson, ebd., Bl. 233.

205 Esther Simpson, Assistant Secretary, am 22.12.1938 an Frau A. Groß, Frankfurt/M, ebd., Bl. 235.

206 Oscar W. Groß, Frankfurt/M, am 31.12.1938 an Simpson, SPSL, London, ebd., Bl. 236.

als erste und Siegfried Thannhauser in Brookline (Massachusetts) als dritte seiner vier Referenzen an.[207] Esther Simpson (SPSL) empfahl, wegen der schwierigen Situation solle Groß sich beim German Jewish Aid Committee melden. „That organisation tries to help practicing doctors of medicine whatever their religion."[208] Mitte Juni 1939 war Groß in London; er hatte einen „Affidavit" für die USA und hoffte, entsprechend seiner US-Einwanderungs-„Quota" eineinhalb Jahre später weiterreisen zu dürfen. Seine Frau und seine drei Kinder waren noch in Deutschland.[209]

Noch später emigrierte Professor Eduard Schott. Im August 1927, damals noch an der Klinik Köln-Lindenthal, hatte er sich bei Bruno Kisch zur Mitgliedschaft in der Deutschen Gesellschaft für Kreislaufforschung angemeldet.[210] Seit Oktober 1927 war er Chefarzt der inneren Station und leitender Arzt der Städtischen Krankenanstalten Solingen. Im Dezember 1933 entzog ihm die Krankenhausverwaltung zunächst die Geschäftsführung des Krankenhauses. Am 6. April 1935 hing an dessen Fassade ein Plakat mit der Aufschrift „Jud Schott heraus". Der Oberbürgermeister vermerkte dazu: „Es ist nichts zu veranlassen." In einen Fragebogen schrieb Schott im Oktober 1935: „Niemals habe ich anders gefühlt wie deutsch und ich werde es bis an mein Lebensende tun. 5 ½ Jahre war ich Soldat." Auf Grundlage des Reichsbürgergesetzes vom 15. September 1935 wurde er zum Jahresende in den Ruhestand versetzt. 1937 stand er letztmalig im Mitgliederverzeichnis der Gesellschaft, dann mit Privatadresse. Zum 30. September 1938 erlosch – wie schon erwähnt – seine Bestallung, wodurch er seine Privatpraxis aufgeben musste. In den Novemberpogromen wurde seine Wohnung zerstört.[211] Am 5. Mai 1939 emigrierte Eduard Schott in die USA.[212]

Am 30. September 1938 vereinbarten Großbritannien, Frankreich, Italien und das Deutsche Reich im Münchner Abkommen die Abtretung des Sudetengebietes durch die Tschechoslowakei an Deutschland. Am 1. Oktober 1938 begann die Wehrmacht, das *Sudetenland* zu besetzen – und am 15. März 1939 die gesamte Tschechoslowakei. Bei der SPSL meldete sich Max Winternitz im Mai 1939 mit der Bitte um Hilfe. „I am a scientific worker in cardiology"; er sei gerade aus Prag kommend in London eingetroffen.[213] Die SPSL schickte zunächst ihre Fragebögen; er war demnach bisher unbekannt.[214] Winternitz gab an, in Großbritannien besonders Dr. John Parkinson zu kennen.[215] Die SPSL hielt bereits im Mai fest, Winternitz habe „unlimited permit" und werde nun vom tschechischen Komitee unterstützt. Als Folge seiner hohen „Quota"-Nummer könne er allenfalls Jahre später in die USA; er strebe die britischen Qualifikationen an. Frau und Familie seien noch in der Tschechoslowakei.[216] The Czech Refugee Trust Fund informierte im Februar 1942, dass Winternitz arbeitslos in Oxford lebe.[217] Im März erhielt er Zeugnisse (MRCS, LRCP) in London und wurde im Juni „Resident Medical Officer" des Emergency Hospital in Stratford upon Avon. Winternitz bedauerte, nicht in seinem Interessensgebiet arbeiten zu können.[218]

---

207 [Transkription von Fragebögen, die Groß ausgefüllt hatte] mit Eingangsstempel vom 03.01.1939, ebd., Bl. 222–224. Er sei ohne Altersversorgung entlassen, wie lange seine Geldmittel reichten, sei unklar.

208 Esther Simpson, Assistant Secretary, am 03.01.1939 an Groß, Frankfurt/M, ebd., Bl. 237.

209 Groß am 31.05.1939 an SPSL, ebd., Bl. 239: Er gab an, seine Abreise sei etwa 10 Tage später; und: Eine Notiz vom 27.06.1939, ebd., Bl. 240, bestätigt, dass Groß etwa 10 Tage zuvor in London angekommen war.

210 Schott, „L'tal", auf vorgedruckter Postkarte am 08.08.1927 an Kisch. CAHJP Jerusalem, P80/99.

211 Alles außer den Angaben zur DGK nach: Stremmel: Gesundheit, S. 224 f.

212 Auskunft des Stadtarchivs Solingen vom 29.05.2015.

213 Winternitz, London, am 17.05.1939 an SPSL. Bodleian Library Oxford, MS SPSL 380/6, Bl. 201.

214 Esther Simpson, Assistant Secretary, am 19.05.1939 an Winternitz, ebd., Bl. 202.

215 Max Winternitz: Course of my life, o. D., ebd., Bl. 195.

216 [Memo über Winternitz] vom 25.05.1929, ebd., Bl. 206.

217 Briefauszug vom 20.02.1940, ebd., Bl. 208.

218 Winternitz am 18.11.1943 an Simpson, ebd., Bl. 210–211.

Die 36 identifizierten Emigranten unter den Mitgliedern:

- Alfred Benatt (1901–1958, DGK **1928**–1929 und 1933): Emigrierte 1938/39 von Berlin nach England.
- Walter Brandt (1889–1971, DGK **1928**–1930): Emigrierte 1936 von Köln nach London.
- Martin Bruck (1863–1947, DGK 1929–1933): Von Baden-Baden 1942 nach Argentinien.
- Daniel Enoch (1896–1960, DGK 1929–1933): Von Bad Nauheim 1933 nach Dänemark.
- Robert Fischer (geb. 1890, DGK 1932–1938): Von Wien 1938 nach Haifa.
- Erich Frank (1884–1957, DGK 1931–1934): Von Breslau 1933 nach Istanbul.
- Marcel Goldenberg (1901–1958, DGK 1931–1933): Von Baden bei Wien 1938 nach London.
- Franz Maximilian Groedel (1881–1951, DGK 1929–1938): Von Bad Nauheim 1933 nach New York.
- Oscar Groß (1881–1967, DGK 1929–1937): Von Frankfurt/M 1939 nach London.
- Franz Grünbaum (geb.1889, DGK 1932–1934): Von Bad Nauheim 1936/37 in die USA.
- Alfred Günzburg (1861–1945, DGK **1928**–1933): Von Frankfurt/M 1935 nach Palästina.
- Fritz Hertz (1892–1985, DGK **1928**–1933): Von Bad Nauheim 1933 nach Großbritannien.
- Friedrich Hiller (1891–1953, DGK 1933–*1941*): Von München spätestens 1938 nach Genf.
- Bruno Kisch (1890–1966, DGK **1928**–1937): Von Köln Ende 1938 nach New York.
- Otto Krayer (1899–1982, DGK 1933): Ende 1933 von Berlin nach London.
- Paul Kuhn (1899–1965, DGK 1932–1936): Von Rastatt 1934 oder 1935 nach New York.
- Heinrich Lauber (1899–1979, DGK 1931–1935): Von Greifswald 1934 nach Glasgow.
- Ernst Magnus-Alsleben (1879–1936, DGK **1928**–1936): Von Würzburg 1935 nach Ankara.
- Waldemar Nathan (geb. 1900, DGK 1932–1933): Von Frankfurt/M 1933 nach Palästina.
- Karl Neubürger (1890–1972, DGK **1928**–1937): Von München um 1937 nach Denver.
- Ernst Peter Pick (1872–1960, DGK **1928**–1938): Von Wien 1938/39 nach New York.
- Wilhelm Pirig (geb. 1890, DGK 1936–*1941* und 1949–1951): Von Köln 1939 nach Brooklyn.
- Wilhelm Raab (1895–1970, DGK 1932–*1941*): Von Wien 1938/39 nach Burlington (Vermont).
- Albert Regensburger (1881–1950, DGK 1933–1935): Von Nürnberg 1940 in die USA.
- Harry Schäffer [Schaeffer] (1894–1979, DGK **1928**–1938 und 1952–1967): Von Breslau 1938 nach Tel Aviv, 1945–1957 Alexandria, 1957–1970 am ehemaligen Kerckhoff-Institut.
- David Scherf (1899–1977 oder –1978, DGK **1928**–1933): Von Wien 1938 nach New York.
- Gerhart Schoenewald (1905–1981, DGK 1930–1934): Von Bad Nauheim 1937 nach London.
- Sally Schoenewald (1871–1945, DGK **1928**–1934): Von Bad Nauheim 1939 nach London.
- Adolf Schott (1898–1984, DGK 1932–1934): Von Bad Nauheim 1935 nach Großbritannien.
- Eduard Schott (1886–1952, DGK **1928**–1938): Von Solingen 1939 in die USA.
- Richard Schuster (1879–1951, DGK **1928**–1935): Von Aachen 1938 nach Großbritannien.
- Siegfried Thannhauser (1885–1962, DGK **1928**–1933): Von Freiburg i. Br. 1935 nach Boston.
- Seligmann Weinberg (1900–1971, DGK **1928**–1933): Von Bad Nauheim 1938 nach Frankfurt, über London 1940 nach New York.
- Max Winternitz (1900–1952, DGK **1928**–1933): Von Prag um 1939 nach London; er war von 1942 bis April 1945 in Stratford, dann zur Hilfe in Theresienstadt (Terezín), August 1945 Trutnov (Tschechien).
- Ernst Wollheim (1900–1981, DGK seit 1949): Von Berlin 1934 nach Lund (behielt anfangs 2. Wohnsitz in Berlin); folgte 1948 einem Ruf nach Würzburg, 1951 Tagungspräsident und DGK-Vorsitzender.

- Emil Zak (1877–1949, DGK **1928**–1934): Von Wien 1939 nach Kirtlington (Großbritannien).[219]

4.3 Widerstand, Deportation und Ermordung

Anders als Max Winternitz konnte Hugo Přibram Prag nicht verlassen. Der 1881 geborene Přibram war 1929 an der Deutschen Universität in Prag a. o. Professor geworden und hatte sich mit durch Nierenkrankheiten bedingten Stoffwechselstörungen

[219] Für diese Liste wurde außer den mit Personennamen namentlich auf der Literaturliste angegebenen Artikeln und außer den oben schon belegten Informationen verwendet: Zu Alfred Benatt: Curriculum Vitae Benatt, Berlin-Charlottenburg, März 1938. Bodleian Library Oxford, MS SPSL 379/12, Bl. 7 f.; Leonard Hill [St. John's Clinic, London], Eingang 31.05.1939, an Fortescue Fox, ebd., Bl. 6: Forschung zusammen mit Benatt. – Zu Martin Bruck: Staatsarchiv Freiburg, F 166/3 Nr. 2641: Rechtsanwalt Pfeffer am 09.04.1958 an die Restitutionskammer des Landgerichts Freiburg: Das Ehepaar Bruck verkaufte 1937 sein Haus in Bad Nauheim und ging nach Baden-Baden; von dort 1942 nach Südamerika. – Zu Daniel Enoch, Franz Grünbaum, Siegfried Friedrich Hertz und Ernst Adolf Schott: Auskunft des Hessischen Hauptstaatsarchivs Wiesbaden vom 24.08.2016. – Zu Robert Fischer, geb. 8.4.1890 in Prag: Österreichisches Staatsarchiv, Abteilung Archiv der Republik, AHF. 20.004: [Formular:] Antrag an den Fonds zur Hilfeleistung an politisch Verfolgte, die ihren Wohnsitz und ständigen Aufenthalt im Ausland haben vom 12.02.1957 mit Eingangsstempel 08.05.1957, Bl. 3 und 4, dort: Bl. 3 VS: Auswanderung aus Österreich: „Herbst 1938"; ebd., Abteilung Archiv der Republik, Bestandsgruppe Finanzen, Bestand Vermögensverkehrsstelle, Abteilung Handel, Zahl H. 1.575: Behandelt die *Arisierung* des vom Vater Fischers geerbten Geschäfts. – Zu Erich Frank: Götz Aly/Wolf Gruner (Hrsg.): Die Verfolgung und Ermordung der europäischen Juden durch das nationalsozialistische Deutschland 1933–1945, Band 1: Deutsches Reich 1933–1937, (Oldenbourg) München 2008, S. 359–360 (Dok. 127), dort: S. 359, Anm. 4: Erich Frank emigrierte im Herbst 1933 in die Türkei, 1933–1957 war er Professor in Istanbul. – Zu Alfred Günzburg: Jüdische Pflegegeschichte. Biographien und Institutionen in Frankfurt am Main, URL: http://www.juedische-pflegegeschichte.de/beitraege/biographien/die-pflegenden/gumpertz-sches-siechenhaus-biographische-wegweiser/ (abgerufen am 15.12.2016). – Zu Friedrich Hiller siehe Adressen in den Mitgliederverzeichnissen, in: Verhandlungen 1933–1941. – Zu Otto Krayer: Schagen: Krayer, S. 234. – Zu Paul Kuhn: Bescheid Entschädigungssache Paul Kuhn. Staatsarchiv Freiburg, F 196/1 Nr. 2451, Bl. 23. – Zu Carl T. Neuburger, der 1946 Professor für Pathologie an der University of Colorado wurde: Jeff Minckler: In Memoriam Carl T. Neuburger, M. D. (1890–1972), in: Journal of Neuropathology & Experimental Neurology, Bd. XXXI, Nr. 4 (Oktober 1972), S. 559–561. – Zu Albert Regensburger: Auskunft des Staatsarchivs Nürnberg vom 11.11.2016; und: Bernd Höffken: Schicksale jüdischer Ärzte aus Nürnberg nach 1933, (Metropol) Berlin 2013, S. 310–313: Regensburger war niedergelassener Arzt in Nürnberg; seine Familie wurde am 15.08.1940 abgemeldet in die USA, nachdem sie fast 10.000 RM *Reichsfluchtsteuer* gezahlt hatte. – Zu Harry Schäffer: K. Greeff: Eröffnungsansprache, in: Verhandlungen 1982, S. XI–XX, dort: S. XVII. – Zu Gert/Gerhart Schoenewald: Heinrich Schwing: „Grüße mir die Schoenewalds!": Porträt einer jüdischen Familie, (Leo Baeck Institute) New York 2014, S. 24, 59. – Zu Sally Schoenewald: Todesanzeige, in: The Aufbau Indexing Project, URL: http://freepages.genealogy.rootsweb.ancestry.com/~alcalz/aufbau/1946/1946pdf/1946a04s18.pdf (abgerufen am 20.12.2016). – Zu beiden Schoenewalds: Stephan Kolb: Die Geschichte der Bad Nauheimer Juden. Eine gescheiterte Assimilation, (Magistrat der Stadt) Bad Nauheim 1987, S. 297 f.: Abmeldung von Gerhard Schönewald [sic!] nach London: 10.04.1937, von Sally Schönewald [sic!] nach London: 08.03.1939. – Zu Richard Schuster: Zwischen Kaiserstadt und Konzentrationslager. Jüdische Alpenvereinsmitglieder in der Sektion Aachen, S. 9, URL: https://www.dav-aachen.de/static/downloads/davon/davon-2015-2/zwischen-kaiserstadt-und-konzentrationslager.pdf (abgerufen am 21.12.2016). – Zu Seligmann Weinberg: Kolb: Nauheim, S. 308 (Abmeldung nach Frankfurt am 06.10.1938, in New York verstorben); zum Einreisedatum auch die Biografie seines Sohnes Norbert: Rabbi Weinberg's Biography, URL: http://www.adamsstreet.org/archives/rabbi-weinberg/rabbi-weinberg-biography (abgerufen am 03.01.2017; mit „immigrant card" von Norbert Weinberg, New York, vom 17.04.1940). – Zu Max Winternitz: Jaroslav Kunc (Hrsg.): Kdy zemřeli ...?, (Státní knihovna ČSR) Prag 1970, nach: CSBA 1, Fiche 663, S. 392. Winternitz am 15.06.1946 an SPSL. Bodleian Library Oxford, MS SPSL 380/6, Bl. 214. – Zu Ernst Wollheim: Renate Heuer (Hrsg.): Bibliographia Judaica. Verzeichnis jüdischer Autoren deutscher Sprache, 4 Bde. (Kraus) München 1981–1996, Bd. 3 (1988), nach: JBA 2, Fiche 580, S. 363.

befasst.[220] 1930 wurde er Mitglied der Gesellschaft für Kreislaufforschung. Seine Personalakte an der Deutschen Universität endet mit einem Schreiben vom 2. Februar 1939, aus dem nur hervorgeht, dass er um sein Ausscheiden nachgesucht hatte.[221] Er wurde am 20. November 1942 von Prag nach Theresienstadt (Terezín) deportiert und starb dort am 19. Mai 1943.[222] Pibram stand noch im vorerst letzten Mitgliederverzeichnis 1941, kann also als zum Zeitpunkt seines Todes aktives Mitglied gelten.

Der Angriff Deutschlands auf Polen begann am 1. September 1939. Walerjan Spychała, geboren 1900 und seit 1932 Mitglied der Deutschen Gesellschaft für Kreislaufforschung, hatte ab 1936 kein Krankenhaus mehr als Korrespondenzadresse angegeben. Auch Spychała ist noch im vorläufig letzten Verzeichnis von 1941 als Mitglied aufgeführt. Mittlerweile war er niedergelassener Arzt in Posen. Im Januar 1943 wurde er von der Gestapo festgenommen, nach einigen Wochen aber wieder entlassen. Er war Mitglied in der polnischen Widerstandsorganisation „Verband für den bewaffneten Kampf". Am 14. Oktober 1943 wurde er erneut von der Gestapo verhaftet und im Fort VII der alten Posener Stadtbefestigung interniert, das die Deutschen als Gefängnislager nutzten. Dort starb er am 6. November 1943 infolge der Verhöre im Alter von 43 Jahren. Die amtliche Sterbeurkunde nennt als Todesursache „Herzversagen". Seine gesamte Familie wurde festgenommen: Spychałas Bruder Alojzy, Elektriker, kam ins Konzentrationslager Mauthausen-Gusen; der Bruder Marian, Radiotechniker, war bereits am 8. Februar 1942 durch Enthauptung in Fort VII ermordet worden; Józef wurde am 14. Januar 1943 verhaftet und ins Konzentrationslager Mauthausen-Gusen verschleppt. Der Vater wurde am 23. Dezember 1943 im Lager Zabikowie ermordet.[223]

Während der deutschen Besetzung Polens ebenfalls gewaltsam ums Leben kam der Krakauer Arzt Roman Glassner, der 1929 bis 1934 Mitglied der Gesellschaft war.[224] Der 1877 geborene Glassner wurde bei Skarzysko-Kamienna von Deutschen ermordet.[225] Der Lagerinsasse Zacharias Zweig zeichnete 1961 auf, Augenzeuge einer Selektion anlässlich der Auflösung des dortigen Arbeitslagers der Rüstungsfirma HASAG im Sommer 1944 gewesen zu sein. Er habe sich für den Krakauer Arzt „Dr. Glasner" eingesetzt, doch alle Ausgesonderten seien mit einem Lastwagen weggefahren und – wie ihm ein Zeuge berichtete – auf einem Feld erschossen worden.[226]

Im April 1940 besetzte die Wehrmacht Norwegen. Dort schloss sich Leif Poulsson bald der ersten Widerstandszelle an, die insbesondere aus Physiologen bestand.[227] Von 1932 bis 1938 war er am

220 Přibram, Hugo, in: Österreichisches biographisches Lexikon 1815–1950, (Böhlau) Graz 1957 ff., Petrai Franjo/ Raun Matej: Bd. 8 (1983), nach: CSBA 1, Fiche 492, S. 240.

221 Auskunft Ústav dějin Univerzity Karlovy a archiv Univerzity Karlovy vom 12.12.2016.

222 Abteilung für Innere Verwaltung Theresienstadt, 21.05.1943: Sterbefälle vom 19.05.1943. Terezín Memorial A 1537/127a. – Auskünfte des Terezín Memorial vom 18.05.2014 und 12.12.2016.

223 Spychała, Walerjan, in: Jan Bohdan Gliński: Slownik biograficzny lekarzy i farmaceutów ofiar drugiej wojny swiatowej, (Urban) Warschau 1997 und 1999, Bd. 2 (1999), nach: PAB 2s, Fiche 79, S. 327–329. – Die Auskunft des Archiwum Państwowe w Poznaniu vom 06.05.2014 nennt für „Valerian Spichala" die geburtsurkundlichen Lebensdaten 17.11.1900–06.11.1943; er wohnte laut Einwohnerkartei von Posen im Jahr 1932 „ul. Podgórnej 14 m. 4." (Bei den Übersetzungen beider Texte am IGTEM half Jennifer Liß.) – Die Mitgliederverzeichnisse in den „Verhandlungen" nennen stets „Spychala, Dr. V., Posen"; dabei: 1932–1935 mit der Adresse: „Spital Niepli", 1936–1940: „Podgorna 14 m 4" und 1941: „Stargarder Str. 4".

224 Verhandlungen 1929–1934: „Glassner, Dr. Roman, Krakau XXII, Kalwarijská 5".

225 Glassner, Roman Rubin (1877–1943), in: Jan Bohdan Gliński: Slownik biograficzny lekarzy i farmaceutów ofiar drugiej wojny swiatowej, (Urban) Warschau 1997 und 1999, Bd. 2 (1999), nach: PAB 2s, Fiche 27, S. 376.

226 Zacharias Zweig: „Mein Vater was machst du hier ...?" Zwischen Buchenwald und Auschwitz, hrsg. von Berthold Scheller/Stefan Jerzy Zweig, (dipa) Frankfurt/M 1987, S. 30–31.

227 Maynard M. Cohen: A stand against tyranny: Norway's physicians and the Nazis, (Wayne State University Press) Detroit 1997, S. 122.

Rikshospitalet in Oslo.[228] Er steht von 1933 bis 1941 auf den Mitgliederlisten der Deutschen Gesellschaft für Kreislaufforschung zwar ohne Vornamen, aber als „Dr." am „Rijkshospital", was eine sehr sichere Identifizierung darstellt.[229] Am 13. Dezember 1941 wurde Poulsson wegen „Flugblattorganisation" festgenommen.[230] Länger war er mit zwei anderen Gefangenen – darunter Odd Nansen, dem Sohn von Fridtjof Nansen – im Gestapogefängnis Grini bei Oslo in einer für Einzelhaft ausgelegten Zelle. Poulsson (◘ Abb. 4.2) wurde dabei von den Wachen schwer misshandelt, wie Odd Nansen in seinem Tagebuch festhielt.[231] Mit „Entlassen"-Stempel vom 23. April 1942 endete Poulssons Zeit als Nr. 2733 in Grini.[232]

Odd Nansen war damals bereits neuerlich festgenommen worden; man sagte ihm, er werde die Gründe noch erfahren. Später wurde er von Lillehammer nach Sachsenhausen deportiert und schrieb unter dem 6. Oktober 1943 in ein neues Tagebuch, er habe dort gehört, „Leif" sei auch da.[233] Am selben 6. Oktober traf Leif Poulsson allerdings nachweislich im Lager am Struthof bei Natzweiler im Elsass ein und wurde als Gefangener Nr. 5220 Arzt in der Krankenstation der Deportierten aus dem westeuropäischen Widerstand.[234] Wie viele Gefangene in Natzweiler-Struthof war auch der Häftlingsarzt Poulsson ein NN-Gefangener. Nacht- und Nebel-Gefangene wurden völlig isoliert, um ihren Verbleib zu verschleiern. Insgesamt kamen 2500 Menschen mit zahlreichen Transporten – etwa aus Dachau, Buchenwald oder Grini – als NN-Gefangene nach Natzweiler-Struthof. Zwei Drittel der NN-Gefangenen dort waren Franzosen.[235] Lagerarzt waren wechselnde SS-Ärzte, denen sich die Häftlingsärzte nur fügen konnten. Die Häftlingsärzte mussten sich oft entscheiden, welcher Patient die stark beschränkten medizinischen Mittel erhalten sollte.[236] Poulssons Stellungnahmen sind heute die wichtigste Informationsquelle der historischen Forschung zur Beschreibung von Ernährung und gesundheitlichem Zustand der Gefangenen in diesem Konzentrationslager: Weniger als 1 200 Kalorien pro Person und Tag, selbst die SS-Hunde seien besser ernährt worden.[237] Vom 27. Januar bis 2. Februar 1944 wurden im Lager Flecktyphus-Experimente an 80 *Zigeunern* durchgeführt, die dazu aus Auschwitz hertransportiert worden waren. Poulsson beschrieb das grauenhafte Leiden. Soweit bekannt, gab es bei den Versuchen selbst aber keine Toten.[238] Die Kampfstoff-Experimente für die Universität Straßburg (Otto Bickenbach) konnte Poulsson offenbar nicht direkt beobachten.[239] Ende September 1944 wurde er ins Außenlager Neckarelz verlegt (Natzweiler-Struthof war ein Stammlager), Anfang Januar 1945 nach Vaihingen.[240] Nach der

228 Nach Mitteilung der National Archives of Norway vom 07.05.2014 im Lexikon „Norges Leger".

229 Sein Vater Poul Edvard Poulsson war Professor.

230 Siehe ◘ Abb. 4.2 (Gefangenenkarte Poulsson).

231 Cohen: Tyranny, S. 187, 198.

232 Siehe ◘ Abb. 4.2 (Gefangenenkarte Poulsson).

233 Odd Nansen: Von Tag zu Tag. Ein Tagebuch, übersetzt von Ingeborg Goebel, (Hans Dulk) Hamburg 1949, S. 9 (Eintrag zum 13.01.1942; die deutsche Übersetzung beginnt mit Nansens Festnahme an diesem Tag) und S. 48 (Eintrag zum 06.10.1943).

234 Centre Européen du Résistant Déporté. Vergleichende Chronologie STRUTHOF, URL: http://archive-fr.com/fr/s/struthof.fr/2012-09-29_331417_24/P%C3%A4dagogische_Kontakte_STRUTHOF/ (abgerufen am 09.12.2016).

235 Robert Steegmann: Das Konzentrationslager Natzweiler-Struthof und seine Außenkommandos an Rhein und Neckar 1941–1945, (Metropol) Berlin 2010, Übersetzung der französischen Ausgabe von Peter Geiger, (La Nuée Bleue) Straßburg 2005, S. 62, 194–197, 242, 407. – Lothar Gruchmann: „Nacht- und Nebel"-Justiz. Die Mitwirkung deutscher Strafgerichte an der Bekämpfung des Widerstands in den besetzten westeuropäischen Ländern 1942–1944, in: Vierteljahrshefte für Zeitgeschichte, Jg. 29, Nr. 3 (1981), S. 342–396.

236 Stegmann: Natzweiler-Struthof, S. 405, 407. – Siehe zu dieser Problematik: Astrid Ley: Kollaboration mit der SS zum Wohle von Patienten? Das Dilemma der Häftlingsärzte in Konzentrationslagern, in: Zeitschrift für Geschichtswissenschaft, Jg. 60, Nr. 2 (2013), S. 123–139.

237 Stegmann: Natzweiler-Struthof, S. 393 und S. 507, Anm. 39.

238 Ebd., S. 55, 437 f.

239 Dabei werden ebd. (gesamt) andere Häftlingsärzte erwähnt.

240 Ebd., S. 81, 158, 232.

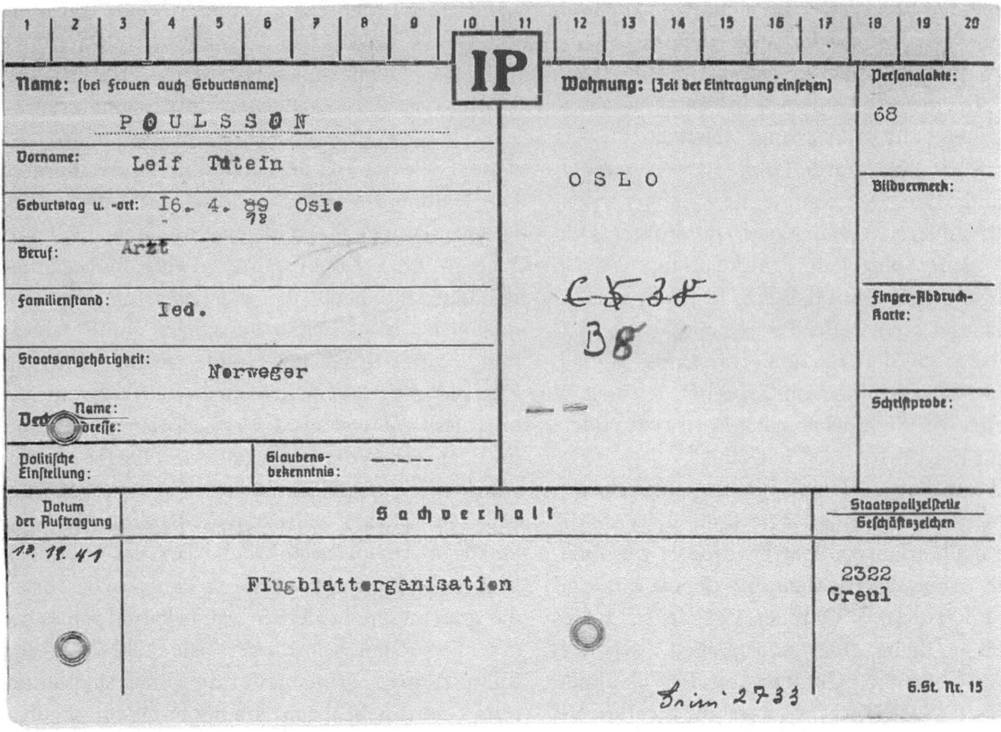

1 2 3 4 5 6 7 8 9 10 11 12 13 14 15 16 17 18 19 20

IP

Name: (bei Frauen auch Geburtsname) POULSSON

Vorname: Leif Tutein

Geburtstag u. -ort: 16. 4. 89 Oslo

Beruf: Arzt

Familienstand: led.

Staatsangehörigkeit: Norweger

Der Name: Adresse:

Politische Einstellung: Glaubensbekenntnis: -----

Wohnung: (Zeit der Eintragung einsetzen) OSLO

C 5 38

B8

Personalakte: 68

Bildvermerk:

Finger-Abdruck-Karte:

Schriftprobe:

Datum der Auftragung	Sachverhalt	Staatspolizeistelle Geschäftszeichen
13. 12. 41	Flugblattorganisation	2322 Greul

Krim. 2733

6.St. Nr. 15

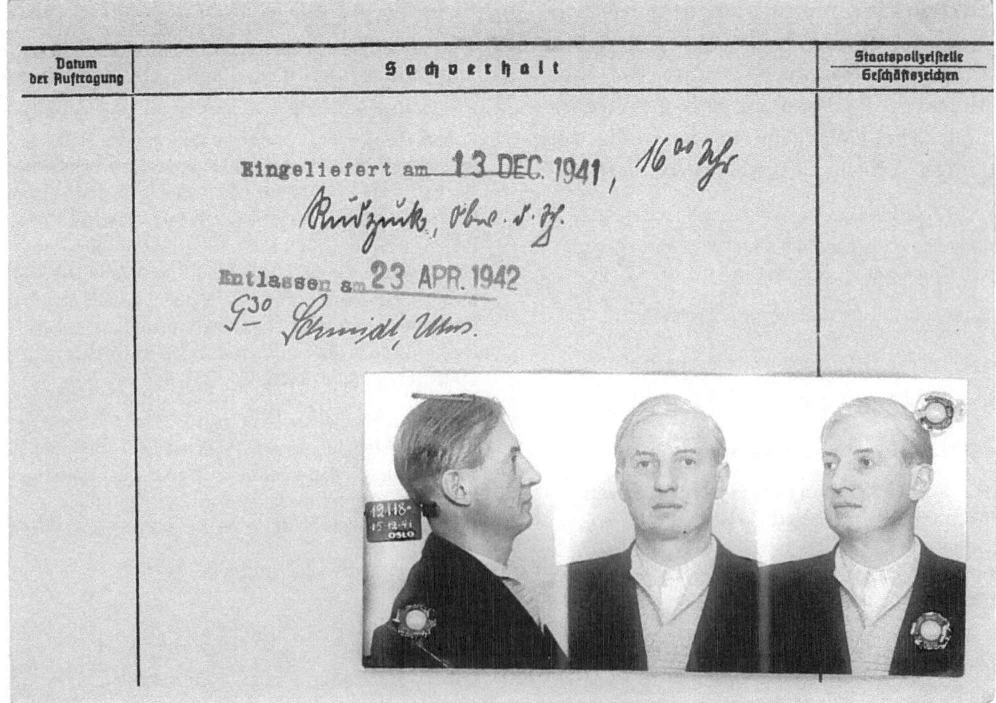

Datum der Auftragung	Sachverhalt	Staatspolizeistelle Geschäftszeichen
	Eingeliefert am 13 DEC. 1941, 16[00] Uhr Entlassen am 23 APR. 1942	

Abb. 4.2 Leif T. Poulsson, Registry card over Norwegian prisoner in Møllergata 19, Oslo

Befreiung listete Poulsson in einem Beitrag für eine norwegische Fachzeitschrift (1946) die Todesursachen auf, „für die Norweger, die ich sterben sah" (Übersetzung T. B.): 123 in Natzweiler-Struthof und sieben in Vaihingen.[241] Poulsson publizierte nie wieder international.[242] Er lebte bis 1971.

Unter den *nach* 1933 aktiven *deutschen* Mitgliedern der Gesellschaft finden sich keine herausragenden Widerstandskämpfer. Der 1904 geborene Georg Groscurth, der der Gesellschaft nur von 1930 bis 1932 angehört hatte, wurde aber zumindest zu einem. Über seine politischen Ansichten in den 1930er-Jahren ist direkt nichts dokumentiert.[243] Bereits geschildert wurde, dass Georg Groscurth und Robert Havemann sich 1932/33 an Fritz Habers *Institut für physikalische Chemie* kennenlernten. Als Herbert Freundlich, Professor an diesem Institut, nach London gegangen war, stimmten Max Planck und Fritz Haber im Sommer 1933 zu, dass Freundlich von der Rockefeller-Stiftung finanzierte Apparate dorthin nachgesandt würden. Dies wurde verzögert, und alles deutet darauf hin, dass Havemann den Vorgang denunziert hatte. Zumindest er wollte sich mit den neuen Machthabern arrangieren; Gutachten für die DFG über ihn betonen seine vaterländische Haltung (anders als bei Groscurth). Havemann und Groscurth, die sich beide mit Zellatmung und roten Blutkörperchen befassten, arbeiteten dort unbezahlt noch im November 1933. Ihre Qualifikation entsprach bald darauf aber nicht mehr der in Richtung Kampfstoffforschung geänderten Ausrichtung des Instituts.[244]

Groscurth und Havemann gehörten einem in den folgenden Jahren wachsenden Berliner Freundeskreis an. Groscurth ließ im Frühjahr 1943 für die jüdische Bekannte einer Patientin Pässe von einem Fälscher herstellen, auch lernte er im Mai *Fremdarbeiter* kennen mit dem Ziel, über deren Kontakte die Situation der Ausländer in den Arbeitslagern zu bessern. Am 15. Juni 1943 traf sich der konspirative Kreis und nannte sich auf Groscuths Vorschlag – wegen der angestrebten übernationalen Zusammenarbeit – „Europäische Union". Ein von der Gruppe verfasstes Flugblatt definierte als Hauptziel der „E. U.": Die „Zusammenfassung aller antifaschistischen Kräfte Europas", um beim absehbaren „Zusammenbruch Hitlers" in einer „antifaschistischen Einheitsfront" bereitzustehen. Von der Gruppe erhielt die Gestapo früh zufällig Kenntnis; sie beobachtete und kam zur Einschätzung, Havemann sei die wichtigste Person. Schrittweise wurden etwa vierzig Personen verhaftet und *verhört*, woraus sich neue Verhaftungen ergaben, darunter diejenige Groscurths am 5. September.[245] Der Volksgerichtshof unter Vorsitz von Roland Freisler fällte am 16. Dezember 1943 das Urteil:

» Robert Havemann, Georg Groscurth, Herbert Richter und Paul Rentsch, dekadente Jntellektualisten, die sich nicht scheuten, feindhörig Auslandsender abzuhören, lebten sich in feigen Defaitismus hinein, Deutschland verliere den Krieg. [...] Jn Flugblättern beschimpften sie unseren Führer, [...]. Jhr Ziel, als Regierung Deutschlands nach einer Niederlage anerkannt zu werden, suchten sie vor allem auch dadurch zu erreichen, daß sie Beziehungen zu illegalen politischen Gruppen ausländischer Arbeiter

241 Leif T. Poulsson: Taux et causes de la mortalité prisonniers NN de sexe masculin en Allemagne, in: Tidsskrift for den norske Lægeforening 16 (1946), von Torill Simonsen, Sylvie Ruffenach, Philippe Chesnel vom Norwegischen ins Französische übersetzt, URL: http://www.natzweiler.info/ContentFransk/Sources/Articles/poulsson.html (abgerufen am 09.12.2016): Demnach waren 504 Norweger zwischen Juni 1943 und Juli 1944 als politische Gefangene in Struthof-Natzweiler angekommen.

242 Siehe neben den bereits erwähnten Publikationen vor dem Zweiten Weltkrieg: W. Bauer/H. H. Dale/L. T. Poulsson/D. W. Richards (from The National Institute for Medical Research, Hampstead): The Control of Circulation through the Liver, in: The Journal of Physiology, Bd. 74, Nr. 4 (26.04.1932), S. 343–375. – Die einschlägigen Datenbanken verzeichnen keine Publikationen von Leif Poulssen nach 1946.

243 Frei von NS-Sprache sind Groscurths Texte in: Bundesarchiv Berlin, R 73/16394 Groscurth.

244 Szöllösi-Janze: Haber, S. 670–673; und: Hannemann: Havemann, S. 37 f.

245 Hannemann: Havemann, S. 53 (Pass), 57 f. (ausländische Arbeiter), 59 (Gründung), 61 und 139 f. (Flugblatt „Nr. 35", o. D.), 71–73 (Gestapo), 74 (Verhaftung).

> in Deutschland anknüpften und pflegten. Darüber hinaus rüttelten sie an der Sicherheit unseres Reiches dadurch, daß sie Juden falsche Papiere verschafften, die sie als deutschblütig tarnen sollten. [...] Für immer ehrlos werden sie mit dem Tode bestraft.[246]

Die Infiltration durch die Gestapo bedeutete auch den Tod der von der Gruppe geschützten Juden. Havemann begann im Gefängnis kriegswichtige Forschungen und überlebte, 14 weitere Mitglieder der *Europäischen Union* aber wurden hingerichtet, darunter am 8. Mai 1944 Georg Groscurth im Zuchthaus Brandenburg.[247]

Im „Gedenkbuch" des Bundesarchivs findet sich als „Opfer der Verfolgung der Juden unter der nationalsozialistischen Gewaltherrschaft in Deutschland 1933-1945" der am 16. Mai 1863 geborene Ernst Neisser, welcher am 4. Oktober 1942 in Berlin starb.[248] Neisser stammte aus einer getauften Breslauer Arztfamilie und war 1895 bis 1931 Direktor des städtischen Krankenhauses in Stettin. 1931 bis 1933 stand der Professor im Mitgliederverzeichnis der Gesellschaft. Er hatte sich vergeblich um die Emigration nach Schweden bemüht.[249] Seine Tochter berichtete 1947, dass sie damals ein Schreiben auf dem Tisch liegen sah, das ihm und seiner Cousine den Abtransport nach Theresienstadt am Folgetag, dem 1. Oktober, früh um 8 Uhr anordnete. Als sie abgeholt werden sollten, hätten beide ihrem Leben bereits ein Ende gesetzt. Neisser, der noch atmete, wurde ins jüdische Krankenhaus gebracht und starb dort vier Tage später.[250]

Unbekannt ist das Schicksal von Selmar Harry Falkenstein, geboren 1895 in Köln. Seine KÄV-Karteikarte vermerkte: „Jude" und „früher als Kassenarzt tätig gewesen".[251] Falkenstein hatte 1920 in Köln promoviert über das Thema *Zur Ätiologie und Therapie der Leukämie unter besonderer Berücksichtigung der Röntgenstrahlen-Behandlung und ihres Einflusses auf das Blutbild.* In den Mitgliederlisten der Gesellschaft ist er seit 1928 aufgeführt, von 1934 bis 1941 mit der Anschrift: „Falkenstein, Dr. S. H., Köln a. Rh., Hohe Pforte 15". Ein „Stolperstein" verweist heute darauf, dass er 1942 „RICHTUNG OSTEN" deportiert wurde.[252]

---

246 Todesurteil des Volksgerichtshofes gegen Robert Havemann und andere vom 16. Dezember 1943, zitiert nach: URL: http://www.bundesarchiv.de/oeffentlichkeitsarbeit/bilder_dokumente/01479/index-3.html.de (abgerufen am 12.12.2016) [Bundesarchiv Berlin, R 3018/1720, Bd. 12] (Absatzumbrüche und Sperrungen i. O. nicht übernommen).

247 Hannemann: Havemann, S. 82 f., 133 f.

248 Neisser, Ernst R. Ernest, in: Gedenkbuch, URL: http://www.bundesarchiv.de/gedenkbuch/de1126276 (abgerufen am 14.12.2016).

249 Neisser, Ernst: Maschinenschrift von Suse Vogel, 34 Seiten, Kassel 1947, in: Max Kreuzberger/Irmgard Foerg (Hrsg.): Leo-Baeck-Institute New York, Bibliothek und Archiv, Katalog Bd. 1, (J. C. B. Mohr) Tübingen 1970, S. 444.

250 Ebd.; und: Susanne Vogel, geb. Neisser, 1947 an ihre Cousine Liese-Lotte (Nr. 288), nach: H. Reddemann: Zum 150. Geburtstag von Ernst Neisser, in: Ärzteblatt Mecklenburg-Vorpommern, Jg. 23, Nr. 5 (2013), S. 186–187, dort: S. 186 f.

251 Bundesarchiv Berlin, KÄV, R 9347, Film 6, Falkenstein, *Selmar* Harry, 8.2.95. – Sein Briefkopf nannte Sprechstunden, er war also niedergelassener Arzt: S. H. Falkenstein, Mühlenbach 24, am 26.02.1928 an Kisch. CAHJP Jerusalem, P80/99.

252 Selmar Harry Falkenstein, URL: http://www.denkmalprojekt.org/sonder/sb_koeln_stolpersteine-2_wk2_nrw.html (abgerufen am 20.12.2016).

Die Gesellschaft seit 1937 als Plattform von Luftwaffenforschern und deren Forschung

Zusammenfassung

Wie die Anpassung der Gesellschaft ist die persönliche Verstrickung (auch späterer) Amtsträger und Mitglieder nicht ausschließlich am – eher durchschnittlichen – NS-Organisationsgrad zu messen. Manifestiert sich die Belastung doch gerade im medizinisch-wissenschaftlichen Bereich – vor allem ab 1937, als die Gesellschaft Luftwaffenforscher regelrecht anzog. Teilgruppen von Mitgliedern stellten sich mit ihren militärmedizinischen Projekten aktiv in den Dienst eines Raub- und Vernichtungskriegs. Soweit heute feststellbar, reicht die Verantwortung Einzelner noch weiter: Zwei spätere Vorsitzende machten Versuche, die für die Probanden belastend waren; ein weiterer war in Untersuchungen an Psychiatriepatienten verstrickt. Vier Mitglieder waren in verbrecherische Menschenversuche in Dachau involviert, acht spätere Vorsitzende bzw. Preisträger nahmen an der Luftwaffenbesprechung *Seenot und Winternot* 1942 teil.

T. Baumann, *Die Deutsche Gesellschaft für Kreislaufforschung im Nationalsozialismus 1933 – 1945*, DOI 10.1007/978-3-662-54400-6_5,

Die sich 1935 und 1936 abzeichnende Ausrichtung auf flugmedizinische Fragen wurde in den Jahren ab 1937 für die weitere Entwicklung der Deutschen Gesellschaft für Kreislaufforschung immer wichtiger. Wie sich zeigen wird, expandierte seither zugleich die Mitgliederzahl. Unter den Neumitgliedern findet sich auch eine jüngere Generation von Medizinern, die nach 1945 Ämter in der Gesellschaft innehatten. Es bildeten sich innerhalb und im Umfeld der DGK veränderte Netzwerke. Zum Umfeld gehörte das Kerckhoff-Institut unter dem kommissarischen Leiter und seit 1934 alleinigen DGK-Vorsitzenden Eberhard Koch, dessen Bedeutung für die Gesellschaft weiter wuchs.

Der Wandel im medizinisch-wissenschaftlichen Profil wie in der Mitgliederstruktur der Deutschen Gesellschaft für Kreislaufforschung bildet im Folgenden einen Schwerpunkt, die Forschung einzelner Amtsträger (▶ Tabelle im Anhang A2) und Mitglieder einen zweiten. Beleuchtet wird, inwieweit und in welchen Formen *Anpassung*, *Verstrickung* oder proaktive Unterstützung der NS-Politik sich im Netzwerk der DGK finden – besonders in der Verflechtung von Medizin und *Wehrforschung*. Welche Forschungsprojekte von DGK-Mitgliedern sind dokumentiert? Seit wann und wo gab es unethische, quälende oder gar verbrecherische Menschenversuche? Zu unterscheiden sind dabei zwei Phasen: eine erste bis zur vorläufig letzten Jahrestagung 1941 und eine zweite, in der die anschließende Militärforschung einzelner Mitglieder vorgestellt wird. Diese Mitglieder der Gesellschaft bildeten eine große Gruppe gerade unter den namhaften Medizinern, die für die Luftwaffe forschten.

5.1 Die Gesellschaft und die Wehrforschung ihrer Mitglieder in der Phase mit Jahrestagungen bis 1941

5.1.1 1937 und 1938: „Unmittelbar praktisches Interesse für die Luftfahrtmedizin"

Franz Groedel wurde in den USA von Eberhard Koch aus dem Kerckhoff-Institut am 17. Februar 1937 informiert, dass im März „wieder die Kreislauftagung hier" in Bad Nauheim stattfinde, „die wir jetzt endgültig an das Institut gebunden haben."[1] Sie fand genauer am 13. und 14. März 1937 (Samstag und Sonntag) statt und hatte „Kreislauf und innere Sekretion" als „Hauptthema". Tagungsvorsitzender war Eduard Stadler aus Plauen. Er begrüßte in seiner Ansprache zu Beginn der 10. Tagung der Gesellschaft erneut den Präsidenten des Reichsgesundheitsamts Hans Reiter, der zugleich als Vertreter des Reichsinnenministeriums anwesend sei, sowie Oberfeldarzt Dr. Schroeder vom Reichsluftfahrtministerium. Bemerkenswert ist Stadlers anschließende Totenehrung:

> Schmerzlich bewegt gedenken wir der Toten, die das vergangene Jahr aus unserem Kreise riß: [...]. Herr Prof. Magnus-Alsleben, der langjährige Polikliniker in Würzburg, wo er 1933 unsere Tagung leitete, hat sich besonders in Forschungen über die Funktion der Organe in diagnostischer Beziehung hervorgetan und hier viel Anerkennung gefunden.[2]

Wie beschrieben war Ernst Magnus-Alsleben nach seiner Entlassung in Würzburg emigriert und 1936 in Ankara verstorben.

1 [Koch] am 17.02.1937 an „Professor" [Groedel]. Archiv der Kerckhoff-Stiftung Bad Nauheim, Nr. 164 (Groedel).

2 Ed. Stadler: Eröffnungsansprache, in: Verhandlungen 1937, S. 3–6, dort S. 3. Der erstgeehrte Verstorbene war Prof. Heinrich Gerhartz; nach der Würdigung von Ernst Magnus-Alsleben ging Stadler auf Prof. Paul Morawitz ein.

Direkt anschließend gab Stadler einen Überblick über die Entwicklung der vorausgehenden neun Tagungen und beendete seine Ansprache mit der Aufforderung, „unseren Führer mit einem dreifachen Sieg-Heil zu grüßen."[3] Darauf folgte die Begrüßungsansprache von Reiter, welcher die folgenden „aufrichtigen Wünsche" von Reichsinnenminister Frick übermittelte:

» Die Reichsregierung wird den Verhandlungen dieser Tagung mit größtem Interesse folgen, da infolge der zahlreichen Todesfälle, die direkt und indirekt auf Kreislaufstörungen zurückzuführen sind, gerade auf diesem ärztlichen Arbeitsgebiet noch besonders viel für die Steigerung der allgemeinen Volksgesundheit zu erreichen ist.[4]

Das erste der sechs „Referate zum Hauptthema" hielt Sir Henry Dale aus London.[5] Nicht erwähnt wurde, dass Dale im Jahr zuvor zusammen mit Otto Loewi den Nobelpreis für „Medizin oder Physiologie" für Arbeiten über die chemische Übertragung von Nervenimpulsen erhalten hatte. Dale führte ein, dass er über blutdrucksenkende Stoffe und Hermann Rein über blutdrucksteigernde Stoffe sprechen werde.[6] Reins Referat widmete sich besonders dem Adrenalin.[7]

Der Mitgliederversammlung am 13. März 1937 wurden die Namen von 80 (!) neuen Mitgliedern vorgelegt[8] – doppelt so viele wie im Vorjahr und fast viermal so viele wie 1935. Unter ihnen finden sich etliche Mediziner, die teils später Ämter der Gesellschaft übernahmen sowie andere, die sich mit der Physiologie des Höhenfluges oder derjenigen extremer Temperaturen befassten: Prof. Helmut Bohnenkamp (Freiburg), Dr. Werner Borgart (Düsseldorf; er arbeitete 1935 bei Eberhard Koch),[9] Prof. Philipp Broemser (München), Prof. Max Bürger (Bonn), Prof. Ernst Edens (Düsseldorf), Prof. Klothilde Gollwitzer-Meier (Bad Oeynhausen, die 1932/33 ausgetreten war), Dr. Franz Grosse-Brockhoff (jetzt bei Paul Martini in Bonn, zuvor bei Hermann Rein in Göttingen),[10] Prof. Ernst Holzlöhner (Kiel), Prof. Hugo Wilhelm Knipping (Düsseldorf),[11] Prof. Ludwig Lendle (Münster), Prof. Paul

---

3 Ebd., S. 3.

4 H. Reiter: Begrüßungsansprache, in: Ebd., S. 7–8, dort: S. 7 (i. O. in Anführungszeichen).

5 Henry Dale: Vasodepressorische Stoffe, in: Ebd., S. 13–27.

6 Ebd., S. 13.

7 Hermann Rein: Über die physiologischen Aufgaben des Adrenalins als Kreislaufhormon, in: Ebd., S. 27–58.

8 Bericht über die 10. Mitgliederversammlung am 13.03.1937 in Bad Nauheim, in: Ebd., S. XXI–XXII, dort: S. XXI, Punkt 2. – Ein Vergleich der Mitgliederverzeichnisse bestätigt die Zahl 80; allerdings wurde der Versammlung Prof. Retzlaff aus Berlin genannt, der im Mitgliederverzeichnis 1937 tatsächlich fehlt; dafür ist dort K[arl] Hartl aus Hagen neu aufgeführt, der der Versammlung nicht genannt wurde. – Das maschinenschriftliche Vorstück der 10. Mitgliederversammlung im DGK-Archiv Düsseldorf, Bl. 18–20, nennt 79 Mitglieder.

9 Werner Borgard, aus der Abteilung für Experimentelle Pathologie und Therapie des Kerckhoff-Institutes in Bad Nauheim (Vorstand: Prof. Dr. Eb. Koch): Analyse der im Unterdruck auftretenden Kreislaufänderungen, in: Klinische Wochenschrift, Bd. 13, Nr. 46 (17.11.1934), S. 1642–1645. – Ders., aus der Abteilung für experimentelle Pathologie und Therapie des Kerckhoff-Institutes in Bad Nauheim (Vorstand: Prof. Eb. Koch): Über das Verhalten des Kreislaufs bei plötzlicher Rückkehr vom Unterdruck zum Normaldruck. Beitrag zur Pathophysiologie des Sturzfluges, in: Klinische Wochenschrift, Bd. 14, Nr. 6 (09.02.1935), S. 198–200.

10 F. Grosse-Brockhoff/A. Strotmann, aus der Medizinischen Universitätsklinik Bonn (Direktor: Prof. Dr. P. Martini): Die zeitlichen Beziehungen der mechanischen Systolendauer zum Elektrokardiogramm, in: Zeitschrift für die gesamte experimentelle Medizin, Bd. 98, Nr. 1 (Dezember 1936), S. 227–238. – Hermann Rein, Physiologisches Institut Göttingen, am 23.01.1936 an den Dekan der medizinischen Fakultät: Dr. Grosse-Brockhoff sei an seinem Institut Volontär und solle in die Dozentenschaft aufgenommen werden: Universitätsarchiv Göttingen, Kur. 5627 Akte Assistenten des Physiologischen Instituts, Bl. 50. (Mitteilung des Universitätsarchivs Göttingen vom 20.06.2013.) – Grosse-Brockhoff war von November 1934 bis November 1936 als Stipendiat der DFG bei Rein und arbeitete dort „vorwiegend über Fragen der Atmungs- und Kreislaufregulation." Von November 1936 bis März 1940 war er wissenschaftlicher Assistent an der Medizinischen Universitätsklinik Bonn: Universitätsarchiv Düsseldorf, 7/36–198 (Best. 17): Lebenslauf [um 1950].

11 H. W. Knipping, aus der Medizinischen Poliklinik der Akademie und der II. Medizinischen Abteilung der städtischen Krankenanstalten Düsseldorf: Über die respiratorische Insuffizienz, in: Beiträge zur Klinik der Tuberkulose und spezifischen Tuberkulose-Forschung, Bd. 89, Nr. 5 (22.05.1937), S. 469–479.

Martini (Bonn, der ebenfalls 1932/33 ausgetreten war), Dr. Karl Matthes (Leipzig),[12] Prof. Otto Ranke (Berlin), Prof. Helmuth Reinwein (Gießen), Doz. Siegfried Ruff (Berlin), Prof. Hubertus Strughold (Berlin).[13] Auch Dr. habil. Rudolf Thauer (Frankfurt/M)[14] – ab 1951 für 25 Jahre Ständiger Geschäftsführer der Gesellschaft – gehörte zu den 1937 eingetretenen Mitgliedern; außerdem Prof. Wilhelm Weitz (Hamburg). Weitz hatte 1934, als er noch im Städtischen Krankenhaus Stuttgart-Bad Cannstatt arbeitete, Fragebögen an 2 200 Zwillinge verschicken lassen, um Kenntnisse über Erbkrankheiten zu gewinnen.[15] In den „Verhandlungen" war er jetzt unter der Adresse des Eppendorfer Krankenhauses in Hamburg eintragen.

Damit hatte die Gesellschaft 324 Mitglieder. Der offensichtlichen Absicht, durch Wachsen an Bedeutung zu gewinnen, entspricht eine Grafik zur Mitgliederentwicklung (◘ Abb. 5.1).[16]

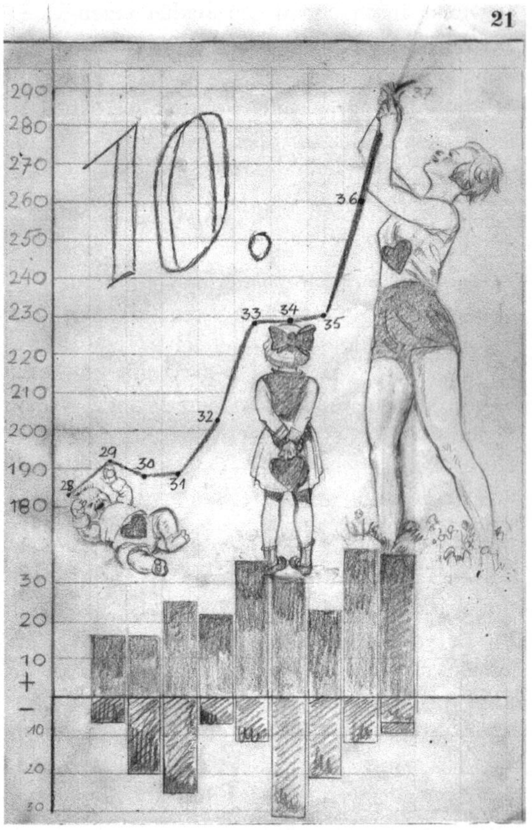

◘ **Abb. 5.1** Mitgliederentwicklung von 1928 bis Anfang 1937. Balken zeigen Ein- und Austritte

Insbesondere der Neueintritt von Hubertus Strughold zeigt, dass die Gesellschaft für Luftwaffenforscher immer attraktiver wurde: Er war Leiter des Luftfahrtmedizinischen Forschungsinstitutes des Reichsluftfahrtministeriums in Berlin. Erich Opitz (DGK seit 1936) hatte sich von Juni 1936 bis April 1937 bei Hermann Rein in Göttingen weitergebildet und wechselte nun ans Luftfahrtmedizinische Forschungsinstitut, um bei Strughold über luftfahrtmedizinische Frage zu arbeiten.[17]

Mittlerweile hatte die NSDAP ihren Aufnahmestopp gelockert. Unter den neuen Mitgliedern der Gesellschaft, die in der Kartei der Kassenärztlichen Vereinigung auffindbar waren, gab es aber

12 K. Matthes/F. Gross, aus der Medizinischen Universitätsklinik Leipzig (Direktor: Prof. Dr. M. Bürger): Untersuchungen über die Absorption von rotem und ultrarotem Licht durch kohlenoxydgesättigtes, sauerstoffgesättigtes und reduziertes Blut, in: Naunyn-Schmiedebergs Archiv für experimentelle Pathologie und Pharmakologie, Bd. 191, Nr. 2–4 (1938), S. 369–380.

13 „Der a. o. Professor Dr. H. Strughold, Leiter des Luftfahrtmedizinischen Forschungsinstitutes des Reichsluftfahrtministeriums in Berlin, hat sich von Würzburg nach Berlin umhabilitiert." Tagesgeschichte, in: Klinische Wochenschrift, Bd. 14, Nr. 44 (02.11.1935), S. 1592.

14 Rudolf Thauer (aus dem Institut für animalische Physiologie, Frankfurt/M): Wärmeregulation und Fieberfähigkeit nach operativen Eingriffen am Nervensystem homoiothermer Säugetiere, in: Pflüger's Archiv für die gesamte Physiologie des Menschen und der Tiere, Bd. 236, Nr. 1 (1935), S. 102–147.

15 Weitz am 07.12.1934 an Notgemeinschaft. Bundesarchiv Berlin, R 73/15598 (ohne Pag.).

16 Die Grafik findet sich direkt nach dem Vorstück zur 10. Mitgliederversammlung, 13.03.1937, im DGK-Archiv Düsseldorf als Bl. 21. Die zeitliche Zuordnung (1937) ergibt sich zudem aus dem letzten eingetragenen Jahr, sowie dem einmaligen Umstand, dass eine weitere Grafik abgebildet ist in: Verhandlungen 1937, S. XXIII.

17 Lebenslauf [Opitz]: Universitätsarchiv HU Berlin, Personalakte UK O 035, Bd. 1, Bl. 5.

trotzdem nur sehr wenige Parteimitglieder,[18] unter ihnen Hugo Wilhelm Knipping, der der NSDAP am 1. Mai 1933 beigetreten war.[19] Auf dem Nauheimer Fortbildungslehrgang 1935 hatte er über Anoxämie gesprochen,[20] die völlig unzureichende Sauerstoffsättigung des Blutes (hochgradige Hypoxämie). Knipping war seit 1936 Rektor der Medizinischen Akademie Düsseldorf.[21] Rudolf Thauer war seit 1. Oktober 1933 Mitglied im *Stahlhelm* (einem Wehrverband, der in der Weimarer Republik der Deutschnationalen Volkspartei nahestand). Von dort wurde er am 27. April 1934 in die SA überstellt,[22] aus der er – laut Vordruck: „auf eigenen Wunsch durch ehrenvollen Austritt" – am 7. April 1936 entlassen wurde.[23] Tatsächlich war er aus gesundheitlichen Gründen ausgeschieden. Der NSDAP gehörte Thauer ab 1. Mai 1937 an.[24] Auch der Berliner Professor Otto Ranke gehörte 1927 bis 1933 dem Stahlhelm an und wurde von dort in die SA überführt.[25] Explizit nicht in der NSDAP waren die Neumitglieder Paul Brandenburger aus Heidelberg[26] und Hans Neumann aus Bad Orb.[27] Laut Literatur waren zumindest acht weitere der jetzt neuen Mitglieder bis Ende 1937 in die Partei eingetreten. Ernst Holzlöhner (Kiel) etwa gehörte laut Karsten Linne schon seit Mai 1933 der Partei an und Max Bürger seit 1937. Der NS-Organisationsgrad der neuen Mitglieder der Gesellschaft war in jedem Fall unauffällig.[28]

Max Bürger war 1937 das sicherlich renommierteste Neumitglied der Gesellschaft. Ähnlich wie bei Hermann Rein ist bei ihm die Dichotomie eines nationalistischen Mitwirkens an konventionellen staatlichen Maßnahmen einerseits und einer gewissen Distanziertheit zumindest gegenüber nationalsozialistischer Rhetorik andererseits zu spüren. Schon im Dezember 1933 hatte Bürger den Kurator der Universität Bonn informiert, in der unter seiner Leitung stehenden medizinischen Poliklinik seien in den vorausgehenden Monaten „im Interesse der nationalen Sache" 150 Untersuchungen für die SA, 540 für den Stahlhelm und 500 für die Hitlerjugend durchgeführt worden, alles in freiwilliger Mehrarbeit seines Teams in den Abendstunden.[29] Die Bonner Poliklinik hatte jährlich

18 Bei diesen einfachen DGK-Mitgliedern sind in den Mitgliederverzeichnissen die Vornamen abgekürzt oder fehlen, sodass die Übereinstimmung mit folgenden Parteimitgliedern nur sehr wahrscheinlich ist: Bundesarchiv Berlin, KÄV, R 9347, Film 4: Danner, Hermann, geb. 22.8.04, NSDAP 30.04.1933. – Ebd., Film 10: Herkel, *Walter* O., geb. 6.8.06, NSDAP 01.05.1937. – Ebd., Film 13: Katterbau > Katerbau, K. J. *Paul*, geb. 23.11.1868, NSDAP 01.05.1933. – Ebd., Film 19: Mrozik, Anton-Julius *Herbert*, geb. 3.5.01, NSDAP 20.04.1933.

19 Ebd., Film 14: Knipping, Hugo *Wilhelm*, geb. 9.7.95. – In ebd. (ehem. BDC), VBS 1/1060013013, fanden sich keine Informationen zur Mitgliedschaft Knippings in NS-Organisationen.

20 H. W. Knipping (Düsseldorf): Die Anoxämie, in: Vereinigung der Bad-Nauheimer Ärzte (Hrsg.): Die Wechselbeziehungen von Atmung und Kreislauf: XI. Fortbildungs-Lehrgang in Bad-Nauheim, 20.–22. September 1935 (Nauheimer Fortbildungs-Lehrgänge Bd. 11), (Theodor Steinkopff) Dresden 1935, S. 65–79, dort : S. 73 f. nur kurz zur „Höhenanoxämie" in „einer Höhe von über 5000 m [...]."

21 Personalnotizen des Beauftragten für Medizinische Wissenschaft und Forschung [Prof. Rostock]. Bundesarchiv Berlin (ehem. BDC), VBS 1/1060013013, Bl. 386.

22 SA-Ausweis. Archiv zur Geschichte der Max-Planck-Gesellschaft, III. Abt, Rep. ZA 61 (Thauer), Nr. 52.

23 „SA der NSDAP", Bescheinigung für Rottenführer Rudolf Thauer, 07.04.1936, ebd.

24 NSDAP Mitgliedskarte Ortsgruppe Frankfurt/M, Nr. 5 576 294, ebd.

25 Der Dozentenbundführer der Universität Berlin am 24.08.1937 an den Rektor der Universität Gießen. Universitätsarchiv Gießen, PrA Med, Nr. 7 Koch, Bl. 152.

26 Bundesarchiv Berlin, KÄV, R 9347, Film 3: Brandenburger, Paul, geb. 11.5.07: NSDAP „nein".

27 Ebd., Film 19: Neumann, *Hans* Paul Otto, geb. 15.1.03: NSDAP „nein". – Außerdem: Bieling, Richard: Nicht NSDAP, nach: Klee: Personenlexikon, S. 48 f.

28 Zu Max Bürger: Forsbach: Universität Bonn, S. 152, Anm. 445. – Zu Ernst Holzlöhner: Linne: Erschließungsband, S. 107. – Außerdem: Broemser, Philipp: 1937, nach: Klee: Personenlexikon, S. 76; Reinwein, Helmuth: 1937, nach: Ebd., S. 489 f.; Ruff, Siegfried: 1937, nach: Ebd., S. 514; Seiser, Adolf: 1920 und wieder 1933, nach: Ebd., S. 577; Siebeck, Richard: 1937, nach: Ebd., S. 581; Weitz, Wilhelm: 1937, nach: Ebd., S. 665.

29 Bürger beantragte am 04.12.1933 beim Kurator der Universität einen weiteren „Institutswärter" für Reinigungsaufgaben. Geheimes Staatsarchiv Preußischer Kulturbesitz, I. HA, Rep. 76 Kultusministerium, Va, Nr. 10461, Bl. 221.

14.000 Patienten. Anfang 1934 informierte Bürger den Kurator anlässlich seiner Forderung nach mehr Medizinalpraktikanten beiläufig, dass „an der Poliklinik die Fliegeruntersuchungsstelle für das ganze Rheinland" eingerichtet werde.[30] Spätestens Ende 1935 wollte er die Spezifikation einer Druckkammer abgeändert wissen, die das Reichskultusministerium für die Forschung und die Lehre bereits bezahlt hatte, die nun aber anders als geplant errichtet werden sollte. Bürger berichtete dem Ministerium, er habe mit Oberstarzt Erich Hippke vom Reichsluftfahrtministerium (RLM) „lange verhandelt", die Kammer „in das Inventar der Fliegeruntersuchungsstelle Bonn" zu überschreiben:

» Er ist prinzipiell bereit[,] die Kammer nach meinen Vorschlägen einzubauen und betriebsfertig zu machen und die dafür notwendigen Gelder aus seinen Mitteln bereitzustellen. [Von Hippke geforderte, T. B.] Voraussetzung ist[,] 1) dass die Kammer bis zu einer Höhe von 10.000 Metern evakuiert werden kann. [...] Die 2. Voraussetzung ist, dass die Kammer [...] in den Besitz des R. L. M. übergehe, da er sonst seinem Ministerium gegenüber die Ausgabe nicht vertreten könne.[31]

Obwohl Bürger alles tat, Untersuchungen für Militär und NS-Organisationen auszubauen, verzichtete er auf jegliche nationalsozialistische Rhetorik. Ein Vorfall in Bonn verdeutlicht unabhängig vom (unbekannten) Wahrheitsgehalt, dass ihm aufgrund seines Status auch wenig passieren konnte. Ein Josef Schmitz, dessen vorausgehende Beschwerde nichts bewirkt hatte, schrieb am 30. September 1933 dem Minister Joseph Goebbels persönlich über angebliche Missstände in der Poliklinik. Seinem Sohn (dem Parteianwärter Michael Schmitz) sei dort von Professor Bürger gekündigt worden, *weil* der Sohn Parteimitglied sei. Bürger habe gesagt, Hitler sei ein „Bismarckhering", dem man das Gehirn herausgenommen habe. Und Dr. Schlomka (Georg Schlomka, DGK seit 1934) an derselben Klinik kaufe bei Juden und habe dem Sohn gesagt, dessen Parteimitgliedschaft habe keinen Zweck mehr, weil die „Hitlerschen Reibekuchen" schon verteilt seien. Die daraufhin nochmals vorgelegte Stellungnahme des Bonner NSDAP-Kreisleiters verwies auf die Überschuldung von Josef Schmitz; im Oktober 1933 habe ein Parteigericht zudem Michael Schmitz als Mitglied zurückgewiesen, weil der vor der „Machtübernahme" tatsächlich „ein Gegner der Bewegung" gewesen sei und nun „seine Vorgesetzten denunzierte." Josef Schmitz erhielt Mitte 1934 die Antwort, dass nichts gegen die Entlassung seines Sohnes unternommen werde.[32]

Kurz bevor Max Bürger Mitglied der Gesellschaft wurde, hatte Hans Reiter im August 1936 mit „großem Bedauern" die abschlägige Entscheidung der DFG über einen Forschungsantrag Bürgers zur Untersuchung von Staublungen zur Kenntnis genommen. Wenigstens „eine Teilbewilligung" sei auszusprechen. Untersucht werden sollten Menschen in Würselen bei Aachen. Die DFG revidierte ihre Entscheidung im September und gewährte 1000 RM.[33]

Unter den Neumitgliedern von 1937 fällt Ernst Holzlöhner durch einen ganz eigenen – in jedem Fall ungewöhnlichen – Ton auf. Im November 1934 hatte er an die DFG geschrieben:

» Am 1.10. wurde ich als Nachfolger von R. Höber auf den Lehrstuhl für Physiologie an der Universität Kiel berufen. Es wird damit von mir erwartet, dass ich einen Mann erset-

30 Bürger am 07.02.1934 an den Kurator, ebd., Bl. 230–231, dort: Bl. 230.

31 Bürger am 18.12.1935 an Ministerialrat Breuer im Ministerium für Wissenschaft, Erziehung und Volksbildung, ebd., Bl. 288–290, dort: Bl. 289.

32 Josef Schmitz am 30.09.1933 an Reichsminister Dr. Goebbels, ebd., Bl. 237; Bericht des Kreisleiters vom 24.06.1934, ebd., Bl. 238; Bericht [von Josef Schmitz samt Anlage seines Schreibens an Goebbels] o. D., ebd., Bl. 239–240; Schreiben i.V. des Ministers vom 17.07.1934 an Josef Schmitz, ebd., Bl. 241.

33 Der Präsident des Reichsgesundheitsamts Reiter am 13.08.1936 an „Kollege" [Bürger]. Bundesarchiv Berlin, R 73/10541 Bürger, Bl. 107 f. – Er bezog sich dabei auf die *an ihn* gerichtete Ablehnung der DFG vom 05.08.1936, ebd., Bl. 110. – Reiter hatte schon am 29.06.1936 an „Kollege" den Antrag Bürgers zu Untersuchungen an Neusiedlern im Landkreis Aachen beigelegt: Ebd., Bl. 111. – Dazu stellte die DFG 1000 RM bereit: Stark am 10.09.1936 an Bürger, ebd., Bl. 105–106.

> ze, dem auch der Gegner einen hohen Ruf als Wissenschaftler und Lehrer zuerkennen muss. Damit habe ich eine grosse Verantwortung übernommen; ich werde ihr auch bei stärkstem persönlichen Einsatz nur dann gerecht werden können, wenn es mir gelingt, mir hier ähnliche Arbeitsbedingungen wie mein Vorgänger zu schaffen.[34]

Aus dieser Äußerung Holzlöhners zu seinem als *Halbjuden* entlassenen Vorgänger, dem Physiologen Rudolf Höber, scheint weniger Unterwürfigkeit als fachliche Anerkennung und vielleicht sogar schlechtes Gewissen zu sprechen.[35] Infolge seiner Unfähigkeit, Karriereziele in ein angemessenes Verhältnis zum dafür gewählten Handeln zu setzen, wird Holzlöhner später nochmals behandelt werden müssen.

Unter den Mitgliedern, die bereits länger in der Gesellschaft waren, trat – soweit in Archiven dokumentiert – Herbert Schwiegk zum 1. April 1937 bei.[36] Die NSDAP-Nr. 4 126 684 von Johannes Nörr (DGK seit 1928) könnte auf einen Eintritt im Mai 1937 hindeuten.[37] Richard Wagner (DGK seit 1933) war sicher seit dem 1. Mai Parteianwärter.[38] Fritz Hildebrandt (DGK seit 1936) gab nach dem Krieg an, er sei am 1. Mai 1937 Parteimitglied geworden (Nr. 5 898 902).[39] Der Studentenführer der Universität Gießen charakterisierte im Januar 1937 den ebenfalls bereits erwähnten Albert Anthony – seit Jahresbeginn an der Gießener Medizinischen Klink und seit 1930 in der DGK – in einer Weise, aus der hervorgeht, dass er schon länger in der Partei war:

> » Über sein eigentliches Fach hinaus beschäftigt er sich noch mit Fragen der Luftfahrtmedizin, und hatte in Hamburg bereits einen Lehrauftrag dafür. Prof. A. ist Parteimitglied, über seine sonstige Tätigkeit in der NSDAP ist zu erwähnen, daß er als Arzt im NS-Fliegerkorps sich einsetzt.[40]

Anthony wechselte 1937 von Hamburg-Eppendorf – so die Historikerin Sigrid Oehler-Klein – „in das von Koch aufgebaute Netzwerk höhenphysiologischer Forschung". Anthony arbeitete nun in der Medizinischen Nervenklinik Gießen und parallel am Kerckhoff-Institut in Bad Nauheim.[41] Der Gie-

---

34 Holzlöhner, Physiologisches Institut Kiel, am 02.11.1934 an Notgemeinschaft, ebd., R 73/11790, Bl. 75–78, dort: Bl. 75. – Ähnlich auch ebd., Bl. 71–72: Holzlöhner am 01.03.1935 wegen „einer für mich äusserst dringenden Angelegenheit" direkt an den DFG-Präsidenten: „So ehrenvoll dieser Ruf für mich war, so gross waren die Aufgaben, vor deren Lösung man mich stellte. Herr Höber hat wissenschaftlich und als Lehrer einen aussergewöhnlichen Ruf und damit wurde mir eine erhebliche Verantwortung übertragen."

35 Höber, Rudolf, in: Universität Kiel und Nationalsozialismus, URL: https://www.uni-kiel.de/ns-zeit/bios/hoeber-rudolf.shtml (abgerufen am 23.12.2016). Höber war am 26.09.1933 entlassen worden und noch im selben Jahr zunächst nach Großbritannien emigriert, dann in die USA.

36 Formular zur parteistatistischen Erhebung, 1939. Bundesarchiv Berlin (ehem. BDC), R 9361-I/3359, Schwiegk, Herbert, geb. 23.03.1906: NSDAP-Nr. 4 358 895. Weiter gab Schwiegk dabei am 02.07.[1939] an: SA-Mitglied „ja", dabei führend tätig „ja"; NSD-Dozentenbund „ja"; Deutsche Arbeitsfront „ja"; NS-Volkswohlfahrt „ja"; NS-Lehrerbund „ja"; Reichsluftschutzbund „ja"; „Ärztekammer" „ja".

37 Ortsgruppenleiter München am 12.01.1939, ebd. (ehem. BDC), VBS 1/1080068117, Bl. 2753–2754, dort: 2753 (kein Eintrittsdatum): „Pg. Dr. Johannes Nörr, Univ. Prof. München–Veterinärstr. 6[,] ist in politischer Beziehung einwandfrei."

38 NSDAP Personal-Fragebogen, von R. Wagner am 25.11.1938 ausgefüllt. Ebd. (ehem. BDC), VBS 1/1190022634, Wagner, *Richard* Alfred Max, Bl. 2938, 2940, 2942, dort: Bl. 2940.

39 Meldebogen auf Grund des Gesetzes zur Befreiung vom Nationalsozialismus, ausgefüllt von Fritz Hildebrandt am 21.08.1947. Universitätsarchiv Gießen, Pers. Abt., 1. Lieferung, Nr. 14 Hildebrandt.

40 Studentenführer Gießen am 04.01.1937 an den Rektor der Universität Gießen, ebd., PrA Med, Nr. 2 Anthony, Albert, Bl. 23. – Laut: Anthony, Albert, in: Klee: Personenlexikon, S. 17, war er bereits seit 1933 Mitglied der NSDAP.

41 Sigrid Oehler-Klein: Überzeugung, Pragmatismus, Forscherdrang – Mechanismen der Anpassung. Die Medizinische Fakultät Gießen im Nationalsozialismus, in: Medizinhistorisches Journal, Bd. 42 (2007), S. 330–355, S. 349 samt Anm. 75.

ßener Anzeiger hatte schon im April 1936 über „*Höhenflüge* und *Höhenluftkuren* in der Klimakammer" berichtet. Im Kerckhoff-Institut sei „eine unter Leitung von Prof. Koch stehende Flieger-Untersuchungsstelle eingerichtet, in der sich die bisher größte Klimakammer befindet." Sie könne wahlweise das Klima Ägyptens oder des Nordpols für „Klimakuren" erzeugen. Auch ein Druck wie in 16 000 Metern Höhe lasse sich durch Abpumpen der Luft simulieren. Die Frage, „ob sich jemand für die Fliegerei eignet", lasse sich „heute dank der fortschreitenden Technik" so mit dieser „Klimakammer" (die sowohl die Eigenschaft Druckkammer hatte, als auch insbesondere regulierbare Temperatur aufwies) beantworten:

» Zwei Aerzte setzen sich neben den Untersuchungs-Kandidaten, die Tür wird von außen verschlossen, und dann beginnt der „Höhenflug". [...] Weiter gehts, und bald sind 5000 Meter Höhe erreicht. Der zukünftige Flieger, der vorhin eine noch lächelnde Mine zeigt, wird etwas blasser im Gesicht. Die beiden Aerzte haben es schon besser, sie können, wenn ihnen die Luft zu dünn wird, ein wenig von dem mitgeführten Sauerstoff durch kleine Schläuche einatmen. 6000 Meter, 7000 Meter, wieder wird gemessen und alles genau aufgezeichnet. Dann geht es wieder langsam herunter.[42]

Zurück zur Mitgliederversammlung unter Leitung des Vorsitzenden Eberhard Koch vom 13. März 1937. Dort wurde den Anwesenden weiter eröffnet, dass die Gesellschaft vom Reichsgesundheitsamt aufgefordert worden sei, „einen Dreijahresplan aufzustellen für die auf den Tagungen zu behandelnden Hauptthemen." Der Vorstand schlug vor, 1938 den Kreislaufkollaps, 1939 das Elektrokardiogramm und 1940 den Lungenkreislauf zu behandeln (eine Planung, die, um es vorwegzunehmen, nur für 1938 unverändert umgesetzt wurde). Die Versammlung erhob keine Einwände.[43] Überhaupt keine Chance auf Widerspruch wurde den Mitgliedern bei der Ortswahl der Kongresse gelassen:

» Die Tagungen sollen nach Anweisung von Präsident Reiter und im Einverständnis mit dem Vorstand zukünftig in der Regel im Kerckhoff-Institut zu Bad Nauheim stattfinden.[44]

Der nächste Satz im gedruckten Protokoll der Mitgliederversammlung deutet eine Diskussion an, die nicht mit einem (wie sonst vermerkt) einstimmigen Beschluss endete:

» Herr Koch fragt an, ob die Versammlung den Anschluß an den Internistenkongreß in Wiesbaden oder Pfingsten für geeigneter hält. Die Versammlung spricht sich für den Anschluß an den Internistenkongreß aus.[45]

Im maschinenschriftlichen Vorstück des Protokolls findet sich ein eingeklammerter Teil, der im gedruckten Protokoll fehlt. Aus ihm wird ersichtlich, dass die Kreislaufforscher sich nicht nur zeitlich den Internisten anpassten. Die DGIM plante zudem einen thematischen Übergriff:

» Inzwischen ist mit der Dt. Gesellschaft für innere Medizin vereinbart worden, dass auch im nächsten Jahre wieder die Dt. Gesellschaft für Kreislaufforschung am Samstag und Sonntag vor Beginn des Internistenkongresses tagen wird. Als Hauptthema des ersten Tages des Kongresses in Wiesbaden sind noch Kreislauffragen vorgesehen.[46]

Tatsächlich lautete der erste thematische Punkt in den Verhandlungen der DGIM 1938: „Über Herz-

---

42 Zeitungsausschnitt: „Höhenflüge" und „Höhenluftkuren" in der Klimakammer, in: Gießener Anzeiger vom 15.04.1936. Universitätsarchiv Gießen, PrA Med, Nr. 7 Koch, Bl. 214 (kursive Hervorhebungen i. O. in Anführungszeichen). Die zivile Anwendung wurde sehr knapp erwähnt.

43 Bericht über die 10. Mitgliederversammlung am 13.03.1937, in: Verhandlungen 1937, S. XXI–XXII, dort: S. XXII, Punkt 3.

44 Ebd., Punkt 4.

45 Ebd.

46 Vorstück zur 10. Mitgliederversammlung, 13.03.1937. DGK-Archiv Düsseldorf, Bl. 18 und 20 (Punkt 3). Punkt 3 stimmt (vom eben zitierten geklammerten Zusatz abgesehen) mit den Punkten 3 und 4 in den „Verhandlungen" textgleich überein.

funktionsprüfung".[47] Eberhard Koch kannte das genaue Thema schon einen Monat später: Am 22. April 1937 schrieb er in einem Gutachten für die DFG zu einem Forschungsantrag von Klothilde Gollwitzer-Meier (Balneologisches Institut Hamburg) über die Energetik des Herzens. „Das Interesse der Kliniker an diesen Fragen zeigt sich z. B. auch darin, dass der Internistenkongress für nächstes Jahr als ein Hauptthema *die Herzfunktionsprüfungen* aufgestellt hat."[48]

Zuletzt musste die Mitgliederversammlung der Deutschen Gesellschaft für Kreislaufforschung einen neuen „Vorstand" wählen, da die dreijährige Amtszeit von Koch endete. Für den Wahlvorgang übergab Koch den „Vorsitz" an Eugen Kirch, der vorschlug, „Herrn Koch wiederum für 3 Jahre zu wählen. Herr Koch wird daraufhin einstimmig wiedergewählt."[49] Koch ist im Vorspann der Verhandlungen 1937 als „Vorsitzender der Gesellschaft 1934/37" aufgeführt, und erst 1938 für den Zeitraum „1938/40". Den „Beirat" bildeten 1937 weiterhin die drei Professoren Eugen Kirch, Fritz Schellong und Max Hochrein.

Den „Verhandlungen", in denen mittlerweile alle Teilveranstaltungen beginnend mit der Eröffnungsansprache Stadlers durchnummeriert waren, kann nicht entnommen werden, an welchem der beiden Tage die „Verleihung der *Carl-Ludwig-Ehrenmünze*" stattfand. Koch verlieh sie an Otto Frank. Diesmal findet sich in Kochs Laudatio eine Begründung: Frank hätte „nicht geruht", bis er „die schwierige Theorie und Konstruktion der Registriermethodik entwickelt" habe.[50] Der 1865 geborene Otto Frank war kein Mitglied der Gesellschaft. Seit 1934 emeritiert, stellte er im März 1937 bei der DFG aber noch einen Forschungsantrag.[51] Einer NS-Organisation gehörte Frank nach seiner BDC-Akte nicht an.[52]

Eine Woche nach dem Kongress schrieb Eberhard Koch an Franz Groedel, die Kreislauftagung sei

> » ganz glänzend verlaufen. Es waren etwa 550 Teilnehmer da. Von jetzt ab wird die Tagung dauernd im Kerckhoff-Institut stattfinden. So sehr ich mich freue, dass das Institut dadurch seinen ursprünglichen Zielen nutzbar gemacht wird, bedeutet es für mich natürlich leider für mich [sic!] persönlich nicht gerade wenig Mehrarbeit, die einen für mehrere Wochen von der wissenschaftlichen Arbeit fast völlig abhält.[53]

Einen guten Einblick in diese wissenschaftliche Arbeit bieten bis heute im Bundesarchiv archivierte Forschungsanträge bei der DFG. Bereits Anfang März hatte Koch dort 6 200 RM beantragt, um Blutgase fortlaufend registrieren zu können. „Es ist beabsichtigt, die Assistenten der Abteilung für experimentelle Pathologie und Therapie alle in den Dienst dieser Aufgabe zu stellen. Personalkosten sind also nicht erforderlich."[54] Der von der DFG wieder zum Gutachten aufgeforderte Her-

47 [Kopfblatt] 50. Kongress der DGIM 1938, in: Lasch/Schlegel: Eröffnungsreden DGIM, S. 549. – 1937 tagte die DGIM von Montag, 15.03., bis Donnerstag, 18.03., in Wiesbaden: 49. Kongress der DGIM 1937, in: Ebd., S. 539. Die ersten beiden unter mehreren Vorträgen dazu hielten Straub (Göttingen) und Hochrein (Leipzig).

48 Eb. Koch am 22.04.1937 an die DFG zu Antrag „Gol. 2/07/2": Bundesarchiv Berlin, R 73/11288, Bl. 46 (kursive Hervorhebung i. O. in Anführungszeichen).

49 Bericht über die 10. Mitgliederversammlung am 13.03.1937, in: Verhandlungen 1937, S. XXI–XXII, dort: S. XXII, Punkt 5.

50 Verleihung der „Carl-Ludwig-Ehrenmünze" durch den Vorsitzenden der Gesellschaft, Herrn Prof. Dr. Eb. Koch, an Herrn Geheimrat Prof. Dr. O. Frank (München), in: Verhandlungen 1937, S. 10 (kursive Hervorhebung i. O. in Anführungszeichen).

51 Geh. Rat Prof. Dr. Otto Frank schrieb am 19.05.1937 an die DFG, er forsche seit seiner Emeritierung 1934 in Räumen des Physiologischen Instituts München weiter zum Kreislauf und beantrage 1000 RM für das laufende Jahr. Bundesarchiv Berlin, R 73/11076, Bl. 19.

52 Ebd. (ehem. BDC), VBS 307/8200000712, Frank, Otto, Bl. 2084 und 2086 [offenbar Kopfblatt von Franks Personalakte an der Universität München].

53 [Koch] am 20.03.1937 an „Professor" [Groedel]. Archiv der Kerckhoff-Stiftung Bad Nauheim, Nr. 164.

54 Koch am 08.03.1937 an die DFG. Bundesarchiv Berlin, R 73/12230, Bl. 52.

mann Rein reagierte neuerlich ablehnend: Koch wolle keine bestimmte physiologische Fragestellung lösen, sondern eine Methode schaffen, über deren „Brauchbarkeit sich garnichts voraussagen lässt". Solches zu fördern sei nicht Aufgabe der DFG. In „allen bewährten Laboratorien der Welt" sei üblich, Methoden zunächst improvisiert zu testen und erst bei erwiesener Brauchbarkeit auszubauen.

> Von diesem bewährten Grundsatz sollte man gerade bei uns in Deutschland heute nicht abweichen. Hinzu kommt, dass der Antragsteller über das best finanzierte Forschungsinstitut für Kreislauf-Physiologie in Deutschland verfügt. Es würde ihm sicher keine Schwierigkeiten machen, seine geplanten Verfahren zunächst einmal zu entwickeln [...].[55]

Koch war bei der von ihm beabsichtigten Umwandlung seiner Abteilung in eine Stelle zur medizinischen *Wehrforschung* bislang also nicht besonders erfolgreich. Umso mehr trieb er seine parallelen Anläufe voran, mit staatlichen Zivilinstanzen zusammenzuarbeiten. Im Juli 1937 ging er auf die im Entstehen begriffene Satzung einer – wie er vorschlug – „Deutsche[n] Zentrale zur Erforschung und Bekämpfung der Kreislaufstörungen? oder Kreislauferkrankungen?" ein. Dafür schlug er die Kurzbezeichnung „Deutsche Kreislaufzentrale" vor. An einen nicht namentlich genannten Professor schrieb er:

> Aber gerade dem Reichsgesundheitsamt gegenüber halte ich es für zweckmäßig, die Bekämpfung mit in den Titel zu nehmen. Bei der Kreislaufgesellschaft habe ich es aus diesem Grunde auch so gemacht, und zwar mit Erfolg.[56]

Orte der neuen Instanz sollten zur Diagnostik ein Medizinisches Institut (offenbar das Kerckhoff-Institut) und zur Therapie das Konitzky-Stift (Bad Nauheim) sein. Wenn die „Laienaufklärung" als Aufgabe mitübernommen werde, werde dies zur (erwünschten) „Propaganda für Bad Nauheim" werden. Koch schlug als „Organ der Zentrale" das „Archiv für Kreislaufforschung" vor; der Rektor (der Universität Gießen) solle den Schriftleiter bestimmen. Die „Zentrale" werde gewinnen, wenn ihre Satzung den Hinweis enthalte, dass sie ihre wissenschaftlichen Tagungen zusammen mit der Deutschen Gesellschaft für Kreislaufforschung durchführe:

> Unsere Gesellschaft ist jetzt so stark und allgemein anerkannt, daß es nicht ausgeschlossen wäre, daß einige [...] eine Konkurrenz wittern könnten. Dem bricht man die Spitze ab, wenn man Zusammenarbeit von vornherein betont.[57]

Zuletzt ging Koch kryptisch auf Verhandlungen ein, an denen Franz Groedel beteiligt war. Erneut schwang dabei ein abschätziger Unterton gegenüber seinem emigrierten Vorgesetzten mit: Der „letzte Nachmittag" mit Frau Kerckhoff sei „ohne Bedeutung" gewesen. Es sei „eine Schande, wie der weibisch-schauspielernde G. es versteht, die mütterlichen Affekte dieser prächtigen Frau auf sich zu lenken und nutzbar zu machen!"[58]

Auch eine weitere „Stellungnahme" Kochs zu „Verhandlungen Gießen/Bad Nauheim", die im Februar 1937 stattgefunden hatten, betraf diese „Zentralstelle für Kreislaufforschung". Die „leitende Persönlichkeit für das Gebiet der klinischen Medizin" sollte dabei als Geschäftsführer Professor Helmuth Reinwein (DGK seit 1937) werden. Koch warnte vor der angedachten Regelung, wonach

55 Rein am 27.04.1937 an die DFG, ebd., Bl. 50. – Ebd., Bl. 51: I.A. Breuer hatte am 17.04.1937 (mit Kochs Antrag) an Rein geschrieben, der Rechnungshof könnte die DFG „auf die Zuständigkeit der Kerckhoff-Stiftung selbst verweisen". Er fragte Rein, ob er die Finanzsituation des Kerckhoff-Instituts kenne.

56 Stabsarzt der Reserve Koch (Bad Nauheim ist im Briefkopf in Münster/W korrigiert) am 21.07.1937 handschriftlich an „Herr Professor". Archiv der Kerckhoff-Stiftung Bad Nauheim, Nr. 753.

57 Ebd.

58 Ebd.

keine Bad Nauheimer Instanz sich einer wissenschaftlichen Anstalt angliedern dürfe, die nicht mit der Medizinischen Fakultät in Gießen in Verbindung stand. Dann „würde es z. B. dem Kerckhoff-Institut z. Zt. nicht erlaubt sein", Forschungsaufträge des Reichsluftfahrtministeriums oder der Lilienthal-Gesellschaft zu übernehmen.[59]

Koch wies in diesem Zusammenhang weiter darauf hin, dass ihm „im Laufe der letzten Jahre" die Zentralisierung der Kreislaufforschung im Kerckhoff-Institut bereits „weitgehend" gelungen sei: Die Tagungen der Kreislaufgesellschaft fänden nun „stets" im Kerckhoff-Institut statt; er sei Mitherausgeber „der einzigen Fachzeitschrift für Kreislaufforschung" (seit 1934 der Zeitschrift für Kreislaufforschung); für „die Luftfahrtmedizinische Forschung" sei er „Obmann für das Gebiet des Kreislaufs". Auch die beliebten Bad Nauheimer Fortbildungskurse fänden im Kerckhoff-Institut statt. Dies alles könne er der Universität Gießen „zuführen".[60]

In der Tat waren bestimmte Bereiche der *Wehrmedizin* wie für Kreislaufforscher gemacht. Und sie nutzten sich bietende Chancen. Anfang Juni 1937 schrieb Hermann Straub (DGK seit 1928, Direktor der Medizinischen Klinik Göttingen und zugleich geschäftsführender Direktor der vereinigten Universitätskliniken), dass bei den Göttinger Universitätskliniken 1934 eine Fliegeruntersuchungsstelle eingerichtet worden sei. Zuvor war mit Blick auf den Versailler Vertrag, der dem Deutschen Reich den Aufbau einer Luftwaffe untersagt hatte, über solche Einrichtungen im universitätsinternen Schriftverkehr wenig festgehalten worden. Mit der mittlerweile offenen Aufrüstungspolitik Deutschlands änderte sich dies spürbar. Jetzt klärte Straub den Kurator auf:

» In der Medizinischen Klinik wird die wehrpolitisch besonders wichtige Frage bearbeitet, wie die militärische, sportliche, körperliche Leistungsfähigkeit besonders der Organe des Blutkreislaufs und der Atmung bei Grenzfällen beurteilt werden kann und welche Anforderungen an diese Organe bei besonderen Leistungen (z. B. Hochleistungsflug) gestellt werden müssen. Innerhalb dieser Fragestellung schien es uns besonders wichtig, praktische Erfahrungen auf dem Gebiete der Fliegeruntersuchungen zu gewinnen, [...].[61]

Seit August 1935, so Straub weiter, erhalte die Fliegeruntersuchungsstelle für jedes Gutachten 4 RM und je 2 RM Gebühren für den Internisten, Augenfacharzt, Ohrenfacharzt und Nervenfacharzt. Die Gebühren für den Internisten kämen in der Medizinischen Klinik den Medizinalpraktikanten zugute, die solche *Untersuchungen* machten. Straub argumentierte wortreich, die Klinikärzte hätten „den Wunsch, ihre Einsatzbereitschaft für den nationalsozialistischen Staat durch die Tat zu beweisen" und deshalb „von Anfang an ehrenamtlich" gearbeitet. Die Ärzte wüssten, „dass nur solche Männer im Rahmen der Universität geduldet werden und auf einen Aufstieg in der akademischen Laufbahn rechnen können, die ihre Einsatzbereitschaft durch die Tat beweisen." Später im Text bekannte er allerdings, dass Gebühren für die *Gutachtertätigkeit* „nach anerkannten Grundsätzen in Höhe der amtlichen Gebührenordnung" von den Ärzten einbehalten würden.[62] Ärzte, die Fliegeruntersuchungen durchführten, erhielten also tatsächlich Geld und verbesserten ihre Karrierechancen.

Auch der 1936 der DGK beigetretene Erich Schütz orientierte sich Richtung Luftfahrtmedizin. Er hatte der DFG Ende März 1937 noch angekün-

59 Stellungnahme von Prof. Koch zum Bericht vom 16.02.1937. 3 Seiten, o. D. (offenbar Anlage zu Kochs Schreiben vom 21.07.1937 an „Herr Professor"). Archiv der Kerckhoff-Stiftung Bad Nauheim, Nr. 753. – Weiter sollte Werner Lueg (DGK seit 1933, früher Kerckhoff-Institut, jetzt Konitzky-Stift) in die Gießener Fakultät eintreten und innerhalb der „Arbeitsgemeinschaft" Helmuth Reinwein unterstehen.

60 Ebd.

61 Straub am 07.06.1937 an den Kurator. 6 Seiten, abgesetztes Zitat S. 3 f.: Universitätsarchiv Göttingen, Kur. 2175. Die Fliegeruntersuchungsstelle unterstand seit dem 01.11.1936 dem Luftkreisarzt VII in Braunschweig.

62 Ebd. (Zitate aus dem gesamten Schreiben in geänderter Reihenfolge). Eine Liste führte die Ausstattung der Fliegeruntersuchungsstelle auf, u. a. eine Schreibmaschine und einen Bleistiftspitzer. Weiter war ausgeführt: „Die Reparaturen an den Apparaten der U.Stelle werden durch den Luftkreisarzt bezahlt."

digt, er wolle zur Therapie der Grünkreuz-Vergiftungen weiterforschen.[63] Der zum Gutachten aufgeforderte Oberfeldarzt Otto Muntsch befürwortete dies: „Das Dunkel der Vorgänge bei den Kampfgasvergiftungen bedarf gerade in diesem Punkte der Nervenbeteiligung einer Erhellung."[64] Mitte September informierte Schütz allerdings, dass er zum 1. Oktober 1937 auf den Lehrstuhl für Physiologie der Universität Münster berufen worden sei.[65] Dabei scheint er sein Interesse an Kampfstoffvergiftungen einem neuen Thema nachgeordnet zu haben und beklagte auch, aufgrund der Zustände in Münster noch nicht richtig forschen zu können. Anfang November beantwortete er eine Anfrage des Leiters der Fachgliederung Wehrmedizin im Reichsforschungsrat,[66] dass er

> seit etwa 10 Monaten die in der Fachliteratur sehr umstrittene Frage nach der Erklärung der Elektrokardiogrammveränderungen unter Sauerstoffmangel bearbeite. Diese Frage ist von einem unmittelbaren Interesse sowohl für akute Kampfg[a]svergiftungen wie für die Luftfahrtmedizin. Die Arbeiten sind eine direkte Fortsetzung meiner früheren, gemeinsam mit Herrn Oberfeldarzt Dr. Muntsch durchgeführten Versuche über die Herztätigkeit und das Elektrokardiogramm während der Grünkreuzvergiftungen. Ich erwähne gleichzeitig, dass ich wegen des luftfahrtmedizinischen Interesses dieser Frage auf Aufforderung der Sanitätsinspektion der Luftwaffe auf der ersten Luftfahrtmedizinischen Tagung des Reichsluftfahrtministeriums im Oktober des Jahres über die Ergebnisse der bisherigen Versuche vorgetragen habe.[67]

Er benötige 250 RM für Kaninchen und Katzen sowie 300 RM für eine Starling-Pumpe zur künstlichen Beatmung, um „Erstickungsversuche" durchführen zu können. Mit 750 RM würde ihm die Fortsetzung seiner „wehrmedizinische[n] Arbeiten ermöglicht".[68] Die beantragte Summe erhielt er für das neue Thema „Elektrokardiogrammveränderung unter Sauerstoffmangel" sofort.[69]

Hermann Rein hatte im Januar 1937 der DFG bekanntgegeben, an seinem Göttinger Institut „mit aller Entschiedenheit" die Beziehungen zwischen der Atmung einerseits und der Steuerung des lokalen Stoffwechsels „in sämtlichen Organen" andererseits zu untersuchen.[70] Im März forderte die DFG Philipp Broemser (DGK seit 1937) auf, zu Reins Antrag über 3000 bis 3500 RM für das Thema „Untersuchungen über Atmungsregulierung und Zusammenhang der Atmung mit Kreislauf und lokalem Stoffwechsel" ein Gutachten anzufertigen. Broemser fand lediglich die Summe etwas hoch.[71] Der Leiter der Fachgliederung Medizin im Reichsforschungsrat, Professor Ferdinand Sauerbruch, genehmigte den Antrag und Rein erhielt 2400 RM in Raten von 200 RM für seine Hilfskraft.[72]

Das Wissenschaftsministerium schrieb der DFG im Juni 1937, dass das Deutsche Reich im italienischen Mosso-Institut am Monte Rosa jährlich drei Arbeitsplätze vergeben könne. Angemeldet habe es dafür: Stabsarzt Dr. med. habil. Konrad Lang von der Militärärztlichen Akademie in Berlin

63 Schütz am 31.03.1937 an die DFG. Bundesarchiv Berlin, R 73/14563, Bl. 91–92 (Pag. 102), dort: Bl. 91. – Zu Kampfstoffen vgl.: Florian Schmaltz: Kampfstoff-Forschung im Nationalsozialismus. Zur Kooperation von Kaiser-Wilhelm-Instituten, Militär und Industrie (Geschichte der Kaiser-Wilhelm-Gesellschaft im Nationalsozialismus 11), (Wallstein) Göttingen 2005.

64 Oberfeldarzt Muntsch am 17.04.1937 an die DFG. Bundesarchiv Berlin, R 73/14563, Bl. 88.

65 Schütz am 15.09.1937 an die DFG, ebd., Bl. 56.

66 Der Reichsforschungsrat war im selben Jahr 1937 als Koordinationsstelle für die wissenschaftliche Forschung erst gegründet worden: Eckart: Medizin in der NS-Diktatur, S. 263.

67 Schütz am 08.11.1937 an den Leiter der Fachgliederung Wehrmedizin im Reichsforschungsrat, Prof. Dr. Richter, Greifswald. Bundesarchiv Berlin, R 73/14564, Bl. 102–103, dort: Bl. 102.

68 Ebd., Bl. 103.

69 Richter am 06.12.1937 an Schütz, ebd., Bl. 101.

70 Rein am 23.01.1937 an die DFG. Bundesarchiv Berlin, R 73/13879, Bl. 158–160, dort: Bl. 159. Dazu beantragte er eine technische Hilfskraft.

71 Formular DFG am 08.03.1937 an Broemser, München, ebd., Bl. 156 und 157 (Broemser).

72 Präsident der DFG am 27.05.1937 an Rein, ebd., Bl. 140: Ab 01.04.1937 für Herbert König.

sowie die Doktoren Erich Opitz (DGK seit 1936) und Wolfgang Schoedel (DGK ab 1950) vom Physiologischen Institut Göttingen.[73] Rein schrieb dazu eine Woche später, es sei unabdingbar, die Werte in der Station an den gleichen Personen wie in Göttingen zu messen, um sie vergleichen zu können. Neben Opitz und Schoedel schlug er Ludwig Delius aus Freiburg (DGK seit 1936) vor:

» Es ist zu hoffen, dass die Rolle der Kohlensäure [gemeint ist: CO_2, T. B.] für die Höhenfähigkeit des menschlichen Organismus, die ein unmittelbar praktisches Interesse für die Luftfahrtmedizin hat, durch die geplanten Untersuchungen wenigstens teilweise beantwortet werden wird.[74]

Rein erhielt nach der Genehmigung durch Ferdinand Sauerbruch 1200 RM für die Doktoren Opitz und Schoedel.[75]

Im Oktober schrieb Hermann Rein an den Leiter der Fachgliederung Wehrmedizin des Reichsforschungsrates, in seinem Institut werde „die gesamte Grundlagenforschung für die Probleme des *Höhenflugs* und der *grossen Beschleunigungen* ständig durchgeführt". Im April (1938) gehe „der neue Institutsbau mit einer eigenen Abteilung für diese Zwecke in Betrieb".[76] Oberstarzt Erich Hippke, Sanitätsinspekteur der Luftwaffe, fragte Rein nach seinem Geldbedarf und klärte den Leiter der Fachgliederung Wehrmedizin darüber auf, dass die Forschungen Reins „für die Luftfahrtmedizin von hohem wissenschaftlichen Wert" seien. Hippke erklärte sich bereit, die einmaligen Anschaffungsausgaben zu übernehmen. Rein habe als „dringlichste Aufgaben" fünf Punkte aus dem Bereich der inneren Atmung aufgelistet.[77] Das Göttinger Institut beantragte Geräte für 1695 RM.[78] Der Reichsforschungsrat genehmigte zusätzlich 5000 RM für die laufenden Ausgaben mit dem Hinweis: „Sollten die Mittel erschöpft sein, wird um einen erneuten zusätzlichen Antrag gebeten."[79] Bevor er sich um die Teilbeträge kümmern konnte, musste sich Rein zunächst nach weiterem Personal umsehen.[80]

Für die in der DGK organisierten Kreislaufforscher bot auch das folgende Jahr 1938 neue Chancen und Perspektiven. Zum 1. April 1938 wollte die Universität Gießen den Lehrstuhl für Physiologie neu besetzen. An erster Stelle standen zwei Institutsdirektoren (Max Wachholder aus Rostock und Hans Lullies aus Köln), die damals nicht Mitglied der Deutschen Gesellschaft für Kreislaufforschung waren. Der nichtbeamtete a. o. Professor Eberhard Koch stand zusammen mit a. o. Professor Erich Schütz (Berlin) an zweiter Stelle, die Dozenten Max Schneider (Göttingen) und Karl Wezler (München) an dritter.[81] Bereits Ende 1937 gab es an der Universität Gießen Pläne, Koch auf einen Lehrstuhl zu berufen. Diskutiert wurde, ob er seine Stellung am Kerckhoff-Institut in Bad Nauheim gleichzeitig behalten könne. Der in dieser Frage konsultierte Ernst Holzlöhner bewertete diese Option sogar als günstig. Hermann Rein dagegen lehnte dies „aufs schärfste" ab. Koch sei für ein Ordinariat zwar geeignet, aber im Falle einer Doppelbesetzung ginge ein Institut „für unseren Nachwuchs" verloren. Rein deutete an, dass Koch bei Ausübung von zwei Ämtern nicht „aktiv an der Neugestaltung der

73 Der Reichs- und Preußische Minister für Wissenschaft, Erziehung und Volksbildung, i. V. Wacker, am 10.06.1937 an die DFG, ebd., Bl. 130.

74 Rein am 16.06.1937 an die DFG, ebd., Bl. 127 (links).

75 Der Präsident der DFG, i. A. Fehling, am 22.06.1937 an Rein, ebd., Bl. 127 (rechts).

76 Rein am 05.10.1937 an den Leiter der Fachgliederung Wehrmedizin des Reichsforschungsrates [Richter], Greifswald, ebd., Bl. 112 (kursive Hervorhebungen i. O. in Anführungszeichen).

77 Hippke am 30.11.1937 an Richter, ebd., Bl. 111 (links). Er hatte am 14.10.1937 ein Schreiben von Rein erhalten, dessen wesentliche Punkte er wiedergab, u. a.: „1.) Klarstellung der steuernden Faktoren für die Kapillarisierung der Gewebe". (*Innere Atmung* ist meine Wortwahl.)

78 Abschrift [Liste], Physiologisches Institut Göttingen, 19.11.1937, ebd. (rechts).

79 I.A. des Leiters der Fachgliederung Wehrmedizin am 03.12.1937 an Rein, ebd., Bl. 110.

80 Rein am 08.01.1938 an die DFG, ebd., Bl. 106.

81 Der Rektor der Universität Gießen am 22.01.1938 an den Reichsstatthalter in Hessen zur Weiterleitung an den Wissenschaftsminister. Universitätsarchiv Gießen, PrA Med, Nr. 7 Koch, Bl. 84–85.

Nachwuchsfrage" mitwirken könne.[82] Auf die Besetzung des Lehrstuhls wird zurückzukommen sein. Relevant ist hier zunächst ein anderer Punkt: Wie üblich wurden die Bewerber bezüglich ihrer politischen Linientreue überprüft.

Der Dozentenschaftsleiter der Universität Gießen hatte dazu Erkundigungen eingezogen. Erich Schütz (DGK seit 1936) galt als politisch „unbedingt zuverlässig". Eberhard Koch sei vor der „Machtübernahme" politisch nicht hervorgetreten, werde „heute als durchaus zuverlässig angesehen und ist besonders tätig im D. L. V., weshalb wohl auch seine neuere Arbeitsrichtung auf die Luftfahrtmedizin hinausgeht." Max Schneider (DGK ab 1938) sei von Rein ausgebildet worden und Oberstaffelarzt in der SS. Über den weiteren Kandidaten Karl Wezler (DGK ab 1938) hieß es: Vor der „Machtübernahme" soll er „stets" die Politik Brünings gegen nationalsozialistische Angriffe verteidigt haben, „sodaß er heute auch nicht als überzeugter Nationalsozialist gelten kann."[83]

Hermann Rein baute derweil seine Kontakte zum Militär aus. Er wurde vom „Führer und Reichskanzler" am 24. März 1938 zum außerordentlichen Mitglied des wissenschaftlichen Senats für das Heeressanitätswesen ernannt.[84] Mitte Mai erhielt er vom NS-Fliegerkorps die Auskunft, dass er keinen Flieger-Dienstgrad erhalten könne. Die Voraussetzung dazu – „mindestens Anwärter der Partei und des NSD-Ärztebundes" – sei nicht erfüllt. Eine Mitgliedschaft als Förderer des NS-Fliegerkorps sei jedoch möglich „und sehr erwünscht."[85] Im Juli informierte Rein den Göttinger Kurator, dass er als Mitglied des genannten wissenschaftlichen Senats „keinerlei Vergütung erhalte", aber eine „Aufwandsentschädigung" als ordentliches Mitglied der Deutschen Akademie für Luftfahrtforschung für April bis Juni.[86] Zudem wurde in Göttingen ein neues Physiologisches Institut für Hermann Rein gebaut. In einer späteren Stellungnahme im Umfeld der Entnazifizierung wurde behauptet, Reichswissenschaftsminister Hermann Rust habe einen Besuch abgesagt, weil Rein eine „zweifelhafte politische Haltung" habe.[87] Im November 1938 wurde das neue Institut in Göttingen jedenfalls eröffnet.[88]

Erkennbar selbstbewusst eröffnete Wilhelm Nonnenbruch aus Prag als Vorsitzender die 11. Jahrestagung der Deutschen Gesellschaft für Kreislaufforschung. Sie widmete sich am 26. und 27. März 1938 in Bad Nauheim dem Thema Kreislaufkollaps. Nonnenbruch begrüßte Hans Reiter als Vertreter des Reichsinnenministeriums *und* des Reichsgesundheitsamts; den Chef des Sanitätswesens der Luftwaffe, Generalarzt Erich Hippke; den Luftkreiskommandeur Gießen, General Willich; sowie Vertreter des Reichsarbeitsministeriums und der Reichsleitung der NSDAP. Ausführlich gedachte Nonnenbruch der verstorbenen Mitglieder Ludolf von Krehl und Friedrich Moritz. Unter weiteren Verstorbenen nannte er Professor Eugen Rehfisch.[89] Tatsächlich war Rehfisch am 22. Oktober 1937 auf dem Friedhof der jüdischen Gemeinde in Berlin-Weißensee beerdigt worden. Über die letzten Jahre des 1862 geborenen Mediziners, der zu Urologie und Kardiologie geforscht hatte, ist

82 Gutachten über Prof. Dr. Koch – Bad Nauheim [Zusammenstellung von Auszügen aus sieben Gutachten], 22.12.1937, ebd., Bl. 122–123, dort: Bl. 123.

83 Zu Schneider und Wezler: Der Dozentenschaftsleiter der Ludwigs-Universität Gießen zur Wiederbesetzung des Physiologischen Lehrstuhls am 11.01.1938 an das Rektorat, ebd., Bl. 87–88.

84 Rein am 07.04.1936 an den Kurator (um dies dem Minister zu melden). Universitätsarchiv Göttingen, Kur. PA Rein, Hermann, Bd. I, Bl. 99.

85 NS Fliegerkorps am 19.05.1938 an Rein mit Bezug zu einem Schreiben des Sanitätschefs des NS-Fliegerkorps vom 06.05.1938, ebd., Bl. 178.

86 Rein am 14.07.1938 an den Kurator, ebd., Bl. 107.

87 Kurator am 11.09.1945 an Rein, ebd., Bl. 179.

88 Denkschrift Rein: Begründung des Entschlusses des o. Professors der Physiologie Dr. F. H. Rein in Göttingen, von der Universität an ein reines Forschungsinstitut überzugehen, o. D. [um 1951], ebd., Bd. II, Bl. 22–29, dort: Bl. 22 f.

89 W. Nonnenbruch: Eröffnungsansprache, in: Verhandlungen 1938, S. 3–7, dort: S. 3 f. Er erwähnte außerdem Hans Liniger (ebd. Lininger geschrieben), Václav Neumann und Ludwig Roemheld.

nichts bekannt. Seine Frau und seine Kinder wanderten aus.[90]

Nonnenbruch verwies anschließend darauf, dass zum 2. Mal ein Professor aus Prag den Tagungsvorsitz innehabe – in einem „Augenblick, wo wir deutsche Geschichte größten Stils erleben" (offenbar eine Anspielung auf den *Anschluss* Österreichs an das Deutsche Reich). Fast den ganzen Rest seiner Ansprache widmete er den Leistungen Prager Mediziner und hob dabei auch die Bedeutung „hervorragende[r] tschechische[r] Forscher" hervor. Abschließend betonte er (die *Abtretung* des Sudetengebietes an Deutschland erfolgte erst ein halbes Jahr später):

» Der Führer des Deutschen Reiches hat jüngst von den Nationen Europas gesprochen, die sich zwar oft bekämpft hätten, aber im Grund doch die größte Achtung voreinander hätten.[91]

Ähnlich trat diesmal Hans Reiter auf, der das Wort ergriff, um die Tagungsteilnehmer zu begrüßen. Er übermittelte der Gesellschaft „die Grüße der Regierung" im Auftrag des Reichsministers des Innern, Wilhelm Frick, und des Reichsärzteführers Gerhard Wagner. Beide verfolgten „mit allergrößtem Interesse Ihre Arbeit". Auch er selbst als Präsident des Reichsgesundheitsamts wolle „Ihnen durch meine Mitwirkung an Ihrer Tagung die enge Verbundenheit zwischen meinem Amte und Ihnen bekunden." Von den „in so großer Zahl" erschienenen ausländischen Tagungsbesuchern erhoffte sich Reiter,

» daß Sie nach Abschluß der Tagung mit sich die Überzeugung heimbringen, daß gerade ein durch derartige Zusammenkünfte gebotener Gedankenaustausch am besten eine wechselseitige Befruchtung der großen gesundheitlichen Aufgaben der Völker bietet.[92]

Nonnenbruch stellte seine Rede nach dem Krieg als „Akademische Friedensrede" dar, mit der er oppositionell „jeder Gewaltlösung der Sudentenfrage" hätte vorbeugen wollen.[93] Reiters Grußwort verdeutlicht jedoch, dass beide eine ähnliche Friedensrhetorik verwendeten.

Der Vorsitzende der Gesellschaft, Eberhard Koch, verlieh die Carl-Ludwig-Ehrenmünze an Walter Rudolf Hess aus Zürich. Koch begründete, Hess habe den Blutkreislauf „aus seiner Isoliertheit" befreit und darauf hingewiesen, dass er sich „nur im Zusammenhang mit Atmung und Stoffwechsel sinnvoll verstehen läßt." Erstmals wurden – ohne weitere Erklärung – zudem Ehrenmitglieder ernannt: Ludwig Aschoff (Freiburg), Heinrich Ewald Hering (Köln), Rudolf Jaksch v. Wartenhorst (Prag) und Werner Spalteholz (Leipzig).[94]

Das erste Referat des Kongresses hielt Klothilde Gollwitzer-Meier vom balneologischen Institut der Universität Hamburg in Bad Oeynhausen. Sie zog am Anfang unter anderem ein emigriertes Mitglied der Gesellschaft als Referenz heran: Siegfried Thannhauser unterscheide einen Schock vom Kollaps dadurch, dass einem Kollaps ein Blutdruckabfall folge. Ein Schock sei ein Kreislaufversagen nach Verletzungen.[95] Die rund 10 Tage vorher von Hermann Rusts Wissenschaftsministerium an die Fakultäten intern gegebenen Vorgaben, das Zitie-

---

90 B. Schönberger/R. Helms: Eugen Rehfisch – Pionier der modernen Urodynamik, in: Der Urologe, Bd. 44, Nr. 3 (März 2005), S. 288–293.

91 W. Nonnenbruch: Eröffnungsansprache, in: Verhandlungen 1938, S. 3–7, Zitate dort: S. 4, 7.

92 H. Reiter: Begrüßungsansprache, in: Ebd., S. 8–9, dort: S. 8.

93 Nonnenbruch am 08.09.1946 an den Rektor der Universität Frankfurt. Universitätsarchiv Frankfurt/M, 4/1556, Nonnenbruch, Wilhelm, Bl. 34–36, dort: Bl. 34. Er sei im Mai 1945 suspendiert worden.

94 Verleihung der „Carl-Ludwig-Ehrenmünze", in: Verhandlungen 1938, S. 10–11.

95 Kl. Gollwitzer-Meier: Der Kreislaufkollaps, in: Ebd., S. 15–34.

ren *jüdischer* Autoren auf ein Mindestmaß zu beschränken, betraf besonders Dissertationen.[96]

Später sprach mit Hans Eppinger (1. Medizinische Universitätsklinik Wien) ein weiterer Rückkehrer in die Gesellschaft. Er verwies etwa auf Beiglböcks Untersuchungen zum Insulinschock.[97] Wilhelm Beiglböck, Mitarbeiter an derselben Klinik, aber kein Mitglied der Gesellschaft, sprach auch selbst.[98] Rudolf Schoen (Medizinische Universitäts-Poliklinik Leipzig) warnte in seinem Beitrag beiläufig vor der Gabe anregender Mittel bei „frischen Kampfgasvergiftungen".[99] In der folgenden Aussprache meldete sich Hermann Rein ausführlich zu Wort; seine mit Literaturbelegen versehene (später redigierte) Wortmeldung nimmt in den „Verhandlungen" drei Seiten ein. Rein betonte etwa: Wärme und Kälte gehörten zu den Zusatzbelastungen, die nötig seien, um einen Kollaps auszulösen. Und Eberhard Koch verwies darauf, ein Kollaps trete nach Schädigung auf, während ein Schock psychisch sei.[100]

Instruktiver als die wissenschaftlichen Beiträge dieser Tagung sind die Hinweise zur personellen und organisatorischen Entwicklung der DGK um 1938. Wie immer waren Austritte aus der Gesellschaft kein Thema. 1938 fehlten unter den Altmitgliedern Wilhelm Braeucker, Luigi Condorelli, Oskar Groß, Bruno Kisch (!) und Karl Neubürger. Die Mitgliederversammlung am 27. März 1938 in Bad Nauheim erfuhr die Namen von beeindruckenden 97 neuen Mitgliedern, unter ihnen Prof. Werner Bickenbach (Universitäts-Frauenklinik Göttingen), Dr. Hubert Meessen (Pathologisches Institut der Universität Freiburg), Dr. habil. Max Ratschow (Medizinische Universitätsklinik Halle), Doz. Max Schneider (Physiologisches Institut Göttingen) und Prof. Karl Wezler (Institut für animalische Physiologie Frankfurt/M). Auch Prof. Hans Eppinger, der seit 1932 nicht mehr der Gesellschaft angehört hatte, findet sich nun wieder im Mitgliederverzeichnis von 1938. Der bekannte Wiener Mediziner wurde der Mitgliederversammlung aber (noch) nicht angekündigt.[101] Eppinger gehörte seit Februar 1937 der NSDAP an (Nr. 6 164 614).[102] Insgesamt waren unter den neuen Mitgliedern weniger klangvolle Namen als in den vorausgehenden Jahren. Eberhard Koch wollte offenbar dringend viele Mitglieder. Das handschriftliche, von Koch unterschriebene Vorstück der Mitgliederversammlung enthält den nicht in den Verhandlungen gedruckten Satz: „Der Vorstand hat die Neuanmeldungen geprüft."[103]

Einige der Neumitglieder seien hier etwas näher vorgestellt. Dr. med. habil. Karl Wezler war

96 Ein unveröffentlichter Runderlass des Reichsministeriums für Wissenschaft, Erziehung und Volksbildung vom 15.03.1938 (Abs. 4 Ziff. 5) lautete: „Zitieren jüdischer Verfasser. Ein grundsätzliches Verbot für Doktoranden auszusprechen, jüdische Autoren in ihren Arbeiten zu zitieren, ist nicht möglich. Dagegen sind jüdische Autoren stets mit Zurückhaltung anzuführen und zwar auch dann, wenn andere Literatur nicht vorhanden ist. Dies zu prüfen, muß im Einzelfalle der Fakultät überlassen bleiben. Grundsätzlich bestehen keine Bedenken, jüdische Autoren dann zu zitieren, wenn es in der Absicht geschieht, ihre Auffassung zu widerlegen oder zu bekämpfen. In allen Fällen aber darf die Tatsache der Verwendung jüdischer Literatur nicht unerwähnt bleiben; das Literatur-Verzeichnis hinsichtlich der jüdischen Verfasser ist auf das unbedingt notwendige Material zu beschränken." (Zitiert nach: Otmar Jung: Der literarische Judenstern. Die Indizierung der „jüdischen" Rechtsliteratur im nationalsozialistischen Deutschland, in: Vierteljahrshefte für Zeitgeschichte, Jg. 54, Heft 1 (2006), S. 25–59, dort: S. 50.)

97 Hans Eppinger: Über Permeabilitätsänderungen im Kapillarbereiche, in: Verhandlungen 1938, S. 166–204, dort: S. 203.

98 W. Beiglböck/K. Steinlechner: Die Bedeutung des Muskeltonus für die Klinik, in: Ebd., S. 301–307.

99 Rudolf Schoen: Pharmakologie und spezielle Therapie des Kreislaufkollapses, ebd., S. 80–112, dort: S. 110.

100 Aussprache zu den Vorträgen 4–7, in: Ebd., S. 112–121, dort Beitrag Rein: S. 112–115; Koch: S. 119.

101 Bericht über die 11. Mitglieder-Versammlung am 27.03.1938 (Unterzeichnet: Der Vorsitzende E. Koch), in: Ebd., S. XXIII–XXIV, Punkt 2. Institutionen gemäß Mitgliederverzeichnis angegeben.

102 Bericht der Polizeidirektion Wien vom 20.08.1946. Bundesarchiv Berlin, NS 4-DA/24, Bl. 3.

103 11. Mitglieder-Versammlung: DGK-Archiv Düsseldorf, Bl. 22 (neue Mitglieder) und Bl. 23 (11. Mitglieder-Versammlung), Punkt 2 nennt ebenfalls die Zahl von 97 Neumitgliedern.

gerade dazu ernannt worden, ab dem 1. April 1938 die Professur für Animalische Physiologie sowie die Leitung des Instituts für animalische Physiologie der Universität Frankfurt/M vertretungsweise zu übernehmen.[104] Wezler war der Mitgliederversammlung noch nicht als Professor angekündigt worden;[105] sein Titel wurde für das gedruckte Protokoll korrigiert.[106] Von dem im Jahr 1900 in Weißenhorn geborenen Wezler findet sich keine Wortmeldung in den Verhandlungen 1938 und laut seines Lebenslaufs nahm er im März 1938 „als Truppenarzt des Rosenheimer Pionier-Bat." am „Einmarsch" in Österreich teil.[107] Philipp Broemser (seit 1934 o. Prof. für Physiologie in München, DGK seit 1937) hatte Mitte 1936 noch über Wezler geurteilt:

> » Herr W. ist nicht P.-G. Seine Einstellung ist stets ausgesprochen national gewesen und seit der Uebernahme der Macht durch den Nationalsozialismus durchaus positiv zum heutigen Staat. Seiner kritischen und ernsthaften, alle Fragen erwägenden Art entspricht es, dass er gewisse Schwierigkeiten hatte, sich in allen Fragen nationalsozialistisch einzustellen.[108]

Diese Einschätzung ist aus NS-Sicht deutlich positiver als die des Gießener Dozentenschaftsleiters weiter oben. Und die NSDAP-Gauleitung Oberbayern informierte die Frankfurter Universität im Mai 1938 immerhin: „Gegen die politische Zuverlässigkeit des Karl Wezler, wohnhaft in München, [...] bestehen keine Bedenken."[109] Wezler war seit 1. Mai 1937 in der NSDAP (Nr. 3 995 334), jedoch nicht in SA oder SS (Stand 1940).[110] Nach dem Krieg gab er an, er sei wegen seiner Hochschulkarriere im August 1937 der NSDAP beigetreten, die den Eintritt auf 1. Mai vordatiert habe.[111] Im September 1938 wurde er zum ordentlichen Professor ernannt.[112]

Das Neumitglied Werner Bickenbach (Göttingen), geboren 1900, war nach eigenen Angaben seit 1. Mai 1933 Mitglied der NSDAP (Mitglieds-Nr. 3 556 285).[113] Der NSDAP-Ortsgruppenleiter in Göttingen hatte 1936 angegeben, Werner Bickenbach sei seit 3. Juli 1933 Parteimitglied und gehöre der NSV (Volkswohlfahrt), dem NSLB (Lehrerbund) und dem NSDÄB (Ärztebund) an; er sei „politisch zuverlässig".[114] Der Kreispersonalamtsleiter dagegen schrieb anlässlich einer Bewerbung nach Brandenburg, Bickenbach, seit 1. Mai 1933 in der NSDAP, werde „als eben noch tragbar bezeichnet" und tue kaum mehr, als die Ortsgruppen-Versammlungen zu besuchen und Beiträge zu zahlen.[115] Im Februar 1939 urteilte die Hochschulgruppe Göttingen des NSD-Dozentenbundes, Werner Bickenbach sei seit Juli 1933 im NSKK und Oberscharführer. „Er ist ein Mann, der die Belange

---

104 Der Reichs- und Preußische Minister für Wissenschaft am 21.03.1938 an den Konservator Dozenten Dr. med. habil. Karl Wezler, München. Bundesarchiv Berlin (ehem. BDC), VBS 307/8200003422, Bl. 2774.

105 11. Mitglieder-Versammlung. DGK-Archiv Düsseldorf, Bl. 22 (neue Mitglieder), Punkt 2: „Priv.Doz. Wezler – München".

106 Bericht über die 11. Mitglieder-Versammlung am 27.03.1938, in: Verhandlungen 1938, S. XXIII–XXIV, dort: S. XXIV, Punkt 2: „Prof. Wezler–Frankfurt".

107 Wezler, Institut für Animalische Physiologie Frankfurt/M, am 24.10.1944 an den Bevollmächtigten des Führers für das Sanitäts- und Gesundheitswesen, Prof. Dr. Rostock, Berlin. Bundesarchiv Berlin (ehem. BDC), VBS 1/1200012978, Bl. 1882, samt Anlage Lebenslauf: Bl. 1884, 1886, 1888, dort: Bl. 1888.

108 Gutachten Broemsers zu Wezler, 03.07.1936. Universitätsarchiv Frankfurt/M, 14/835 Personal-Hauptakte Wezler, Karl, Bl. 104.

109 NSDAP Gauleitung Oberbayern am 30.5.38 an das Kuratorium der Goethe-Universität Frankfurt/M, ebd., Bl. 17.

110 Fragebogen zum Zwecke der Vervollständigung der Personalakten, von Wezler unterschrieben am 22.04.1940, ebd., Bl. 24. Weiter gab er o. D. an: NSV, NSD Ärztebund, NS-Fliegerkorps, „RLB (seit 1934?)".

111 Spruchkammer-Entscheidung, Sitzung vom 23.04.1947, ebd., 4/309, Bl. 60–62.

112 Abschrift: Adolf Hitler/Hermann Göring, Berchtesgaden, 21.09.1938, ebd., 14/835, Bl. 19.

113 Lebenslauf, am 22.03.1944 unterschrieben von Bickenbach, in: Bundesarchiv Berlin (ehem. BDC), R 9361-II/73947, Bl. 244–260, dort: Bl. 258.

114 Politisches Zeugnis des Ortsgruppenleiters Göttingen vom 27.06.1936, ebd., Bl. 294.

115 Der Kreispersonalamtsleiter am 11.06.1937 an den Kreisleiter der NSDAP Brandenburg, ebd., Bl. 296.

der nationalsozialistischen Weltanschauung stets vertreten wird." Als Lehrer werde er „sehr geschätzt", habe sich 1929 habilitiert, sei im Oktober 1935 zum nichtbeamteten a. o. Professor ernannt worden und seit 1938 Oberarzt der Göttinger Frauenklinik.[116]

Hubert Meessen, Jahrgang 1909, war nach eigenen Angaben seit 1933 in der SA.[117] Max Schneider, seit dem 1. April 1938 Oberassistent am Physiologischen Institut Göttingen, gehörte seit 1. Juni 1933 der SS an und seit 1. Mai 1937 der NSDAP (Nr. 5 074 728).[118] Max Ratschow, geboren 1904, war von 1921 bis zur Auflösung Mitglied im antisemitischen Deutschvölkischen Schutz- und Trutzbund, seit 1933 in der NSDAP, seit 1934 ständiges Mitglied des Erbgesundheitsgerichts beim 1. Zivilsenat Hamburg und seit 1935 Mitglied des Erbgesundheitsgerichts beim Oberlandesgericht Hamburg. 1939 meldete er sich freiwillig als Kriegsarzt und wurde Abteilungsarzt eines Reservelazaretts.[119]

Erneut erfuhren 1938 die Satzungen eine Veränderung. Der Mitgliederversammlung wurde zunächst mitgeteilt, es sei „vom Vorstand beschlossen worden", auf der kommenden Tagung (1939) am ersten Tag das Elektrokardiogramm zu behandeln und am zweiten „ein therapeutisches Thema." Unter Vorsitz von Professor Ernst Edens aus Düsseldorf werde die Tagung „wieder in Bad Nauheim unmittelbar vor dem Internistenkongreß stattfinden."[120] Apodiktisch erfuhren die Mitglieder dann:

> Es hat sich die Notwendigkeit einer Satzungsänderung ergeben, da laut Mitteilung des Reichsministeriums des Innern nicht nur der Vorsitzende, sondern der gesamte Vorstand und Beirat einer ministeriellen Bestätigung bedarf.[121]

Im Unterschied zu früher hielt das Protokoll die geänderten Passagen nicht fest. Ein Vergleich der Satzungen ergibt, dass die Änderungen den Paragrafen 9 betrafen. 1937 war festgelegt: „Der Vorsitzende ernennt seinen Stellvertreter, den Schriftführer und Kassenwart sowie die Mitglieder des Beirates." Der Vorstand bestand aus dem Vorsitzenden, seinem Stellvertreter, dem Schriftführer, dem Kassenwart und dem Beirat aus 3 bis 5 Personen.[122] 1938 lautet der neugefasste Paragraf 9: „Der Vorsitzende ernennt aus der Gesellschaft den Vorstand und einen Beirat von 3–5 Mitgliedern." Der Vorstand bestand nur noch aus dem stellvertretenden Vorsitzenden, dem Schriftführer und dem Kassenwart. Ganz neu war wie angekündigt: „Die Mitglieder des Vorstands und des Beirats bedürfen ebenfalls der Bestätigung durch den Herrn Reichs- und Preußischen Minister des Innern."[123] Vorsitzender war damit weiterhin eine von der Mitgliederversammlung auf 3 Jahre gewählte und von der Behörde bestätigte Person. Interessant ist die offenbar auf Koch zurückgehende, nicht in die Satzungen aufgenommene Regelung:

> In dem Vorstand der Gesellschaft soll jährlich ein Wechsel in der Form stattfinden, daß dasjenige Mitglied, das diesem am längsten angehört, zurücktritt und ein neues Mitglied dafür aufgenommen wird. In diesem Jahre tritt Herr Kirch zurück. Herr Koch benutzt die Gelegenheit, um Herrn Kirch den Dank des

116 Gutachten des NSD-Dozentenbundes Göttingen, 22.02.1939, ebd., Bl. 300.

117 Lebenslauf, unterschrieben von Meessen, o. D. [nach 1941], ebd. (ehem. BDC), VBS 1/1080001274, Bl. 1816. Außerdem sei er Mitglied der Partei, des NSD-Ärztebundes und des NSD-Dozentenbundes.

118 Max Schneider, Lebenslauf, als Anlage zum Schreiben vom 09.01.1939 an Koch. Archiv der Kerckhoff-Stiftung Bad Nauheim, Nr. 719.

119 Lebenslauf, von Ratschow unterschieben, o. D.: Bundesarchiv Berlin (ehem. BDC), VBS 1/1140004927, Bl. 2898, 2900, 2902.

120 Bericht über die 11. Mitglieder-Versammlung am 27.03.1938, in: Verhandlungen 1938, S. XXIII–XXIV, dort: S. XXIV, Punkt 3 (kein substanzieller Unterschied gegenüber dem Vorstück).

121 Ebd., Punkt 4 (kein substanzieller Unterschied gegenüber dem Vorstück).

122 Satzungen, in: Verhandlungen 1937, S. XVII–XX, dort: S. XIX, § 9.3 und § 9.1.

123 Satzungen, in: Verhandlungen 1938, S. XIX–XXII, dort: S. XXI, § 9.2, Satz 1 und 2, sowie § 9.3 (neu).

Vorstandes auszusprechen für die rege Mitarbeit im Laufe der letzten vier Jahre.[124]

Die Kopfseiten der „Verhandlungen" des Jahres 1938 nannten als Vorstand Eugen Kirch, Fritz Schellong und Max Hochrein – offenbar blieb Kirch für das laufende Kalenderjahr noch im Amt. Im Beirat waren Wilhelm Nonnenbruch, Fritz Hildebrandt und Helmut Bohnenkamp. Koch war nun Vorsitzender für den Zeitraum 1938 bis 1940.

Der Versammlung schlug Koch vor, „in Zukunft das Programm der Tagungen" zu begrenzen und nicht mehr möglichst alle Vortragsanmeldungen anzunehmen: „Wir werden aber gezwungen sein, in Zukunft eine strenge Auslese vorzunehmen". Koch verwies auf die daraus erwachsende „ausgiebige Gelegenheit zur Aussprache". Das Protokoll hielt fest: „Allgemeine Zustimmung."[125]

Anlässlich einer Betriebsprüfung der Kerckhoff-Stiftung nahm das Finanzamt Friedberg (Hessen) im Oktober 1938 ein Protokoll über eine Besprechung mit dem Direktor des Kerckhoff-Instituts, Eberhard Koch, auf. Es betraf die seit 1928 bestehende Deutsche Gesellschaft für Kreislaufforschung, die aktuell 403 Mitglieder habe. Koch besorge die Geschäfte des Vorsitzenden ehrenamtlich. Koch habe die Gesellschaft für steuerfrei gehalten und berufe sich dazu auf Auskünfte, die er vom Reichsgesundheitsamt in Berlin, besonders durch Prof. Rott, dem Referenten für die wissenschaftlichen Vereine, erhalten habe. Dem widersprach der Betriebsprüfer: „Die Gesellschaft dient [...] weniger gemeinnützigen, als wissenschaftl. Zwecken." Außerdem bildeten die Wertpapiere einen wirtschaftlichen Geschäftsbetrieb.[126]

Im November 1938 machte Koch eine Steuererklärung für die Gesellschaft und benannte 1806,76 RM als steuerpflichtiges Einkommen der Gesellschaft im Jahr 1937.[127] Dies reichte er zusammen mit einer Bilanz und den Satzungen der Gesellschaft ein.[128]

Ebenfalls im Herbst 1938 verhandelte Hermann Rein über einen möglichen Wechsel von Göttingen nach Heidelberg – obwohl sein Göttinger Institut gerade erst umgebaut worden war. Ernst Teltschow (Vorstand der Kaiser-Wilhelm-Gesellschaft) bot Rein 18 bis 20 000 RM in Heidelberg, damit für ihn die „Notwendigkeit zur Nebenbeschäftigung" fortfiele.[129] Das Reichswissenschaftsministerium hatte gegen entsprechende Berufungsverhandlungen nichts einzuwenden.[130] Um Rein zu halten, schlug die Universität Göttingen im Dezember vor, sein Institut für Physiologie in ein KWI umzuwandeln.[131] (Dies bedeutete besonders, dass Rein dann auch dort keine Lehr-

---

124 Bericht über die 11. Mitglieder-Versammlung am 27.03.1938, in: Verhandlungen 1938, S. XXIII–XXIV, dort: S. XXIV, Punkt 5.

125 Ebd., Punkt 6 (kein substanzieller Unterschied gegenüber dem Vorstück).

126 Finanzamt Friedberg – Betriebsprüfungsstelle –, Mitteilung vom 14.10.1938. Hessisches Staatsarchiv Darmstadt, G 36 Finanzamt Gießen, Nr. 47, Bd. 2, Bl. 4. Dort auch: Die Buchführung laufe nicht jährlich, sondern von Vorstandssitzung zu Vorstandssitzung. Die Gesellschaft habe einen Überschuss von 9700 RM, davon 5000 RM in Form von Wertpapieren. Koch betone, dass die DGIM von jeder Steuer befreit sei.

127 Formular zur Steuererklärung für die Veranlagung zur Körperschaftssteuer für das Kalenderjahr 1937, Eingangsstempel des Finanzamts Friedberg vom 26.11.1938, unterschrieben von Koch am 24.11.1938, ebd., Bl. 5–6.

128 Koch mit Benennung der Anlagen (u. a. Umsatzsteuer-, Körperschaftssteuer- und Gewerbesteuererklärung) am 25.11.1938 an das Finanzamt Friedberg, ebd., Bl. 10. – Im Februar 1939 folgte die Steuererklärung für 1938 über 1637,24 RM steuerpflichtiges Einkommen: Formular zur Steuererklärung für die Veranlagung zur Körperschaftssteuer für das Kalenderjahr 1938, mit Eingangsstempel des Finanzamts Friedberg vom 24.02.1939, unterschrieben von Koch am 23.02.1939, ebd., Bl. 14–15.

129 Aktennotiz Teltschow, 14.10.1938: „Besprechung mit Prof. Rein–Göttingen". Archiv zur Geschichte der Max-Planck-Gesellschaft Berlin, II. Abt, Rep. 1A, Personalia Rein, Hermann. Dort auch: Rein verdiente 9000 RM als Universitätsprofessor und 9000 RM nahm er aus wissenschaftlichen Tätigkeiten ein.

130 Der Reichs-Minister für Wissenschaft, Erziehung und Volksbildung", im Auftrage gez. Bach, am 25.10.1938 an die Kaiser-Wilhelm-Gesellschaft zur Förderung der Wissenschaften e. V., Berlin, ebd.

131 Der Rektor der Georg-August-Universität am 02.12.1938 an Dr. Ernst Teltschow, Vorstand der Kaiser-Wilhelm-Gesellschaft zur Förderung der Wissenschaften, Berlin, ebd.

veranstaltungen halten müsste.) Teltschow wiederum bot 60 bis 80 000 RM für die apparative Ausstattung in Heidelberg. Dabei seien aber „der Bau einer Unterdruckkammer und ähnlicher Anlagen für die Zwecke des RLM nicht einbegriffen." Die Kosten müsse das RLM übernehmen. Rein wollte 10 bis 14 Mitarbeiter von Göttingen nach Heidelberg mitnehmen; sein Etat sollte von 44 000 in Göttingen auf 75 bis 80 000 RM erhöht werden. Teltschow hielt fest: „Die Wünsche von Prof. Rein scheinen mir nicht leicht erfüllbar." Zudem wolle Rein erst in eineinhalb Jahren nach Heidelberg wechseln.[132] Das RLM sagte die Übernahme der Kosten für Apparaturen zu, die der Luftwaffenforschung dienen sollten.[133] Dazu zählte ein Gebäudeanbau, dessen Errichtung 125 000 RM koste.[134] Bald aber untersagte der Reichswissenschaftsminister weitere Verhandlungen. Rein erklärte dazu: „Mit Besorgnis und Neid habe ich in England und U.S.A. die grossartigen Forschungsinstitute meines Fachgebietes gesehen und aus der Anfrage der KWG erwuchs mir geradezu eine national-politische Aufgabe."[135] Später erinnerte Rein, ihm seien in Göttingen im Gegenzug zum Verbot des Wechsels längere Forschungsurlaube zugesichert worden.[136]

Auch aus den Forderungen anderer Hochschullehrer, die für die Luftwaffe forschten, wird deutlich, für wie wichtig sie mittlerweile gehalten wurden. Im Oktober/November 1938 nahm ein Beauftragter des Reichsstatthalters in Hessen im Auftrag des Reichswissenschaftsministers Berufungsverhandlungen mit Eberhard Koch auf, um den Lehrstuhl für Physiologie an der Universität Gießen zu besetzen. Koch drängte in der ersten Besprechung „als erstes" darauf, weiterhin auch Leiter des Kerckhoff-Instituts in Bad Nauheim zu bleiben. Dazu legte er ein Papier vor,[137] in dem er betonte, 1.) es werde kaum möglich sein, einen „geeigneten Kreislauf-Physiologen" als Leiter des Kerckhoff-Instituts zu finden. 2.) Die Leitung der Fliegeruntersuchungsstelle in Bad Nauheim gründe sich auf einen Vertrag der Luftwaffe mit ihm persönlich, nicht mit dem Institut. Die Räume seien von der Kerckhoff-Stiftung gemietet. Koch fuhr in seinem Papier fort:

> » 3.) Die Bindung der *„Deutschen Gesellschaft für Kreislaufforschung"* an das Kerckhoff-Institut und damit an Bad-Nauheim ist ebenfalls personell bedingt. Professor Koch ist noch bis 1940 Vorsitzender und wird von dann ab voraussichtlich ständiger Schriftführer der Gesellschaft werden. Wenn Herr Professor Koch nicht mehr am Kerckhoff-Institut wäre, würde es Schwierigkeiten machen, die örtliche Verankerung der Gesellschaft beizubehalten.[138]

Wichtig für die Zukunft wurde Kochs „Ausführungsvorschlag": „Die Abteilung für experimentelle Pathologie und Therapie, die den Kern des Kerckhoff-Institutes bildet, erhält einen *Abteilungs-Vorstand*, der selbständig arbeiten und die Versuche der Assistenten überwachen kann." Zu seiner Entlastung wollte er Kompetenzen an Untergebene delegieren: Es müsse ausreichen, „wenn Professor Koch etwa zweimal in der Woche zur Besprechung nach Bad Nauheim kommt." Weiter solle die Flieger-Untersuchungsstelle ans Physiologische Institut Gießen umziehen (in Räume, die ursprünglich zur Abteilung für Körperkultur

---

132 Aktennotiz Teltschow vom 14.12.1938, ebd. (Zitate). Teltschow hatte Rein am 9. Dezember in Göttingen besucht.

133 Erwähnt in: Besprechung Rein, 16.02.[1939], ebd.

134 Aktennotiz Teltschow vom 18.02.1939, ebd. Er hatte Rein neuerlich besucht.

135 Rein am 08.04.1939 an den Reichsminister für Wissenschaft, ebd.

136 Rein am 04.07.1949 via Kurator Göttingen an den Niedersächsischen Kultusminister. Universitätsarchiv Göttingen, Kur. PA Rein, Hermann, Bd. I, Bl. 215.

137 I.V. des Reichsstatthalters in Hessen am 22.11.1938 an den Rektor der Universität Gießen. Universitätsarchiv Gießen, PrA Med, Nr. 7 Koch, Bl. 70. – I.V. des Reichsstatthalters am 28.10.1938 an den Rektor, ebd., Bl. 73: Absender hatte Auftrag für Verhandlungen mit Koch erhalten.

138 „Zur Frage einer Personalunion zwischen dem Physiologischen Institut Giessen und dem William G. Kerckhoff-Institut in Bad Nauheim." o. A. [Koch], o. D., ebd., Bl. 71–72, dort: Bl. 71. (Kursive Hervorhebung i. O. unterstrichen.)

gehörten). „Widerstände vonseiten der Luftwaffe sind voraussichtlich nicht zu erwarten."[139]

5.1.2 1939: Die letzte Tagung vor dem Zweiten Weltkrieg

Im Vorfeld der Jahrestagung 1939 beschäftigte die Gießener Berufungsfrage das Kuratorium der Kerckhoff-Stiftung. Am 11. Januar 1939 tagte es unter dem Vorsitz von Otto Eger (Juraprofessor in Gießen), der als nominell stellvertretender Vorsitzender seit der Emigration Franz Groedels an der Spitze des Kuratoriums stand. Anwesend war auch Eberhard Koch, dessen Berufung nach Gießen den ersten Tagesordnungspunkt bildete. Das Thema „Personalunion" war in der vorausgehenden Sitzung vom 7. Dezember 1938 vertagt worden, weil zwischenzeitlich Auskünfte über mögliche Nachfolger für Koch in Bad Nauheim eingeholt werden sollten. Gutachten hatten etwa Philipp Broemser (DGK seit 1937) und Hermann Rein (DGK 1932–1933 und wieder seit 1935) geliefert; alle bezeichneten Otto Ranke (DGK seit 1937) als am geeignetsten. Der war aber (als Angehöriger der Militärärztlichen Akademie in Berlin) unabkömmlich. Auch Klothilde Gollwitzer-Meier (DGK 1928–1932 und wieder seit 1937) werde Altona und Bad Oeynhausen „schwerlich" verlassen und sei auch weniger geeignet. Karl Wezler (DGK seit 1938) ließ durch Koch (!) ausrichten, er fühle sich an seine neue Stelle in Frankfurt/M gebunden. Eger stellte daraufhin fest, dass „tatsächlich" kein Nachfolger für Koch zu finden sei. Allerdings hätten die „befragten Fachwissenschaftler auf eine ganze Reihe jüngerer Fachkräfte von sich aus hingewiesen, die sicher geeignet wären, unter Leitung von Herrn Koch die Abteilung für experimentelle Pathologie und Therapie zu führen." Genannt worden waren Kurt Kramer in Heidelberg (noch nicht DGK), Max Schneider in Berlin (DGK seit 1938) und Rudolf Thauer in Frankfurt/M (DGK seit 1937). Eger und Koch wollten bis zur nächsten Sitzung eine Beurteilung der drei Mediziner ausarbeiten.[140]

Im Februar 1939 schrieb Hermann Rein an Eger. Eberhard Koch hatte Rein gebeten, Eger eine Beurteilung des Dozenten Hans Schaefer zu schicken, weil eine „Assistenten-Stelle" am Kerckhoff-Institut zu besetzen sei. (Tatsächlich handelte es sich um die oben genannte Position des Leiters der Abteilung für experimentelle Pathologie und Therapie.) Rein ging davon aus, dass Schaefer ebenso ablehnen werde wie zuvor seine ehemaligen Schüler Dr. Kurt Kramer und Dr. Max Schneider, denn „erstklassige Kräfte" würden sich nur für selbständige Stellen als Institutsleiter interessieren. Schaefer habe zudem „bereits eine recht selbständige Stellung" in Bonn. Nur „jüngere Leute" kämen infrage und Rein bot an, bei der Suche behilflich zu sein.[141]

Am 10. März stand die von Koch 1938 vorgeschlagene Verlegung der Flieger-Untersuchungsstelle von Bad Nauheim ans Physiologische Institut der Universität Gießen offenbar bereits fest.[142] Kochs Berufung nach Gießen war mittlerweile sicher. Seinen Lehrauftrag für Luftfahrtmedizin, den er bisher in Frankfurt wahrnahm, konnte dort nicht wie angedacht von Albert Anthony (DGK seit 1930) übernommen werden, da dies dessen Pflichten als einziger Oberarzt der Medizinischen und

[139] Ebd., S. 1 f. (Kursive Hervorhebung i. O. unterstrichen.) Weiter ist ausgeführt: Die Untersuchungs-Abteilung des Kerckhoff-Instituts solle nach Absprache mit Arthur Weber drei bis fünf Krankenbetten erhalten. – Vgl. auch: Protokoll der 21. Kuratoriumssitzung [Teil 1] der Kerckhoff-Stiftung am 07.12.1938, 4 Seiten, unterschrieben von Prof O. Eger, stellvertretender Vorsitzender des Kuratoriums der Kerckhoff-Stiftung. Archiv der Kerckhoff-Stiftung Bad Nauheim, Nr. 719: Koch argumentierte dort sehr ähnlich und ebenso selbstbewusst, erwähnte nur die Flieger-Untersuchungsstelle nicht.

[140] Protokoll der 21. Kuratoriumssitzung [Teil 2] der Kerckhoff-Stiftung am 11.01.1939, 10 Seiten, dort: S. 2 f. Archiv der Kerckhoff-Stiftung Bad Nauheim, Nr. 719. – Zu Stabsarzt der Luftwaffe Prof. Ranke: Schreiben von Ranke am 05.01.1939 an Koch, ebd.; und: Der Dozentenbundführer der Universität Berlin am 24.08.1937 an den Rektor der Universität Gießen. Universitätsarchiv Gießen, PrA Med, Nr. 7 Koch, Bl. 152.

[141] Rein am 25.02.1939 an Eger. Archiv der Kerckhoff-Stiftung Bad Nauheim, Nr. 719.

[142] Der Dekan der Medizinischen Fakultät der Universität Gießen am 10.03.1939 an den Rektor. Universitätsarchiv Gießen, PrA Med, Nr. 7 Koch, Bl. 62.

Nervenklinik Gießen nicht zuließen. Koch musste aber in jedem Fall den Lehrauftrag für Luftfahrtmedizin in Gießen übernehmen.[143] Er erhielt von Otto Eger Mitte März zwei Schreiben von Hans Schaefer, in welchen dieser um klare Verhältnisse bat. Koch antwortete, er verstehe diesen Wunsch. Da Rein gerade in Neapel sei, könne er nicht nachfragen, woher das Gerücht stamme, es ginge um eine Assistentenstelle. Er und Schaefer könnten alles „[b]ei Gelegenheit der Kreislauf-Tagung" eingehend besprechen; Koch hoffte auf Klärungen bezüglich Bad Nauheim und Gießen bei Gesprächen „mit der Regierung" in der folgenden Woche:

> Mein Standpunkt ist folgender: Sie haben innerhalb Ihrer Abteilung vollständige Freiheit und Selbstverantwortung, sachlich und persönlich. Das Einzige, was erwartet wird, und was wir ja auch bereits besprochen haben, ist, daß Sie Ihre Arbeiten auch nach dem Kreislaufe hin orientieren. Meine Tätigkeit als Institutsleiter wird lediglich darin bestehen, daß wir gemeinsam überlegen, was Sie in Nauheim und was ich in Giessen arbeite. Denn es wäre sehr wünschenswert, daß die beiden Institute eine Arbeitsgemeinschaft bildeten.[144]

Im Post-Skriptum merkte Koch „vertraulich" an, die Luftwaffe wolle „die U-Stelle hier beibehalten". Er schlug vor, Schaefer solle versuchen, sich zur Luftwaffe versetzen zu lassen „und bei uns Reserve-Offizier werden". Dann werde er etwa 3000 M jährlich dazuverdienen. Koch drängte Schaefer dann, Mitglied der Deutschen Gesellschaft für Kreislaufforschung zu werden: „Es besteht dann die Möglichkeit, daß Sie vom nächsten Jahr ab Herausgeber der Verhandlungsberichte werden." Gleich darauf entschuldigte er sich für seine „Desorientiertheit [...]: Sie sind ja bereits Mitglied!"[145] Tatsächlich sollte Schaefer bei der kommenden Tagung als Neumitglied angekündigt werden – was andeutet, dass in den Mitgliederversammlungen dieser Punkt eher nur noch pro forma abgehandelt wurde. Dass er Mitglied der NSDAP (Nr. 3 144 220) war, teilte Schaefer im Mai bereits auf Briefpapier des Physiologischen Instituts Gießen mit.[146] Mitglied der Partei war der 1906 geborene Schaefer genauer seit dem 1. Mai 1933 und seit Sommer 1933 in einem SA-Sanitätssturm.[147] 1939 gab Schaefer an, er sei seit dem 1. November 1933 in der SA und habe den Rang eines Oberscharführers. Weiter war er seit 1937 im RLB (Reichsluftschutzbund), daneben Mitglied im NS-Lehrerbund und im NSD-Dozentenbund.[148] „1938 und 1939 war ich Vertreter des N.S.D.-Dozentenbundes der Nichtordinarien in der Fakultät" an der Universität Bonn.[149]

Erneut in Bad Nauheim traf sich auch die Deutsche Gesellschaft für Kreislaufforschung zu ihrer 12. Tagung am 25. und 26. März 1939. Sie hatte die beiden Hauptthemen Elektrokardiogramm und Therapie der Herzinsuffizienz. Die Eröffnungsansprache hielt der Vorsitzende der Tagung, Ernst Edens. Er war 1931 Nachfolger Siegfried Thannhausers in Düsseldorf geworden. In seiner sehr kurzen Ansprache bat Edens die Vortragenden, sich an die vereinbarte knappe Redezeit zu halten

143 Der Dekan der Medizinischen Fakultät der Universität Gießen am 15.03.1939 an den Rektor, ebd., Bl. 212.

144 Koch am 18.03.1939 an „Schäfer". Archiv der Kerckhoff-Stiftung Bad Nauheim, Nr. 179.

145 Ebd.

146 Schaefer teilte dies am 12.05.1939 dem Rektorat der Universität Gießen in Ergänzung seiner bereits eingesandten Personalunterlagen mit. Universitätsarchiv Gießen, PrA Med, Nr. 7 Koch, Bl. 56.

147 Urteil des Gau-Gerichts Hessen-Nassau der NSDAP gegen den Parteigenossen Prof. Dr. Hans Schaefer, o. D., 10 Seiten, S. 2. Archiv der Kerckhoff-Stiftung Bad Nauheim, Nr. 179.

148 Personalbogen (handschriftlich ausgefülltes Formular, von Schaefer am 02.06.1939 unterschrieben): Universitätsarchiv Gießen, PA 2. Gr Nr. 170 Hans Schäfer, Bl. 19.

149 Lebenslauf Schaefer. Bundesarchiv Berlin (ehem. BDC), VBS 1/1100037486, Bl. 2214 und 2216. (Eingeschickt mit Schreiben Schaefers vom 08.11.1943 an den Beauftragten für medizinische Wissenschaft und Forschung beim Bevollmächtigten für das San.- und Gesundheitswesen [Prof. Rostock], Berlin, ebd., Bl. 2212.) – Der Spruch der Berufungskammer Gießen vom 30.09.1947 hielt den 01.11.1933 für den Eintritt Schaefers in die SA fest: Archiv der Kerckhoff-Stiftung Bad Nauheim, Nr. 740.

und eröffnete die Tagung mit „Sieg Heil!"[150] Zunächst sprachen R. Elmqvist (Lund), Erich Schütz und Arthur Weber zum EKG.[151] Die gemeinsame Aussprache zu diesen drei Vorträgen war bedeutend länger als in früheren Tagungen. Allerdings handelte es sich zumindest bei den ersten Beiträgen um keine echte Diskussion, sondern um Ko-Referate, etwa Franz Büchners, zu denen der Vorstand aufgefordert hatte. Dabei kam Büchner auf Veränderungen des EKG bei Sauerstoffmangel zu sprechen, etwa bei Kaninchen in einem Unterdruck entsprechend 10 000 m Höhe.[152] Hans Schaefer meldete sich eher spontan.[153] Das erste Referat zur Herzinsuffizienz hielt Philipp Broemser.[154]

Die Mitgliederversammlung am 26. März 1939 im Großen Hörsaal des Kerckhoff-Instituts bekam 118 neue Mitglieder präsentiert, unter ihnen Prof. Hans Schaefer aus Bonn.[155] Das Mitgliederverzeichnis des Jahres 1939 nannte dann 517 Mitglieder und vier Ehrenmitglieder.

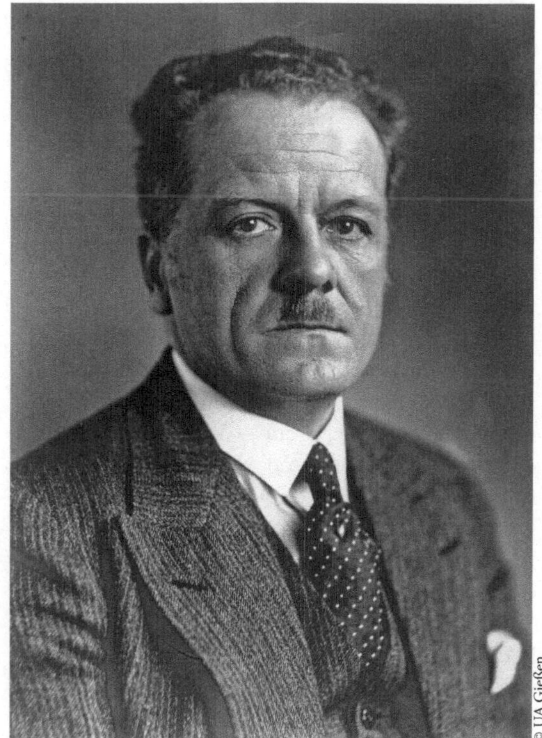

© UA Gießen

Abb. 5.2 Fritz Hildebrandt, undatiert

Den Mitgliedern wurde der Vorstandsbeschluss eröffnet, auf der Tagung 1940 unter Leitung von Philipp Broemser (München) „Kreislauf und Stoffwechsel" zu behandeln – wieder zeitlich unmittelbar vor der Jahrestagung der DGIM. Auf der Internistentagung sollte dann am ersten Tag „Atmung und kleiner Kreislauf" auf dem gemeinsamen Programm stehen. Für 1941 sei das Thema „Schlag- und Minutenvolumen des Herzens" geplant; den Vorsitz sollte Fritz Hildebrandt (Abb. 5.2, Gießen, im Beirat der DGK) übernehmen. Im laufenden Jahr schied Fritz Schellong aus dem Vorstand aus und Koch dankte ihm für sein fünfjähriges Mitwirken.[156] Wer ihm 1940 nachfolgen sollte, ist in den gedruckten „Verhandlungen" von 1939 nicht festgehalten. Im Vorspann des Bandes war Eber-

[150] E. Edens: Eröffnungsansprache, in: Verhandlungen 1939, S. 3. Verstorben waren der Arbeitsphysiologe Edgar Atzler, Fritz Krone, Hermann Straub (der schon 1938 auf der Mitgliederliste fehlte) und Jiří Syllaba.

[151] R. Elmqvist (Lund): Methodik der Elektrokardiographie, in: Ebd., S. 7–15. – E. Schütz (Physiologisches Institut der Universität Münster): Der monophasische Aktionsstrom, in: Ebd., S. 15–43. – A. Weber (Balneologisches Universitäts-Institut Bad Nauheim): Elektrokardiogramm und Myokardschädigung, in: Ebd., S. 43–76.

[152] Aussprache, ebd., S. 77–106; dort: Beitrag Büchners, S. 77–82.

[153] Ebd., S. 100 f.

[154] Ph. Broemser (Physiologisches Institut der Universität München): Physiologische Grundlagen der Behandlung der Herzinsuffizienz, in: Ebd., S. 289–310.

[155] Bericht über die 12. Mitglieder-Versammlung am 26.03.1939, in: Ebd., S. XXIX–XXXI, dort: S. XXIX f., Punkt 2. – Die Liste der *Neumitglieder* fehlt im DGK-Archiv Düsseldorf. Das Vorstück des *Protokolls* ist ebd., Bl. 24 (von Koch unterschrieben); es verweist bezüglich der Neumitglieder auf eine „nebenstehend[e]" Liste, die demnach verloren ist. Ein weiterer Unterschied zum gedruckten Protokoll ist, dass im Vorstück das Vermögen der Gesellschaft (Einnahmen/Ausgaben) kurz vorgerechnet ist. Die Gesellschaft hatte Ende 1938 (unverändert) 5000 RM in Aktien besessen.

[156] Bericht über die 12. Mitglieder-Versammlung am 26.03.1939, in: Verhandlungen 1939, S. XXIX–XXXI, dort: S. XXX, Punkt 3 (Hildebrandt); und: Ebd., S. XXXI, Punkt 6 (Schellong). – Schellong war 1935 bis 1937 im Beirat und 1938 bis 1939 im Vorstand.

hard Koch als Vorsitzender für „1938/1940" eingetragen. Als Vorstand trotzdem aufgelistet sind dort die Professoren Fritz Schellong, Max Hochrein und Wilhelm Nonnenbruch; zum Beirat gehörten Fritz Hildebrandt, Helmut Bohnenkamp und neu Philipp Broemser.

Nur einem Schreiben Eberhard Kochs vom Juli 1939 an das Amtsgericht Bad Nauheim ist zu entnehmen: „Anstelle des ausgeschiedenen stellv. Vorsitzenden Professor Schellong in Heidelberg ist jetzt Prof. Dr. Büchner in Freiburg i. Br. stellv. Vorsitzender." Koch reichte dazu auch zwei Bestätigungen des Vorstandes durch das Reichsministerium des Innern ein – Hochrein war 1939 danach Schriftführer und Nonnenbruch Kassenführer. Koch meldete die Gesellschaft zur Eintragung in das Vereinsregister an. Der Name „des in Bad Nauheim bestehenden Vereins" war „Deutsche Gesellschaft für Kreislaufforschung, eingetragener Verein".[157] Büchner ist in den gedruckten „Verhandlungen" von 1940 nur als dritter der drei *Beiräte* aufgelistet.

Der Mitgliederversammlung von März 1939 wurde außerdem bekanntgegeben, dass die Finanzlage der Gesellschaft „so günstig" sei, dass – ein Novum – „in diesem Jahr mit der Verteilung von Forschungsbeihilfen für Mitglieder begonnen werden" könne. Die „Bekanntmachung" erfolge in der Zeitschrift für Kreislaufforschung.[158] Zudem wurde eine tiefgreifende Überarbeitung der Satzungen ohne jede Ausführung angekündigt:

> » Der Vorstand hat die teilweise veralteten Satzungen eingehend durchgesprochen und neue Satzungen ausgearbeitet, die in der jetzigen Form zur Genehmigung dem Reichsminister des Innern vorgelegt werden. Herr Koch macht darauf aufmerksam, daß der neue Vorschlag den Mitgliedern bei der Sekretärin zur Einsicht vorliegt.[159]

Die neue Satzung hielt für die „Forschungsbeihilfen" fest, sie finanzierten sich „aus dem Vertrieb der *Verhandlungsberichte*" und gingen „in einen besonderen Fonds, der ausschließlich für Forschungsbeihilfen verwandt werden darf."[160] Bewerber müssten Mitglieder der Gesellschaft sein. Die „Beihilfen" sollten „in der Regel nicht mehr als RM 500.– betragen" und dürften nicht dem „Lebensunterhalt" dienen. Der Vorstand entscheide ohne Angabe von Gründen. Die Arbeiten mussten in der Zeitschrift für Kreislaufforschung oder im Archiv für Kreislaufforschung mit dem Vermerk erscheinen: „Ausgeführt mit Unterstützung durch die Deutsche Gesellschaft für Kreislaufforschung".[161] Diese Kennzeichnung ließ sich dort allerdings bei keinem Artikel finden.

Der Vorstand hatte die Satzung in einer Sitzung am Vortag (25. März 1939) beschlossen.[162] Es war offenbar alles getan worden, um Steuerfreiheit zu erreichen. Paragraf 1 stellte fest, die Gesellschaft habe ihren Sitz in Bad Nauheim und sei in das Vereinsregister eingetragen. Paragraf 2 lautete: „Das Geschäftsjahr ist das Kalenderjahr." Paragraf 20 legte fest, dass das Vermögen den Regelungen für Mündelgelder entsprechend angelegt werden

---

157 Koch am 08.07.1939 an das Amtsgericht Bad Nauheim, beglaubigte Abschrift. Hessisches Staatsarchiv Darmstadt, H 14 Friedberg, R 159, Bl. 1. – Der Reichs- und Preußische Minister des Innern am 06.05.1939, i. A. Gütt, beglaubigte Abschrift ohne Adressat, ebd., Bl. 2, bestätigte Koch als 1. Vorsitzenden, Schellong als stellv. Vorsitzenden, Hochrein als Schriftführer, Nonnenbruch als Kassenführer, sowie den Beirat aus Hildebrandt, Bohnenkamp und Broemser. – Der Reichsminister des Innern, gez. i. A. [unleserlich], am 01.07.1939 an die Deutsche Gesellschaft für Kreislaufforschung, ebd.: Bestätigt wurde Büchner „als Vorstandsmitglied der Deutschen Gesellschaft für Kreislaufforschung."

158 Bericht über die 12. Mitglieder-Versammlung am 26.03.1939, in: Verhandlungen 1939, S. XXIX–XXXI, dort: S. XXXI, Punkt 5.

159 Ebd., Punkt 4.

160 Satzungen, in: Ebd., S. XXI–XXVIII, dort: S. XXVII, § 23 (kursive Hervorhebung i. O. in Anführungszeichen).

161 Ebd., S. XXVII f., § 24.

162 Die Satzung ist (mit geringen Abweichungen gegenüber der Version in den „Verhandlungen") als Schreibmaschinenschrift in den Amtsgerichtsakten erhalten: Hessisches Staatsarchiv Darmstadt, H 14 Friedberg, R 159, Bl. 5–11. Dort ist der Hinweis auf die Vorstandssitzung ans Ende angefügt.

müsse. Paragraf 21 verlangte monatliche Abrechnungen und eine Jahresbilanz.[163]

Am 6. April 1939 reichte Eberhard Koch die neuen Satzungen der Gesellschaft beim Finanzamt Friedberg mit der Bitte ein, die Gemeinnützigkeit der Gesellschaft anzuerkennen.[164] Wichtig war ein Papier des Reichsfinanzministeriums vom 15. Juli, das sich mit der Steuerfreiheit von Vereinen befasste und dazu bestimmte Regelungen zur Verwendung des Vermögens bei Vereinsauflösung verlangte.[165] Koch, der dieses Papier kannte, argumentierte im November, dass Paragraf 25 der DGK-Satzungen in diesem Fall verlange, das Vermögen gemeinnützigen Zwecken zuzuführen.[166] Noch vor Ende des Jahres bekam die Gesellschaft das Attribut „gemeinnützig" zugestanden.[167]

Bei den Anforderungen an die Mitgliedschaft ist in den Akten des Amtsgerichts, in denen sich die Satzungen als Schreibmaschinenversion ebenfalls finden, der Satz gestrichen: „Die Deutsche [sic!] Staatsangehörigkeit ist nicht erforderlich."[168] Das hatte das Reichsministerium des Innern am 1. Juli 1939 verlangt: Die Satzungen wurden genehmigt unter der „Maßgabe, daß in § 6 der letzte Satz gestrichen wird."[169] Auch in den gedruckten „Verhandlungen" von 1939 fehlt der Satz. Bedeuten sollte das wohl, dass Ausländern die Mitgliedschaft in der Gesellschaft zwar nicht verboten war, dies aber nicht als normal gelten sollte.

Den Vereinszweck regelte nun Paragraf 3:

» Der Zweck der Gesellschaft ist die Förderung der Erforschung des Blutkreislaufes sowie *die Verhütung und* die Bekämpfung der Kreislaufstörungen *in Zusammenarbeit mit den zuständigen Behörden.*[170]

Neu war, dass die Gesellschaft ihre Aufgaben durch „Beratung und Unterstützung der zuständigen Behörden bei der Verwertung der Forschungsergebnisse im Dienste der Volksgesundheit" erfüllen sollte.[171]

Die neue Satzung schloss *de jure* nun auch Ärzte aus, denen unter dem 30. September 1938 die Bestallung (Approbation) entzogen worden war. Während früher jeder *promovierte* Arzt Mitglied werden konnte, galt nun:

» Ordentliches Mitglied kann nur ein bestallter Arzt werden oder ein Naturwissenschaftler, der sich auf Grund wissenschaftlicher Ausbildung mit Kreislaufforschung beschäftigt.[172]

Der Ausschluss von (vorhandenen) Mitgliedern war fortan allein Sache des Vorsitzenden. Falls ein Mitglied ausgeschlossen wurde und es dagegen – was weiterhin möglich war – Berufung einlegte, musste diese nicht mehr der Mitgliederversammlung vorgelegt werden, die bisher in einem solchen Fall endgültig mit einfacher Mehrheit entschieden hätte. Stattdessen galt nun (Paragraf 9): „Gegen die endgültige Entscheidung des Vorsitzenden der Gesellschaft ist keine Berufung mehr statthaft."[173]

---

[163] Satzungen, in: Verhandlungen 1939, S. XXI–XXVIII, dort: S. XXI, § 1 f.; und: S. XXVI, § 20 f.

[164] Koch am 06.04.1939 an das Finanzamt Friedberg: Hessisches Staatsarchiv Darmstadt, G 36 Finanzamt Gießen, Nr. 47, Bd. 2, Bl. 30.

[165] Der Reichsminister der Finanzen, 15.07.1939, betrifft: „Steuerfreiheit gemeinnütziger und mildtätiger Körperschaften", Abschrift, ebd., Bl. 36–40.

[166] Koch am 22.1.1939 an das Finanzamt Friedberg, ebd., Bl. 41 VS.

[167] Finanzamt Friedberg am 20.12.1939 an Koch, ebd., Bl. 41 RS.

[168] Hessisches Staatsarchiv Darmstadt, H 14 Friedberg, R 159, Bl. 5–11, dort: Bl. 5, § 6.3, mit Kochs Hinweis auf die „Veranlassung des Reichsministers des Innern" vom 01.07.1939.

[169] Der Reichsminister des Innern, gez. i. A. [unleserlich], am 01.07.1939 an die Deutsche Gesellschaft für Kreislaufforschung, ebd., G 36 Finanzamt Gießen, Nr. 47, Bd. 2, Bl. 31–32.

[170] Satzungen, in: Verhandlungen 1939, S. XXI–XXVIII, dort: S. XXI, § 3 (kursive Hervorhebungen T. B. markieren qualitative Neuerungen gegenüber § 1 in den Satzungen von 1938).

[171] Ebd., S. XXII, § 4 e (den Zweck führte 1938 § 2 aus).

[172] Ebd., § 6.1 (vgl. früher § 3).

[173] Ebd., § 9 d (vgl. früher § 6).

Nicht ganz geklärt ist, ob Mitglieder daraufhin ausgeschlossen wurden.[174] Die Mediziner, die bereits 1932 im gedruckten Mitgliederverzeichnis standen und jetzt (1939) fehlten, aber nicht verstorben waren – Robert Fischer, Franz Groedel, Ernst Peter Pick, Eduard Schott und Harry Schäffer – waren alle emigriert. Es kann von daher nicht geschlossen werden, wie ihr Ausscheiden erfolgte. Unter den Neuen von 1933 fehlten jetzt Heinz Lossen (Darmstadt), der „deutschblütig" war[175] und gleich 1949 wieder Mitglied der Gesellschaft wurde (er arbeitete dann am Kerckhoff-Institut), sowie Dmitrij Dmitrievič Pletnev (Moskau), der während des stalinistischen Terrors 1937 von einem Artikel in der Prawda angegriffen und einige Monate später festgenommen wurde.[176]

Die Zentralisierung von Mitgliedschaftsfragen beim Vorsitzenden zeigt sich in einem weiteren Paragrafen. Die Namen von vorgeschlagenen Neumitgliedern mussten den Mitgliedern nicht mehr am Tag vor ihrer Versammlung bekanntgegeben werden und die Mitgliederversammlung bestimmte auch nicht mehr die Aufnahme mit Zweidrittelmehrheit. In Paragraf 7 wurde festgehalten:

> Die Aufnahme von ordentlichen Mitgliedern erfolgt auf schriftlichen Antrag unter Benennung von zwei Mitgliedern als Bürgen. Der Antragsteller muß alle vom Vorsitzenden der Gesellschaft angeforderten Auskünfte erteilen.
> Der Vorsitzende der Gesellschaft entscheidet endgültig über die Aufnahme und ist im Falle der Ablehnung nicht zur Angabe von Gründen verpflichtet.[177]

Nicht nur diese weitere Entwicklung hin zu zentralisierten Organisationstrukturen, sondern auch einige biografische Hinweise zu Mitgliedern und Amtsträgern zeigen, wie tiefgreifend sich die Gesellschaft seit der *Machtergreifung* gewandelt hatte. Der Tagungsreferent Erich Schütz (DGK seit 1936) war Mitte Dezember 1938 in der SS vom Scharführer zum Oberscharführer befördert worden.[178] Im Mai 1939 schrieb dieser o. Professor für Physiologie in Münster an die DFG wegen einer von ihr finanzierten Assistentin. Die Frage, „ob die techn. Assistentin weiterhin im Rahmen der Untersuchungen über Elektrogrammveränderungen unter Sauerstoffmangel (Wehrmedizin) oder bei Untersuchungen zur Elektrophysiologie des Herzens (Allgemeinmedizin) eingesetzt werden soll",

[174] Kischs Freund Josef Eitel schrieb später, Kisch sei „1940 in entehrender Form mitgeteilt" worden, dass er „aus der Mitgliederliste der Gesellschaft gestrichen sei." Eitel am 10.10.1959 an Thauer. Abschrift. CAHJP Jerusalem, P80-131/132. Kisch war aber bereits 1938 nichtmehr Mitglied. – Kisch: Wanderungen, S. 264 f., schrieb über den hier in einem früheren Kapitel erwähnten „Privatdozent[en]", der zur Tagung 1933 mit einem großen silbernen Hakenkreuz im Knopfloch erschienen sei: Der habe sich „nun" ferngehalten, „und einige Jahre später teilte er mir, in einer offiziellen Stellung bei der von mir gegründeten deutschen Gesellschaft für Kreislaufforschung, in einem Brief ohne Überschrift und ohne die üblichen Abschlußformeln mit, mein Name sei aus der Liste der Gesellschaft gestrichen."

[175] Bundesarchiv Berlin, KÄV, R 9347, Film 17, Lossen, *Heinz* Maria Joseph Alexander, geb. 4.3.1893, Vermerke: „deutschblütig" und NSDAP 1.6.40.

[176] Vadim Zakharovich Rogovin: Stalin's Terror of 1937–1938. Political Genocide in the USSR, ins Englische übersetzt von Frederick S. Choate, (Mehring) Oak Park/ MI 2009, S. 66–68. – Vgl. Kisch: Wanderungen, S. 263: Der Internist „Plettnew" soll „später in Rußland umgekommen sein".

[177] Satzungen, in: Verhandlungen 1939, S. XXII, § 7 (vgl. früher § 3 und § 4). – § 6.2 lautete ab jetzt: „Zu Korrespondierenden Mitgliedern und Ehrenmitgliedern können nur solche Persönlichkeiten ernannt werden, die sich besondere Verdienste um die Gesellschaft erworben oder hervorragende Leistungen auf dem Gebiete der Kreislaufforschung aufzuweisen haben." – Der oben nicht zitierte § 7.3 lautete (1939): „Die Ernennung von Korrespondierenden Mitgliedern und Ehrenmitgliedern erfolgt durch den Vorsitzenden im Einvernehmen mit dem Vorstand der Gesellschaft. Für die Ernennung ist die Zustimmung des Präsidenten des Reichsgesundheitsamtes erforderlich; sie erfolgt im Einverständnis mit dem Reichsärzteführer." Auf der Mitgliederliste von 1939 findet sich tatsächlich erstmals auch gleich ein korrespondierendes Mitglied, das bis 1955 das einzige blieb: Professor Edgar Van Nuys Allen (Mayo Klinik Rochester, Minnesota). Koch war es den Aufwand offenbar wert, um mit dieser bedeutenden Klinik in den USA Kontakt zu halten. Ab 1956 gab es neben E. V. Allen erstmals weitere korrespondierende Mitglieder, unter ihnen *nur Institutionen*.

[178] Der Führer des SS-Abschnitts XVII, Münster, 10.12.1938. Bundesarchiv Berlin, VBS 286/6400041304, Bl. 793.

könne er „nicht beantworten". Es sei so, fuhr Schütz fort,

> dass beide Arbeitsrichtungen unverändert weiterlaufen. Wie aus beiliegendem Sonderdruck ersichtlich ist und wie ich in meinem Hauptreferat auf der Tagung der Deutschen Gesellschaft für Kreislaufforschung im März d. J. darlegen konnte, haben diese beiden Arbeitsgebiete sich aufs engste berührt.[179]

In seinem Referat auf der Jahrestagung, das Schütz der DFG nach Erscheinen zuzuschicken versprach, stand das Thema Sauerstoffmangel jedoch nicht im Mittelpunkt. Am Kaninchen war am Physiologischen Institut Münster ein „Erstickungsversuch" durchgeführt worden.

> Der Versuch ergibt, daß die Erstickung bis zur Dauer von 3 Min. *weder eine Änderung der Leitung noch der Aktionsstromdauer noch der Aktionsstromform* ergibt, obwohl das Herz dabei in bekannter Weise schon *ganz tiefblau und stark gebläht* wird. Dieses Zustandsbild ist als übliches physiologisches Vorlesungsexperiment allgemein bekannt. [...] Daß andererseits sowohl die von *Schellong* als auch die von *Weber* postulierten Veränderungen tatsächlich vorkommen, ergibt sich aus der Darstellung des nächsten Versuchs, bei dem die Erstickung über die vierte Minute hinaus bis in die sechste Minute ausgedehnt wurde [...].[180]

Doch war Schütz in höchstens einem Zehntel seines Referats auf Erstickung bzw. Sauerstoffmangel eingegangen.

1939 trat Wilhelm Nonnenbruch (DGK seit 1935, Tagungspräsident 1938 und jetzt im Vorstand) einen Ruf nach Deutschland an. Der Frankfurter Professor Hans Holfelder schlug dem Reichsarzt-SS schon Mitte Dezember 1938 vor, Nonnenbruch „anlässlich seiner bevorstehenden Übersiedlung nach Frankfurt/M als Nachfolger von Prof. Volhard auf den Lehrstuhl für Innere Medizin in die Schutzstaffel einzugliedern, und dem Reichsführer vorzuschlagen, ihn etwa zum Obersturmführer oder Hauptsturmführer zu ernennen."[181] Nonnenbruch wurde mit SS-Nr. 314 233 am 30. Januar 1939 als SS-Mann in die Schutzstaffel aufgenommen und zum SS-Hauptsturmführer befördert – unter gleichzeitiger Ernennung zum SS-Führer im Ausbildungsstab der Sanitätsabteilung des SS-Hauptamtes.[182] Seine SS-Akte enthält keine Angaben über diesbezügliche Tätigkeiten; er war kein hauptamtlicher SS-Führer.[183]

Mitte Februar 1939 gab Nonnenbruch an, dass er seit 1928, als er nach Prag kam, gegen die „vollkommene Verjudung der inneren Medizin" arbeitete. Er habe „Aufklärungsarbeit über die wahren sudetendeutschen Verhältnisse" betrieben, sei aber erst spät in die Sudetendeutsche Partei eingetreten,

> schon um bei einer ev[entuellen] Anklage gegen mich die Partei, die ja offiziell keinerlei Verbindung zu den nationalsozialistischen Stellen hatte, nicht zu belasten. [...] Von besserer tschechischer Seite wurde ich dagegen als Vertreter einer Verständigung hingestellt und geehrt. Für die Verständigung mit den Tschechen, wie ich sie mir immer dachte, ist jetzt durch die Grenzziehung und die Lösung der sudetendeutschen Frage die Möglichkeit gegeben. An eine andere Verständigung als unter vorheriger Einsetzung des Sudetendeutschtums in seine vollen Rechte habe natürlich auch ich nie gedacht.[184]

---

179 Schütz am 11.05.1939 an die DFG (zu deren Schreiben vom 09.05.), ebd., R 73/14564, Bl. 94–95 (Pag. 103).

180 Schütz: Der monophasische Aktionsstrom, in: Verhandlungen 1939, S. 15–43, dort: S. 34. (Kursive Hervorhebungen i. O. gesperrt.)

181 Der Führer der SS-San.-Abteilung XXX, SS-Standartenführer Prof. Dr. med. Hans Holfelder, o. ö. Professor für Allgemeine klinische Röntgenkunde, Johann-Wolfgang-Goethe-Universität Frankfurt/M, am 15.12.1938 an den Reichsarzt-SS. Bundesarchiv Berlin, VBS 286/6400031852, Bl. 1082.

182 Der Reichsführer-SS, SS-Personalkanzlei, am 20.03.1939 an das Rasse- und Siedlungshauptamt, Erfassungsamt, ebd., Bl. 1074.

183 Formular „Personalangaben", unterschrieben von Nonnenbruch am 28.04.1944, ebd., Bl. 1091.

184 Nonnenbruch, Prag, „strengst vertraulich", Stellungnahme vom 06.02.1939, ebd., Bl. 1075–1077.

Diese Darstellung unterscheidet sich erheblich von seinem späteren Hinweis, bei der Tagung 1938 eine Friedensrede gehalten zu haben.

Mitte Januar 1939 beantragte Karl Wezler (DGK seit 1938) bei der DFG ein bestimmtes Gerät (einen Ergographen). Seine „mit wiederholter Unterstützung der Deutschen Forschungsgemeinschaft seit Jahren am Menschen durchgeführten Untersuchungen über verschiedene Probleme der Physiologie des Kreislaufs und des Stoffwechsels" ließen neuerdings Ergebnisse über das vegetative Nervensystem erwarten. Auch ließen sich Bezüge zur menschlichen Konstitutionslehre und zur „Reaktionsfähigkeit des Menschen gegenüber den verschiedenen Belastungen und Umwelteinflüssen herstellen z. B. gegenüber Arbeits- und Temperaturbelastungen und Sauerstoffmangel." Dies wolle er mit einer Reihe von Mitarbeitern, darunter Rudolf Thauer, in Angriff nehmen.[185] Mitte des Jahres schob er nach, sein Institut sei vergrößert worden und habe mehr Mitarbeiter, weswegen er mehr Geld benötige.[186]

Wie stark der NS-Staat Wissenschaft mittlerweile reglementierte, zeigt sich, als Eberhard Koch an der belgischen Kreislauftagung (27. bis 29. Mai 1939) teilzunehmen plante. Das Reichswissenschaftsministerium genehmigte die Reise am 4. Mai und teilte dem Rektor der Universität Gießen mit, dass das Auswärtige Amt, der Reichsminister des Innern, die Auslandsorganisation der NSDAP in Berlin und die Deutsche Kongress-Zentrale, „die für die Bearbeitung der kongreß- und devisentechnischen Angelegenheiten zuständig ist", benachrichtigt seien. Koch solle sich „mit der zuständigen deutschen Auslandsvertretung sofort nach seinem Eintreffen im Auslande" in Verbindung setzen, um sich „beraten" zu lassen. Außerdem solle er „bei seinem Auslandsaufenthalt nach Möglichkeit mit der örtlichen Auslandsorganisation der NSDAP" Kontakt aufnehmen. Vorher sei ein Besuch der NSDAP-Auslandsorganisation in Berlin erwünscht. Nach der Reise solle Koch einen Reisebericht in zweifacher Ausfertigung einreichen.[187] Der Präsident des Reichsgesundheitsamts, Hans Reiter, hatte längst mitgeteilt, dass es „wünschenswert" sei, wenn Koch der persönlichen Einladung von Professor Dautrebande, dem Vorsitzenden der belgischen Kreislaufgesellschaft, folge.[188] Koch konnte allerdings nicht teilnehmen, weil ihm die Genehmigung der Deutschen Kongresszentrale nicht rechtzeitig vorlag.[189]

Wenig später begann der deutsche Angriffskrieg und änderte damit auch grundlegend die Rahmenbedingungen für medizinisches und wissenschaftliches Arbeiten. In Moskau unterzeichneten der deutsche Außenminister Ribbentrop und der Vorsitzende des Rates der Volkskommissare Molotow am 23. August 1939 ein Nichtangriffsabkommen (*Hitler-Stalin-Pakt*). Der deutsche Überfall auf Polen erfolgte am 1. September. Zeitlich dazwischen wurden Franz Büchner und sein „ältester" Schüler Hubert Meessen zur Wehrmacht einberufen – beide am 26. August 1939.[190] Büchner war seit 1936 Nachfolger Ludwig Aschoffs in Freiburg und Meessen wurde dort 1939 zum Dozenten ernannt.

---

185 Prof. Wezler am 13.01.1939 an die DFG. Bundesarchiv Berlin, R 73/15661, Bl. 64–65.

186 Wezler am 05.06.1939 an die DFG, ebd., Bl. 59–60.

187 Der Reichsminister für Wissenschaft, Erziehung und Volksbildung, i. A. Scurla, am 04.05.1939 an den Rektor der Universität Gießen. Universitätsarchiv Gießen, PrA Med, Nr. 7 Koch, Bl. 163.

188 Das Zitat Reiters findet sich in einem Schreiben Kochs vom 23.03.1939, gerichtet durch den Dekan an den Rektor, ebd., Bl. 167.

189 Koch am 30.05.1939 an den Rektor, ebd., Bl. 205.

190 Lebenslauf Büchners, 10.11.1943. Bundesarchiv Berlin (ehem. BDC), R 9361-II/128961 Buechner, Franz, geb. 20.1.1895, Bl. 1158–1160, dort: Bl. 1159. – Lebenslauf, unterschrieben von Meessen, o. D. [nach 1941], ebd. (ehem. BDC), VBS 1/1080001274, Bl. 1816. – Prof. H. Hamperl, Vorstand des Pathologischen Instituts der Deutschen Karls-Universität Prag, schrieb am 12.06.1944 an den Beauftragten für Medizinische Wissenschaft und Forschung bei dem Bevollmächtigten für das Sanitäts- und Gesundheitswesen, Prof. Rostock, Berlin, ebd., Bl. 1810–1812, dort: Bl. 1810: „Unter all den Schülern Büchners war Meessen der älteste." Ebd., Bl. 1811: Meessen soll in Freiburg gesagt haben, „Nationalsozialismus wäre mit katholischer Religion vereinbar." – Zimmermann (DFG) am 23.05.1939 an Büchner. Bundesarchiv Berlin, R 73/10528, Bl. 14: Büchner hatte im Mai 1939 von der DFG 1500 RM für „Untersuchungen über Hypochlorämie" (Mangel von Chlor-Ionen im Blut) erhalten.

Direkt zu Kriegsbeginn weniger gut eingebunden war das Physiologische Institut in Göttingen. Dessen Direktor Hermann Rein informierte den Göttinger Kurator am 31. August 1939, „dass das Institut ab heute zur Durchführung besonderer wissenschaftlicher und technischer Aufgaben für das Heer und die Luftwaffe in Benutzung genommen wird." Er bat, „alles zu tun, um das Institut weiterhin arbeitsfähig zu halten."[191]

Mit der Mobilmachung ließ das Reichswissenschaftsministerium an der Universität Göttingen den Lehr- und Forschungsbetrieb weitgehend einstellen. Außer den Universitätskliniken und dem Zahnärztlichen Institut wurden nur das Hygienische und das Pathologische Institut nicht geschlossen (also das von Georg B. Gruber, mittlerweile einfaches DGK-Mitglied).[192] Am 6. September wies das Ministerium hastig an, „dass das Physiologische Institut (Professor Rein) voll betriebsfähig aufrecht erhalten werden muss. Professor Rein ist verständigt."[193]

Rudolf Thauer hatte im Sommer 1939 - nach seiner erfolglosen Bewerbung in Bad Nauheim von Frankfurt/M aus[194] - eine nur schlecht dokumentierte Beschäftigung und war wohl einberufen worden. In einem Lebenslauf hielt er später fest: „Zu Anfang des Krieges habe ich im Wehrphysiologischen Institut der Militärärztlichen Akademie Berlin über Fragen der Kohlensäureeinwirkung [CO_2, T. B.] auf den Menschen [...] gearbeitet." Im Dezember 1939 wurde er bereits beamteter a. o. Prof. in Frankfurt/M.[195] Wie sich gleich zeigen wird, strebte er dort vorerst die Bearbeitung ziviler Themen an.

Hugo Knipping (DGK seit 1937), der in diesem Jahr den Lehrstuhl für Innere Medizin in Köln übernahm, leitete seit Kriegsbeginn eine Fliegeruntersuchungsstelle der Luftwaffe.[196] Georg B. Gruber wusste seit März 1939, dass er sich am 10. Mobilmachungstag würde in Hannover melden müssen. Er begann unter dem 4. September sein Kriegstagebuch mit dem Eintrag, er sei Stabsarzt und habe sich in Hannover beim Stellv. Korpsarzt als Beratender Pathologe des Wehrkreises XI gemeldet. „Lasse mich zunächst nach Göttingen zum dortigen Dienst überweisen." Er war am Abend wieder in Göttingen zurück und notierte: „Allgemeine Verdunkelung."[197]

Kritische Äußerungen sind von DGK-Mitgliedern kaum überliefert. In einem späteren NSDAP-Parteigerichtsverfahren wurde über Hans Schaefer festgehalten, er habe am 9. September 1939 „wörtlich oder so ähnlich" gesagt:

» Dieser Krieg wäre zu vermeiden gewesen, Adolf Hitler wird in diesen seinen diesbezüglichen Entscheidungen von der Mehrzahl seines Volkes abgelehnt und eine Volksabstimmung würde ein entsprechendes Ergebnis zeigen.[198]

Schaefer wurde aber aus Parteisicht zugutegehalten,

» dass der Angeschuldigte bei allen Unterredungen und insbesondere auch bei der vom

[191] Rein am 31.08.1939 "Geheim!" an den Kurator. Universitätsarchiv Göttingen, Kur. 2006, Bl. 9.

[192] Kuratorium am 05.09.1939 an die Direktoren der Institute, ebd., Bl. 14.

[193] Schnellbrief des Reichsministeriums für Wissenschaft, Erziehung und Volksbildung, Berlin, i.A. Unterschrift, am 06.09.1939 an den Kurator der Universität Göttingen, ebd., Bl. 30.

[194] Thauer schrieb am 23.01.1939 an Koch zur angedachten Umhabilitierung nach Gießen auf Papier des Instituts für Animalische Physiologie in Frankfurt/M: Archiv der Kerckhoff-Stiftung Bad Nauheim, Nr. 719.

[195] Lebenslauf Thauer, o. D. [letzter Eintrag darin vom April 1943]: Bundesarchiv Berlin (ehem. BDC), VBS 1/1120031183, Bl. 2434 und 2436.

[196] Personalnotizen des Beauftragten für medizinische Wissenschaft und Forschung [Prof. Rostock], ebd. (ehem. BDC), VBS 1/1060013013, Bl. 386.

[197] Tagebuch, 4.9.39: SUB Göttingen, Cod. Ms. Gruber 2:1, Bd. 1, Bl. 4. – Ebd., Bl. 3, findet sich Grubers „Kriegsbeorderung" des Wehrbezirkskommando Göttingen vom 11.03.1939 an „Stabsarzt d. R. z. V. Prof. Dr. Georg Gruber, Göttingen, Planckstr. 8".

[198] Urteil des Gau-Gerichts Hessen-Nassau der NSDAP gegen den Parteigenossen Prof. Dr. Hans Schaefer, o. D., 10 Seiten, S. 2: Archiv der Kerckhoff-Stiftung Bad Nauheim, Nr. 179.

> 9.9.1939, aus unverkennbarer innerer Sorge und Not um Deutschland sich geäussert und in keiner Weise Böswilligkeit oder gar innere Ablehnung des Nationalsozialismus zu erkennen gegeben habe.[199]

Am 24. September 1939 notierte Georg B. Gruber in sein Tagebuch, er wolle die „Einzelheiten des polnischen Feldzugs" nicht schildern. Der sei von deutscher Seite „im Sinn Schlieffen'scher Einkreisungsstrategie" geführt worden und habe sich „mit fast unvorstellbarer Schnelligkeit" vollzogen. Innerhalb von drei Wochen sei Polen zusammengebrochen und das Schicksal Warschaus „vollendet sich in diesen Tagen."

» Und während sich Rußland bereit hält, östliche Teile Polens zu besetzen, eilen bereits unsere Regimenter, die im Osten frei wurden[,] zur Grenzwacht nach dem Westen. – Im deutschen Land ist man froh u. dankbar[,] aber nicht laut fröhlich, nicht prahlerisch stolz u. überheblich. Man erkennt den Ernst der Situation u. harrt schwerer Dinge, die noch kommen werden; denn Frankreich und England sind starke Feinde. [...]. Man hat Deutschland als Land „roher, brutaler Barbarenweise" verschrien u. nicht nicht [sic!] die gute Idee, die im Grunde genommen den Nationalsozialismus trägt.[200]

Der DGK-Vorsitzende Eberhard Koch wurde zum 1. Oktober 1939 ordentlicher Professor in Gießen.[201] Mitte November forderte er vom stellvertretenden Vorsitzenden des Kuratoriums des William-G.-Kerckhoff-Stiftung, Otto Eger, einen neuen Vertrag. Im Kerckhoff-Institut sei er schließlich nur „der stellvertretende Direktor von Groedels Gnaden." Unabhängig vom Kuratorium könne ihn Franz Groedel „jederzeit" in *Bad Nauheim* entlassen. Der neue Vertrag müsse zusichern, dass er bei einem „freiwilligen oder unfreiwilligen" Ausscheiden Groedels „automatisch" Direktor werde und rückwirkend vom 1. Oktober an gelten; der alte, dem zur Folge er nur Abteilungsvorstand war, sei noch nicht gekündigt. Koch wollte sich als stellvertretender Direktor „Leiter des Institutes" nennen dürfen und weiter dem Kuratorium angehören. Weiter forderte er ein Vetorecht bei der Bestimmung seines Nachfolgers in Bad Nauheim.[202]

Ebenfalls an Eger schrieb der Bonner Dozent Hans Schaefer zum Jahresende – nachdem zwischen ihm und der Kerckhoff-Stiftung am 6. Dezember 1939 ein Dienstvertrag abgeschlossen worden war, dass er am 1. Januar 1940 hauptamtlich als Abteilungsvorstand im Kerckhoff-Institut arbeite.[203] Er habe „vor Weihnachten" einen Ruf auf eine verbeamtete planmäßige a. o. Professur als Abteilungsvorstand am Physiologischen Institut Berlin ausgeschlagen, was für ihn einen „Verzicht auf eine gesicherte Hochschullaufbahn" bedeute. Im Gegenzug forderte er „Zusicherungen" darüber, wann er Koch als Direktor des Kerckhoff-Instituts ersetzen werde. Koch habe tags zuvor mündlich zugesichert, dies werde der Fall sein, sobald Schaefer zu einem „*Kreislauffachmann* geworden sei." Schaefer forderte nun, dass er selber es wäre, der diese Veränderung einst durch Antrag beim Kuratorium anstoßen dürfe. Er schätze, dass er sich in ein bis zwei Jahren hinlänglich eingearbeitet haben werde. In dieser Phase brauche er aber keine Anleitung durch Koch. Sein Vertrag schließe eine „direkte wissenschaftliche Beeinflussung" durch Koch ja auch aus. Falls er sich über das Ende der Übergangsphase mit Koch nicht einige könne, sollten zwei externe Gutachter dies anhand seiner Arbeiten entscheiden. Die entsprechende Zusicherung werde ihn davon abhalten, nach Berlin zu gehen. Dass er das Institut neugestalten werde, er etwa physiologisch-psychotherapeutisch forsche, werde „wettmachen", dass mit dem Ausscheiden

199 Ebd., S. 5. – Aussage oben („Volksabstimmung"): [Willi Glock] am 22.11.1940 an den Führer des NSD-Dozentenbundes Gießen, Prof. Riehm. Universitätsarchiv Gießen, PrA Nr. 1406, Bl. 30–31.

200 Tagebuch, 24.9.39: SUB Göttingen, Cod. Ms. Gruber 2:1, Bd. 1, Bl. 7.

201 Eger am 12.09.1939 an die Kuratoriumsmitglieder. Archiv der Kerckhoff-Stiftung Bad Nauheim, Nr. 719. – Vgl. auch: Oehler-Klein: Gießen, S. 349 f.

202 Koch am 14.11.1939 an Eger. Archiv der Kerckhoff-Stiftung Bad Nauheim, Nr. 720.

203 Datum nach: Stabsarzt Prof. Koch am 07.12.1939 betreffend den Gefreiten der Reserve Hans Schaefer an das Wehrmeldeamt Bonn, ebd., Nr. 179.

Kochs die enge Bindung an die Deutsche Gesellschaft für Kreislaufforschung verlorengehe.[204]

5.1.3 1940: „Kriegswichtige Arbeiten"

Schon im November 1939 hatte Hans Schaefer der DFG mitgeteilt, er werde zum 1. Januar 1940 die Leitung der Abteilung für experimentelle Pathologie und Therapie am Kerckhoff-Institut in Bad Nauheim als Eberhard Kochs Nachfolger übernehmen.

> » Ich bitte nun, die Abteilung in den Dienst kriegswichtiger Aufgaben zu stellen, [...].[205]

Seine Abteilung sei dazu aufgrund ihrer Ausstattung besonders geeignet. Da auf dem Gebiet der Medizin geforscht werde, sah er die Statuten der „amerikanischen Stiftung" dadurch nicht verletzt. Als Arbeitsgebiete nannte er: 1. Wundstarrkrampf, den er der englischen und amerikanischen Literatur folgend als Erkrankung der Muskeln, also der motorischen Endplatten sah. Schaefer betonte, er kenne sich damit durch seine Arbeiten am Physiologischen Institut Bonn aus. Sein Ziel war eine von Schutzimpfung unabhängige Therapie. 2. nannte er Kopfgrippe, an der 200 000 chronisch Kranke in Deutschland litten. Das 3. Thema bildeten Störungen, welche „durch Hyper- und Hypoxämie in den motorischen Endplatten entstehen und die für die Bewegungsfähigkeit z. B. der Höhenflieger" bedeutsam seien. 4. Bessere Diagnose von geringfügigen Augenfehlern, „welche das Arbeiten an optischen Entfernungsmessern unmöglich machen." 5. seien Kreislaufarbeiten am Institut in großer Zahl geplant, „doch scheinen sie mir nicht so unmittelbar kriegswichtig."[206] Koch hatte bereits Anfang Dezember 1939 versucht, Schaefer „für diese Untersuchungen unabkömmlich zu stellen." In der Abteilung, so Koch, „soll sofort mit kriegswichtigen Untersuchungen begonnen werden."[207]

In einem weiteren Schreiben bat Schaefer die DFG Anfang Januar 1940 neuerlich „um die Anerkennung der Kriegswichtigkeit". Er hob die beiden Themen hervor, die er von den motorischen Endplatten her untersuchen wollte. Wichtigstes Thema sei der Wundstarrkrampf, der nicht im Gehirn, sondern im Zentralnervensystem entstehe (offenbar sollte der Krampf durch Dämpfung der Nervensignalübertragung gelindert werden); zweitwichtigstes Thema waren jetzt die „Einflüsse, welche Hyper- und Hypoxämie auf die motorischen Endplatten haben. Bei diesem Problem wird die ganze Frage der Motorik am Menschen in sauerstoffreicher und sauerstoffarmer Luft geprüft." Dabei ging es um das Fliegen in großen Höhen. Eine Ausdehnung der Untersuchungen auf CO, CO_2 und Abgase sei möglich.[208] Auch Schaefer orientierte sich demnach jetzt Richtung Flugmedizin.

Die DFG antwortete ihm darauf, sie könne eine „Kriegswichtigkeitserklärung" nur für Arbeiten aussprechen, die sie fördere. Deshalb solle Schaefer „bei uns einen formellen Antrag zur Stützung des Themas Wundstarrkrampf und zentrale Einflüsse bei Hyper- und Hypoxämie einreichen". Solche kleinen Anträge würden eher bewilligt und dann „in dem betreffenden offiziellen Schreiben des Reichsforschungsrates ausdrücklich als kriegs- und staatswichtig bezeichnet werden."[209]

Schaefer, mittlerweile in Bad Nauheim, beantragte 300 RM „für Untersuchungen der Mechanik und Therapie des Wundstarrkrampfes" und 200 RM für die „Einflüsse von Sauerstoffüberschuß und Sauerstoffmangel auf die Funktion der motorischen Endplatte des willkürlichen Muskels"; beides sollte zum Kauf und Unterhalt von Versuchstieren dienen. Schaefer bat um baldige Anerkennung der Kriegswichtigkeit, damit sein Oberarzt nicht einge-

---

204 Schaefer am 29.12.1939 an Eger, ebd. (kursive Hervorhebung i. O. in Anführungszeichen).

205 Schaefer am 24.11.1939 an die DFG. Bundesarchiv Berlin, R 73/14197, Bl. 140–142, dort: Bl. 140.

206 Ebd., Bl. 140 f.

207 Stabsarzt Prof. Koch am 07.12.1939 betreffend den Gefreiten der Reserve Hans Schaefer an das Wehrmeldeamt Bonn. Archiv der Kerckhoff-Stiftung Bad Nauheim, Nr. 179.

208 „Dr. Hans Schaefer, Dozent f. Physiologie" am 05.01.1940 an die DFG. Bundesarchiv Berlin, R 73/14197, Bl. 136.

209 Breuer am 17.01.1940 an Schaefer zu dessen Schreiben vom 24.11.39 und 05.01.40, ebd., Bl. 135.

zogen werde.[210] DFG-Präsident Rudolf Mentzel und der Leiter der Fachgliederung Medizin im Reichsforschungsrat, Ferdinand Sauerbruch, gewährten diese 500 RM für „Untersuchungen der Mechanik und Therapie des Wundstarrkrampfes und der Motorik des Menschen bei Hyper- und Hypoxämie".[211] In seinem Dankschreiben machte Schaefer neuerlich auf sein wichtigstes Ziel aufmerksam:

» Bei den augenblicklichen Verhältnissen brauche ich jedoch noch die ausdrückliche Anerkennung der Kriegswichtigkeit der Arbeiten in einem besonderen Schreiben des Präsidenten des Reichsforschungsrats, das ich bei den Militärbehörden vorlegen kann, um meine Freistellung vom Militärdienst und die Reklamation eines Assistenten durchzusetzen.[212]

Bereits Erfolg mit einer Freistellung hatte Karl Wezler als o. ö. Professor für Physiologie und Direktor des Instituts für animalische Physiologie an der Universität Frankfurt/M: Er war seit Januar 1940 U. k.-gestellt (durch Unabkömmlichkeitsstellung vom Wehrdienst freigestellt).[213] Ähnlich wie bei Schaefer liegt bei Wezler die Vermutung nahe, dass er einer Einberufung durch die Aufnahme von Militärforschung zu vermeiden suchte.

Hierfür ergaben sich für *alle* Forscher zudem finanzielle Gründe. Die DFG informierte Max Bürger (Direktor der Universitätsklinik Leipzig, DGK seit 1937), dass als Folge der zu Kriegsbeginn erlassenen Bestimmungen über die Verwendung von DFG-Mitteln „nurmehr kriegs- und staatswichtige Fragestellungen gestützt werden dürfen". Die Arbeiten von Dr. Werner Heinrich Hauß (selbe Klinik, DGK seit 1938) seien entsprechend anzupassen.[214] Bürger antwortete im März 1940, Hauß habe sich bei Professor Corneille Heymans (DGK seit 1928) in Gent mit nervöser Kreislaufregulation befasst. Dies seien „Probleme, die heute die Fliegerei maßgeblich interessieren." In der von Bürger geleiteten Klinik wurde u. a. die Sauerstoffsättigung des Blutes für die Höhenphysiologie und Pathologie erforscht.[215] Die Forschungen von Dr. Hauß bezeichnete ein Schreiben der Luftwaffe bald danach als kriegs- und staatswichtig.[216]

Ein eigenes Projekt Rudolf Thauers (DGK seit 1937), der an Wezlers Institut in Frankfurt/M arbeitete, wies die DFG dagegen auch diesmal zurück, weil es „von der Wehrmacht und der Reichsgesundheitsführung" nicht als „kriegs- und staatswichtig bezeichnet" worden sei.[217] Thauer wollte seit längerem eine Filmkamera, um Reflexe von Tieren zu untersuchen, die er am Zentralnervensystem operiert hatte, sowie einen Schrank mit Thermostaten, um die Tiere am Leben erhalten zu können.[218]

Von der DFG-Förderung stark profitierte das Physiologische Institut in Göttingen. Der Leiter der Fachgliederung Wehrmedizin im Reichsforschungsrat gewährte Hermann Rein Anfang März 1940 nach dessen Verlängerungsantrag 6500 RM aus DFG-Mitteln für das Projekt „Die Beatmung der Organe aus dem Blute unter Beteiligung grosser Höhen als Grundlage für die praktische Ermöglichung des Höhenfluges." Die darin enthaltenen Sachbeihilfen bezogen sich auf

210 Dr. H. Schaefer auf Briefpapier der William-G.-Kerckhoff-Stiftung am 20.01.1940 an die DFG, ebd., Bl. 133–134.

211 Mentzel am 27.01.1940 und Sauerbruch am 31.01.1940 an Schaefer, ebd., Bl. 132 (links/rechts).

212 Schaefer am 07.02.1940 an den Reichsforschungsrat, ebd., Bl. 131.

213 Personalnotizen des Beauftragten für medizinische Wissenschaft und Forschung [Prof. Rostock], o. D.: Bundesarchiv Berlin (ehem. BDC), VBS 1/1200012978, Bl. 1874.

214 DFG am 25.01.1940 an Bürger zu Antrag „Bu 2/07/11". Bundesarchiv Berlin, R 73/10541, Bl. 60.

215 Bürger am 05.03.1940 an DFG zu Antrag „Bu 2/07/11", ebd., Bl. 59.

216 Breuer (DFG) am 15.04.1949 an Bürger zu Antrag „Bu 2/07/11" (er informierte ihn darin über ein Schreiben der Inspektion des Sanitätswesens der Luftwaffe vom 10.04.), ebd., Bl. 56.

217 Breuer (DFG) am 18.03.1940 an Thauer, ebd., R 73/15147, Bl. 116.

218 Thauer samt Befürwortung Wezlers am 06.1939 an die DFG, ebd., Bl. 121. Frühere Versuche Thauers dazu seien 1935–1938 über einen DFG-Antrag von Professor Bethe gelaufen.

„Versuchstiere".[219] Dies ist aber wenig im Vergleich zum Institut Franz Büchners, das zur militärischen Stelle wurde: Am 10. April 1940 wurde er der „Leiter des Instituts für Luftfahrtmedizinische Pathologie des RLM. am Pathologischen Institut der Univ. Freiburg/Br. und Beratender Pathologe beim Inspekteur des San. Wesens der Luftwaffe".[220] Diese Aufgabe, so Büchner, habe ihm sein militärischer Vorgesetzter Erich Hippke übertragen,[221] also der Inspekteur des Sanitätswesens der Luftwaffe.

Erich Schütz (DGK seit 1936) erinnerte die DFG im März an seine Eingabe vom 28. Oktober 1939, das Projekt „Elektrokardiogrammveränderungen besonders unter Sauerstoffmangel" in Münster über 2400 RM „trotz der veränderten Zeitlage weiter gewähren zu wollen." (Dabei hatte er das Wort „besonders" eigenmächtig hinzugesetzt.) Er sei „mit Kriegsausbruch zur Fortsetzung und praktischen Auswertung dieser Untersuchungen als Sonderführer an das Luftfahrtmedizinische Forschungsinstitut des Reichsluftfahrtministeriums einberufen".[222] Beim Antrag von Oktober 1939 hatte ihn der Leiter dieses Berliner Instituts, Hubertus Strughold (DGK seit 1937), unterstützt.[223] Schütz erhielt die geforderte Summe für das Rechnungsjahr 1940/41.[224]

Eberhard Koch schickte im Januar 1940 seine schon erwähnte Denkschrift „zur gegenwärtigen Lage des Kerckhoff-Instituts" an den Rektor der Universität Gießen und andere.[225] Der Abteilungsleiter im Kerckhoff-Institut, Hans Schaefer, scheint mit seinen zitierten Äußerungen wirksam Druck aufgebaut zu haben, um sofort Institutsleiter zu werden. Koch wehrte sich vehement. In der dazu angefertigten Denkschrift, in der er sich wie angegeben auch gegen Franz Groedel ausließ und rühmte, wie erfolgreich die einst als „Judeninstitut" bezeichnete Instanz nun sei, klagte er, dass es nicht möglich gewesen wäre, einen Kreislaufforscher als Abteilungschef einzustellen. „Es ist aber geglückt, in Herrn Schaefer einen ausgezeichneten Elektro-Physiologen zu gewinnen", der die Qualifikation *in Zukunft* erlangen könne. Schaefer habe auch noch keinerlei Erfahrung mit Warmblüterversuchen und müsse sich solche erst aneignen. Koch wollte das Bad Nauheimer Institut weiterleiten in „Personalunion" mit seinem Gießener Lehrstuhl. In einer Liste dazu führte er zur Begründung aus:

> » 1. Wenn ich das Institut verliesse, würde es kaum möglich sein, die Deutsche Gesellschaft für Kreislaufforschung weiter an das Institut zu binden. Ferner würde es kaum gelingen, die Fliegeruntersuchungsstelle am Institut zu belassen. So würde die bisherige zielstrebige Entwicklung jäh abgebrochen [...].
>
> 2. Ich habe immer wieder darauf aufmerksam gemacht, dass auch durch den Krieg die Lage des Kerckhoff-Institutes gefährdet wird. Das Bezirkskommando in Bonn hat mitgeteilt, dass über den Gefreiten Schaefer „bereits verfügt wird". Ich persönlich halte die von Herrn Schaefer als kriegswichtig angegebenen Themen nicht für günstig. Inzwischen ist auch die Nachricht eingelaufen, dass mit der Einberufung des Abteilungsassistenten Dr. Göpfert zu rechnen ist.[226]

219 Der Leiter des Fachgliederung Wehrmedizin am 08.03.1940 an Rein, ebd., R 73/13879, Bl. 91.

220 Lebenslauf Büchners, 10.11.1943, ebd. (ehem. BDC), R 9361-II/128961 Buechner, Franz, geb. 20.1.1895, Bl. 1158–1160, dort: Bl. 1160.

221 Büchner am 26.11.1943 an den Beauftragten für Medizinische Wissenschaft und Forschung, Prof. Rostock, Berlin, ebd., Bl. 1152–1154.

222 Schütz am 23.03.1940 an die DFG. Bundesarchiv Berlin, R 73/14564, Bl. 88–89 (Pag. 96).

223 Oberregierungsrat Prof. H. Strughold am 23.10.1939 an die DFG, ebd., Bl. 87 (Pag. 95) bezüglich Schütz: „Seine Arbeiten in Münster laufen bereits seit längerer Zeit in ständiger Fühlungnahme mit dem Luftfahrtmedizinischen Forschungsinstitut, was ja auch durch seine Einberufung als Sonderführer an das Institut zur Fortsetzung dieser Untersuchungen zum Ausdruck kommt."

224 Richter, Leiter der Fachgliederung Wehrmedizin, am 15.04.1940 an Schütz, ebd., Bl. 86 (Pag. 94).

225 Koch am 29.01.1940 an Rektor Professor Kranz. Universitätsarchiv Gießen, PrA Nr. 1406, Bl. 81.

226 Eb. Koch: Denkschrift zur gegenwärtigen Lage des Kerckhoff-Institutes, 29.01.1940, ebd., Bl. 82–88, dort: Bl. 85 („Judeninstitut" setzte *er* in Anführungszeichen), Bl. 86 („Personalunion") und Bl. 87 (übrige Zitate).

Im Physiologischen Institut in Gießen war der Einbau einer „grossen Unterdruckkammer“ mittlerweile abgeschlossen. Handwerker, die die von Koch gewünschten Umbauarbeiten durchführten, arbeiteten aber weiterhin in den Gießener Institutsräumen. Die Flieger-Untersuchungsstelle war am 21. Oktober 1939 ins Dachgeschoss umgezogen. Dort herrsche „oft bis in die Nacht hinein lebhafter Betrieb“. Das Physiologische Institut informierte das Rektorat, dass der Haushaltserlass, der den Etat des Physiologischen Instituts von 11 900 auf 7834 RM herabsetze, wegen des Heizmittel- und Lichtbedarfs nicht umsetzbar wäre.[227]

In einer Aktennotiz hielt Hans Schaefer fest, dass er seine „Gefolgschaftsmitglieder“ am Kerckhoff-Institut mit Handschlag „versprechen“ ließ, „strengste Schweigepflicht“ zu wahren „über alle Vorgänge, die mit den kriegswichtigen Arbeiten im Institut zusammenhängen“. Sonst drohten Strafen, „ja sogar die Todesstrafe.“ Ausnahme sei Professor Koch, „der ja naturgemäß über die Arbeiten unterrichtet ist.“ Allerdings sollte Koch möglichst dazu gebracht werden, Schaefer persönlich zu fragen. Weitere Ausnahme sei Professor Weber, „jedoch nur in Bezug auf die Phosgen-Untersuchungen.“[228] Zu diesen offenbar in Kooperation mit dem Institut Arthur Webers durchgeführten Versuchen liegen keine weiteren Archivquellen vor.

Am 27. Februar 1940 unterzeichnete Otto Eger für das Kuratorium der Kerckhoff-Stiftung mit Hans Schaefer einen unbefristeten Vertrag, der letzteren rückwirkend zum 1. Januar als Vorstand der Abteilung für experimentelle Pathologie und Therapie berief. Schaefers Selbständigkeit wurde betont. „Er allein bestimmt die wissenschaftlichen Arbeiten an der Abteilung“. Zur Abteilung gehörte auch eine „Tierfarm“, die Werkstatt des Instituts stünde vorzüglich der Abteilung zur Verfügung. Die vier Stipendiaten, die in der Abteilung arbeiten sollten, konnte Schaefer frei wählen.[229] Unter dem 15. März 1940 wurde Schaefer informiert, dass die von DFG bzw. Reichsforschungsrat unterstützten Arbeiten „Mechanik und Therapie des Wundstarrkrampfes“ sowie „Die Funktion der motorischen Endplatten bei Hyper- und Hypoxämie“ von den zuständigen Instanzen jetzt als kriegs- und staatswichtig anerkannt seien.[230]

Im März 1940 besprachen sich Eberhard Koch und der Vorsitzende des Kuratoriums der Kerckhoff-Stiftung, Otto Eger. Das Ergebnis, so Koch in einem Schreiben an den Dekan der Medizinischen Fakultät Gießen, sei „äußerst“ glücklich: Die Medizinische Fakultät Gießen werde bestimmen, wann die Leitung des Kerckhoff-Instituts auf den Abteilungsvorstand (also auf Hans Schaefer) übergehe. „Nunmehr bin ich über alles beruhigt und die bestehenden Schwierigkeiten sind restlos beseitigt.“ Der weitere Abteilungsvorstand Siegfried Koller sollte nach dem Willen des Gießener Rektors zusätzlich eine Abteilung am erbbiologischen Institut in Gießen erhalten.[231] Spätestens seit Oktober 1940 arbeitete Koller dann aber in Berlin.[232] Die statistische Abteilung wurde für die Kriegszeit faktisch aufgelöst.

Der Konflikt um das Bad Nauheimer Institut schwelte weiter. Anfang April schrieb Koch an Eger, er habe „eine sehr unerfreuliche Meldung“ zu machen: Schaefer sei wohl nicht fähig, „selbständig Versuche an Warmblütern durchzuführen.“ Katzen habe er laut eigener Aussage nie operiert und an Hunden nur Eingriffe vorgenommen, die weit unter dem Niveau der Kreislauf-Physiologie lägen. Koch zweifelte in einem Gespräch mit Schaefer dessen Qualifikation an, worauf dieser wutent-

227 Physiologisches Institut, i. V. Bürker, am 08.02.1940 an das Rektorat der Ludwigs-Universität Gießen, ebd., PrA Nr. 2448, Bl. 107.

228 Aktennotiz vom 26.02.1940. Archiv der Kerckhoff-Stiftung Bad Nauheim, Nr. 179.

229 Vertrag vom 27.02.1940, Prof. Dr. O. Eger/Dozent Dr. Hans Schaefer, ebd.

230 Schaefer rückblickend am 24.10.1940 an den Präsidenten des Reichsforschungsrats. Bundesarchiv Berlin, R 73/14197, Bl. 57–58.

231 Koch am 27.03.1940 an Riehm. Universitätsarchiv Gießen, PrA Nr. 1406, Bl. 71–72.

232 „Aus der Statistischen Abteilung des W. G. Kerckhoff-Herzforschungs-Instituts, Bad Nauheim“: Siegfried Koller, Berlin: Der Jahreszeitliche Gang der Sterblichkeit an Krankheiten des Kreislaufs und der Atmungsorgane. II. Der Verlauf in Jahren mit und ohne Grippeepidemie, in: Archiv für Kreislaufforschung, Bd. 8, Nr. 8 (Mai 1941), S. 296–329. – Das Mitgliederverzeichnis der Gesellschaft von 1941 gibt für Koller eine Korrespondenzadresse in Berlin an.

brannt davongegangen sei. Koch erklärte Eger, dass Tiere nicht „unnütz oder unsittlich verbraucht" werden dürften: „Unter Hinweis auf die gesetzlichen Bestimmungen" bat Koch, Eger möge sich zu Schaefers Erfahrungen mit „physiologischen Versuchen" Erkundigungen einziehen. Der könne bis dahin „an Fröschen und Kaninchen soviel Versuche machen, wie er will", aber nicht an Katzen und Hunden.[233]

Das zunehmende Chaos im Kerckhoff-Institut sowie die Lehrstuhlübernahme in Gießen schadete mit Sicherheit auch den Bemühungen der Deutschen Gesellschaft für Kreislaufforschung um Eigenständigkeit. Ihre 13. Tagung fand vergleichsweise spät im Jahr statt, am 6. Mai 1940, also erstmals nur an einem Tag. Ort war Wiesbaden, Thema „Kreislauf und Atmung". Es referierten Richard Wagner (Physiologisches Institut der Universität Innsbruck, DGK seit 1933) über „Kreislauf und Atmung"[234] und Ludolph Brauer (Forschungsinstitut für Altern und Aufbrauch Wiesbaden, DGK seit 1936) über „Atmung und Kreislauf".[235]

Auch die Eröffnungsansprache des Tagungsvorsitzenden Fritz Schellong (II. Medizinische Klinik der Deutschen Universität Prag, DGK seit 1928) fiel kurz aus. Es fehlten alle NS-Bezüge wie *Sieg Heil*. Der Hinweis: „Insbesondere begrüße ich auch die heute anwesenden Mitglieder unserer Gesellschaft" deutet an, dass im Auditorium zahlenmäßig Mitglieder der Deutschen Gesellschaft für Innere Medizin dominierten. Wie fünf Jahre zuvor hatte Anton Géronne „wiederum die ganze Organisation" übernommen. Hinweise in Schellongs Rede deuten an, dass Hans Dietlen für die DGIM die eigentliche Eröffnungsansprache des gesamten Kongresses gehalten und auch die „Begründung" für das Thema „Kreislauf und Atmung" gegeben hatte.

» Ursprünglich lag es in unserer Programmplanung, daß in diesem Jahr in Bad Nauheim an zwei Tagen die Beziehungen zwischen Kreislauf und Stoffwechsel abgehandelt werden sollten, worauf dann als dazugehörig die heutige gemeinsame Tagung folgen sollte. Aus verschiedenen Gründen aber haben wir uns entschlossen, die Nauheimer Tagung in diesem Jahre ausfallen zu lassen. Einmal entspricht vielleicht das große Thema nicht dem augenblicklichen Bedürfnis, vor allem aber meinten wir, die Reihe der Kongreßtage in diesem Jahre nicht verlängern zu sollen.[236]

Die Eröffnungsansprache der DGIM von Hans Dietlen (Saarbrücken), die nicht in den „Verhandlungen" der Kreislaufforscher abgedruckt ist, war bedeutend länger. Der Internistenkongress hatte drei Hauptthemen („Krankheitsanfänge in Abhängigkeit von Umwelteinflüssen [sic!]", „Anämien und Blutübertragung" und „Dynamik des Eiweißes"); nur „[i]m Anhang" der Verhandlungen der Deutschen Gesellschaft für Innere Medizin erwähnt sind: „Kreislauf und Atmung. Wagner-Innsbruck. – Brauer-Wiesbaden." Die Veranstaltung war angesetzt für 6. bis 9. Mai 1940.[237] Dietlen hatte laut den Verhandlungen der DGIM seiner Begrüßung eine Art Vorspann vorangestellt:

» Seit unserer letzten Tagung haben sich gewaltige Dinge zugetragen: Ereignisse von geschichtlicher Größe sind abgerollt und rollen weiter; Ereignisse, die eine ganze Welt erschüttern und in Atem halten, die aber gleichzeitig uns Deutsche mit unendlichem Stolz erfüllen. Noch geht das gigantische Ringen weiter, aber über seinen Ausgang machen wir uns keine Sorgen.[238]

Nach dieser Einlassung, die andeutete, dass zumindest ihn der Krieg noch nicht persönlich erreicht hatte und die letztlich vom Glauben getragen wurde, ein Totaler Krieg werde sich durch *Blitz-*

233 Koch am 01.04.1940 an Eger. Archiv der Kerckhoff-Stiftung Bad Nauheim, Nr. 720.

234 R. Wagner: Kreislauf und Atmung, in: Verhandlungen 1940, S. 7–36.

235 Ludolph Brauer: Atmung und Kreislauf, in: Ebd., S. 37–53.

236 F. Schellong: Eröffnungsansprache, in: Ebd., S. 3.

237 Kopfseite des 52. Kongresses, in: Lasch/Schlegel: Eröffnungsreden DGIM, S. 571.

238 H. Dietlen: Eröffnungsansprache des Vorsitzenden, in: Ebd., S. 573–581, dort: S. 573.

krieg vermeiden lassen,[239] sprach Dietlen ein allgemeines Willkommen aus und nannte dann die weiteren Gesellschaften, deren Mitglieder anwesend waren:

> Wir haben diesmal die Freude, mit der *Deutschen Gesellschaft für Kreislaufforschung* und mit der *Deutschen Hämatologischen Gesellschaft* zusammen arbeiten zu können. Ich begrüße daher besonders herzlich ihre Mitglieder, ihre Leiter und Kongreßvorsitzenden, die Herren Professor *Eberhard Koch* und *Schellong, Schilling* und *Schittenhelm*.[240]

Nach einer Totenehrung erklärte Dietlen das Programm, das gegenüber der ursprünglichen Planung beschränkt wurde, „um noch Platz für einige Themen zu schaffen, die durch den Krieg nahegelegt wurden." Die Zurückdrängung der Kreislaufforscher auf eine Position, die 1933/34 nur gedroht hatte, erschien darin als Folge des Kriegsbeginns.

> Das Thema *„Kreislauf und Atmung"* sollte ursprünglich, im Einvernehmen mit Herrn *Koch*, als Teil eines groß gedachten Rahmenreferates „Kreislauf und Stoffwechsel" erscheinen, dessen Hauptteil auf der Tagung der Deutschen Gesellschaft für Kreislaufforschung verhandelt werden sollte. [...]. Wir freuen uns, daß wir bei der gemeinsamen Verhandlung dieses Themas unseren Sprößling, die Deutsche Gesellschaft für Kreislaufforschung, wieder einmal in unsere Mutterarme schließen dürfen, und wir freuen uns noch ganz besonders darüber, daß der Altmeister *Brauer*, unser verehrtes Ehrenmitglied, die Mühe auf sich genommen hat, über ein Gebiet zu berichten, dem er Bahnbrecher war.[241]

Seine folgenden Ausführungen zum Thema Kreislauf beendete Dietlen mit dem Hinweis auf eine Leistungsminderung „ohne greifbare körperliche Ursache", die „durch ein dauerndes Arbeiten am Spannungsmaximum" zustande komme. Danach bat er ausdrücklich, nicht falsch verstanden zu werden, und relativierte:

> Meine Befürchtung und Mahnung bezieht sich natürlich nicht auf die Beanspruchung des Menschen durch die gegenwärtigen Kriegsverhältnisse. Es ist selbstverständlich, daß der Mensch im Kampfe für sein Vaterland alles hergeben muß, was er nur aus sich herausholen kann, und ohne Rücksicht darauf, ob es ihm schadet oder nicht.[242]

In den Verhandlungen der Deutschen Gesellschaft für Kreislaufforschung folgten nach den beiden Referaten, die keinerlei erkennbaren Bezug zu Militärforschung hatten, drei „Aufgeforderte Vorträge", wovon „Eb. Koch (Gießen-Bad Nauheim)" den ersten hielt. Die Arbeit stammte laut Vorspann „[a]us dem Physiologischen Universität Gießen". De facto referierte Koch – neben Arbeiten von Kollegen – Ergebnisse zur Kohlendioxidkonzentration im Blut bzw. Sauerstoffmangel im Muskel aus dem Kerckhoff-Institut:

> Ein völlig neues Bild liegt vor: *Die Gesamttätigkeit von Kreislauf und Atmung ist auf den Gewebestoffwechsel zurückgeführt*, in dessen Dienst sie stehen. *Rein* hatte bereits nachgewiesen, daß für die lokale Blutversorgung der örtliche Stoffwechsel ausschlaggebend ist; der Kreislauf wird rücksichtslos in dem Maße angezapft, wie das Gewebe Blut benötigt. Nun hat sich weiter ergeben, daß es auch *die Gewebe* sind, die *im Bedarfsfalle Kreislauf und Atmung „alarmieren"*; und zwar im wesentlichen dadurch, daß von dem Gewebestoffwechsel aus Wirkstoffe im Blute auftreten, die über die Chemorezeptoren

239 Zum Totalen Krieg vgl.: Stig Förster (Hrsg.): An der Schwelle zum Totalen Krieg. Die militärische Debatte über den Krieg der Zukunft 1919–1939. Unter Mitwirkung von Timo Baumann, Giulia Brogini Künzi, Markus Pöhlmann und Daniel Marc Segesser (Krieg in der Geschichte 13), (Ferdinand Schöningh) Paderborn 2002.

240 H. Dietlen: Eröffnungsansprache des Vorsitzenden [der DGIM], in: Lasch/Schlegel: Eröffnungsreden DGIM, S. 573–581, dort S. 573. (Kursive Hervorhebungen i. O. gesperrt.)

241 Ebd., S. 574 f. (Kursive Hervorhebungen i. O. gesperrt.)

242 Ebd., S. 576.

> reflektorisch die notwendigen Allgemeinreaktionen hervorrufen.[243]

Unter der Rubrik Einzelvorträge sprach Hermann Becker-Freyseng (Luftfahrtmedizinisches Forschungsinstitut der RLM Berlin; kein Mitglied der Gesellschaft) über die Einwirkung hochkonzentrierten Sauerstoffs auf den Organismus. Aus dem Forschungsstand berichtete er, dass am Menschen etwa von Albert Anthony (DGK seit 1930) Kurzzeitversuche vorgenommen wurden, Langzeitversuche dagegen an Tieren. Dies interessiere Luftfahrt und Klinik in gleichem Maße. Becker-Freyseng führte einen Kurzfilm vor, der ein Kaninchen zeigte, das 7 Tage in Luft mit erhöhtem Sauerstoffanteil gehalten und danach Normalluft ausgesetzt wurde: „Es stirbt unter klonischen Krämpfen nach etwa 15 Minuten." Becker-Freyseng hatte zuletzt auch Selbstversuche über drei Tage gemacht.[244]

Erich Opitz (ebenfalls Luftfahrtmedizinisches Forschungsinstitut der RLM Berlin, DGK seit 1936) sprach anschließend über Höhenanpassung. Opitz berichtete über seinen Aufenthalt mit Theodor Benzinger (DGK seit 1940) und „Frl. Kaminski" im Mosso-Institut am Monte Rosa in 2900 m Höhe. Nach drei Wochen dort setzten sich zwei der drei Teilnehmer einem Druck entsprechend 8600 m aus. Sie konnten ein siebenmal größeres Luftvolumen einatmen wie zuvor, bei Kontrollversuchen in Rechlin (einer Luftwaffeneinrichtung zwischen Berlin und Rostock) nur das doppelte. Weitere Versuche wurden mit Becker-Freyseng am Jungfraujoch in 3550 m Höhe unternommen:

> » Hierbei wurden die Vm. [Versuchsmänner, T. B.] *plötzlich der vollen Höhenwirkung* ausgesetzt durch unmittelbares Einatmenlassen O_2-armer Luftgemische, deren Sauerstoffdruck in der Versuchsserie in Berlin und dem Jungfraujoch Höhen von 7000-8400 m entsprach. Vor und nach dem Versuch erhielten die Vm. reinen Sauerstoff, [...]. Es wurden also Verhältnisse nachgeahmt, wie sie eintreten, wenn ein in großer Höhe befindlicher Flieger plötzlich den Schutz des Sauerstoffgerätes verliert. Diese Form der Höhenbelastung nennt man nach *Strughold* [...] *Zeitreserveversuch*.[245]

Heinz von Diringshofen (DGK seit 1934), der an der Sanitäts-Versuchsstelle der Luftwaffe in Jüterbog (südlich von Potsdam) arbeitete, hatte zur Kollapsgefahr bei Kombinationen von Höhenwirkung und Beschleunigung geforscht. Bei beschädigten Atemgeräten in Flugzeugen drohte Bewusstlosigkeit beim Kurvenflug. Über diese Versuche berichtete er: Die acht Versuchspersonen blieben unter Anoxämie nur bei bedeutend geringeren Fliehkräften als sonst bei Bewusstsein (4 oder gar nur 3 satt 7,5 g). Die Bewusstlosigkeit endete fünf bis zehn Sekunden nach Ende der Fliehkraftwirkung. Bereits leicht höhenkranke Jagdflieger schwebten bei scharfen Kurven in 8000 m Höhe in dieser Gefahr.[246]

Nach diesen explizit luftfahrtmedizinischen Vorträgen berichteten Franz Groß (DGK seit 1938, Promotion 1938) und Karl Matthes (DGK seit 1937), beide an der Medizinischen Universitätsklinik Leipzig, über den peripheren Kreislauf beim Menschen. Sie betonten die klinische Bedeutung peripherer Durchblutungsstörungen; Untersuchungen fanden auch an „Patienten" statt. Die beiden Forscher hatten Finger, Ohr oder Zehen mit Photozellen durchleuchtet, um den Blutstrom zu erfassen. Untersucht wurden etwa Kältereflexe einer Hand, wenn die andere Hand in Eiswasser getaucht war. Auch gefäßaktive Pharmaka wurden mitbeachtet.[247]

Die 13. Mitgliederversammlung fand am Abend desselben 6. Mai 1940 im Wiesbadener Pau-

243 Eb. Koch: Zur Frage der Chemorezeptoren, in: Verhandlungen 1940, S. 54–64, dort: S. 61. (Kursive Hervorhebungen i. O. gesperrt.)

244 H. Becker-Freyseng: Neue Untersuchungen über die Einwirkung kochkonzentrierten Sauerstoffs auf den Organismus, in: Ebd., S. 83–85, Zitat: S. 84.

245 Erich Opitz: Atemsteigerung im Sauerstoffmangel nach Höhenanpassung, in: Ebd., S. 86–92; Zitat dort: S. 88 f.

246 Heinz von Diringshofen: Untersuchungen im Flugzeug über die erhöhte Kollapsgefahr durch gleichzeitige Einwirkung von Höhe und Beschleunigung, in: Ebd., S. 92–98.

247 F. Groß/K. Matthes: Neue Methoden zur Untersuchung des peripheren Kreislaufs, in: Ebd., S. 139–145.

linenschlößchen statt. Mitgeteilt wurde, dass „die bei der Tagung 1939 aufgestellten neuen Satzungen" am 1. Juli 1939 genehmigt worden seien.[248] Diesmal stellte niemand neue Mitglieder namentlich vor; genannt wurde ausschließlich deren Zahl: Es seien 18. Zwei Mediziner waren ausgetreten, sechs namentlich genannte Mitglieder und das Ehrenmitglied Werner Spalteholz gestorben. Die Gesellschaft habe nun 527 Mitglieder (und drei Ehrenmitglieder).[249] Die Mitglieder erfuhren vom Vorstandsbeschluss, das aktuell zurückgestellte Thema „Kreislauf und Stoffwechsel" 1941 zu behandeln. Betont wurde, dass alle sechs bereits gesetzten Redner, darunter Hermann Rein und Hans Eppinger, bei ihrer Zusage blieben. Der Ort stand laut Protokoll noch nicht fest, „es soll jedoch nach Möglichkeit wieder im Kerckhoff-Institut unmittelbar vor dem Internisten-Kongreß getagt werden."[250] Kurz und knapp hielt das Protokoll zudem eine für die Gesellschaft nicht unerhebliche Entscheidung fest:

> Der Vorstand hat beschlossen, für die Dauer des Krieges keine Veränderungen im Vorsitz und Vorstand der Gesellschaft vorzunehmen.[251]

Laut „Verhandlungen" gehörten zum Vorstand aktuell Max Hochrein (Leipzig), Wilhelm Nonnenbruch (Frankfurt/M) und Fritz Hildebrandt (Gießen), der im Vorjahr im Beirat war; den Beirat bildeten 1940 Helmut Bohnenkamp (Freiburg), Philipp Broemser (München) und Franz Büchner (Freiburg). Eberhard Koch war nun als „Vorsitzender der Gesellschaft 1938/1941" ausgewiesen: Seine laufende Amtszeit hatte sich durch die neue Regelung automatisch um ein Jahr verlängert. Theoretisch blieb er bis Kriegsende in seiner Position.

Die geringe Zahl der Neumitglieder stellt einen verblüffenden Einbruch dar, der sicherlich dem Kriegsbeginn geschuldet war, aber auch belegt, dass die Gesellschaft nicht florierte. Unter den neuen Medizinern fällt nur Theodor Benzinger auf. Der Dr. phil. et med. habil. arbeitete laut Mitgliederliste von 1940 an der Erprobungsstelle der Luftwaffe in Rechlin in einer Leitungsfunktion der medizinischen Forschung. Er hatte vom 15. März 1934 bis 30. September 1939 dort als Angestellter gearbeitet und war am 1. Oktober 1939 Regierungsmedizinalrat geworden. Der NSDAP war er am 1. Mai 1933 beigetreten (Nr. 2 306 328), der Nationalsozialistischen Volkswohlfahrt (NSV) am 1. August 1937 (Nr. 7 986 142) und dem Reichsbund der Deutschen Beamten (RDB) am 1. April 1940.[252]

Wenige Tage nach diesem ersten Kongress im Krieg marschierte die Wehrmacht in die Niederlande, Belgien und Luxemburg ein und das Deutsche Reich begann seinen Angriff auf Frankreich, das nach wenigen Wochen kapitulierte. Auf die medizinische Forschung scheint sich diese Phase lähmend ausgewirkt zu haben. Eine der wenigen Nachrichten von Mitgliedern der Gesellschaft aus dieser Zeit findet sich in Georg B. Grubers Tagebuch: Sein Sohn hatte das EK 2 erhalten, wohl an der Maas. Gruber hielt fest, „er schreibt es bescheiden; aber ich weiß, welch tiefe Freude es in ihm auslöste."[253]

Im Sommer nahm Eberhard Koch einen neuen Anlauf, um die Situation der Gesellschaft zu verbessern. Dazu hatte er mit Hans Reiter Kontakt, dessen Fürsprache nützlich, vielleicht sogar essentiell war: „Es ist unter Befürwortung des Präsidenten des Reichsgesundheitsamts beschlossen worden, die Jahrestagung der Deutschen Gesellschaft für Kreislaufforschung 1941 im Kerckhoff-Institut abzuhalten." Anlässlich geplanter Bauarbeiten zur Vergrößerung des Großen Hörsaals schrieb Koch im August 1940, dass zur Jahrestagung 1939 „800 eingetragene Teilnehmer" gekommen wären, die „Vorlesungshalle" aber nur 650 Plätze biete. Er rechnete für 1941 mit besonders vielen Besuchern, weil dies „voraussichtlich die erste wissenschaftli-

248 Bericht über die 13. Mitglieder-Versammlung am 06.05.1940, in: Verhandlungen 1940, S. XXXI–XXXII, dort: S. XXXI, Punkt 1. – Ebd., Punkt 2 (Kassenbericht): Koch informierte: „Auf Grund der neuen Satzungen ist die Gesellschaft als gemeinnütziges Unternehmen [...] anerkannt worden. Die Gesellschaft hat also jetzt die Steuerfreiheit gemeinnütziger Körperschaften."

249 Ebd., Punkt 3 (Mitgliederbewegung).

250 Ebd., S. XXXI f., Punkt 4.

251 Ebd., S. XXXII, Punkt 5.

252 Bundesarchiv Freiburg, PERS/6/138768, Bl. 10 (12).

253 Tagebuch, 15.6.40: SUB Göttingen, Cod. Ms. Gruber 2:1, Bd. 3, Bl. 176. Brief von „Hannsel" Gruber vom 8.6.1940.

che Tagung des Jahres" sein werde. Dabei sei zudem die Gründung der (seit 1937 geplanten) „Deutschen Kreislaufzentrale" geplant. Er drohte: „Wenn auch diesmal die Halle nicht ausreicht, wird es nicht möglich sein, die Tagung der Deutschen Gesellschaft für Kreislaufforschung in Zukunft in Bad Nauheim abzuhalten."[254]

Dieser Vorstoß führte erneut zu Konflikten. Der Kuratoriumsvorsitzende Otto Eger schrieb dem Gießener Rektor Heinrich Kranz im November, Ministerialrat Hermann Hesse (ein Mitglied des Kuratoriums) habe „kategorisch" erklärt, dass die Kreislaufzentrale mit der Person Kochs nichts zu tun habe. Eger hatte auch mit dem designierten Tagungsvorsitzenden der Gesellschaft, Fritz Hildebrandt gesprochen. Der habe Auskunft gegeben, dass der Tagungsort laut Satzung in der Regel Bad Nauheim sein solle. Die Zustimmung des Reichsministeriums zur Satzung schließe die Zustimmung hierzu ein. Eger fühlte sich durch ein Schreiben Kochs beleidigt und schlug vor, der solle bereits am 1. Januar 1941 als Institutsdirektor zurücktreten, statt wie abgesprochen am 1. Januar 1942. Koch benutze die Gesellschaft für seine Interessen am Institut in Bad Nauheim.[255] Koch selbst bat am 20. Dezember, dass die ihm zwei Tage zuvor durch Eger mündlich ausgesprochene Kündigung der Kerckhoff-Stiftung zum 1. Januar 1942 schriftlich bestätigt werde, um „weitere Unklarheiten und Schwierigkeiten zu vermeiden". Zu diesem Zeitpunkt sei dann auch die Personalunion zwischen dem Physiologischen Institut in Gießen und dem Kerckhoff-Institut in Bad Nauheim beendet. Koch deutete zwar an, dass dies der Absprache mit der Hessischen Landesregierung widerspreche, wollte gegen die Kündigung dann aber keinen Einspruch erheben.[256]

Ungeachtet aller Konflikte suchte sich Hans Schaefer gegenüber dem Militär zu positionieren. Als Vorstand der Abteilung für experimentelle Pathologie und Therapie im Kerckhoff-Institut meldete er der Wehrersatz-Inspektion Frankfurt/M im Oktober 1940 „über die an meiner Abteilung durchgeführten kriegswichtigen Arbeiten". Er versuchte, in „umfangreiche[n] Tierversuchen" das Blut durch Injektionen künstlich mit Sauerstoff anzureichern. Wasserstoffsuperoxid bewirkte aber Blasenbildung, sodass die Anreicherung geringer war als der Schaden durch die Blockierung der Lunge. „Dies Mittel fällt also zur Behandlung von lungengeschädigten Menschen[,] z. B. Gaskranke[n,] aus." Mithilfe der Dräger-Werke liefen nun Tests mit Substanzen, die den Sauerstoff langsamer abgeben. Die Versuche würden zusammen mit dem Bad Nauheimer Medizinischen Institut von Arthur Weber (DGK seit 1928) durchgeführt und vom Reichsstatthalter in Hessen unterstützt.[257]

Zweites Feld sei Wundstarrkrampf. Sie arbeiteten dazu mit der physikochemischen Abteilung des Physiologischen Instituts Königsberg und dem Physiologisch-Chemischen Institut der Universität Göttingen zusammen, um „ein für den Truppenarzt brauchbares Medikament zu schaffen, welches den ausgebrochenen Tetanus lindert oder gar heilt." Die Versuche seien hoffnungsvoll.[258]

Eine dritte Versuchsgruppe in Bad Nauheim betraf den Einfluss des Sauerstoffmangels auf die Funktion der Muskeln. Dafür interessiere sich, wie Schaefer mit dem Hinweis auf einen Besuch hervorhob, der Leiter des Luftfahrtmedizinischen Forschungsinstituts in Berlin, Hubertus Strughold (DGK seit 1937). Hierzu sei wegen der beiden anderen Themen aber noch nicht viel experimentiert worden. Schaefer betonte, sein Mitarbeiter Dr. Göpfert sei für die zweite und dritte Versuchsgruppe unersetzlich; als Mediziner und Physiker könne Göpfert die Kathodenstrahl-Oszillographen bedienen. Die vierte Versuchsgruppe betraf „die Verbesserung der Nachtsichtigkeit durch bestimmte Pharmaka."[259]

» Zum persönlichen bemerke ich, dass Herr Professor Dr. Koch über den Umfang und die

---

[254] Koch am 17.08.1940 an das Hessische Hochbauamt. Archiv der Kerckhoff-Stiftung Bad Nauheim, Nr. 720.

[255] Eger am 21.11.1940 an Magnifizenz. Universitätsarchiv Gießen, PrA Nr. 1406, Bl. 57.

[256] Koch am 20.12.1940 an Eger (Kochs Durchschlag für den Gießener Rektor), ebd., Bl. 56.

[257] Schaefer am 14.10.1940 an die Wehrersatz-Inspektion, 4 Seiten, S. 1: Archiv der Kerckhoff-Stiftung Bad Nauheim, Nr. 179.

[258] Ebd., S. 2.

[259] Ebd., S. 2 f.

> Ergebnisse unserer Arbeiten nicht informiert ist und auch in Zukunft nicht informiert wird. [...] Ausserdem ist Herr Prof. Koch seit Kriegsbeginn zum Militärdienst einberufen, leitet allerdings zur Zeit das Physiologische Institut in Giessen, ist jedoch mit Ausnahme der Samstag Vormittage nicht in Bad-Nauheim anwesend. [...] Auch wird von mir bestritten, dass Herr Prof. Koch die für mich zuständige Stelle wäre, Uk-Stellungsgesuche für Angehörige meiner Abteilung einzureichen. [...] Ich selbst habe keine Anstrengungen gemacht, mich dem Kriegsdienst zu entziehen.[260]

Der Kuratoriumsvorsitzende Otto Eger hatte für Schaefer und Göpfert eine zum 8. Februar 1940 beginnende Freistellung vom Militärdienst beantragt sowie eine am 1. Juli 1940 beginnende Verlängerung.[261] Schaefer schrieb der DFG im November, dass am 4. Dezember eine Kuratoriumssitzung stattfinde, „auf der die Neuorganisation des Instituts geregelt werden soll." Er selbst habe

» anlässlich meiner Einberufung zur Wehrmacht mit dem Generalkommando in Kassel dieserhalb verhandelt und dem Generalkommando auf dessen Befehl einen Bericht eingereicht [...]. Ich habe am Schluss des Berichts darum gebeten, dass meine Abteilung für die Dauer des Krieges in einen engen Kontakt mit der Wehrmacht kommt.[262]

Im Bericht an das Generalkommando, genauer an den Wehrkreisarzt, über die Arbeiten in seiner Abteilung hatte Schaefer ebenfalls betont, dass er wissenschaftlich vom Institutsleiter unabhängig sei. Schaefer hatte hier aber die seiner Einschätzung nach besonders sensiblen Punkte – anders als bei der Wehrersatz-Inspektion – nicht ausgespart: Es sei vereinbart, dass er „die Leitung des Instituts am 1. Januar 1942 übernimmt." Der Bericht listete ein weiteres Forschungsfeld auf: „Einflüsse der Hyper- und Hypoxämie auf die periphere Motorik (Problem des Höhenkrampfes, Interessent Luftwaffe)[.]" Bei der Verbesserung des Nachtsehens war „z. B. durch Prostigmin" hinzugefügt. (Wie beim Wundstarrkrampf sollte offenbar in den synaptischen Spalt eingegriffen werden.) Etliche der teuren Apparate seiner Abteilung im Kerckhoff-Institut nannte Schaefer namentlich und bat, diese „nicht brach liegen" zu lassen, sondern „im Kriege für kriegswichtige Arbeiten einzusetzen." Er wünsche sich „die Zuweisung weiterer Forschungsaufgaben durch die Wehrmacht". Der letzte Satz lautete: „Ich strebe einen möglichst engen Kontakt meiner Abteilung mit der Wehrmacht an und bitte darum, unsere Abteilung unter den Schutz der Wehrmacht zu stellen."[263]

Am 24. Oktober 1940 erinnerte Hans Schaefer den Präsidenten des Reichsforschungsrats, er habe ihm unter dem 15. März 1940 mitgeteilt, dass die DFG-unterstützten Arbeiten „Mechanik und Therapie des Wundstarrkrampfes" sowie „Die Funktion der motorischen Endplatten bei Hyper- und Hypoxämie" von den zuständigen Instanzen als kriegs- und staatswichtig gekennzeichnet worden seien. Nun habe das Wehrmeldeamt Friedberg Eberhard Koch jüngst („etwa zwei Wochen" vorher) zur Beurteilung von Schaefers Antrag aufgefordert, einen Assistenten nicht einzuziehen. Koch habe dabei „die Kriegswichtigkeit unserer Arbeiten überhaupt" verneint, was dazu führte, dass „die entscheidende militärische Behörde meine Einziehung zum 1.1.40 verfügt hat, obgleich ich bis zum 1.1.41 Uk-gestellt worden war." Damit seien die Arbeiten hinfällig, für die sich sogar Hubertus Strughold interessiere (Funktion der motorischen Endplatte). Schaefer vermutete, Koch wolle ihn vor Übernahme der Institutsleitung ausschalten.[264] Bezüglich der Arbeiten zur motorischen Endplatte bei Hyper- und Hypoxämie interessiere sich, so schob Schaefer kurz darauf nochmals nach, auch

260 Ebd., S. 3.

261 Eger am 26.06.1940 an das Wehrmeldeamt Friedberg, ebd.: Jetzt ersuchte er aber nicht mehr um eine Verlängerung für Dr. Axel Kahn.

262 Schaefer am 20.11.1940 an die DFG. Bundesarchiv Berlin, R 73/14197, Bl. 128 f.

263 Abteilungsvorstand [Schaefer] am 04.11.1940 an den Wehrkreisarzt IX, Generalkommando Kassel. Archiv der Kerckhoff-Stiftung Bad Nauheim, Nr. 179.

264 Schaefer am 24.10.1940 an den Präsidenten des Reichsforschungsrats. Bundesarchiv Berlin, R 73/14197, Bl. 57–58.

das Luftfahrtmedizinische Forschungsinstitut in Berlin. Dazu wollte er Versuche „auch in der Unterdruckkammer" durchführen und sei „auf Veranlassung des Generalkommandos in Kassel" vom Wehrdienst „beurlaubt".[265]

Koch hatte dagegen wichtige Persönlichkeiten gegen sich aufgebracht. Jakob Sprenger, der Reichsstatthalter in Hessen, hatte ein „Ermittlungsverfahren" zur Uk-Stellung Schaefers eingeleitet. Herausgekommen sei, dass Koch versuchte, die „von mir gebilligte" Entscheidung „rückgängig zu machen." Sprenger persönlich sprach Koch als Universitätsprofessor wegen dessen „undisziplinierten Verhaltens" am 26. November seine „Missbilligung" aus. Dem Reichsstatthalter waren Arbeiten von Arthur Weber und Hans Schaefer – offenbar auch deren Kooperation – ein Begriff:

» Wenn es Ihnen nicht bekannt gewesen sein sollte, dass ich den von Prof. Dr. Weber und Dr. Schaefer in Bad-Nauheim im Interesse der Front und der Heimat betriebenen Forschungsarbeiten meine Unterstützung zugesichert hatte, so darf doch als festgestellt angesehen werden, dass Sie zu dem Zeitpunkt, in dem Sie wegen Aufhebung der Uk-Stellung des Dr. Schaefer die Verhandlungen mit dem Wehrbezirkskommando Friedberg aufnahmen, wussten, dass das Personalamt den Uk-Stellungsantrag des Dr. Schaefer gestellt hatte. Ich kann es selbstverständlich nicht zulassen, dass ein mir unterstellter Beamter eigenmächtig in ein Verfahren eingreift, das von mir selbst oder von der von mir geführten Landesregierung eingeleitet worden ist.[266]

Koch antwortete darauf, dass ihm nichts bekannt gewesen sei und er nur „die Verhältnisse" im Kerckhoff-Institut „ins Reine" bringen wollte. Er habe so gehandelt, wie er es „als Soldat und Nationalsozialist tun zu müssen glaubte."[267] Das Problem schien damit zugunsten Schaefers erledigt zu sein. Schaefer erhielt im Dezember 1940 von DFG/Reichsforschungsrat nochmals 500 RM für seine „Untersuchungen der Mechanik und Therapie des Wundstarrkrampfes und der Motorik des Menschen bei Hyper- und Hypoxämie".[268]

Andere DGK-Mitglieder hatten sich mehr auf ihre Arbeit konzentrieren können. Erich Schütz musste zu dem bei DFG-Projekten verpflichtenden Halbjahresbericht aufgefordert werden, bevor er den Reichsforschungsrat im September über seine Fortschritte informierte. Die vom Münsteraner Team ausgeführten Arbeiten stünden „in dauerndem Konnex mit den Arbeiten des Luftfahrtmedizinischen Forschungsinstituts des RLM." Dr. Hans Puhlmann arbeite über EKG-Veränderungen bei Digitalisvergiftung; die seien „ein Parallelfall des Sauerstoffmangel-Ekgs". Dr. Karl Eduard Rothschuh erforsche die Ursache elektrophysikalischer Verletzungsherde des Herzens und Dr. Ludwig Stadler mache Erstickungsversuche am Warmblüterherzen. Schütz selbst arbeitete abwechselnd in Münster und – zusammen mit Dr. Erich Opitz (DGK seit 1936) – im Luftfahrtmedizinischen Forschungsinstitut des RLM in Berlin ebenfalls über Sauerstoffmangelerscheinungen des Herzens. „Die Ergebnisse dieser Untersuchungen werden zunächst nicht veröffentlicht."[269]

Die Inspektion des Sanitätswesens der Luftwaffe (L. In. 14) bestätigte Karl Wezler im November, seine beiden Themen „aus dem Gebiet der Luftfahrtmedizin" seien „für diese von grundsätzlicher Wichtigkeit und deshalb als kriegswichtig anzuerkennen": Erstens die „individuellen Unterschiede der Verträglichkeit des Sauerstoffmangels unter besonderer Berücksichtigung des Frühkollapses und der jugendlichen Hypertonie" und zweitens die „Wärmeregulatorische Umstellung im Kreislauf und Stoffwechsel bei Temperaturbelas-

265 Schaefer am 12.11.1940 an den Präsidenten des Reichsforschungsrats, ebd., Bl. 27.

266 Sprenger am 26.11.1940 an Koch. Abschrift. Universitätsarchiv Gießen, PrA Nr. 1406, Bl. 59.

267 Koch am 28.11.1940 durch den Rektor an den Reichsstatthalter, ebd., Bl. 60.

268 Mentzel (DFG)/Sauerbruch (Fachgliederung Medizin) am 02.12.1940. Bundesarchiv Berlin, R 73/14197, Bl. 127.

269 Schütz am 11.09.1940 an den Leiter der Fachgliederung Wehrmedizin im Reichsforschungsrat, ebd., R 73/14564, Bl. 57–58 (Pag. 65). – Dr. Hans Puhlmann war wissenschaftliche Hilfskraft an der Medizinischen Klinik Münster; Dr. Ludwig Stadler war Volontär am Physiologischen Institut Münster.

tung und Sauerstoffmangel-Atmung." Ergebnisse seien „vor einer Veröffentlichung bei L. In. 14 vorzulegen."[270]

5.1.4 1941: Interne Konflikte und die letzte Jahrestagung in der NS-Zeit

In Bad Nauheim setzten sich die Konflikte im Jahr 1941 fort. Eberhard Koch teilte dem Kuratorium der W.-G.-Kerckhoff-Stiftung am 18. Januar mit, dass er seine Zustimmung, die Geschäfte des Instituts-Direktors am 1. Januar 1942 abzutreten, zurückziehe.[271] Anfang Februar erklärte er, die seit „Anfang 1940 in Gießen geführten Besprechungen" seien „völlig gescheitert".[272] Der Reichsstatthalter in Hessen beauftragte den Gießener Rektor, Professor Heinrich Kranz, Mitte Februar mit der „allgemeinen Aufsicht" über das Kerckhoff-Institut. „Auftretende Schwierigkeiten sind durch Sie zu bereinigen."[273]

Hans Schaefer zeigte sich Anfang 1941 weiterhin sehr interessiert daran, das „kriegswichtige Arbeitsprogramm der Abteilung" voranzubringen. Dabei erwähnte er eine wichtige Neuerung bei der Durchführung von Versuchen: Er hätte festgestellt, dass die „Beschaffung von Versuchspersonen" auf „bedeutende Schwierigkeiten" stieß. Im Januar wandte er sich für Versuche, die „ein unmittelbares Interesse für das Heer und den Luftschutz haben", hilfesuchend „an die Wehrmacht". Genauer bat er den Standortarzt in Bad Nauheim, ihm

> » für Versuche am Menschen gelegentlich Angehörige des Heeres zur Verfügung stellen zu wollen, falls diese sich eventuell gegen Entgelt hierzu bereit finden. Es soll bei den Versuchspersonen eine Messung ihrer Sehschärfe und Sehkraft durchgeführt werden und festgestellt werden, ob sich dieselbe durch Pharmaka, die in der Klinik allgemein gebräuchlich sind und in den üblichen bekannten und unschädlichen Dosierungen unter ärztlicher Kontrolle angewandt werden, beeinflussen läßt. In erster Linie handelt es sich um Versuche mit Prostigmin.[274]

Dieses Schreiben ist besonders interessant, weil dabei ein Mitglied der Gesellschaft offenlegt, welche Eigenschaften Versuche an abkommandierten Menschen haben mussten, um als vertretbar zu gelten: Bezahlung der freiwilligen Probanden sowie Beschreibung der Versuche und Benennung der dabei avisierten Medikamente gegenüber deren Dienstarzt.

Schaefer kämpfte gegen weitere Einschränkungen. Er schrieb dem Präsidenten des Reichsforschungsrats im April, dass sein „langjähriger wissenschaftlicher Mitarbeiter und Oberassistent Dr. Herbert Göpfert, der lange Zeit für meine Forschungsarbeiten uk-gestellt war und zuletzt wie auch ich an ein Nauheimer Lazarett eingezogen wurde, jedoch Nachmittags [sic!] bei mir experimentierte," inzwischen zu einer Feldeinheit versetzt sei und Nauheim voraussichtlich in wenigen Tagen verlassen werde. Schaefer klagte, er werde allein länger brauchen. Seine Arbeitszeit werde zu einem Drittel vom Militär beansprucht.[275] Bald darauf vergab der Reichsforschungsrat für seine Arbeiten das Attribut „kriegs- und staatswichtig".[276]

Parallel erhielt das Göttinger Team um Hermann Rein (◘ Abb. 5.3) Verstärkung. Dabei zeigt sich eine Methode, als eingezogener Mediziner an den eigenen Themen besonders günstig weiterfor-

---

270 Reichsminister der Luftfahrt, Chef der Luftwehr L. In. 14, i. A. [Unterschrift], Berlin, am 12.11.1940 an Wezler, ebd., R 73/15661, Bl. 51.

271 Koch am 18.01.1941 an Eger. Archiv der Kerckhoff-Stiftung Bad Nauheim, Nr. 720.

272 Koch am 01.02.1941 an das Kuratorium (Eger). Universitätsarchiv Gießen, PrA Nr. 1406, Bl. 47.

273 Sprenger am 12.02.1941 an Kranz, ebd., Bl. 44.

274 San. Gefr. [Hans Schaefer] am 17.01.1941 an den Standortarzt Bad Nauheim. Archiv der Kerckhoff-Stiftung Bad Nauheim, Nr. 605: Die Versuche würden unter seiner Leitung in der Abteilung durchgeführt.

275 Schaefer am 08.04.1941 an den Präsidenten des Reichsforschungsrats. Bundesarchiv Berlin, R 73/14197, Bl. 23.

276 Fischer am 17.04.1941 an die Kriegswirtschaftsstelle im Reichsforschungsrat, ebd., Bl. 119. Er erwähnte ein Schreiben vom 15.04., das die Entscheidung des Reichsforschungsrats bekanntgab.

schen zu können: Indem man sich an ein Institut kommandieren ließ, am besten an das eigene. Franz Grosse-Brockhoff (DGK seit 1937) hatte sich im November 1939 in Bonn habilitiert mit dem Thema „Die Beurteilung des venösen Blutrückstromes beim Menschen". Im März 1940 wurde er als Truppenarzt einberufen, wobei er seit Januar 1941 die innere Abteilung eines Luftwaffenlazaretts in Frankreich leitete.[277] Die Luftwaffe versetzte den Assistenzarzt der Reserve Franz Grosse-Brockhoff zum 1. März 1941 vom Luftgau Belgien/Nordfrankreich zur Sanitäts-Ausbildungs-Abteilung 6 (Kupferdreh) „unter gleichzeitiger dienstlicher Zuteilung zum physiologischen Institut der Universität Göttingen (Oberkriegsarzt Prof. Rein)".[278] Vom Wehrbezirkskommando Bonn wurde er zum Oberarzt befördert.[279] Hermann Rein meldete dem Kurator der Universität Göttingen im März über sich selbst, er sei mit dem Rang eines Oberkriegsarztes dazu abgestellt, das Physiologische Institut der Universität Göttingen zu leiten. Auch er war „wirtschaftlich" der Luftwaffen-Sanitäts-Ausbildungs-Abteilung 6 zugeteilt.[280] Dafür erhielt er nach eigenen Angaben von der Wehrmacht keinerlei Bezüge.[281]

Hermann Rein hielt auch das erste Referat „Kreislauf und Stoffwechsel" auf der gleichnamigen Jahrestagung der Gesellschaft. Sie fand am 17. und 18. April 1941 statt, nun wieder in Bad Nauheim. Max Hochrein (Medizinische Universitäts-Poliklinik Leipzig) hielt die Eröffnungsansprache – Fritz Hildebrandt war also nicht wie geplant Tagungsvorsitzender. Hochrein begrüßte „insbesondere die Herren Vertreter aus dem befreundeten Italien und Japan" als ausländische Gäste. Er betonte:

» In den letzten Tagen wurde oft an uns die Frage gerichtet, ob die Deutsche Gesellschaft für Kreislaufforschung trotz des Krieges ihre Tagung abhält. Hierfür gab es nur eine Antwort: Die deutsche Wissenschaft kennt keinen Stillstand. Auch mit den Waffen des Geistes müssen wir den Sieg erringen.[282]

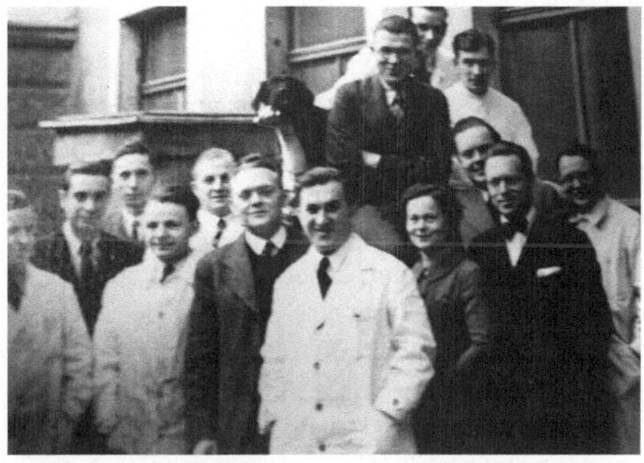

Abb. 5.3 Hermann Reins Göttinger Team, undatiert. Zentral Hermann Rein; groß darüber Franz Grosse-Brockhoff; auf gleicher Höhe rechts daneben Max Schneider; am ganz rechten Bildrand Wolfgang Schoedel

Curt Otto Hartung (Bad Nauheim, DGK seit 1936) sei „auf dem Feld der Ehre" als Truppenarzt gefallen, Philipp Broemser (DGK seit 1937, im Beirat 1939 bis 1940) und Karel Frederik Wenckebach, dessen Carl-Ludwig-Ehrenmünze Hochrein hervorhob (1935, DGK seit 1928), waren neben drei weiteren Mitgliedern gestorben.[283]

Nach der Totenehrung kam Hochrein nochmals auf die Frage zurück, warum in „einer Zeit höchsten kriegerischen Einsatzes" die „Spezialkongresse noch eine Berechtigung besitzen." Der „starke Besuch" der Tagung zeige das Bedürfnis. Vielleicht stand er unter dem Eindruck des deutschen Krieges in Nordafrika (Ende März 1941 hatten Rommels Verbände mit der Rückeroberung der Cyrenaica begonnen) sowie auf dem Balkan und in Griechenland. Bevor er „die Tagung mit einem Gruß an den Führer" eröffnete, rechtfertigte er sich

277 Lebenslauf, o. D.: Universitätsarchiv Düsseldorf, 7/36–198 (Best. 17).

278 Luftwaffenpersonalamt, 12.02.1941, ebd., 7/36–212 (Best. 24).

279 Wehrbezirkskommando Bonn, 07.04.1941, mit Wirkung zum 1. März, ebd.

280 Rein am 26.03.1941 an den Kurator. Universitätsarchiv Göttingen, Kur. PA Rein, Hermann, Bd. I, Bl. 118.

281 Rein am 01.04.1941 an den Kurator, ebd., Bl. 119.

282 M. Hochrein: Eröffnungsansprache, in: Verhandlungen 1941, S. 3–5, dort: S. 5.

283 Ebd., S. 3 f.

– sichtlich um einen schneidigen Tonfall bemüht – weiter:

> Auch im Kriege hat sich die Kreislaufforschung als wissenschaftlicher Machtfaktor bestens bewährt. Wenn wir mit großer Freude feststellen können, daß Deutschlands siegreiche Truppen gründlich vorbereitet sind für jeden Einsatz, sei es zu Lande, unter Wasser oder in der Luft, dann wissen wir, daß an diesem Kampfe für Deutschlands Freiheit und Deutschlands Größe auch die deutsche Kreislaufforschung einen bescheidenen Anteil hat.[284]

Hermann Rein begann sein Referat weniger bescheiden: Es werde „keinen Fortschritt der Forschung" mehr geben, „wenn man nicht auf Schritt und Tritt das Stoffwechselgeschehen berücksichtigt".[285] Wie jeder Hauptreferent versuchte Rein, eine möglichst verständliche Grundlageneinführung zu bieten. Weitere Beiträge kamen von Kurt Kramer (in Berlin bei Wilhelm Trendelenburg, DGK seit 1941), Karl Matthes (in Leipzig bei Max Bürger, DGK seit 1937), Karl Wezler (Frankfurt/M, DGK seit 1938), Rudolf Thauer (in Frankfurt/M bei Karl Wezler, DGK seit 1937), Herbert Reindell (in Freiburg bei Helmut Bohnenkamp, DGK seit 1941) und Karl Eduard Rothschuh (in Münster bei Erich Schütz, DGK seit 1941) sowie Hans Schaefer. Auch wenn sich einige Titel spektakulär anhören, fokussierten sich die Beiträger dieser Tagung kaum auf eine militärische Nutzanwendung.[286] Wo über Versuche am Menschen referiert wurde, sind sie so beschrieben, dass sehr wahrscheinlich keine Schädigung der Probanden erfolgt war. Göpfert und Schaefer etwa „sperrten die Blutzufuhr einer Extremität beim Menschen durch eine Blutdruckmanschette".[287] Freilich handelt es sich dabei um eine publizierte Aussage, in der anderes kaum zu erwarten ist. Doch Schaefer hatte sich kurz zuvor im eben zitierten internen Schreiben sensibel für diese Problematik gezeigt.[288]

Die Mitgliederversammlung fand am 18. April im Großen Hörsaal des Kerckhoff-Instituts statt (dessen Renovierung also entweder abgeschlossen oder noch nicht begonnen war). Eberhard Koch nannte die schon von Hochrein geehrten verstorbenen Mitglieder nochmals namentlich. Nur in Zahlen nannte er drei ausgeschiedene und 57 neue Mitglieder. Damit hatte die Gesellschaft jetzt 575 Mitglieder.[289] Die Zahl der Beitritte war demnach trotz des Krieges wieder gestiegen.

Ein Vergleich der Mitgliederliste mit derjenigen des Vorjahres bestätigt Kochs Zahlen. Die Ausgeschiedenen waren demnach Dr. Franz Dörbeck (Berlin), Dr. Bernhard Haeberlin (Bad Nauheim) und Dr. F. F. Zimmermann (Vaud/Schweiz). Haeberlin findet sich auf der ersten Nachkriegs-Mitgliederliste von 1949 bereits wieder.

Insgesamt schien die Gesellschaft wieder auf einem hoffnungsvollen Weg. Irene Schleicher (Leipzig) besprach die Beiträge umfänglich in der Zeitschrift für Kreislaufforschung.[290] Nun sollte Fritz Hildebrandt (Gießen) wieder die nächste Tagung (1942) in Leipzig leiten. Als Themen wur-

---

284 Zitate ebd., S. 4 f.

285 Hermann Rein: Kreislauf und Stoffwechsel, in: Ebd., S. 9–39, dort: S. 10. – Das zweite Referat (wohl am 2. Sitzungstag vorgetragen) hielt Dietrich Jahn von der 1. Medizinischen Klinik der Deutschen Universität Prag: Dietrich Jahn: Konstitution und Kreislaufinsuffizienz, in: Ebd., S. 40–66. Jahn war kein Mitglied der Gesellschaft.

286 K. Wezler: Zur vegetativen Steuerung von Kreislauf und Gaswechsel beim Menschen, in: Ebd., S. 96–109. – K. Matthes/R. Falk: Über den Einfluß von Sauerstoffmangel auf den peripheren Kreislauf, in: Ebd., S. 109–112. – H. Schaefer/H. Göpfert: Die Möglichkeiten einer intravenösen Sauerstofftherapie, in: Ebd., S. 318–322 (dort S. 321: Versuche am Hund).

287 H. Göpfert/H. Schaefer: Der Einfluß der Anoxämie auf die periphere Motorik, in: Ebd., 119–124, dort: S. 120. – Ebd. fällt S. 119 und 124 der Begriff „Höhenkrampf".

288 San. Gefr. [Hans Schaefer] am 17.01.1941 an den Standortarzt Bad Nauheim. Archiv der Kerckhoff-Stiftung Bad Nauheim, Nr. 605.

289 Bericht über die 14. Mitglieder-Versammlung am 18.04.1941, in: Verhandlungen 1941, S. XXXI, Punkt 2. – Nicht mitgezählt wurden die drei (im Mitgliederverzeichnis separat ausgewiesenen) Ehrenmitglieder Ludwig Aschoff, Heinrich Ewald Hering und Rudolf Jaksch von Wartenhorst.

290 Dr. med. I. Schleicher: Bericht über die 14. Tagung der Deutschen Gesellschaft für Kreislaufforschung, in: Zeitschrift für Kreislaufforschung, Jg. 33 (1941), S. 370–388. – Schleicher war zumindest später mit Max Hochrein verheiratet.

den den Mitgliedern „Pharmakotherapie des peripheren Kreislaufs" und „Funktionelle Röntgendiagnostik des Kreislaufs" genannt.[291]

Dass weiterhin Bedarf an luftfahrtmedizinischen Themen bestand, ergibt sich daraus, dass die Inspektion des Sanitätswesens der Luftwaffe (L. In. 14) im September 1941 Joseph Goebbels informierte: „Die Gründung einer Deutschen Gesellschaft für Luftfahrtmedizin ist in Vorbereitung." Deutschland müsse einen solchen „internationalen Kongress" gründen, um seine „Führung auf diesem Gebiet zu betonen."[292] Auf dieses Projekt wird hier nicht weiter eingegangen. Festzuhalten ist aber, dass die Luftwaffe nicht den Kontakt zur Deutschen Gesellschaft für Kreislaufforschung suchte, sondern nur zu einzelnen ihrer Mitglieder.

Hinsichtlich der Mitgliederbewegung sind abschließend die Mitgliedschaften einiger späterer Amtsträger der Gesellschaft in NS-Organisationen zu erwähnen. 1941 wurde Hans-Joachim Sarre (DGK seit 1939) Mitglied der NSDAP. Der 1906 geborene Mediziner arbeitete damals an der Medizinischen Universitätsklinik in Frankfurt/M. Sarre war 1936[293] oder 1937 dem Nationalsozialistischen Fliegerkorps beigetreten und dort 1938 Sanitäts-Obertruppführer geworden.[294] Erik Wetterer (DGK seit 1941), geboren 1909 und aktuell am Physiologische Institut München, war am 1. Mai 1933 in die NSDAP eingetreten (Nr. 3 023 824) und gleichzeitig in die SS.[295] Ihr gehörte er – soweit bekannt – nur noch im Folgejahr an.[296] Kurt Kramer (DGK seit 1941), geboren 1908, gehörte seit 1934 der SS an.[297]

10 Tage nach der Tagung informierte Koch den Rektor der Universität Gießen, dass die Flieger-Untersuchungsstelle auf Anordnung des Luftgauarztes vom Physiologischen Institut an das Kerckhoff-Institut in Bad Nauheim verlegt worden sei. Solche Untersuchungsstellen hätten „im Laufe des Krieges ihren wissenschaftlichen Charakter immer mehr verloren" und seien zu „Musterungsstellen" geworden. Koch schrieb, an einer solchen „U-Stelle" für das Physiologische Institut der Universität Gießen nicht mehr interessiert zu sein. Er hoffte auf wissenschaftlich gewinnbringendere Aufgaben: Laut Professor Albert Anthony (DGK seit 1930), der gegenwärtig Sachbearbeiter bei der Sanitäts-Inspektion sei, „soll mir demnächst eine *Prüfstelle* übertragen werden; dadurch würden wir Gelegenheit haben, die von der Inspektion erteilten Forschungsaufträge an Soldaten der Luftwaffe durchzuführen."[298]

Ein Schreiben, das Koch am Tag zuvor als Vorsitzender der Gesellschaft an den Rektor der Universität Gießen schickte, verdeutlicht, dass die Konflikte am Kerckhoff-Institut längst nicht gelöst waren und mittlerweile auch die Gesellschaft erreichten. Koch beschwerte sich, dass Hans Schaefer bei der Tagung über „Schwierigkeiten" im Kerckhoff-Institut mit Außenstehenden gesprochen hatte. Genauer habe Schaefer den Vorsitzenden der Tagung, Max Hochrein, im Auftrag eines Mitglieds des Kuratoriums (der Kerckhoff-Stiftung) um eine Stellungnahme der Gesellschaft zu „den Angelegenheiten des Kerckhoff-Instituts" gebeten. Koch drohte gegenüber dem Rektor damit, die Tagungen der Gesellschaft nicht mehr im

291 Bericht über die 14. Mitglieder-Versammlung am 18.04.1941, in: Verhandlungen 1941, S. XXXI, Punkt 3.

292 Der Chef der Luftwehr, L. In. 14, i. V. des Reichsministers der Luftfahrt und des Oberbefehlshabers der Luftwaffe, am 04.09.1941 an den Herrn Reichsminister für Volksaufklärung und Propaganda, Abschrift für DKZ. Hoover Institution Archives Stanford University, Coll. XX346 Deutsche Kongress-Zentrale Records, Box 199.

293 Lebenslauf [14.01.1944]. Bundesarchiv Berlin (ehem. BDC), VBS 1/1100031069, Bl. 2980.

294 Sühnebescheid der Spruchkammer Friedberg vom 22.10.1946. Universitätsarchiv Frankfurt/M, 4/1649, Bl. 23. Er erhielt eine Geldstrafe.

295 Ausführliches Gesamturteil der NSDAP-Gauleitung München, 13.03.1942. Bundesarchiv Berlin (ehem. BDC), VBS 1/1200011855, Bl. 878.

296 Irene Raehlemann: Arbeitswissenschaft im Nationalsozialismus. Eine wissenschaftssoziologische Analyse, (VS-Verlag für Sozialwissenschaften) Wiesbaden 2005, S. 240.

297 Prof Haag, i. V. des Dozentenbundführers Gießen, am 13.11.1941 an den Rektor der Universität Gießen. Universitätsarchiv Gießen, PrA Nr. 1406, Bl. 6.

298 Koch, Direktion des Physiologischen Instituts, am 29.04.1941 an den Rektor der Universität Gießen, ebd., PrA Nr. 2448, Bl. 77 (kursive Hervorhebung i. O. unterstrichen).

Kerckhoff-Institut abzuhalten, „wenn der als Leiter dieses Instituts vorgesehene Mann bereits jetzt eine derartige Haltung annimmt, den sachlichen Zweck der Gesellschaft stört und die Tagung zur persönlichen Agitation missbraucht."[299]

Der Rektor wollte daraufhin eine Stellungnahme von Schaefer zum Gespräch mit Hochrein und den Namen des Kuratoriumsmitglieds.[300] Der bestätigte das Gespräch mit Hochrein, bestritt aber einen Auftrag durch ein Kuratoriumsmitglied. Er habe er sich zudem nach Hochreins persönlicher Meinung bezüglich einer Zusammenarbeit von Gesellschaft und Institut in der Zeit nach dem Ausscheiden Kochs aus der Institutsleitung erkundigt. Hochrein fasste die Fragen tatsächlich „zunächst offiziell" auf und antwortete, als Tagungsvorsitzender dazu nichts sagen zu können. Daraufhin habe er, Schaefer, betont, er wolle zur Beratung nur die „persönliche Meinung" Hochreins hören.[301] Der war davon aber offenkundig nicht beruhigt und hatte sich am Ende der Tagung an Koch gewandt.

Von anderer Seite erhielt Schaefer wichtigen Zuspruch. Hermann Rein als Herausgeber von „Pflügers Archiv" lobte Mitte Mai 1941 Schaefers Aufsatz „Theorie des Potentialbegriffs": „Ich wollte, alle Manuskripte, die an uns gehen, hätten die gleiche Daseinsberechtigung wie die Ihren!" Rein – der sich auch für einen „reizenden Abend bei Ihnen" bedankte und Schaefers Frau seine Empfehlung ausrichten ließ – bezog sich dann auf einen Brief Schaefers vom 6. Mai:

> » Ich habe Sie zur Förderung bei der „Forschungsabteilung" des RLM (Udet) angemeldet. Dort ist Herr K. ganz ohne Einfluss und ich zweifle nicht, dass Sie von dort aus jede Hilfe erlangen werden. Ueberschätzen Sie bitte nicht die „Macht" Ihres Gegners und lassen Sie sich nicht aus der Ruhe bringen.[302]

In dem von Rein gelobten Aufsatz, der am 21. Mai 1941 bei der Zeitschrift eingegangen war, hatte sich Schaefer auch medizin-ethisch geäußert (es ging um eine bestimmte Art der Platzierung einer Elektrode bei der EKG-Aufzeichnung): „Monophasische Ableitung verlangt aber unbedingt Verletzung und ist daher beim Menschen grundsätzlich nicht anwendbar."[303]

Ebenfalls Mitte des Monats schrieb Schaefer an Ministerialrat Hermann Hesse, Leiter der Finanzabteilung der hessischen Landesregierung und Freund Arthur Webers.[304] Darüber versuchte Schaefer offensichtlich, mit seinen Argumenten NS-Funktionäre wie Jakob Sprenger zu erreichen, denn er schloss den Brief ab mit: „Ich bin der festen Zuversicht, dass ein energisches Zusammenarbeiten zwischen der hessischen Landesregierung, dem Herrn Reichsstatthalter, evtl. auch dem Giessener Rektor und mir die Frage der Kreislauftagungen in unserem Interesse lösen wird." Zudem ging es um das Kuratorium der Kerckhoff-Stiftung,[305] in dem Hesse Mitglied war.

---

299 Koch, Vorsitzender, am 28.04.1941 an den Rektor der Universität Gießen, ebd., PrA Nr. 1406, Bl. 34. Schaefer habe ihn, Koch, auf der Tagung auch nicht gegrüßt.

300 Kranz am 02.05.1941 an Schaefer, ebd., Bl. 33.

301 Schaefer am 06.05.1941 an den Gießener Rektor, ebd., Bl. 35.

302 Rein auf Briefpapier „Pflügers Archiv" am 12.05.1941 an Schaefer. Archiv der Kerckhoff-Stiftung Bad Nauheim, Nr. 605. Als P. S. schrieb Rein, er sei gerade von Eger zu einer vertraulichen Besprechung eingeladen worden, wovon Schaefer vielleicht nichts wissen dürfe. – Ernst Udet war seit 1939 General-Luftzeugmeister, wobei ihm u. a. das Technische Amt des RLM unterstellt blieb, dessen Chef er 1936 bis 1939 gewesen war. Er ist bekannt aus „Des Teufels General" von Carl Zuckmayer. Ralf Schabel: Die Illusion der Wunderwaffen: Die Rolle der Düsenflugzeuge und Flugabwehrraketen in der Rüstungspolitik des Dritten Reichs, (R. Oldenbourg) München 1994, S. 74.

303 Hans Schaefer: Theorie des Potentialabgriffs beim Elektrokardiogramm, auf der Grundlage der „Membrantheorie", in: Pflüger's Archiv für die gesamte Physiologie des Menschen und der Tiere, Bd. 245, Nr. 1 (Feb. 1942), S. 72–97, dort: S. 78.

304 Hesse, Hermann, in: Hessische Biografie, URL: http://www.lagis-hessen.de/de/subjects/idrec/sn/bio/id/6004 (Stand: 5.4.2012, abgerufen am 24.01.2017).

305 [Schaefer] am 19.05.1941 an Hesse, Darmstadt. Archiv der Kerckhoff-Stiftung Bad Nauheim, Nr. 179. 4 Seiten, dort: S. 4.

Schaefer erinnerte an ein Gespräch, bei dem Hesse gewünscht habe, informiert zu werden, falls der Kreislaufkongress nicht in Bad Nauheim abgehalten werde. Auf der Mitgliederversammlung der Gesellschaft sei nun „ohne nähere Erläuterung" bekanntgegeben worden, der nächste Tagungsort sei Leipzig. Schaefer schilderte, er habe Max Hochrein auf dem letzten Kongress gefragt, „wer die treibende Kraft" dabei gewesen sei. Schaefer bat Hesse um Stillschweigen, da Koch versucht habe – so bezeichnete Schaefer es etwas unklar –, ihn und Hochrein gegeneinander „disziplinarisch auszuspielen". Hochrein sei erst ausgewichen, habe „die Schuld schliesslich auf sich genommen." Da Hochrein Leiter der Poliklinik in Leipzig war, sei „ursprünglich geplant" gewesen, die letzte Tagung am Ort des Vorsitzenden auszurichten.

» Im nächsten Jahr wird dagegen Herr Professor Hildebrandt aus Giessen Tagungsvorsitzender sein. Herr Hochrein erklärte mir dann auch, dass die Stadt Leipzig an einem solchen Kongress wahrscheinlich wenig interessiert sei und dass für einen fremden Tagungsvorsitzenden wohl niemand persönliche Anstrengungen in Leipzig machen würde. [...]. Er sagte dann auch offen, dass er noch nicht daran glaube, dass die Tagung wirklich in Leipzig abgehalten wird.[306]

Schaefer unterstellte erstens, dass Koch dem Gießener Rektor und dem Nauheimer Kuratorium drohen wolle, „dass sein Ausscheiden aus dem Kerckhoff-Institut unweigerlich zu einem Verlust der Kongresse für Nauheim führt." Zweitens beabsichtige Koch, sich auf das nächste Jahr weg zu bewerben, wozu für ihn realistisch nur der Lehrstuhl für Physiologie in Leipzig infrage käme. „Bei dieser Unternehmung würde ihm eine Tagung in Leipzig zweifellos sehr gelegen sein." Hochrein und weitere Mitglieder, mit denen Schaefer sprach, hätten dagegen versichert, dass ihnen Bad Nauheim wichtig sei, nicht Koch, und dass ein neuer Chef des Kerckhoff-Instituts auch „ständiger Sekretär der Gesellschaft wird". Um die Tagung der Gesellschaft in Bad Nauheim zu halten, sei allerdings Bedingung, so Schaefer, „dass Herrn Koch nicht die Gelegenheit gegeben wird, jetzt noch monatelang mit den vollen Rechten eines Institutsdirektors zum Schaden dieses Instituts seine Politik durchzusetzen."[307]

Da Schaefer nach der laufenden Übergangsphase in Nauheim Institutschef werden sollte, wäre er selbst dieser Geschäftsführer der Gesellschaft geworden. Er fuhr fort, er habe erfahren, dass Koch erst später als vereinbart von der Leitung des Kerckhoff-Instituts zurücktreten werde.

» Die ganze Frage des Verhältnisses von Herrn Koch zu mir wird höchstwahrscheinlich in kurzer Zeit noch von einer anderen Seite her aufgerollt werden. Die Forschungsabteilung des Reichsluftfahrtministeriums hat – soweit ich inoffiziell davon unterrichtet wurde – mich und die mir zur Verfügung stehenden Einrichtungen des Institutes für dringliche, kriegswichtige Forschungen angefordert. Es ist mir damit wahrscheinlich möglich, einen fast uneingeschränkten Forschungsbetrieb auch in Zukunft aufrecht zu halten. Wahrscheinlich wird sich jedoch eine solche Arbeit reibungslos nur dann durchführen lassen, wenn ich erst souveräne Rechte geniesse.[308]

Noch im Mai eskalierte der Konflikt. Eberhard Koch informierte Schaefer, er habe ein Verfahren eingeleitet, ihn aus der Gesellschaft auszuschließen. Neben der neuerlich genannten „Agitation" auf der Tagung warf er Schaefer vor, „den Versuch gemacht zu haben, sich in die Führung und die Zukunftspläne der Gesellschaft einzumischen."[309] Im Juli tauschten die von der Gesellschaft einerseits und von Schaefer andererseits beauftragten Rechtsanwälte dazu Schreiben aus.[310]

Im Mai 1941 war Hans Schaefer zum außerplanmäßigen Professor ernannt worden.[311]

306 Ebd., S. 1 f., Zitat: S. 2.

307 Ebd., S. 2 f.

308 Ebd., S. 3.

309 Koch, Vorsitzender, am 28.05.1941 an Schaefer. Archiv der Kerckhoff-Stiftung Bad Nauheim, Nr. 179.

310 Mehrere Schreiben vom Juli 1941, ebd.

311 I.V. des Reichsministers für Wissenschaft, Erziehung und Volksbildung am 14.05.1941 an Schaefer. Universitätsarchiv Gießen, PA 2. Gr Nr. 170 Hans Schäfer, Bl. 32.

Im Juni bat er Oberarzt Professor Albert Anthony in Berlin (Inspektion des Sanitätswesens der Luftwaffe, DGK seit 1938) darum, dass er selbst sowie der von ihm reklamierte Sanitäts-Feldwebel Paul Schölmerich nicht einfach ans Kerckhoff-Institut zu kommandieren seien, sondern dort speziell in seine Abteilung für experimentelle Pathologie und Therapie. Er bemühe sich um ein „Forschungsstipendium" zum Thema „Untersuchungen über die elektrischen Begleiterscheinungen der Anoxämie und der Hyperventilation nebst systematischen Versuchen über pharmakologische Beeinflussung der Höhenfestigkeit". Teile davon habe „bisher" der Reichsforschungsrat gefördert, weswegen eine geringe Förderung durch „Verleihung eines formellen Stipendiums" (durch das Militär) vorerst ausreiche.[312] Paul Schölmerich (DGK ab 1950), geboren 1916, hatte sich am 1. Januar 1937 von der HJ in die SS überweisen lassen.[313] Im Jahr darauf war er SS-Bewerber.[314]

Mitte Oktober 1941 teilte Friedrich Haag (Professor für „Hygiene" in Gießen) in Vertretung des Führers des NSD-Dozentenbundes Gießen dem Rektor der Universität Gießen mit, dass der „Pg. Schaefer trotz seiner wissenschaftlichen Leistung unfähig" sei, „ein wissenschaftliches Institut selbständig zu führen." Das entsprechende Schreiben hat keinen Bezug, sodass unklar ist, ob der Gießener Rektor eine Einschätzung Schaefers erbeten hatte. Infolge einer „religiösen (römisch-katholischen) Bindung des Pg. Schaefer", so gab Haag den Bonner Dozentenführer wieder, liefe sein Standpunkt dem Nationalsozialismus zuwider. Anschließend gab Haag bezüglich Gießen ungefiltert Kritik weiter, die Koch und Assistenten an Schaefer geäußert hatten: Schaefer habe

» Äusserungen getan, welche seine vaterländische und nationalsozialistische Einstellung als sehr zweifelhaft erscheinen lassen. So erklärte er im Herbst 1939 Pg. Koch gegenüber, sein eigener Standpunkt sei, diesen Staat möglichst zu besch..ssen. Dem Assistenten des Physiologischen Instituts Pg. Glock gegenüber äusserte er im Herbst 1939, der Krieg sei überhaupt nicht notwendig gewesen [...]. Eine Volksabstimmung würde sich gegen den Führer richten.[315]

Zum 18. Oktober berief Koch eine Vorstandssitzung der Deutschen Gesellschaft für Kreislaufforschung nach Baden-Baden in den Europäischen Hof ein. Auf der Tagesordnung stand neben dem Ausschluss Schaefers die Jahrestagung 1942.[316]

Der DGK-Vorsitzende teilte zu seiner „grössten Freude" dem Gießener Rektor im Anschluss an die Sitzung mit, dass die Tagung der Gesellschaft 1942 und auch in den folgenden Jahren im Kerckhoff-Institut stattfinde.[317] Das Kuratorium der Kerckhoff-Stiftung traf sich am 29. Oktober, und Otto Eger – Stellvertreter Franz Groedels in der Leitung – schrieb Eberhard Koch daraufhin, es erscheine „angezeigt", die mit ihm am 9. Juli 1940 geschlossene Vereinbarung für die Übergangszeit am Kerckhoff-Institut zum Jahresende zu lösen.

» Gleichzeitig bin ich beauftragt, Ihnen mitzuteilen, dass es das lebhafte Befremden der Mitglieder des Kuratoriums erregt hat, dass von Ihrer Seite die Einleitung des Ausschlussverfahrens aus der Deutschen Gesellschaft für Kreislaufforschung gegen den Abteilungsvorstand des Instituts Professor Dr. Schaefer veranlasst worden ist, ohne dass Sie vorher von diesem für die Belange des Instituts so wichtigen Umstand vorher [sic!] dem Kuratorium Mitteilung gemacht

312 Schaefer am 30.06.1941 an Anthony. Archiv der Kerckhoff-Stiftung Bad Nauheim, Nr. 604.

313 Handschriftlicher Lebenslauf, o. D.: Bundesarchiv Berlin (ehem. BDC), R 9361-III/182577, Bl. 2995.

314 SS-Erbgesundheitsbogen, 1938, ebd., Bl. 2990. Dies ist der zeitlich letzte vorgefundene Eintrag dazu.

315 Haag i. V. des Dozentenführers (Briefpapier der NSDAP, Gauleitung Hessen-Nassau) am 13.10.1941 an Kranz. Universitätsarchiv Gießen, PrA Nr. 1406, Bl. 15. – Vgl. ebd. die Aussagen der Mitarbeiter des Physiologischen Instituts der Universität Gießen: Der Assistent Dr. Willi Glock am 25.06.1941 (Bl. 26) und am 22.11.1940 (Bl. 30–31) sowie der Laborant Anton Schmitt am 25.06.1941 (Bl. 28).

316 Der Vorsitzende am 09.10.1941 ohne Adressaten (Abschrift für Kranz), ebd., Bl. 18.

317 Koch, Vorsitzender, am 20.10.1941 an Kranz, ebd., Bl. 17.

> und damit den Versuch einer internen Regelung ermöglicht haben.[318]

Eine Abschrift ging an den Rektor der Universität Gießen.[319] Das Kuratorium bat Koch in dessen Eigenschaft als Vorsitzender der Deutschen Gesellschaft für Kreislaufforschung separat zudem um Information, ob eine Entscheidung im Ausschlussverfahren gegen Schaefer bereits erfolgt sei, bzw. wann die Entscheidung falle.[320]

Koch schrieb dem Rektor der Universität Gießen zum Ausschlussverfahren gegen Schaefer, dass der Vorstand der Gesellschaft in einer Sitzung vom 18. Oktober beschlossen habe, keine Entscheidung treffen zu können, solange kein Gerichtsurteil vorliege. Der Rechtsbeistand der Gesellschaft habe auf spätere Anfrage Kochs geäußert, dass Schaefer vor Gericht vermutlich, aber nicht sicher unterliegen würde. Solchen „langwierigen und unerfreulichen Verhandlungen" wollte Koch ausweichen. Nach den Satzungen sei der Vorsitzende der Gesellschaft – so gab Koch den Vorstand weiter wieder – „befugt, in eigener Verantwortung nach bestem Wissen den Ausschluss eines Mitgliedes auszusprechen." Um „nun endlich zum Abschluss zu kommen", werde er daher folgendes Schreiben absenden:

> » Trotz der Schwere der vorliegenden Beschuldigungen will ich im Hinblick auf die jetzige Lage von einem Ausschluss aus der Gesellschaft absehen. Ich muss aber nachdrücklich davor warnen, in Zukunft die sachlichen Zwecke der Gesellschaft irgendwie zu stören. Zu einer nochmaligen Nachsicht könnte ich mich als verantwortlicher Vorsitzender der Gesellschaft keinesfalls verstehen.[321]

Schon am Vortag hatte Koch dem Kuratorium der Kerckhoff-Stiftung angeboten, er könne bereits zum 10. November vom Amt des stellvertretenden Direktors in Bad Nauheim zurücktreten.[322] Nur vier Tage später – am 8. November – bedankte sich Eger bei Professor Fritz Hildebrandt in Gießen, der „interimistisch" die Leitung des Kerckhoff-Instituts ab dem 10. November übernahm. Alle Mitglieder des Kuratoriums der Kerckhoff-Stiftung hätten zugestimmt. „Ich habe Herrn Professor Dr. Koch gebeten, Ihnen zu diesem Zeitpunkt die Geschäfte zu übergeben."[323]

Fritz Hildebrandt war sowohl designierter Vorsitzender der nächsten Tagung wie auch im Vorstand der Deutschen Gesellschaft für Kreislaufforschung; an der Universität Gießen leitete er das Pharmakologische Institut. Am 14. November beantragte er beim Gießener Rektor eine zweite Assistentenstelle.[324] Am 2. Dezember riet die Kultusabteilung des Reichsstatthalters in Hessen, für den Reichsfinanzminister eine Begründung zu formulieren.[325] Am 10. Dezember antwortete Hildebrandt, warum das Pharmakologische Institut einen 2. Assistenten benötige. Die Bearbeitung kriegswichtiger Fragen sei bisher unmöglich gewesen. Hildebrandt endete mit der Feststellung: „Bei den schwierigen Forschungsmethoden der Pharmakologie und Toxikologie – letztere umfasst ja auch die gesamten Fragen der Kampfstoffe und gewerblichen Gifte – ist ein Assistent erst nach mehrjähriger Tätigkeit in der Lage[,] eine wirkliche

318 Eger am 31.10.1941 an Koch, Stellv. Direktor des Kerckhoff-Herzforschungsinstituts. Archiv der Kerckhoff-Stiftung Bad Nauheim, Nr. 720; und: Universitätsarchiv Gießen, PrA Nr. 1406, Bl. 13.

319 [Eger] am 31.10.1941 an „Magnifizenz". Archiv der Kerckhoff-Stiftung Bad Nauheim, Nr. 720.

320 Eger am 31.10.1941 an Koch, Vorsitzender der DGK, ebd.; und: Universitätsarchiv Gießen, PrA Nr. 1406, Bl. 14.

321 Koch, Vorsitzender der DGK, am 05.11.1941 an Kranz. Universitätsarchiv Gießen, PrA Nr. 1406, Bl. 10. – Die sinngemäß gleiche Mitteilung erfolgte: Koch am 07.11.1941 an Schaefer. Archiv der Kerckhoff-Stiftung Bad Nauheim, Nr. 179.

322 Koch am 04.11.1941 an das Kuratorium (Bezug: Schreiben vom 31.10.). Archiv der Kerckhoff-Stiftung Bad Nauheim, Nr. 720.

323 Eger, Kuratorium, am 08.11.1941 an Hildebrandt. Universitätsarchiv Gießen, PrA Nr. 1406, Bl. 9.

324 Hildebrandt am 14.11.1941 an den Rektor, ebd., PrA Nr. 1612, Bl. 15.

325 I.V. des Reichsstatthalters, Abteilung VII, am 02.12.1941 an den Rektor, ebd., Bl. 14.

Hilfe des Institutsdirektors zu werden."[326] Hildebrandt überlegte sich also, seinen vorhandenen Assistenten zur Wehrforschung heranzuziehen.

Die Neuigkeit, dass Eberhard Koch „mit dem heutigen Tage aus dem Kerckhoff-Institut ausgeschieden ist", meldete Hans Schaefer am 10. November dem Physiologieprofessor Johann Daniel Achelis in Heidelberg. „Damit ist der aktive Kampf im Kerckhoff-Institut beendet." (Achelis wurde oben bereits im Zusammenhang mit Otto Krayer und der Hochschulsäuberung erwähnt.) Schaefer schränkte ein, dass der Gesamtvorgang noch nicht ganz beendet sei, sondern „ein Nachspiel" folge „in Form irgendeines Verfahrens, bei dem meine Person eine Rolle spielt." Genaues wisse er nicht; Hildebrandt sei bis „zur Klärung des Verfahrens" kommissarischer Institutsleiter. Für die Zeit danach „hat das Kuratorium mir die Institutsleitung zugesichert." Dennoch wollte Schaefer, so fuhr er gegenüber Achelis fort, „Ihnen als dem Vorsitzenden der Deutschen Physiologischen Gesellschaft" seine „private Meinung über die Nauheimer Lage" vortragen:

> » Herr Koch weigert sich offenbar grundsätzlich, die von ihm geleitete Gesellschaft für Kreislaufforschung in einem von mir geleiteten Institut tagen zu lassen. Zur Lösung dieses Konflikts gibt es 2 Wege: [a] Herr Koch könnte als Vorsitzender der Gesellschaft ausscheiden; [b] ich könnte das Kerckhoff-Institut verlassen.[327]

Schaefer gab sich völlig sicher, dass auch sein Nachfolger nicht Abteilungsleiter, sondern Institutschef werden würde. Für die somit attraktive Stelle werde sich jemand finden lassen. Er deutete an, er werde einen Ruf an eine andere Einrichtung „wahrscheinlich" nicht ablehnen, solange dort „erträgliche Arbeitsbedingungen" herrschten: „Sollte also einmal die Frage auftauchen, ob ein Ruf an mich überhaupt Sinn habe, so wäre ich Ihnen zu Dank verbunden, wenn Sie in diesem Sinne für mich sprechen wollten." Außerdem berichtete Schaefer, dass Koch das Ausschlussverfahren in der Gesellschaft habe fallen lassen.[328]

Zum Thema „Besetzung der Stelle des Direktors am Kerckhoff-Institut in Bad Nauheim" schrieb der Professor Friedrich Haag in Vertretung des Dozentenbundführers an den Gießener Rektor, dass er Beurteilungen eingeholt habe. Sowohl Professor Max Schneider in Danzig als auch Professor Kramer würden „in charakterlicher und weltanschaulicher Hinsicht als einwandfrei bezeichnet." Die Luftwaffe unterstütze Schneider (DGK seit 1938) „wesentlich" bei seiner für sie interessanten Forschung (Haag nannte keine Mitgliedschaft in einer NS-Organisation). Kurt Kramer (DGK seit 1941) sei – wie oben schon erwähnt – seit 1934 in der SS.[329] Einen Monat später schob Haag nach, dass ihm Fritz Hildebrandt als weiteren möglichen Nachfolger im Kerckhoff-Institut auch Hermann Reins Schüler Dr. Wolfgang Schoedel genannt hatte. Schoedel (DGK ab 1950) sei Oberarzt am Physiologischen Institut Göttingen und „2. Standartenarzt" in der SA. Falls Schoedel genommen werde, sei zu überlegen, ob der auch ein Ordinariat für experimentelle Therapie erhalten könne.[330] Der Gießener Rektor informierte davon den Vorsitzenden des Kuratoriums der Kerckhoff-Stiftung, Otto Eger, um diesem Gelegenheit zu geben, sich dazu zu äußern.[331] In diesen Schreiben wurden sowohl der künftige Leiter des Kerckhoff-Instituts als auch der Leiter der Kerckhoff-Stiftung nicht mehr als Stellvertreter bezeichnet. Franz Groedel spielte keine Rolle mehr. Am 7. Dezember 1941 hatten japanische Flugzeuge Pearl Harbor angegriffen.

326 Hildebrandt am 10.12.1941 an den Rektor, Abschrift (der Rektor leitete das Original an den Reichsstatthalter in Beantwortung der Verfügung vom 02.12. weiter), ebd., Bl. 12–13.

327 Schaefer am 10.11.1941 an Achelis. 2 Seiten, S. 1: Archiv der Kerckhoff-Stiftung Bad Nauheim, Nr. 604.

328 Ebd., S. 2. – Am 22.10.1940 hatte Schaefer an Achelis geschrieben, dass Koch die Uk-Stellung Schaefers hatte rückgängig machen wollen; dieses Schreiben begann Schaefer mit den Worten: „Ihrem Wunsche und unserer Vereinbarung gemäss möchte ich Sie heute wieder über den Fortgang des Nauheimer Dramas unterrichten."

329 Haag i.V. des Dozentenbundführers am 13.11.1941 an Kranz. Universitätsarchiv Gießen, PrA Nr. 1406, Bl. 6.

330 Haag i.V. des Dozentenbundführers am 18.12.1941 an Kranz, ebd., Bl. 5.

331 Kranz, Gießen, am 20.12.1941 an den Vorsitzenden des Kuratoriums, Bad Nauheim, ebd., Bl. 4.

Wenige Tage später erklärten Deutschland und Italien den USA den Krieg.

In der Zeitschrift für Kreislaufforschung erschien noch am 15. Dezember 1941 eine Mitteilung des Vorsitzenden Eberhard Koch an die Mitglieder der Gesellschaft: „Die 15. Jahrestagung wird voraussichtlich Anfang April 1942 im Kerckhoff-Institut in Bad Nauheim stattfinden", Tagungsvorsitzender sei Fritz Hildebrandt. Für den 1. Tag waren Hans Eppinger (Wien), Adolf Jarisch (Innsbruck) und Rudolf Schoen (Göttingen) als „Hauptberichterstatter" zum Thema „Pharmakotherapie des peripheren Kreislaufs" eingeplant; für den 2. Tag Otto Ranke (Berlin) und Karl Wezler (Frankfurt/M) zum Thema „Die Physikalische Bestimmung des Herzschlagvolumens". Darunter folgte der Hinweis: „Die Geschäftsstelle der deutschen Gesellschaft für Kreislaufforschung befindet sich ab 1. Dezember 1941 nicht mehr am Kerckhoff-Institut, Bad Nauheim, sondern in Gießen, Physiologisches Institut, Friedrichstraße 24."[332]

In dieser Form einzuladen, war ausgesprochen ungewöhnlich; die letzte Einladung in diesem „Organ der Deutschen Gesellschaft für Kreislaufforschung" (Untertitel der Zeitschrift) war zur Gründungsveranstaltung erfolgt. Da der Gesellschaft nicht das Geld ausgegangen war[333] und sie sich demnach wie sonst auch die Einladung per Brief leisten konnte, waren nicht die Mitglieder Adressat der Nachricht, sondern alle anderen Leser der Zeitschrift. Koch wollte offenbar Fakten schaffen. Die nächste Jahrestagung fand allerdings erst 1949 statt.

Wie gezeigt, ließen sich die Konflikte am Kerckhoff-Institut zuletzt nicht mehr aus der Gesellschaft für Kreislaufforschung heraushalten. Unklar ist, ob dies als Grund ausreichte, warum es keine weiteren Tagungen gab. Eberhard Koch hatte sicherlich ranghohe Wissenschaftler und außerdem den Reichsstatthalter in Hessen gegen sich aufgebracht. In jedem Fall brachte die zunehmende Kriegsdauer die Gesellschaft in Existenznot. Es fällt auf, dass in den allerletzten Jahren wieder rein zivile Themen für die Tagungen gesetzt waren.

Diejenigen Mitglieder der Gesellschaft, die militäranwendbare Forschung begonnen hatten, arbeiteten individuell samt ihren Instituten mit den Streitkräften zusammen. Ihre bisherigen Forschungen hatten meist Tierversuche als Grundlage. Die zuletzt gelegentlich genannten Versuche an Menschen geben keinen Hinweis darauf, dass sie für Probanden besonders quälend oder gar gefährlich gewesen wären. Insbesondere gibt es keinen Hinweis darauf, dass Versuche an Probanden aus verfolgten Personengruppen durchgeführt wurden.

5.2 Mitglieder in der Zeit ohne Jahrestagungen – militärische Projekte und die Reichweite von Versuchen

Die letzte Jahrestagung, die die Deutsche Gesellschaft für Kreislaufforschung im Krieg durchgeführt hatte, fand wie geschildert am 17. und 18. April 1941 statt. Danach begann der regelmäßige Kontakt zwischen den Mitgliedern sich aufzulösen. Teilgruppen von Mitgliedern verselbständigten sich und pflegten vermehrt Kontakt untereinander. Der Korrekturfaktor, sich über die Grenzen der jeweiligen Teilgruppe hinaus über Verhaltensregeln des eigenen Handels auszutauschen, schwächte sich ab.

Die Forschungsprojekte von Mitgliedern in der Zeit ohne Tagungen sollen nun abschließend im Zentrum stehen; dabei erneut bereits im letzten Kapitel ausführlicher behandelte DGK-Mediziner, die sich mit *kriegswichtigen* militärischen Themen beschäftigt und mit militärischen Stellen vernetzt hatten. Zu fragen ist nach ihren Tätigkeitsfeldern und – soweit es die für diese Phase lückenhafte Quellenlage erlaubt – auch nach der Art ihrer Versuche. Namentlich und mit ihren Instituten aufgeführt finden sich einige DGK-Mitglieder, unter ihnen mehrere (spätere) DGK-Amts- oder Preisträger, bis 1944 in militärischen Dokumenten mit als besonders kriegswichtig geförderten Projekten.

332 Eb. Koch, Vorsitzender: Mitteilungen an die Mitglieder der Deutschen Gesellschaft für Kreislaufforschung, in: Zeitschrift für Kreislaufforschung, Jg. 33, Nr. 24 (15.12.1941), S. 881.

333 Gewerbesteuererklärung für das Rechnungsjahr 1942. Hessisches Staatsarchiv Darmstadt, G 36 Finanzamt Gießen, Nr. 47, Bd. 4, Bl. 1: Der Gewinn vom 01.01.–31.12.1941 betrug 1331,01 RM.

Zwanzig aktive DGK-Mitglieder nahmen an der im Herbst 1942 stattfindenden Luftwaffentagung *Seenot und Winternot* teil. Diese Tagung zeigt, wie in einem geschlossenen militärischen Raum diskutiert wurde und liefert weitere Hinweise über die Art durchgeführter Projekte.

Darzustellen sind für diese Zeitphase auch Verstrickungen einzelner weiterer DGK-Mitglieder in verbrecherische Menschenversuche im Konzentrationslager Dachau.

Eine der letzten Kriegstagung unmittelbar folgende Zäsur bildete der nur zwei Monate später beginnende deutsche Überfall auf die Sowjetunion am 22. Juni 1941, den Adolf Hitler gegenüber Generälen der Wehrmacht schon am 30. März 1941 als „Vernichtungskampf" bezeichnet hatte.[334] Die damit verbundene Kriegsentwicklung verschärfte den Bedarf an luftfahrtmedizinischer Forschung.

Auch der Überfall auf die Sowjetunion sollte als *Blitzkrieg* geführt werden, doch der Vormarsch der Wehrmacht blieb Ende Oktober 1941 endgültig stecken. Die *Blitzkriegsstrategie* war gescheitert und Ende des Jahres traten die USA in den Krieg ein. Durch Umsteuerung der deutschen Rüstungsproduktion wurde zwischen 1942 und 1945 zwar eine Verdreifachung des Ausstoßes erreicht, der das Übergewicht der alliierten Ressourcen (z. B. beim Flugzeugbau) allerdings bei weitem nicht ausglich. Zunehmend erfolgten zudem massive Vergeltungs-Luftangriffe der Alliierten auf deutsches Gebiet, die im strategischen Luftkrieg sukzessive gesteigert wurden – mit auch ökonomisch erheblichen Konsequenzen.[335]

5.2.1 Luftkrieg und Medizin

In der Luftoffensive gegen Großbritannien, die im Sommer 1940 – kurz nach der Kapitulation Frankreichs – mit Kämpfen zunächst über dem Ärmelkanal begonnen hatte, verlor die deutsche Luftwaffe mehr als 2000 Flugzeuge – so viele, dass sie diese gezielte Konfrontation Flugzeug gegen Flugzeug bereits im September 1940 abbrach. Bis zum Angriff auf die Sowjetunion, der alle Kräfte band, bombardierte die Luftwaffe stattdessen zunehmend britische Städte.[336] Deutsche Jagdflugzeuge hatten sich im Luftkampf mit britischen Jägern – anders als in Deutschland erwartet – nicht als deutlich überlegen gezeigt. Ob die Luftwaffe mit neuen Flugzeugen mehr den gegnerischen Flugzeugen oder mehr der Wirkung der gegnerischen Luftabwehrkanonen durch Operation in größeren Höhen ausweichen wollte, wäre Thema für eine eigene Studie.[337] Tatsächlich war die *Luftschlacht um England* ein Desaster für Deutschland und verstärkte den vorhandenen Wunsch nach Höhenflugzeugen.

Eine zeitlich parallele Zäsur bildete, dass für den Höhenflug erste erfolgversprechende Flugzeugmotoren bereitstanden – aber kaum mehr als das. Ein Wirtschaftsprüfungsbericht vom März 1942 über die Deutsche Versuchsanstalt für Luftfahrt e. V. in Berlin-Adlershof (DVL) nannte Ausgaben zur Entwicklung von Triebwerken: Sowohl im Geschäftsjahr 1940/41 als auch im Geschäftsjahr 1941/42 gab die DVL dafür grob gerundet jeweils 4,5 Mio. RM aus. In den Gesamtsummen hatte sich jedoch in den beiden Jahren der Schwerpunkt verschoben: „Während die bisher stark geförderten Arbeiten auf dem Höhenfluggebiet in 1941/42 zurückgetreten sind, wurden die Arbeiten auf dem Gebiete des Schnellfluges in ver-

334 Zitiert nach Herbert: Geschichte Deutschlands, S. 431.

335 Ebd., S. 428–447 und 502–504.

336 James S. Corum: Deutschlands erste entscheidende Niederlage im Zweiten Weltkrieg. Die Luftschlacht um England, 10. Juli bis 31. Oktober 1940, in: Stig Förster/Markus Pöhlmann/Dierk Walter (Hrsg.): Schlachten der Weltgeschichte: von Salamis bis Sinai, 3. Auflage (C. H. Beck) München 2003, S. 306–324.

337 Karl Heinz Roth: Tödliche Höhen. Die Unterdruckkammer-Experimente im Konzentrationslager Dachau und ihre Bedeutung für die luftfahrtmedizinische Forschung des „Dritten Reichs", in: Ebbinghaus/Dörner: Vernichten und Heilen, S. 110–151. Roth hält auf S. 115 knapp fest, im Frühjahr 1941 sei es britischen Jägern erstmalig gelungen, „die neu entwickelten deutschen Fernaufklärungsflugzeuge aus einer überlegenen Höhe anzugreifen."

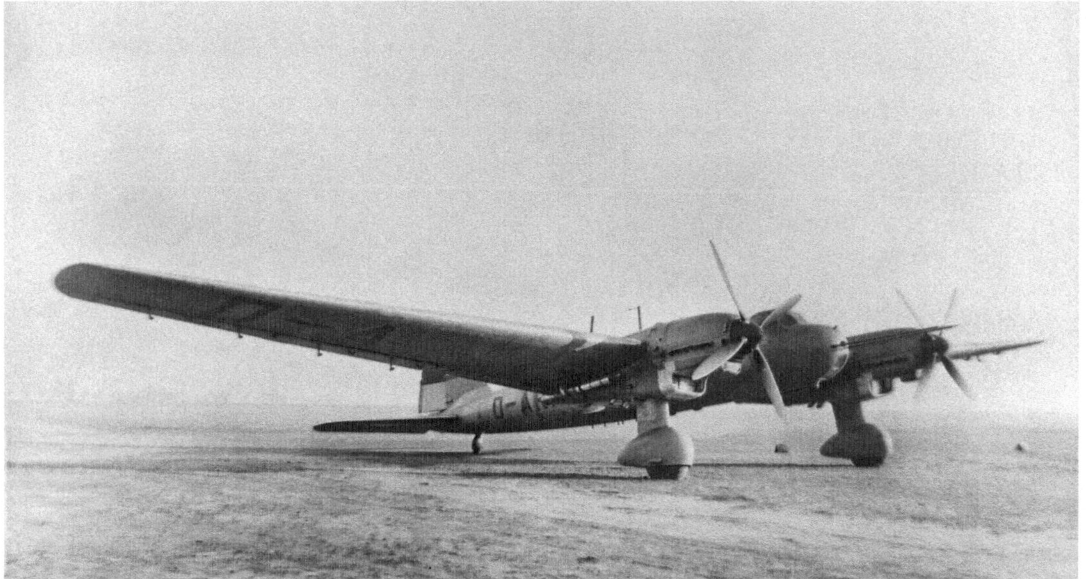

Abb. 5.4 Prototyp Hs 128-V2

stärktem Maße fortgesetzt."[338] Kurz zuvor hatte dieselbe Revisionsgesellschaft den Oberbefehlshaber der Luftwaffe speziell über die „Zusammensetzung der Kosten der DVL für das Höhenflugprojekt Hs 128" informiert (Abb. 5.4). Dazu gehörte der Umbau von sechs Motoren „DB 601 A" für das genannte Höhenflugzeug der Firma Henschel. Dieses Projekt war – wie die Ausgaben zeigen – bereits abgeschlossen: Im Geschäftsjahr 1937/38 hatte die DVL dafür rund 270 000 RM eingesetzt, 1939/40 dann rund 408 000 RM, während dies 1940/41 auf 42 000 RM für „zusätzliche Arbeiten" sank.[339]

Zwei Prototypen der Hs 128 waren erstmals 1939 bzw. 1940 geflogen. Sie verfügten bereits über eine Druckkabine, in der die Piloten in großen Höhen einem Druck von nur 2500 m Höhe ausgesetzt sein sollten. Die Angaben zu Versuchsflügen entsprechen den genannten Ausgaben: Das Projekt Hs 128 lief bald aus. Etliche Anschlussprojekte, darunter die Hs 130 (Abb. 5.5, Abb. 5.6), folgten.[340] Für das Thema hier ist relevant, dass insbesondere die Druckkabinen von der Serienreife weit entfernt blieben.

Zunehmend zu beobachten ist, dass Tierversuche – offenbar gerade beim Sanitätswesen der Luftwaffe – als ungenügend galten. Sogar Veterinärmediziner nahmen Menschenversuche auf: Ende März 1941 bat Professor Karl Wezler (Institut für animalische Physiologie Frankfurt/M) die DFG „um Unterstützung meiner Kreislauf- und Stoffwechseluntersuchungen an Mensch und Tier zur Bearbeitung luftfahrtmedizinischer und wärmeregulatorischer Fragen". Konkret wollte er für Geräte 3000 RM und – weil drei Assistenten seines Insti-

338 Anhang zum Bericht der Deutschen Revisions- und Treuhand-Aktiengesellschaft Berlin über die bei der Deutschen Versuchsanstalt für Luftfahrt, E.V., Berlin-Adlershof (DVL), vorgenommene Prüfung des Jahresabschlusses zum 31.03.1942. Bundesarchiv Berlin, R 8135/7260, Bl. 34 f. des Anhangs (Punkt 44 und 46).

339 Insgesamt 721 285,20 RM: Deutsche Revisions- und Treuhandgesellschaft, Wirtschaftsprüfungsgesellschaft, Revisions-Abteilung, Berlin, 20.01.1942, an den Reichsminister der Luftfahrt und Oberbefehlshaber der Luftwaffe, 7 Seiten plus 1 Seite Anlage, S. 1, ebd.

340 Volker Koos: Höhenversuchsflugzeug Henschel Hs 128 (DVL), Erstveröffentlichung in JET+PROP, Heft 5 (1997), URL: http://adl-luftfahrthistorik.de/dok/Henschel_Hs_128.pdf (abgerufen 21.01.2017): Die gesamten Entwicklungskosten für das Projekt Hs 128 betrugen gerundet 2,7 Mio. RM und die Baukosten der beiden Prototypen jeweils etwa 680.000 RM.

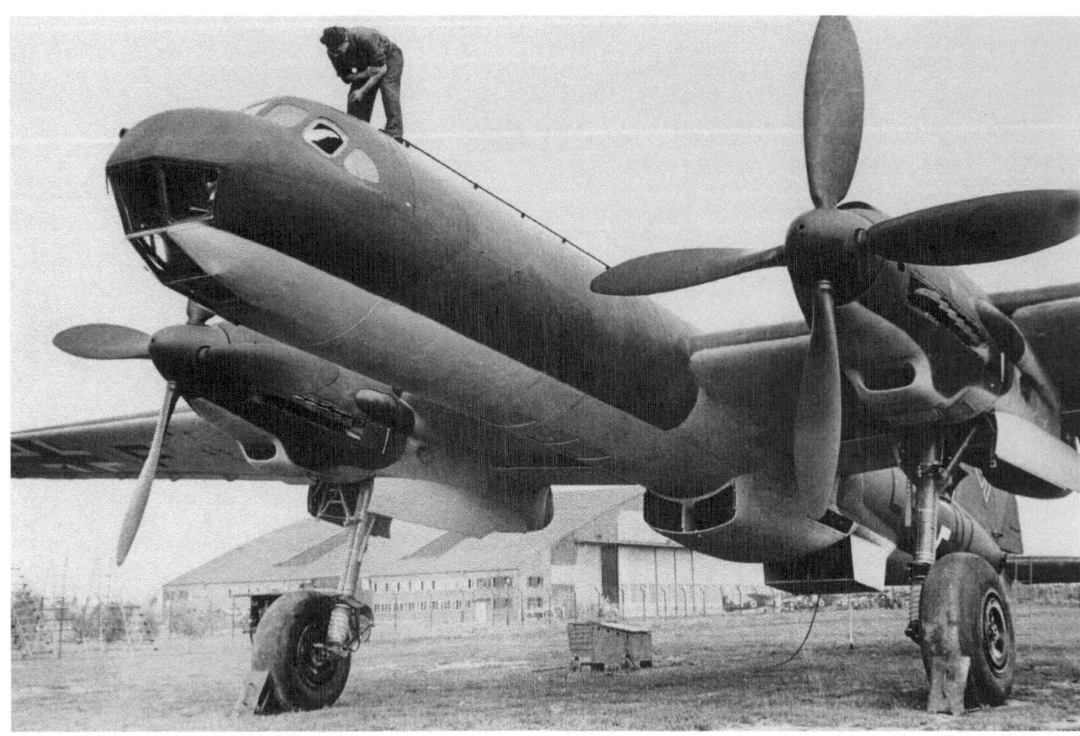

Abb. 5.5 Prototyp Hs 130-E0

tuts zum Heeresdienst eingezogen seien – für eine technische Assistentin 2400 RM. Er begründete:

> [I]n den letzten Monaten habe ich aus Stiftungsmitteln, die mir z. T. auch von privater Seite zuflossen, in unserem Institut eine neuartige Klima-Kammer errichtet, welche die erfolgversprechende Bearbeitung zahlreicher Fragen der Kreislauf- und Stoffwechselphysiologie ermöglicht, besonders auch solche der Luftfahrt- und Tropenmedizin. Meines Wissens besteht eine ähnliche Klima-Kammer bisher nirgends in Deutschland, sodass auch deshalb die von mir geplanten Untersuchungen nicht leicht an anderer Stelle ausgeführt werden können. Der an sich kleine und während des Krieges noch weiter gekürzte Etat des Institutes gestattet es allein nicht, diese Klima-Kammer in dem wünschenswerten Masse auszunutzen, da der Betrieb und der Aufwand bei den Versuchen kostspielig ist.[341]

Wezler erhielt für „Kreislauf- und Stoffwechseluntersuchungen an Mensch und Tier" umgehend die geforderten 5400 RM.[342]

Im Mai 1941 erfuhr Hans Schaefer (neuerdings Professor) im Kerckhoff-Institut in Bad Nauheim von einer Sitzung des Luftfahrtmedizinischen Ausschusses der Lilienthal-Gesellschaft, die „am 23. oder 27. Juni" in Göttingen an Hermann Reins Institut stattfinden sollte. Rein (DGK 1932–1933 und seit 1935) war der Leiter dieses Ausschusses. Bezug war ein Gespräch, bei dem „Sie Herrn Prof. Rein gegenüber Ihre Mitarbeit bei der Behandlung luftfahrtmedizinischer Probleme in Aussicht

341 K. Wezler am 29.04.1941 an die DFG, Referat Medizin. Bundesarchiv Berlin, R 73/15661, Bl. 50–51.

342 Mentzel (Präsident der DFG)/Sauerbruch (Leiter der Fachgliederung Medizin) am 06.05.1941 an Wezler, ebd., Bl. 49. Gefordert wurde nur eine halbjährliche Berichterstattung.

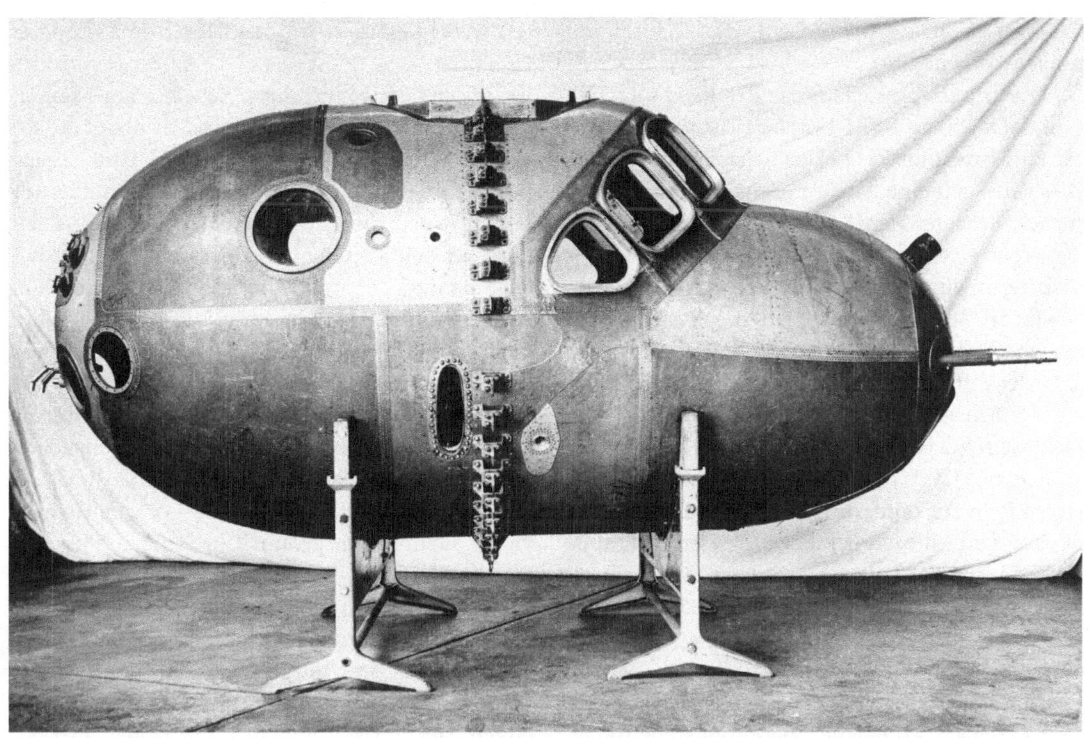

© V. Koos

Abb. 5.6 Druckkammer des Prototyps Hs 130

gestellt haben". Schaefer wurde zur Aufstellung des Programms um „Aussprachevorschläge" gebeten. Geplant sei, bei der Sitzung

> die Fragen der Entstehung irreversibler Schäden durch Sauerstoffmangel und das Spätstadium der akuten Höhenkrankheit zu besprechen. Dabei wäre es vor allem Sinn und Zweck dieser Sitzung, die für die nahe Zukunft wesentlichen und vordringlichen Forschungsarbeiten nach gegenseitiger Abstimmung festzustellen.[343]

Schaefer antwortete am 31. Mai, er wolle „Über die elektrischen Begleiterscheinungen der periphären [sic!] Anoxämie" sprechen. (Anoxämie ist Sauerstoffmangel im Blut.) Schaefer sprach den Wunsch aus, samt seiner Abteilung am Kerckhoff-Institut in den Zuständigkeitsbereich des RLM übernommen zu werden. Die Lilienthal-Gesellschaft antwortete ihm nach Siegen (Reserve-Lazarett II), sie habe dies an die „entsprechenden Stellen" weitergeleitet. Die Sitzung mit etwa zwanzig Teilnehmern werde am 27. und 28. Juni stattfinden.[344]

Am 1. Mai 1941 erhielt Hermann Rein das Kriegsverdienstkreuz 2. Klasse. Dazu hatte ihn der Generalluftzeugmeister, Generaloberst Ernst Udet, vorgeschlagen.[345] Mitte Juni gewährte das Reichswissenschaftsministerium Hermann Rein eine For-

343 Lilienthal-Gesellschaft für Luftfahrtforschung, Generalsekretariat, Berlin, am 31.05.1941 an „Schäfer". Archiv der Kerckhoff-Stiftung Bad Nauheim, Nr. 605.

344 Lilienthalgesellschaft am 14.06.1941 an „Schaefer" (zu dessen Schreiben vom 31.05.), ebd. Das Generalsekretariat fuhr fort, es habe das RLM (Abt. LC 1) gebeten, „bei der Sanitätsabteilung in Gießen um Ihre Beurlaubung zur Teilnahme an der Sitzung in Göttingen nachzusuchen."

345 Rein am 13.05.1941 an den Kurator der Universität Göttingen. Universitätsarchiv Göttingen, Kur. PA Rein, Hermann, Bd. I, Bl. 121.

schungszeit ab Oktober „auf die Dauer von zunächst einem Jahr".[346]

Die Erprobungsstelle der Luftwaffen in Rechlin – an der auch das DGK-Mitglied Theodor Benzinger tätig war – forderte Hans Schaefer im Juni an. Dies gehe „auf eine Anregung von Professor Rein" zurück. Schaefer werde „die Möglichkeit gegeben, in Ihrem eigenen Institut zu arbeiten." Theodor Benzinger würde sich freuen, so das Schreiben, „wenn Sie so Gelegenheit hätten, physiologische Fragen, deren Lösung für die technische Entwicklung der Luftwaffe vordringlich ist, mitzubearbeiten."[347] Schaefer schrieb dem von Arbeiten über Elektroenzephalografie bekannten Dr. Alois Kornmüller ans KWI für Hirnforschung, er sei „von Herrn Rein zur Förderung durch den Forschungsrat der Luftwaffe vorgeschlagen." Dennoch solle auch Kornmüller „die Herren" über die „Arbeitsmöglichkeiten" des Kerckhoff-Instituts unterrichten, dem „doch wohl" besteingerichteten elektrophysiologischen Laboratorium. Schaefer betonte sein Interesse an luftfahrtmedizinischen Fragen. Sie hätten sich „[b]einahe" in Göttingen getroffen; es sei „sehr bedauerlich", dass die (für Ende Juni an Reins Institut geplante) Besprechung ausgefallen sei. „Wahrscheinlich" werde er „allerdings in absehbarer Zeit nach Berlin befohlen" und hoffe, Kornmüller dann besuchen zu können.[348] Anfang Juli schickte Schaefer sein Referat an die Liliengesellschaft, das er „aufgrund der veränderten Verhältnisse" auf einer Sitzung der Sanitäts-Inspektion der Luftwaffe vorgetragen habe.[349] Schaefer war seit Jahresbeginn zur Sanitätsstaffel in Bad Nauheim einberufen und im März und April 1941 vom Gefreiten erst zum Unteroffizier und dann Feldwebel befördert worden. Am 1. Juli wurde er Unterarzt.[350]

Welche Untersuchungen Schaefer am Nauheimer Institut genau durchführte, ergibt sich aus einem Schriftwechsel von August 1940. Franz Büchner (DGK seit 1934), der Leiter Instituts für Luftfahrtmedizinische Pathologie des RLM in Freiburg, schrieb Schaefer im August, an seinem „zivilen Institut" (dem Pathologischen Institut im Aschoff-Haus) könne er „die Untersuchung leider nicht durchführen lassen, da meine sämtlichen Mitarbeiter einberufen sind." Er wolle „aber gerne in dem Institut für Luftfahrmedizinische Pathologie das mich sehr interessierende Herz untersuchen lassen".[351] Dabei handelte es sich um das im Vorjahr präparierte Herz eines Hundes, „dem wir in vielen Sitzungen insgesamt 1 lt. Sauerstoff in feinblasiger Verteilung eingespritzt haben." Der Hund sei erst Wochen später aus einem anderen Grund gestorben. Die Versuche wären mittlerweile abgebrochen, da eine intravenöse Sauerstofftherapie nicht möglich sei. Dies sei das einzige Herz von einem Tier mit Gasembolien, das länger überlebte.[352] Nach wie vor nahm Schaefer an seinem Institut demnach Versuche an Tieren vor.

Zur Durchführung „eines Forschungsauftrages von der Luftwaffe" wurden Schaefer Anfang August 1941 im Kerckhoff-Institut 1000 RM auf ein „Sonderkonto Luftwaffe" verbucht.[353] Am 2. September informierte Schaefer die lokalen Militärbehörden, das Reichsluftfahrtministerium habe ihm einen Forschungsauftrag mit dem Titel erteilt: „Die elektrischen Begleiterscheinungen der Anoxämie und der Hyperventilation nebst systematischen Versuchen über die pharmakologische Beeinflussung der Höhenfestigkeit."[354] Ende des Monats schrieb er an Erich Schütz (DGK seit 1936) ans

[346] Der Reichsminister für Wissenschaft, Erziehung und Volksbildung am 10.06.1941 an Rein. Abschrift an den Kurator, ebd., Bl. 124.

[347] Dr. med. H. König, Rechlin, am 20.06.1941 an Schaefer, Siegen (Reserve-Lazarett II). Archiv der Kerckhoff-Stiftung Bad Nauheim, Nr. 605.

[348] [Schaefer] am 24.06.1941 an Kornmüller, ebd.

[349] Schaefer am 02.07.1941 an die Lilienthal-Gesellschaft, ebd.

[350] Schaefer am 05.11.1943 an Benzinger, ebd., Nr. 608.

[351] Büchner am 25.08.1941 an Schaefer, William Kerckhoff-Stiftung, ebd., Nr. 604.

[352] [Schaefer] am 21.08.1941 an Büchner, Aschoff-Haus, ebd.

[353] Gutschrift vom 07.08.1941, ebd., Nr. 179.

[354] Unterarzt Prof. Dr. H. Schaefer am 02.09.1941 an den Standortarzt Bad Nauheim, Konitzky-Stift (zur Weitergabe auf dem Dienstweg), ebd., Nr. 605.

Physiologische Institut Münster. Schaefer wollte ihm sein „Manuskript über Ekg bei Anoxämie“ zurückschicken, war aber in Sorge, es werde Schütz in Münster nicht erreichen. Er selbst „wurstele“ sich „in Nauheim durch, morgens mit Lazarettdienst, Nachmittags mit Wissenschaft.“[355] Im Jahr 1941 war das Münsteraner Institut bei einem Luftangriff zerstört worden.[356] Schütz hielt im Wechsel je zwei Wochen in Münster seine Vorlesungen in doppelter Stundenzahl und war dann wieder zwei Wochen am Luftfahrtmedizinischen Forschungsinstitut des RLM (in Berlin) tätig. Genauer arbeitete er dort „nebenamtlich seit Beginn des Krieges als Sonderführer“, während ihn sein Assistent Dr. Karl Eduard Rothschuh (DGK seit 1941) dann in den Übungen vertrete.[357] SS-Hauptsturmführer Dr. Schütz bat das SS-Hauptamt im März 1942, ihm die Verlängerungsmarke für seinen SS-Ausweis zu schicken an „meine Dienststelle *Verbindungsstelle des Reichsgesundheitsführers, Berlin W 35, Tiergartenstr. 15*“.[358] Der DFG gegenüber betonte Schütz 1942, dass seine Forschungen in Münster zu Elektrokardiogrammveränderungen unter Sauerstoffmangel ausgeführt würden „in dauerndem wissenschaftlichen Konnex mit dem Luftfahrtmedizinischen Forschungsinstitut“.[359]

Im September 1941 informierte Schaefer Paul Schölmerich (DGK ab 1950), damals Unterarzt im Luftwaffenlazarett Halle-Dölau, dass ihn der Assistenzarzt Hermann Becker-Freyseng am 24. September in Bad Nauheim besucht habe. Neuerlich werde versucht, Schölmerich ans Kerckhoff-Institut zu kommandieren.[360] Becker-Freyseng (nie DGK, im Nürnberger Ärzteprozess verurteilt) war seit August 1941 der Hilfsreferent beim Chef des Sanitätswesens der Luftwaffe (Erich Hippke). Der Referent selbst war Albert Anthony (DGK seit 1930).[361]

Wenn Kreislaufforscher Aufträge des Militärs bearbeiteten, handelte es sich fast ausschließlich um Forschung zur Ermöglichung des Höhenfluges. Häufig begründeten Professoren ihre Anträge und Forderungen mit Personalmangel. Max Schneider (DGK seit 1938) vom Physiologischen Institut der Medizinischen Akademie Danzig wandte sich im Oktober 1941 an Sergius Breuer im Medizinischen Referat der DFG und bat um Finanzierung einer technischen Hilfskraft. Die bräuchte er „dringend für Untersuchungen über die *Durchblutung und die Sauerstoffversorgung des Gehirns, besonders im Sauerstoffmangel.*“ Eine Bescheinigung der Kriegswichtigkeit legte Schneider bei. Weitere Gutachten könnten bei Bedarf Wilhelm Trendelenburg (Berlin, nicht DGK) und Hermann Rein (Göttingen) liefern.[362]

Wie weit einzelne Kreislaufforscher bereit waren, bei eigenen medizinischen Versuchen zu gehen, wird gleich noch zu zeigen sein. Zeitnahe Äußerungen zu ethischen Fragen liegen von den wenigsten der untersuchten DGK-Mediziner vor. Eine Ausnahme bildet eine Rede Franz Büchners aus dem Jahr 1941. Sie bezog sich nicht auf das

---

355 Schaefer am 29.09.1941 an Schütz, ebd.

356 Schütz rückblickend am 05.03.1942 an den Leiter der Fachgliederung Wehrmedizin im Reichsforschungsrat, Universitäts-Hautklinik Greifswald [Prof. Richter]. Bundesarchiv Berlin, R 73/14564, Bl. 72–73 (Pag. 81).

357 Der Rektor der Westfälischen Wilhelms-Universität Münster am 27.01.1942 an den Reichsminister für Wissenschaft pp., Berlin. Universitätsarchiv Münster, 242/709, Bd. 3.

358 Schütz am 16.03.1942 an das SS-Hauptamt, Personal-Abteilung, auf Briefpapier „Der Reichsgesundheitsführer. Verbindungsstelle Berlin“ und ergänzt: „Dozent Dr. Schütz“. Bundesarchiv Berlin, VBS 286/6400041304, Bl. 792 (kursive Hervorhebung i. O. in Anführungszeichen). Schütz meldete hauptsächlich die Geburt seines 3. Kindes. – Dass es sich um Professor Erich Schütz handelte, belegt das Antwortschreiben, ebd., Bl. 785, das die richtige SS-Nr. 185 048 nennt.

359 Schütz am 30.11.1942 an die DFG, ebd., R 73/14564, Bl. 55 f. (Pag. 64).

360 Schaefer am 26.09.1941 an Schölmerich. Archiv der Kerckhoff-Stiftung Bad Nauheim, Nr. 605. Schaefer bat, Schölmerich solle mit Becker-Freyseng nicht selbst Kontakt aufnehmen.

361 Vernehmung des Dr. Hermann Becker-Freyseng am 12.11.1946. Archiv des Instituts für Zeitgeschichte München, 1948/56, nach: URL: http://www.ifz-muenchen.de/archiv/zs/zs-0685.pdf (abgerufen 01.02.2017).

362 Schneider am 22.10.1941 an die DFG (Breuer). Bundesarchiv Berlin, R 73/14438. (Kursive Hervorhebung i. O. unterstrichen.)

eigene ärztliche Handeln, aber auf die Euthanasie-Verbrechen in Krankenanstalten. Vom Beginn dieser Ermordungswelle im Herbst 1939 – parallel zum Kriegsbeginn – waren bis Sommer 1941 etwa 70 000 psychisch kranke und behinderte Menschen getötet worden. Franz Büchner spielte am 18. November 1941 auf den Krankenmord an – in einem öffentlichen Vortrag in Freiburg vor fast tausend Zuhörern mit dem Titel: „Der Eid des Hippokrates. Die Grundgesetze der ärztlichen Ethik." Die Zuhörer verstanden die Andeutungen. Die Diskussion nach Ende des Zweiten Weltkriegs sah in dieser Rede einen Akt des Widerstands gegen die sogenannte *Euthanasie*, relativierte dieses positive Bild aber anhand Büchners naheliegender *Mitwisserschaft* an den unten beschriebenen verbrecherischen Menschenversuchen.[363] Büchner hatte laut seines eigenen Vortragsmanuskripts ausgeführt:

> » Der einzige Herr, dem der Arzt zu dienen hat, ist das Leben. Der Tod ist, ärztlich gesehen, der grosse Gegenspieler, des Lebens wie des Arztes. Würde man aber dem Arzte zumuten, die Tötung unheilbar Erkrankter anzuregen und durchzuführen, so hiesse das, ihn zu einem Pakt mit dem Tode zu zwingen. Paktiert er aber mit dem Tode, so hört er auf, Arzt zu sein. [...] Der höchste Gesichtspunkt aber, aus dem heraus der hippokratische Eid zu einer Verwerfung der Tötung von unheilbar Kranken kommen musste, war unzweifelhaft ein religiöser.[364]

Hitler selbst hatte allerdings bereits am 21. August 1941 – also vor Büchners Rede – dem Bevollmächtigten für das Sanitäts- und Gesundheitswesen Karl Brandt mündlichen befohlen, die auch T4 genannte Aktion herunterzufahren. Wichtig dafür war u. a. eine Predigt des Münsteraner Bischofs Clemens August Graf von Galen am 3. August.[365] Auch wenn der Krankenmord damit nicht völlig endete, ist dies ist ein Beleg dafür, dass Protest in der NS-Zeit möglich und nicht immer unwirksam war.

Büchner hatte sich retrospektiv betrachtet mit seiner Rede nicht in Lebensgefahr gebracht, aber immerhin seine Karriere riskiert. Der Chirurg Paul Rostock (Beauftragter Karl Brandts für medizinische Wissenschaft und Forschung) bekam einen Text der Rede Büchners von Robert Rössle (Pathologieprofessor an der Charité) zugeschickt und äußerte Ende 1942 dazu, er sei „in wesentlichen Punkten anderer Auffassung als Herr Büchner." Er stimmte Rössle zu:

> » Ihre Anschauung, dass diese Rede, welche im November 1941 gehalten wurde, Ursache der ablehnenden Haltung massgebender Persönlichkeiten Herrn Büchner gegenüber nicht sei, ist durchaus richtig, denn bereits vor diesem Termin war ich über die politischen Beanstandungen unterrichtet worden.[366]

Ein Zuhörer der Rede über den Eid des Hippokrates notierte zwei Tage später, was er von Büchner gehört hatte, und vermischte dies mit Informationen aus einer Vorlesung Büchners vom 20. November 1941:

> » Nach Hipp[okrates] werden die Blutgefässe im Gehirn von der Luft abgeschnitten, der Mensch bekommt Krämpfe und schlägt um sich. Wir wissen heute, dass bei der Epilepsie der Sauerstoffmangel mit das Entscheidendste ist. So kommt es auch bei der Hö-

363 Karl-Heinz Leven: Der Freiburger Pathologe Franz Büchner 1941 – Widerstand mit und ohne Hippokrates, in: Bernd Grün/Hans-Georg Hofer/Karl-Heinz Leven (Hrsg.): Medizin und Nationalsozialismus. Die Freiburger Medizinische Fakultät und das Klinikum in der Weimarer Republik und im „Dritten Reich", (Peter Lang) Frankfurt/M 2002, S. 362–396, dort: S. 362, 368 (Zahl der Getöteten), S. 373 (Zuhörerzahl in Freiburg).

364 Zitiert nach ebd., S. 377: Reproduktion von „Bl. 28" eines Manuskripts, in welchem Leven das Originalmanuskript des Vortrags vom 18.11.1941 sieht. – Die Passage unterscheidet sich nicht von der späteren Druckfassung: Franz Büchner: Der Eid des Hippokrates. Die Grundsätze der ärztlichen Ethik, (Herder) Freiburg i. Br. 1947, S. 27 f.

365 Leven: Hippokrates, S. 368. – Ausführlicher zu T4: Annette Hinz-Wessels: Tiergartenstraße 4. Schaltzentrale der nationalsozialistischen „Euthanasie"-Morde, (Ch. Links) Berlin 2015. Büchner spielt dort keine Rolle; zu von Galen S. 92 f.

366 [Rostock] am 31.12.1942 an Rössle, Pathologisches Institut der Universität Berlin. Bundesarchiv Berlin (ehem. BDC), R 9361-II/128961, Bl. 1164.

> henkrankhe[i]t der Flieger, wenn sie in einer bestimmten Höhe ohne Sauerstoffapparat weiterfliegen, zu epileptischen Krämpfen.[367]

Kurz vor Weihnachten verfasste Büchner den von Hans Schaefer angeforderten histologischen Befund über das Hundeherz. Der im Pathologischen Institut im Aschoff-Haus erstellte Befund war unauffällig,[368] was Schaefer offensichtlich darüber orientieren sollte, dass das Tier tatsächlich keine bedeutende Schädigung durch die intravenöse Sauerstoffzufuhr erlitten hatte.

Schaefer hatte mittlerweile seine neuen Kontakte ausgebaut. Im November 1941 schrieb er an Theodor Benzinger (Erprobungsstelle der Luftwaffe Rechlin), er sei „gerne bereit", eine von Adolf Jarisch (DGK seit 1934) „aufgeworfene" – in Schriftwechseln nicht genauer benannte – Frage „mit den Mitteln des Kerckhoff-Instituts" zu bearbeiten. „Die U-Kammer in Bad Nauheim wird bereits für alle erforderlichen Fragestellungen umgearbeitet."[369] Schaefer informierte Jarisch in Innsbruck, sich wegen Paul Schölmerichs Abkommandierung an „L. in. 14[?] z. Hd. Herrn Prof. Anthony", gewandt zu haben. Erfreut zeigte sich Schaefer darüber, „[d]aß Herr Benzinger aktiv an den Versuchen teilnehmen will."[370] Dieser Vorgang gewann nur langsam an Fahrt.

Die Forschungsführung des Reichsministers für Luftfahrt wurde dagegen im Januar 1942 sehr aktiv. Der Vorsitzende Ludwig Prandtl informierte den Staatssekretär der Luftfahrt und Generalinspekteur der Luftwaffe, Generalfeldmarschall Erhard Milch, die Forschungsführung habe

> zur raschen und zweckentsprechenden Durchführung von neu aufgetretenen Forschungsprogrammen eine besondere Organisation geschaffen, von der sie sich eine wesentliche Erhöhung der Schlagkraft der Forschung verspricht. Sie hat zu diesem Zweck aus den besten Sachkennern der einzelnen Fachgebiete je einen als „Forschungsbeauftragten" seines Gebietes ausgewählt und ihn mit den nötigen Vollmachten ausgestattet, dass er die Arbeiten auf seinem Gebiet nach den generellen Anweisungen der Forschungsführung eigenverantwortlich regeln kann. Die Beauftragten der verwandten Fachgebiete sind dabei zur Herstellung der erforderlichen gegenseitigen Fühlung zu Gruppen zusammengefaßt, die von einem Obmann geleitet werden.[371]

Vorläufig seien die sieben Gruppen Flugwerk, Triebwerk, Hochfrequenz, sonstige Ausrüstung, Flugwaffen, Werkstoffe und „Allgemeine Wissenschaften" vorgesehen.[372] In letzterer Gruppe namens „Allgemeine Wissenschaften" (Obmann Pohl) war in der Anlage Hermann Rein für den Bereich Flugphysiologie als fünfter von fünf Beauftragten „ins Auge gefasst".[373] Unbekannt ist, ob Rein davon wusste. Unzweideutig aber wollte Görings Luftwaffe jetzt bei der Entwicklung modernerer Flugzeuge vorankommen.

5.2.2 Unterdruckversuche

Zeitlich nahezu parallel ordnete der SS-Sturmbannführer Rudolf Brandt, ein persönlicher Referent Heinrich Himmlers, am 10. Februar 1942 vom Führer-Hauptquartier aus an:

> Veranlassen Sie doch bitte, dass die Unterdruckversuche, die von der Luftwaffe im Lager Dachau mit Schwerverbrechern durchgeführt werden, nur im Beisein des Oberarztes der Luftwaffe, Dr. Rascher, der SS-Untersturmführer ist, vorgenommen

367 Zitiert nach: Leven: Hippokrates, S. 389: Reproduktion der ersten Seite einer vierseitigen Mitschrift vom 20.11.1941; zur Einordnung: Ebd., S. 390.

368 Büchner am 21.12.1941: Histologischer Befund (Hund Anita). Archiv der Kerckhoff-Stiftung Bad Nauheim, Nr. 606.

369 [Schaefer] am 24.11.1941 an Benzinger, ebd., Nr. 604.

370 [Schaefer] am 29.11.1941 an Jarisch, ebd., Nr. 605.

371 Prandtl am 13.01.1942 an Milch. Bundesarchiv Berlin, R 26/III-7, Bl. 2–3, dort: Bl. 2.

372 Ebd.

373 Ebd., Verzeichnis der bisher vorgesehenen Forschungsgruppen und Fachgebiete sowie der dafür ins Auge gefassten Persönlichkeiten, 13.01.1942, ebd., Bl. 4–5, dort: Bl. 4.

> werden. Dr. Rascher kann dann als SS-Angehöriger jeweils auch die Berichterstattung an den Reichsführer-SS vornehmen.[374]

Die herausgehobene Position Sigmund Raschers (nie DGK) ergab sich dabei nicht nur daraus, dass er sowohl einen Luftwaffen- als auch seinen SS-Rang hatte. Wie eigentümlich die Verhältnisse lagen, deutet sich darüber an, dass Rudolf Brandt Mitte Februar 1942 mit Sigmund Raschers Frau „Nini" korrespondierte, und ihr versicherte, er arbeite daran, dass ihr Mann bei den Versuchen in Dachau anwesend sein dürfe.[375]

Die Vorgeschichte ist diffus und stellenweise nur aus späteren Aussagen und Erinnerungen rekonstruierbar. Sigmund Rascher hatte „Reichsführer" Heinrich Himmler persönlich Ende 1938 „um die Erfüllung eines langgehegten, geheimen Wunsches – um die Aufnahme in Ihre SS" gebeten.[376] Himmler interessierte sich damals für Raschers Karzinom-Forschung, die von der SS-Organisation *Ahnenerbe* finanziert wurde. Rascher hatte Himmler offenbar über Nini – eigentlich Karolin – kennengelernt.[377] Im Oktober 1939 wurde Rascher Untersturmführer in der Allgemeinen SS. Die Luftwaffe als Dienstherr Raschers – er war im Mai 1939 eingezogen worden – kommandierte den Oberarzt der Luftwaffe im Frühjahr 1941 nach München zum Luftgaukommando VII, wo er einen Kurs besuchen sollte, der die Höhenflugexperimente mitbehandelte. Nach Michael H. Kater kam Rascher auf die Idee, die Ergebnisse zu übertreffen, die Wissenschaftler bisher in Selbst- und Tierversuchen erreicht hatten.[378] Mitte Mai 1941 fragte er seinen Förderer Himmler, ob „zwei oder drei Berufsverbrecher" für Experimente zur Verfügung gestellt werden könnten, was Himmler zusagte. Auch der Sanitätsinspekteur der Luftwaffe, Erich Hippke, soll sich im Sommer gegenüber Versuchen dieser Art aufgeschlossen gezeigt haben. Im November ließ Rascher sich innerhalb Münchens ans Institut für Luftfahrtmedizin versetzen, das Georg August Weltz (DGK seit 1935) leitete. Weltz wiederum wusste von Versuchen am Institut der Deutschen Versuchsanstalt für Luftfahrt e. V. in Berlin, das Siegfried Ruff (DGK seit 1937) leitete und zog nach späterer Darstellung Ruffs Institut zum Jahreswechsel 1941/42 unterstützend heran, um im Konzentrationslager Dachau „im Interesse der Luftwaffe" Experimente zur Wirkung großer Höhen durchzuführen. Ruff wollte für die Versuche seinen Assistenten Hans Wolfgang Romberg abstellen. Weltz berichtete später von einer Besprechung in Dachau, an dem er, Ruff, Rascher, Romberg, ein Vertreter der Reichsführung der SS und der Lagerleiter teilgenommen hätten.[379]

Wie oben gezeigt, hatte Sigmund Raschers Rolle als Experimentator in Dachau anfangs keinesfalls festgestanden. Nini Raschers Intervention scheint erfolgreich gewesen zu sein. Rascher erhielt tatsächlich über die SS Zugang zu den Versuchsräumen im Konzentrationslager Dachau. Sein Schreiben vom 23. Februar 1942 an den „Reichsgeschäftsführer" der SS-Organisation „Ahnenerbe", SS-Obersturmbannführer Wolfram Sievers,[380] bestätigt dies:

---

374 Rudolf Brandt am 10.02.1942 an den Hauptsturmführer Fälschlein, ebd., NS 19/1590, Bl. 21.

375 R. Brandt, Führer-Hauptquartier, am 13.02.1942 an Nini Rascher, ebd., NS 21/922.

376 [Rascher] am 22.12.1938 an „Hochverehrter Reichsführer!", ebd.

377 Michael H. Kater: Das „Ahnenerbe" der SS 1935–1945. Ein Beitrag zur Kulturpolitik des Dritten Reiches (Studien zur Zeitgeschichte 6), 2. Auflage (Oldenbourg) München 1997, S. 101. Raschers Krebsforschungsarbeiten unterstützte das *Ahnenerbe* finanziell: Ebd., S. 231.

378 Ebd., S. 231 f. Weiter heißt es dort: „Damals wollte das Dritte Reich einen neuen Typ von Raketenjäger entwickeln, der bis zu einer Höhe von 18.000 m aufsteigen könne. So hoffte man, die besonders hochfliegenden Jagdflugzeuge besiegen zu können, die Göring schwer zu schaffen machten."

379 Ebd., S. 232; sowie: Eidesstattliche Erklärung Hans Wolfgang Rombergs vom 01.11.1946. Nürnberger Dokument Nr. 476. 4 Seiten, S. 1. URL: http://nuremberg.law.harvard.edu/documents/1788-affidavit-concerning-the-high?q=%2A476#p.1 (abgerufen am 05.02.2017).

380 Kater: *Ahnenerbe*, S. 91 (das Ahnenerbe war SS-Dienststelle), 28–36 (speziell zu Sievers).

» Wie Sie vielleicht von der Reichsführung erfahren haben werden, habe ich mit dem Chef der Deutschen Versuchsanstalt für Luftfahrt, Berlin-Adlershof, Abteilung Flugmedizin, im Lager Dachau eine sehr interessante Versuchsreihe gestartet und hoffe, daß in wissenschaftlicher Beziehung für das „Ahnenerbe" dabei etwas ordentliches herauskommt.[381]

Das Institut für Flugmedizin der Deutschen Versuchsanstalt für Luftfahrt leitete wie erwähnt Siegfried Ruff (DGK seit 1937: „Ruff, Dr., Berlin-Adlershof, D. V. L."). Zu diesem Institut gehörte Hans Wolfgang Romberg, der nie Mitglied der Deutschen Gesellschaft für Kreislaufforschung war.[382] Der 1907 geborene Ruff hatte im März 1933 die Approbation erhalten und stand seit 1934 der Abteilung für Flugmedizin der DVL vor. Ebenfalls seit 1934 war er Lehrbeauftragter für Luftfahrtmedizin an der Universität Berlin und habilitierte sich 1938. Am 1. Mai 1937 war er in die NSDAP eingetreten.[383] Unterdruckkammern betrafen keinesfalls sein Spezialgebiet. Im Oktober 1937 hatte er an der Tagung für Luftfahrtmedizinische Forschung teilgenommen, die Hermann Rein, Hubertus Strughold und ein Oberstabsarzt leiteten. Während etwa Theodor Benzinger, Eberhard Koch und Wolfgang Schoedel über Themen der Atmung in der Höhe und Otto Gauer über Atmung bei Beschleunigung sprachen, hielt Ruff das erste Hauptreferat des 3. Sitzungstages über *Unfälle im Motorflugbetrieb*, in dem er hervorhob, dass achtzig Prozent aller Todesfälle auf Kopfverletzungen zurückgingen.[384]

Rascher berichtete ab nun regelmäßig an den Geschäftsführer des *Ahnenerbe*. Unklar ist, ob er sich anfangs auch Geldmittel des Ahnenerbes erhofft hatte. Jedenfalls gewann er einen neuen Verbündeten.

Aus dem März 1942 fanden sich über die Unterdruckversuche in Dachau keine Originalquellen. Am 1. April berichtete Sigmund Rascher seinen SS-Verbindungsmännern, die Luftwaffe (das Luftgaukommando VII in München) habe in Bezug auf seine Kommandierung nach Dachau wie befürchtet noch nichts unternommen. Die Luftwaffe verlange, er müsse weiterhin an ihren Forschungsaufträgen in Schongau weiterarbeiten, seine eigentliche Aufgabe. Diese Forschungen werde er „wie bisher" aber nur „von Fall zu Fall" ausführen. Rascher drängte, dass SS-Gruppenführer Wolff sich wegen seiner Kommandierung nach Dachau an Generaloberstabsarzt Hippke von der Luftwaffe wenden solle mit dem Ziel:

» Verlängerung des Kommandos (welches noch nicht einmal offiziell ausgesprochen ist) um *vorläufig* we[i]tere 4 Wochen, jedoch unbedingt bis zur Beendigung der Versuche. Kommandierungsort: Versuchsanstalt für Luftfahrt, Aussenstelle Dachau.[385]

Offenbar leitete Romberg diese sogenannte Außenstelle von Ruffs Institut. Zeitnah entstandene Berichte über die Versuche sind aber nur von Rascher und damit nur aus seiner Perspektive erhalten. Anfang April 1942 informierte er Heinrich Himmler mittels „Zwischenbericht" über Ergebnisse, mit denen „für die Luftfahrt restlos neue [G]esichtspunkte geschaffen" würden. Kryptisch merkte Rascher an, er hoffe, dass ihm „die Luftwaffe dank der geplanten Bemühungen von

---

381 [Rascher] „München, Trogerstr. 56" am 23.02.1942 an Obersturmbannführer Sievers. Bundesarchiv Berlin, NS 21/922.

382 Ränge und Zugehörigkeiten in verschiedenen Schreiben, ebd. – Fast gleiche Angaben zum 7. Institut des Chefs des Sanitätswesens der Luftwaffe auch in: Ernst Klee: Auschwitz, die NS-Medizin und ihre Opfer, 4. Auflage (Fischer) Frankfurt/M 1997, S. 215.

383 Linne: Erschließungsband, S. 545.

384 H. Strughold: Bericht über die I. Deutsche Tagung für luftfahrtmedizinische Forschung vom 25. bis 28. Oktober 1937 zu Berlin, in: Klinische Wochenschrift, 17. Jg., Nr. 8 (19.02.1938), S. 283–286, dort: S. 283 (Tagungsleitung), 284 (Benzinger, Koch, Schoedel), 285 (Gauer, Ruff).

385 [Rascher] am 01.04.1942 an SS-Obersturmbannführer. Bundesarchiv Berlin, NS 21/922. (Kursive Hervorhebung i. O. unterstrichen.)

SS-Obersturmbannführer Sievers weiterhin keine Schwierigkeiten in den Weg legen" werde und bedankte sich bei Himmler „für die grosszügige Verwirklichung meines Vorschlages, Versuche dieser Art im KL" durchführen zu dürfen. Rascher bat Himmler, „den Bericht geheim zu behandeln."[386]

Dem Schreiben lag ein „Erster Bericht über die Unterdruckkammerversuche im KL Dachau" bei. Rascher behauptete, vorherige Versuche, die Fallschirmabsprünge aus zwölf Kilometern Höhe simulierten, seien „stets nach maximal 53 Sekunden abgebrochen" worden, „da schwerste Höhenkrankheit auftritt, bzw., auftrat." Weiter wären „Versuche über die Lebensdauer eines Menschen oberhalb der normalen Atemgrenze (4.5–6 km) [...] überhaupt nich[t] angestellt" worden, „da mit Sicherheit feststand, dass die Versuchsperson (Vp) den Tod erleiden müsse." Die von ihm „und Dr. Romberg angestellten Versuche" hätten nun aber ergeben, dass weder Fallschirmabsprünge aus 12 000 m noch aus 15 000 m Höhe tödlich wären. „Es wurden insgesamt 15 Extremversuche dieser Art angestellt, wobei keine der Vp den Tod erlitt."[387]

Ohne weitere Informationen geht der (sehr schlecht formulierte) Bericht dann unangekündigt über zu Versuchen, bei denen in der Druckkammer keine Druckverläufe entsprechend einem Absprung erzeugt, sondern ein längeres Verweilen in großen Höhen simuliert wurde: „Die extremen, tödlichen, Versuche werden an besonders zugeteilten Personen vorgenommen, da sonst eine solche Kontrolle, welche für die Praxis ausserordentliche Wichtigkeit besitzt, nicht möglich wäre." Versuchspersonen, die länger einem Druck entsprechend 8000 m Höhe ausgesetzt waren und Sauerstoff erhielten, seien zeitweilig bewusstlos gewesen.

» Tödlich verliefen erst Dauerversuche in Höhen über 10.5 km. Es zeigte sich bei diesen Versuchen, dass die Atmung nach etwa 30 Minuten aufhörte, während die elektrokardiographisch festgehaltene Herzaktion in 2 Fällen erst 20 Minuten nach Atemstillstand aufhörte.[388]

Die Versuche aus dieser Reihe machte Rascher eigenmächtig und in Rombergs Abwesenheit. Zum 3. Versuch holte er einen SS-Arzt als „Zeugen" hinzu: Er setzte einen 37jährigen jüdischen KZ-Häftling im Dauerversuch einem Druck entsprechend 12 000 m Höhe ohne Sauerstoff aus und sezierte ihn „etwa 1/2 Stunde nach Aufhören der Atmung".[389]

Sievers hatte Himmler schon am Tag zuvor (4. April) über Raschers Versuche in Dachau berichtet, wie er am 9. April Untersturmführer Rascher informierte:

» Der Reichsführer-SS war jedoch der Ansicht, daß, wenn verschiedene Herren querliegen und außerdem vielleicht zu erwarten steht, daß die Ergebnisse nachher irgendwie abgebogen werden oder in der Schublade verschwinden, wir die Versuche allein ohne die Herren der Lw. machen werden. [...]. Ich weiß ja nicht, ob es möglich sein wird, Sie von der Luftwaffe fortzunehmen, damit Sie dann im Einvernehmen mit Generalfeldmarschall Milch die Versuche in Dachau allein weiterführen, wozu Ihnen dann natürlich die Einrichtungen belassen bleiben müßten.[390]

Darauf antwortete Rascher, er habe „die Zeit (14 Tage), die Dr. Romberg abwesend war[,] gründlich genützt und eine Reihe Extremversuche durchgeführt, die ich alleine machen wollte." Bei einem anstehenden Besuch Sievers wollte ihm Rascher, einen der „Extremversuche" vorführen, die „verblüffend[e]" Ergebnisse zeigten, einen „medizinischen Leckerbissen". An Generalfeldmarschall Milch wollte Rascher nicht, wie Sievers vorgeschlagen hatte, ohne die Aufforderung „durch irgendeine hohe Luftwaffendienststelle" berichten, denn sonst würde er sich „wieder eine Umgehung des Dienstweges zuschulden kommen lassen". Dann

386 Sigmund Rascher, München, am 05.04.1942 an den Reichsführer [Himmler]. „Copy", ebd., NS 19/1580, Bl. 1 (Pag.).

387 Rascher: Erster Bericht über die Unterdruckkammerversuche im KL Dachau [Anlage zum Brief vom 05.04.1942 an Himmler], „Copy", ebd., Bl. 3–5, dort: Bl. 3.

388 Ebd., Bl. 3–4.

389 Ebd.; und beigefügter Sektionsbericht: Bl. 4–5.

390 Sievers am 09.04.1942 an SS-Untersturmführer Dr. Sigmund Rascher, ebd., NS 21/922.

kam Rascher auf Siegfried Ruff (DGK seit 1937) und Georg August Weltz (DGK seit 1935, Institut für Luftfahrtmedizin München) zu sprechen:

> Dr. Ruff von der DVL Berlin Adlershof, der Chef von Dr. Romberg[,] traf heute in München ein und setzte sich sofort nicht mit mir, sondern mit Dr. Weltzt [sic!] zusammen. Ich erfuhr von seiner Anwesenheit in München erst durch einen Anruf des Dr. Weltz abends in meiner Wohnung. Ich hoffe, daß Obersturmführer Schnitzler genügend auf Draht ist, bezüglich Weltz für klaren Tisch zu sorgen. Die Notizen über meine Versuche bekommen die Herren jedenfalls nicht.[391]

Der 1889 geborene Georg August Weltz hatte sich 1936 an der Medizinischen Fakultät der Universität München im Fach Röntgenphysiologie habilitiert.[392] Laut den Akten des Nürnberger Ärzteprozesses gehörte er seit 1937 der NSDAP als Mitglied an.[393] Er war zuletzt auch verstärkt ins Gebiet der Kreislaufforschung vorgedrungen und im Mai 1940 auf der Tagung der Deutschen Gesellschaft für Kreislaufforschung zum Vortrag „Über den Einfluß der Atmung auf den Kreislauf" aufgefordert.[394] Zudem hatte er am 20. August 1940 einen Artikel über Atmung und Kreislauf im Archiv für Kreislaufforschung eingereicht, die als Publikation der von ihm geleiteten Forschungsstelle für Luftfahrtmedizin am Physiologischen Institut des verstorbenen Philipp Broemser an der Universität München ausgewiesen war.[395] Zweifellos konnte er die Vorgänge in Dachau medizinfachlich besser beurteilen als Ruff, war aber auch kein Spezialist für Höhenatmung. Es gibt keinen Hinweis, dass Weltz bei einem der Versuche seines (wissenschaftlichen) Assistenten Rascher anwesend war.[396]

Rascher war es bisher gelungen, seine eigenen Versuche vor Romberg und seinen Luftwaffenvorgesetzten geheim zu halten, und jetzt tat er alles, damit dies so blieb. Rombergs Berliner Vorgesetzter Siegfried Ruff behauptete später, von letzteren Versuchen zunächst überhaupt nicht informiert gewesen zu sein.[397] Im Zuständigkeits-Chaos von Luftwaffe und SS nutzte Rascher seine persönliche Bekanntschaft mit Himmler aus, um seine Spielräume noch mehr zu erweitern.

In Bezug auf Raschers ersten Bericht von Anfang April 1942 drängte Himmler persönlich, Rascher solle die Versuche an zum Tode verurteilten Männern wiederholen. Rascher solle prüfen, ob es angesichts des lange noch schlagenden Herzens nicht möglich sei

> derartige Menschen wieder ins Leben zurück zurufen. Sollte ein solcher Versuch des Zurückrufens in das Leben gelingen, so ist selbstverständlich der zum Tode Verurteilte zu lebenslängliche[m] Konzentrationslager begnadigt.[398]

Rascher schrieb zurück, er habe zwischenzeitlich „teilweise mit Dr. Romberg Fallversuche aus 16–20 km Höhe durchgeführt." Solche Absprünge aus Druckkabinenflugzeugen seien möglich, weil

---

391 [Rascher] o. D. an Sievers (auf dessen Brief vom 09.04.), ebd.

392 Linne: Erschießungsband, S. 545.

393 Military Tribunal No. 1, Case No. 1, Brief: prosecution closing brief against Siegfried Ruff, Hans Romberg, and Georg Weltz. Closing brief for the United States of America against Siegfried Ruff, Hans Wolfgang Romberg, and Georg August Weltz, 16.06.1947, URL: http://nuremberg.law.harvard.edu/documents/21-brief-prosecution-closing-brief?q=%2AG+A+Weltz#p.2 (abgerufen am 05.02.2017).

394 G. A. Weltz: Über den Einfluß der Atmung auf den Kreislauf, in: Verhandlungen 1940, S. 64–65.

395 G. A. Weltz: Atmungseinflüsse auf Füllung und Schlagzahl des Herzens, in: Archiv für Kreislaufforschung, Bd. VIII, Heft 1–4 (Januar 1941), S. 1–16, dort: S. 15: „Im Tierexperiment gelingt es, die Abhängigkeit des Kreislaufs von der Atmung soweit zu treiben, daß die Atmung dem Herz ihren Rhythmus aufzwingt".

396 Angelika Ebbinghaus: 1. Einleitung. Blicke auf den Nürnberger Ärzteprozeß, in: Linne: Erschießungsband, S. 11–69, dort: S. 61.

397 Vermerk (Ort: Bonn) vom 29.07.1958. Bundesarchiv Freiburg, BW 1/313587.

398 H. Himmler, Führer-Hauptquartier, am 13.04.1942 an SS-Untersturmführer Rascher, München, zu Bericht. „Copy". Bundesarchiv Berlin, NS 19/1580, Bl. 11.

die Bewusstlosigkeit noch während des Falls überwunden werde. Den im Bericht beschriebenen Versuch habe er (außerdem) viermal wiederholt. Er notierte: „Die letzte VP Wagner ließ ich nach Atemstillstand durch Druckerhöhung wieder ins Leben kommen." Da diese Versuchsperson aber „für einen terminalen Versuch" (offenbar von Rascher) bestimmt gewesen sei, ermordete er ihn in einem neuen Versuch. Er erklärte Himmler dazu, dass „Ihr Brief damals noch nicht in meinen Händen" gewesen sei. Dr. Karl Fahrenkamp, den er eigentlich auf Anweisung Himmlers (zu den gewünschten Wiederbelebungsversuchen) hätte zuziehen sollen, habe er nicht erreichen können (der Doktor habe Angina).[399]

Ein Schreiben des Münchener Instituts für Luftfahrtmedizin (Institutsleiter Georg August Weltz) befahl dem Stabsarzt Dr. Sigmund Rascher am 24. April 1942: „Für die Zeit Ihrer Kommandierung zum Institut für Luftfahrtmedizin München, haben Sie mir regelmäßig, wöchentlich mindestens einmal, über Ihre Tätigkeit mündlich zu berichten." Den Empfang des Schreibens sollte Rascher bestätigen und seine Telefonnummer mitteilen.[400] Demnach war oder sollte Rascher erst neuerdings offiziell nach Dachau kommandiert werden.

Am 28. April suchte Raschers Frau die Münchener Niederlassung von Himmlers persönlichem Stab auf. Wieder ging es um Oberstabsarzt Georg August Weltz. Frau Rascher hatte sich darüber beklagt, dass Weltz „immer noch" darauf bestehe, „an den Versuchen teilzunehmen und voll verantwortlich zu zeichnen". Weltz hatte gedroht, Sigmund Rascher sonst abzuziehen. Nini Rascher forderte, die Kommandierung Raschers müsse „sofort" in „Luftfahrtversuchsanstalt Berlin-Adlershof, Außenstelle Dachau" geändert werden.[401] Das bedeutet, dass Sigmund Rascher in die Institution Siegfried Ruffs überstellt werden wollte, um sich von Weltz' Einfluss freizumachen. Bereits am Tag zuvor hatte Sigmund Rascher ein Telegramm erhalten, wonach SS-Obergruppenführer Wolff Generaloberstabsarzt Hippke um die Verlängerung von Raschers Kommando „zur Versuchsanstalt für Luftfahrt, Aussenstelle Dachau" gebeten habe.[402] Parallel zum Telegramm hatte der Reichsgeschäftsführer des SS-*Ahnenerbe*, Wolfram Sievers, Rascher brieflich aufgefordert, Himmler einen Bericht und Filmaufnahmen zu schicken, damit dieser eine Grundlage für sein Gespräch mit Generalfeldmarschall Milch habe.[403]

Zwei Wochen später, am 11. Mai, schickte Rascher eine „kurze Zusammenfassung". Dr. Karl Fahrenkamp habe er eben erst erreichen können (Himmler hatte unter dem 13. April angeregt, diesen von ihm protegierten SS-Stabsarzt zuzuziehen). Rascher berichtete weiter, seine aktuelle Kommandierung sei in vier Tagen – „am 15. Mai" – beendet und eine Verlängerung „leider noch nicht in Ordnung".[404]

Im anliegenden „Geheimbericht" informierte Rascher dann über das Ergebnis von „über 200 in Dachau angestellten Versuchen". Sie hätten gezeigt, dass ein „selbständiges Aussteigen der Besatzung" über 13 000 m Höhe wegen der „schlagartig" einsetzenden Höhenkrankheit „unmöglich" sei. Die Besatzung müsse „automatisch aus der Maschine entfernt" und der Fallschirm (um die Zeit mittels freien Falls zu verkürzen) später *automatisch* geöffnet werden, weil die Besatzung noch bewusstlos sei. Bei der Simulation von Fallschirmabsprüngen „ab" 14 000 m Höhe war auch die „hemmungslösende Wirkung des Pervitin" untersucht worden (eine alte Bezeichnung für Methylamphetamin, heute durch Crystal Meth bekannt): Die Nachwirkungen von Druckänderungen äquivalent eines

[399] Rascher [Original] am 16.04.1942 an Reichsführer [Himmler], ebd., Bl. 14–15.

[400] Institut für Luftfahrtmedizin Nr. 223/42, München, Pettenkoferstr. 12, Oberstabsarzt [unleserlich nachgetragen] am 24.04.1942 an Stabsarzt Dr. Sigmund Rascher, ebd., NS 21/922.

[401] Aktennotiz für SS-Obersturmführer [Alfons] Schnitzler vom 28.04.1942 (Stempel: 7th ARMY DOCUMENT CENTER), ebd., NS 19/1590.

[402] Telegramm SS-Obersturmbannführer Sievers am 27.04.1942, 13 Uhr, an SS-Untersturmführer Stabsarzt Dr. Rascher, z. Zt. Dachau, ebd., NS 21/922.

[403] Sievers am 27.04.1942 an Rascher, ebd. Das Telegramm vom selben Tag wird darin zitiert und vermerkt: Die „Herstellung eines Films durch SS-Obersturmführer Krause ist beschleunigt zu betreiben".

[404] Rascher am 11.05.1942 an Reichsführer, ebd., NS 19/1580, Bl. 18.

Absprungs aus 14 000 m Höhe ohne Sauerstoff – sie „äußerten sich bei anfänglicher Bewußtlosigkeit als spastische und schlaffe Lähmungen, Katatonie, Stereotypie, mehrstündige retrograde Amnesie" – würden durch Pervitin gemindert. Dafür trete die Höhenkrankheit durch die Drogenwirkung aber „schlagartig" auf.[405]

An diesen Versuchsteilen dürfte Hans Wolfgang Romberg für die Berliner Versuchsanstalt beteiligt gewesen sein und seinem Vorgesetzten Siegfried Ruff berichtet haben. Dazu passen die halbwegs qualifizierten Angaben Raschers zum Notausstieg aus beschädigten Maschinen in großen Höhen (das war der Auftrag der Luftwaffe).

Ein Absatz in Raschers Bericht beschreibt „[v]on mir durchgeführte" 25 Versuche mit reinem Sauerstoff. Sie hätten ergeben, dass oberhalb 14 200 m Höhe Höhenkrankheit auftrete, jedoch bis 13 300 m Höhe „kein Absinken der meßbaren rohen Kraft (Ergometer) festzustellen" sei. „Die VPn wurden lediglich unwillig, da Leib- und Nebenhöhlenschmerzen infolge des Druckabfalls zwischen Körper und verdünnter Luft zu groß wurden."[406] Das waren wiederum Daueraufenthaltsversuche, die Rascher – wie durch seine Formulierung angedeutet – allein gemacht hatte. Die Probanden hatten Schmerzen kenntlich gemacht und er hatte den Druck trotzdem auf eine Höhe entsprechend über 14 000 m Höhe in der Kammer abgesenkt.

Einem abschließenden Teil setzte Rascher den Satz voran: „Zu den im folgenden geschilderten Versuchen wurden rassenschänderische Berufsverbrecher-Juden verwendet." Rascher gab an, die „Entstehung von Luftembolien an 10 Fällen untersucht" zu haben. Anscheinend war ein „Fall" jeweils ein bestimmter konstanter Druck (sodass die Zahl der Versuche aus seinem Bericht nicht geschlossen werden kann). Eindeutig ist aber das Ergebnis beschrieben: „Teils starben die VPn während eines Höhendauerversuches, z. B. nach ½ Stunden in 12 km Höhe." Im Anschluss öffnete Rascher die Schädel der Probanden und fand Luftembolien in den Hirnventrikeln. Dies machte er auch nach weiteren Versuchen mit Druckänderungen. Da die Probanden diese überlebten, „wurden einzelne VPn nach einem derartigen Fallschirmsinkversuch nach relativer Erholung, jedoch vor Wiedereintreten des Bewusstseins unter Wasser zum vollständigen Exitus gebracht."[407]

Laut historischer Forschungsliteratur wurde Romberg gegen Ende April erstmals Zeuge eines Todesfalls in der Druckkammer, protestierte bei Rascher und informierte seinen Vorgesetzten Siegfried Ruff, woraufhin Romberg und Ruff aktiv wurden:[408] Rascher selbst gab jedenfalls am 18. Mai 1942 ein Telegramm auf, dass – wie er wohl eben erst erfahren hatte – die DVL die Druckkammer in Frankreich benötige und sie am 20. Mai abholen lasse.[409] Dass diese Maßnahme zumindest von Seiten Rombergs auf eine *völlige* Ablehnung von Raschers Versuchen zurückging, wird durch einen Brief relativiert, den Hans Wolfgang Romberg am 29. Mai an Nini Rascher schrieb:

> » Der Film ist recht gut und eindrucksvoll geworden, sodass sich die Mühe wirklich gelohnt hat. Es war aber auch ein schweres Stück Arbeit, den Film in Anwesenheit Ihres Gatten zusammenzukriegen, da er gegen den Filmoperateur etwas hatte und sich mit Händen und Füssen sträubte. Bei der Berichterstattung wird dieser Film jedoch eine wertvolle Hilfe sein.[410]

Antipathie scheint Romberg gegen die Raschers sogar überhaupt nicht gehegt zu haben.

Romberg sowie die beiden DGK-Mitglieder Siegfried Ruff und Georg August Weltz waren alle drei im Nürnberger Ärzteprozess angeklagt und

405 Rascher: Geheimbericht vom 11.05.1942, ebd., Bl. 19–22, dort: Bl. 19–21.

406 Ebd., Bl. 20.

407 Ebd., Bl. 21. (Teil Bl. 21 f.).

408 Kater: Ahnenerbe, S. 233 f., wonach Romberg im Mai noch zwei weitere Todesfälle miterlebt habe. – Nach: Gerhard Baader: Das Humanexperiment in den Konzentrationslagern, in: Rainer Osnowski (Hrsg.): Menschenversuche. Wahnsinn und Wirklichkeit, (Kölner Volksblatt Verlag) Köln 1988, S. 48–69, hatten Romberg, Ruff und *Hippke* die Versuche abgebrochen.

409 Rascher am 18.05.1942 an SS-Obersturmbannführer Dr. Brandt, z. Zt. Den Haag. Bundesarchiv Berlin, NS 21/922.

410 Hans Wolfgang Romberg am 29.05.1942 an die „gnädige Frau [Rascher]", ebd.

wurden freigesprochen. Tatsächlich waren mindestens 70 Menschen im Umfeld der Unterdruckversuche getötet worden. Unbekannt ist, wie viele in der Kammer starben, denn einige Häftlinge wurden erhängt oder erschossen. Karl-Heinz Roth sieht darin einen Hinweis auf Gefangene, die sich wehrten: „Es waren wohl diejenigen, bei denen Rascher die Versuche abbrach und die Opfer anschließend auf die im Konzentrationslagersystem übliche Weise ermorden ließ". Ruff arbeitete nach dem Krieg bald am Aero Medical Center in Heidelberg. Dort hatte er von tödlichen Zwischenfällen in der US-Höhenphysiologie gehört und setzte dies nun geschickt zu seiner Verteidigung ein. Der Freispruch im August 1947 erfolgte trotz schwerer Verdachtsmomente wegen Mangels an Beweisen.[411]

Auch heute fällt eine Bewertung schwer: Zum einen, weil sich keine *zeitnahen* Belege dafür finden ließen, dass Rascher die Kammer *wegen* der Todesfälle weggenommen worden war. Genauso gut könnte die Versuchsreihe einfach abgeschlossen gewesen sein – oder Ruff könnte einfach interveniert haben, nachdem ihm auffiel, dass Rascher sich absolut nicht kontrollieren ließ. Zum anderen lässt sich nicht definitiv klären, was Ruff wann wusste. Nominell war Ruff Vorgesetzter eines Experimentators in einem Konzentrationslager, und der, sein Assistent Romberg, sagte im Umfeld von Nürnberg aus, er habe Ruff über Todesfälle bei den Experimenten informiert – was aber wiederum Teil von Rombergs Verteidigungsstrategie gewesen sein könnte.[412] Eine Diskussion solcher späterer Aussagen hilft wenig. Wichtiger scheint vielmehr der Anfang der Ereignisse zu sein: Die Entscheidung, in einem Konzentrationslager Versuche machen zu lassen, die in anderen Einrichtungen – wegen ihrer Gefährlichkeit für die Probanden – nicht möglich waren. Dazu waren Weltz und Ruff zum Jahreswechsel 1941/42 bereit gewesen. Selbst wenn beiden damals die Realität im Konzentrationslager noch nicht umfassend klar war, dürfte ihnen kaum unbekannt gewesen sein, dass es sich um kein normales Gefängnis handelte. Hervorzuheben ist dabei, dass zwei Mitarbeiter von Weltz, Hans-Joachim Wendt und Wolfgang Lutz, sich anscheinend geweigert hatten, ihre im Tierexperiment gewonnenen Erkenntnisse im Menschenversuch zu bestätigen. Deshalb zog Weltz seinen weiteren Assistenten Rascher hinzu – und um dessen Inkompetenz zu kompensieren, bat er Ruff um Hilfe, der dann Romberg schickte.[413] Unten wird auf Weltz nochmals zurückzukommen sein.

Die Dachauer Unterdruckversuche verfolgten nach dem Krieg jedoch besonders Siegfried Ruff weiter. Auf einen Bericht des Staatssekretärs im Bayerischen Staatsministerium der Justiz, Alfons Goppel, vom September 1958 über die Versammlung der Lagergemeinschaft ehemaliger KZ-Häftlinge Dachau-Buchenwald, notierte der angeschriebene Bundesminister für Verteidigung, Franz Josef Strauß: „Ich habe schon einmal um die Lösung aller Beziehungen zu Ruff ersucht. Ist etwas geschehen?"[414] Zum 31. November 1958 kündigte Ruff selbst seinen Vertrag mit der neugegründeten Bundeswehr, für die er Wehrfliegertauglichkeitsuntersuchungen durchgeführt hatte.[415] DER SPIEGEL titelte 1960 „Ruff unter Druck" und führte aus: „Dem Experimentator Ruff wie den übrigen Beteiligten, die sich nach Kriegsende vor einem internationalen Tribunal verantworten mußten, war es ein leichtes, die alleinige Schuld an den Medizinverbrechen im Konzentrationslager Dachau dem toten Testgenossen Rascher anzulas-

411 Roth: Tödliche Höhen, S. 141 f. (Zitat: S. 141), 151 f. – Ebbinghaus: Einleitung Ärzteprozeß, S. 48. – Baader: Humanexperiment, S. 50.

412 Vgl. nochmals: Eidesstattliche Erklärung Hans Wolfgang Rombergs vom 01.11.1946. Nürnberger Dokument Nr. 476. 4 Seiten, S. 1. URL: http://nuremberg.law.harvard.edu/documents/1788-affidavit-concerning-the-high?q=%2A476#p.1 (abgerufen am 05.02.2017).

413 Andrea Neumann: Wolfgang Lutz. Die höhenphysiologischen Experimente im Konzentrationslager Dachau 1942 und deren Auswirkungen auf seine Biographie, (Diss. Gießen) 2013/2014, S. 34–45. URL: http://geb.uni-giessen.de/geb/volltexte/2014/11008/pdf/NeumannAndrea_2014_04_28.pdf (abgerufen am 05.02.2017).

414 Goppel am 06.09.1958 an Strauß. Bundesarchiv Freiburg, BW 1/313587.

415 Ruff am 13.10.1958 an das Bundesministerium für Verteidigung, ebd.

ten."[416] Vor Kriegsende war Sigmund Rascher auf Befehl Heinrich Himmlers erschossen worden.

5.2.3 Mitglieder im Sommer 1942

Die Arbeit anderer hier untersuchter Forschergruppen im Sommer 1942 ist – soweit dokumentiert – mit den Dachauer Medizinverbrechen nicht zu vergleichen. Theodor Benzinger (Erprobungsstelle der Luftwaffe Rechlin) versicherte Hans Schaefer (Bad Nauheim) Ende April 1942, er wolle versuchen, Schaefers Kommandierung zu einer Besprechung nach Berlin oder Rechlin zu erreichen. Dort werde Adolf Jarisch (Pharmakologisches Institut der Universität Innsbruck) „über Ihre gemeinsamen Entdeckungen" vor der Deutschen Akademie der Luftfahrtforschung sprechen.[417] Schaefer selbst hatte geklagt, dass er täglich sechs Stunden für das Militärsanitätswesen arbeiten müsse.[418] Jarisch hatte Schaefer wissen lassen, dass es nichts nutzen werde, sich an Professor Wirth zu wenden, weil der „ja nur der Direktor der Kampfgasabteilung ist und die Sie angehenden Fragen nicht in seine Belange fallen."[419]

Die oben geschilderten Querelen zwischen Eberhard Koch und Hans Schaefer verlagerten sich, nachdem Koch nicht mehr in Bad Nauheim war, nun an die Universität Gießen. Im Mai 1942 beklagte sich Schaefer beim Dekan der Medizinischen Fakultät, Koch beanspruche die Physiologie-Vorlesung exklusiv für sich und bat den Dekan um Schutz gegen den Eingriff Kochs in die Lehrfreiheit. Das Schreiben schickte Schaefer auch an den NSD-Dozentenbund Gießen (dem Hygieniker Professor Haag) und – „durch Herrn Prof. Dr. Hildebrandt" – an das Kuratorium der Kerckhoff-Stiftung (Otto Eger).[420] Auf den 2. Juni 1942 rief der Rektor der Universität Gießen ein Ehrentribunal zusammen, das feststellen sollte, ob das Verhalten von Koch und Schaefer „eine Gefährdung oder Verletzung der Standesehre" darstelle. Das Urteil vom 11. Juni wurde u. a. dem Reichsstatthalter in Hessen zugeschickt. Es sprach Koch mit der Begründung frei, er habe gegen die Physiologie-Vorlesungen Schaefers eingewendet, dass diese von einem wesentlichen Einfluss seelischer Vorgänge auf den Körper ausgingen – was laut Koch eine Gefahr für den soldatischen Geist der Hochschule darstelle. Gegenüber Schaefer stellte das Gericht das Verfahren nur ein, weil es sich nicht für zuständig hielt, zu prüfen, ob die Beschuldigungen Kochs berechtigt seien. „Eine Beweiserhebung hierüber ist nur in einem parteigerichtlichen Verfahren möglich."[421]

Kurz zuvor hatte Schaefer gegenüber Karl Matthes (DGK seit 1937, Medizinische Klinik Leipzig) die Situation geschildert, weil der habilitierte Matthes prinzipiell als Nachfolger Kochs im Kerckhoff-Institut infrage kam: Koch sei ausgeschieden und habe im Kerckhoff-Institut „nichts mehr zu sagen." Fritz Hildebrandt (DGK seit 1936, Gießen) sei als kommissarischer Institutsdirektor eingesetzt und habe die Aufgabe,

> » Herrn Koch als Vorsitzendem der Kreislaufgesellschaft gegenüber das Institut zu vertreten. Es soll damit erreicht werden, daß Koch die Tagungen der Gesellschaft in Nauheim läßt, ohne mit mir verhandeln zu müssen. Letzteres hat er offenbar abgelehnt. Die Fakultät in Gießen bemüht sich sehr darum, mir einen Ruf zu verschaffen, um durch einen neutralen Nachfolger die ganze Sache zu bereinigen. [...] Das Institut selbst ist

416 Ruff unter Druck, in: DER SPIEGEL, 42/1960 (12.10.1960), S. 52–54, dort: S. 53. – Vgl. auch: Tadel verpflichtet, in: Ebd., 48/1965 (24.11.1965), S. 76–78.

417 Benzinger am 28.04.1942 an Schaefer. Archiv der Kerckhoff-Stiftung Bad Nauheim, Nr. 606.

418 Schaefer am 24.04.1942 an Benzinger, ebd.

419 Jarisch am 22.04.1942 an Schaefer (zu dessen Schreiben vom 17.04.), ebd.

420 Schaefer am 08.05.1942 an den Dekan (weitere Adressaten im Abspann), ebd.

421 Eigler, i. V. des Dekans, am 23.02.1949 an Hans Rautenberg, Rechtsanwalt und Notar (samt wörtlichem Zitat des Urteils vom 11.06.1942). Universitätsarchiv Gießen, PrA Med, Nr. 7 Koch, Bl. 4–9.

finanziell saniert, das amerikanische Kapital transferiert und in Deutschland angelegt.[422]

Auch Karl Matthes forschte für das Militär. Er informierte in diesen Tagen die DFG, dass ihm „am 15. Mai 1942 ein Forschungsauftrag der Sanitätsinspektion der Luftwaffe über die Wirkung von Kohlensäure [CO_2, T. B.] auf die paradoxe Sauerstoffwirkung nach akutem Sauerstoffmangel" erteilt wurde. Es handle sich dabei „um eine Teilfrage" aus seinem DFG-geförderten Projekt „Kreislaufkollaps unter höhenphysiologischen Bedingungen".[423]

Schaefers Forschungen im Sommer 1942 beleuchtet der Schriftwechsel mit einer daran beteiligten Firma. Anfang Mai bedankte sich die Ciba bei ihm für seine Zusage, „einige Versuche über die Wirksamkeit unseres synthetischen NNRH-Präparates Percorten auf die Höhenfestigkeit in der Unterdruckkammer durchführen zu wollen." Mit separater Post schickte sie Prospekt und Literatur sowie einige Ampullen mit 5 und 10 mg.[424] Das Medikament pries die Ciba in der anfänglichen Tagesdosierung von 5 bis 10 mg täglich zum Einsatz bei Mangel des körpereigenen Neben-Nieren-Rinden-Hormons an.[425] Erkennbar wird daraus, dass Schaefer Präparate zur Steigerung der Höhenfestigkeit von Piloten testete. Er ging offenbar davon aus, dass es der Luftwaffe am liebsten wäre, wenn Tabletten die gescheiterte Entwicklung von Druckkabinen kompensieren könnten.

Schaefers ehemaliger Assistenzarzt Herbert Göpfert – der mittlerweile einberufen war – meldete sich Mitte Mai aus dem Lazarett Ostrow bei Warschau, um Schaefer um eine Stellungnahme zu bitten. Göpferts „augenblicklicher Abteilungschef, Prof. Dr. Lampert, Bad Homburg", habe mit dem Kolloidchemiker Raphael Eduard Liesegang ein Verfahren zur Herstellung von Kunstblut ausgearbeitet, das aus Gelatine hergestellt werde. Lampert hoffe nun, dass das Präparat ähnliche Eigenschaften habe wie Hämoglobin, also zum Sauerstofftransport geeignet sei. Göpfert legte eine Probe bei, die Schaefer zu Tests benutzen solle (Einblasen von Sauerstoff oder von Wasserstoffsuperoxid ins Kunstblut und anschließendes Evakuieren). Göpfert selbst konnte im Lazarett nicht verlässlich prüfen, ob Kunstblut reversibel Sauerstoff aufnimmt und abgibt. Göpfert zweifelte, dass das der Fall sei.[426]

Nur ein Schlaglicht fällt auf eine andere Entwicklung. Richard Wagner (DGK seit 1933), der Direktor des Physiologischen Instituts München, wandte sich am 11. Juni 1942 an Max de Crinis, der 1938 Nachfolger Karl Bonhoefers als Direktor der Psychiatrischen und Nervenklinik der Charité in Berlin geworden war. Wagner bat de Crinis darum, sich mit Klothilde Gollwitzer-Meier (DGK 1928 bis 1932 und wieder seit 1937) zu treffen, auch wenn er nicht wisse, was sie besprechen wolle. Wagner bekannte außerdem:

> » Das Attentat auf Heydrich ist mir sehr nahe gegangen, denn ich denke gerne noch an die netten Stunden, die wir in Eurem Heim mit ihm und seiner Frau zugebracht haben. Er hat auch sehr nett plaudern können und man hat garnicht vermutet, daß in diesem Mann so eine Willenkraft steckt. [...]. Daß die Bombe englischer Herkunft war. Habe ich mir schon halb und halb gedacht und man kann sich denken, daß das für die Englän-

422 Schaefer am 01.05.1942 an Matthes. Archiv der Kerckhoff-Stiftung Bad Nauheim, Nr. 607.

423 Matthes am 13.06.1942 an die DFG. Bundesarchiv Berlin, R 73/12985, Bl. 12–13.

424 Ciba am 06.05.1942 an Schaefer. Archiv der Kerckhoff-Stiftung Bad Nauheim, Nr. 606.

425 Rudolf Frank: Moderne Therapie in innerer Medizin und Allgemeinpraxis, 14. Auflage (Springer) Heidelberg 1951, S. 440 (Percorten).

426 Göpfert, Res. Kriegslazarett Ostrow (Distrikt Warschau), am 17.05.1942 an Schaefer, Kerckhoff-Institut. Archiv der Kerckhoff-Stiftung Bad Nauheim, Nr. 606. Göpfert schrieb auch: Im Lazarett werde Kunstblut intravenös zur „Beruhigung des ZNS" bei Fleckfieber verwendet. Worauf die Wirkung beruhe, sei unklar, da das Kunstblut pharmakologisch und physiologisch noch nicht untersucht sei. – Vgl. die Besprechung von: A. Hermann Müller zum Artikel von: R. E. Liesegang/H. Lampert: Kunstblut, Münchener Medizinische Wochenschrift 1942/I, S. 369, in: Klinische Wochenschrift, Jg. 21, Nr. 43 (24.10.1942), S. 957: Die Autoren behaupteten, es handle sich um einen vollwertigen Ersatz für Frischbluttransfusionen, was mit Müller „natürlich cum grano salis zu verstehen" war.

der eine höchst unbeliebte Persönlichkeit war.[427]

Heydrich, Chef des Reichssicherheitshauptamts, hatte im Januar 1942 in Berlin die berüchtigte Wannsee-Konferenz geleitet. Die war freilich geheim, aber Wagner ist das einzige Mitglied der Gesellschaft, von dem ein persönlicher Kontakt zum damaligen Organisator des Holocaust belegt ist, auf den am 27. Mai in Prag ein Anschlag verübt wurde und der am 4. Juni an den Folgen starb.

Klothilde Gollwitzer-Meier (Balneologisches Institut der Universität Hamburg in Bad Oeynhausen) beantragte Mitte Juni 1942 beim Reichsforschungsrat 400 RM für eine „Dienstreise nach Göttingen mit mehrwöchigem Aufenthalt am dortigen physiologischen Institut". Der dortige Institutsleiter Hermann Rein kommentierte, dies werde

> lebhaft begrüßt. Es handelt sich um die gemeinsame Bearbeitung der Frage[,] inwieweit das vegetative Nervensystem, insbesondere im akuten Sauerstoffmangel[,] grundsätzlich in den Gewebsstoffwechsel einzugreifen vermag. Frau G. M. verfügt über die hierzu nötigen Erfahrungen in der Anwendung der Glaselektrode zur [...] PH-Messung. Die Untersuchungen gehören in den Gesamtkomplex unserer Arbeiten über Höhenatmung.[428]

Dies wurde unter dem Titel „Untersuchungen über die Beteiligung des vegetativen Nervensystems am Gewebsstoffwechsel bei akutem Sauerstoffmangel" genehmigt.[429] Das Ergebnis und die Umstände der Versuche sind unbekannt; Klothilde Gollwitzer-Meier stellte danach keine weiteren DFG-Anträge.

[427] Wagner am 11.06.1942 an „Lieber Freund" [de Crinis]. Bundesarchiv Berlin (ehem. BDC), VBS 307/8200003301, Bl. 1046 und 1050. – De Crinis stimmte in seiner Antwort vom 16.06.1942 einem Treffen mit Gollwitzer-Meier zu, ebd., Bl. 1030 und 1031.

[428] Gollwitzer-Meier am 15.06.1942 an den Reichsforschungsrat, mit handschriftlicher Aufschrift Reins vom 18.06.1942. Bundesarchiv Berlin, R 73/11288, Bl. 26.

[429] Zimmermann (i.A. des Präsidenten der DFG)/Sauerbruch (Leiter Fachgliederung Medizin) am 21.07.1942 an Gollwitzer-Meier, ebd., Bl. 27.

5.2.4 Unterkühlungsversuche

Im Umfeld verbrecherischer Humanversuche im Konzentrationslager Dachau, die im Sommer 1942 eine Fortsetzung fanden, tauchen erneut Namen von DGK-Mitgliedern auf. Allerdings nur ein Mitglied, Ernst Holzlöhner, war – in seiner Funktion als Luftwaffenarzt – beteiligt. Nini Rascher informierte den Reichsgeschäftsführer des *Ahnenerbe*, Sievers, am 5. Juni 1942, ihr Mann lasse „bitten, wegen seiner neuerlichen Kommandierung zu den Unterkühlungsversuchen bei der zuständigen Berliner Stelle das Nötige zu veranlassen." An Himmler habe Sigmund Rascher geschrieben, er wolle nach Schongau zu seiner Luftwaffen-Sanitätseinheit, weil während seiner Abwesenheit sein „Sanitätspersonal stärkst mit Pfarrern durchsetzt worden" sei. Die Unterkühlungsversuche könnten also erst Mitte Juli beginnen.[430] Das gestand, wie Rascher von dessen Stab mitgeteilt wurde, Himmler zu. Weiter habe Generalfeldmarschall Milch „angeordnet, dass auch Sie neben den Prüfungen der Luftwaffe vorläufig weiterhin für die Zwecke des Reichsführer-SS eingesetzt bleiben werden."[431]

Am 6. Juni berichtete Nini Rascher Wolfram Sievers, Sigmund Rascher habe telefonisch vier Ärzte vorgeschlagen bekommen, darunter (als zweiten): „Oberarzt Dr. Fincke [sic!, gemeint ist Erich Finke, T. B.], Assistenzarzt Medizinische Klinik Kiel, Luftfahrtlazarett Westerland".[432] Am 20. Juli schrieb Sigmund Rascher aus Schongau selbst an Hermann Becker-Freyseng (Luftfahrtmedizinisches Forschungsinstitut des RLM Berlin;

[430] [Nini Rascher] am 05.06.1942 an Sievers. Bundesarchiv Berlin, NS 21/922.

[431] Der Reichsführer-SS, Persönlicher Stab, SS-Obersturmführer [unleserlich], am 25.06.1942 an Stabsarzt Dr. med. Sigmund Rascher (zu einem Brief Sigmund Raschers vom 05.06. an Himmler), ebd. Zudem teilte der Obersturmführer mit, „dass nach Anweisung von Herrn Generalfeldmarschall Milch die Unterdruckkammer für die Versuche noch weitere zwei Monate zur Verfügung stehen soll." Dabei könnte allerdings auch ein Übermittlungsfehler vorliegen.

[432] [Nini Rascher] am 06.06.1942 an Sievers, ebd. Sie gab an, der Anruf sei von Generalinspekteur Hippke gekommen, was nach den Angaben in Sigmund Raschers folgendem Schreiben nicht sicher ist.

kein Mitglied der DGK): Himmler habe die Beteiligung der vier Herren, die Becker-Freyseng telefonisch genannt habe, zwei Tage zuvor „genehmigt. Die Prof. Holzlöhner, Jarisch und Singer wurden schriftlich unter dem 18.7.1942 ebenfalls aus dem Führerhauptquartier freigegeben."[433] Rascher teilte zudem mit:

» Für die Versuche selber hat der Reichsführer eine ganze Reihe wissenschaftlicher Anregungen bezw. Befehle gegeben, denen ich selbstverständlich stattgeben muss, da der Reichsführer die Resultate der Arbeit für seine SS-Verbände im nächsten Winter im Osten mitverwenden möchte.[434]

Rascher bat Becker-Freyseng, den Inspekteur des Sanitätswesens der Luftwaffe (L. In. 14), Generalarzt Erich Hippke, davon in Kenntnis zu setzen, und fuhr fort:

» Der Reichsführer SS bittet den Herrn Inspekteur[,] den Beginn der Versuche zu *beschleunigen* und meine Kommandierung zu denselben veranlassen zu wollen. Die Kommandierung der gesamten Herren kann stattfinden nach „Standortkommandantur Dachau". Damit ist auch gleichzeitig allen Schwierigkeiten, wie sie sich z. B. bei meiner letzten Kommandierung ergeben haben, aus dem Wege gegangen.[435]

Die Inspektion des Sanitätswesens der Luftwaffe hatte Ernst Holzlöhner (Physiologisches Institut der Universität Kiel, DGK seit 1937) am 24. Februar 1942 „einen Forschungsauftrag zur Bearbeitung folgender Frage gestellt: *Die Wirkung der Abkühlung auf den Warmblüter.*" Zum weiteren Verlauf wurde ohne Zeitangaben im Oktober zusammengefasst:

» Auf Vorschlag von Stabsarzt Dr. Rascher wurden entsprechende Untersuchungen auf den Menschen ausgedehnt und im Einvernehmen mit dem Reichsführer SS geeignete Untersuchungsmöglichkeiten der SS in Anspruch genommen. Zur Durchführung der Untersuchungen wurde eine Versuchsgruppe „Seenot" zusammengestellt, bestehend aus Dr. Holzlöhner als Leiter und Stabsarzt Dr. Rascher und Dr. Finke.[436]

Adolf Jarisch (Pharmakologisches Institut der Universität Innsbruck, DGK seit 1934) und Singer – vermutlich Ludwig Singer (Pathologisches Institut des Krankenhauses Schwabing, DGK seit 1928) – waren zwischenzeitlich aus der Wunschliste gestrichen worden, die sich offenbar sukzessive als Kompromiss aus den Wünschen Himmlers, Raschers und der Luftwaffe ergab.

Dafür hatte Sievers Erkundigungen über Franz Grosse-Brockhoff (DGK seit 1937) eingezogen. Mit Bezug auf ein Schreiben Raschers vom 6. Juli 1942 – der Grosse-Brockhoff möglicherweise vorgeschlagen hatte – schickte er das Ergebnis Anfang September an Rascher: Grosse-Brockhoff könne „ohne weiteres zu den Versuchen herangezogen werden."[437]

Laut der beiliegenden Abschrift eines Gutachtens über „Dr. Grosse-Brockhoff, zurzeit am Physiologischen Institut der Universität Göttingen" – offenbar vom Dozentenbund in Göttingen angefertigt – war Franz Grosse-Brockhoff „in Göttingen politisch aktiv nicht in Erscheinung getreten", andererseits sei aber über ihn politisch „nichts Nachteiliges" bekannt. Es bestünden „gegen die Heranziehung von Dr. Grosse-Brockhoff, für die

433 Stabsarzt Dr. Rascher, Flakartillerieschule IV, Schongau (Oberbayern), am 20.07.1942 an Oberarzt Dr. Becker-Freysing [sic!], L. In. 14 RLM, Berlin-Tempelhof, ebd.

434 Ebd.

435 Ebd. (Kursive Hervorhebung i. O. unterstrichen.) Dort heißt es weiter: „Über die bisherigen Versuche in Dachau können wir nun dem Herrn Inspekteur zu gegebenem Zeitpunkt unter Vorlage des Filmes Bericht erstatten. Der Reichsführer SS wünscht jedoch, bezw. hat unter dem 14.7.42 angeordnet, dass Romberg und ich vorher Herrn Generalfeldmarschall Milch Bericht erstatten."

436 Der Reichsminister der Luftfahrt und Oberbefehlshaber der Luftwaffe, i. A. Wullen, darunter Anthony, Berlin, am 08.10.1942 an den Reichsführer SS, ebd., NS 19/1590, Bl. 55 (kursive Hervorhebung i. O. in Anführungszeichen).

437 Sievers am 08.09.1942 „Vertraulich!" an Dr. Rascher, ebd., NS 21/922. Außerdem lag eine Beurteilung über Professor Dr. Feytrer bei; ein Schreiben zu Finke war vorausgegangen.

Durchführung von Geheimuntersuchungen im Auftrage des RFSS [Himmler, T. B.] keine Bedenken." Als Assistent an der Universitätsklinik Bonn war er „schon vor diesem Kriege längere Zeit an das Physiologische Institut der Universität Göttingen (Prof. Rein) abkommandiert." Bei Kriegsbeginn sei er „als San. Offizier der Luftwaffe eingezogen, aber für die Bearbeitung luftfahrtmedizinischer Forschungsaufgaben von der Luftwaffe am Rein'schen Institut u. k. gestellt."[438] Nicht erwähnt wurde, dass der 1907 geborene Grosse-Brockhoff am 12. Dezember 1932 in Bonn seine Dissertation über die Frage der Ehe-Nichtigkeit bei „Geistesgestörten" vorgelegt hatte, eine mehr juristische als medizinische Arbeit.[439] Grosse-Brockhoff taucht in den Akten bezüglich einer direkten Mitarbeit in Dachau nicht mehr auf – und wie bei Jarisch ist unklar, ob jemand aus SS oder Luftwaffe noch einen wirksamen Einwand gegen sie vorbrachte, oder, ob die beiden Mediziner gefragt wurden und ablehnten.

Beteiligt an den Versuchen war dagegen Ernst Holzlöhner. Sievers schrieb Rascher am 25. August, er „pflichte der in Ihrem Schreiben vom 23.8.42 vertretenen Auffassung bei, Prof. Dr. Holzlöhner die notwendige Aufklärung zu geben." Details sind nicht vermerkt. Ebenso unspezifisch war Sievers' Hinweis, das *Ahnenerbe* habe Becker-Freyseng nicht direkt am Telefon erreicht. „Sein Vertreter, Stabsarzt Dr. Antony [sic!], sagte zu, sich mit Ihnen der Eile wegen direkt in Verbindung zu setzen, um den Reisetermin zu erfahren und Ihnen die Genehmigung zu erteilen."[440] Gemeint war Albert Anthony (DGK seit 1930).

Laut eines „Zwischenbericht[s]" von Sigmund Rascher, der wieder für Himmler bestimmt war, begannen die „Unterkühlungsversuche im Lager Dachau" am 15. August 1942. Rascher hob mit einer Beschreibung der „Versuchsanordnung" an, aus der deutlich wird, dass offenbar die Überlebensbedingungen von notgewasserten Piloten untersucht wurden:

» Die Vp's werden mit voller Fliegeruniform, Winter- oder Sommerkombination und Fliegerhaube bekleidet ins Wasser gebracht. Eine Schwimmweste [...] soll das Untergehen verhindern. Die Versuche wurden durchgeführt bei Wassertemperaturen zwischen 2,5 und 12° Wärme. Bei der einen Versuchsreihe war der Hinterkopf sowie Hirnstamm ausserhalb des Wassers, während bei der anderen Versuchsreihe der Nacken (Hirnstamm) und Hinterhirn im Wasser lagen. [...] Todesfälle traten nur ein, wenn der Hirnstamm sowie das Hinterhirn mit unterkühlt wurden. Es fanden sich bei der Sektion derartige[r] Todesfälle stets innerhalb der Schädelkapsel grössere Mengen freien Blutes, bis zu einem halben Liter. Das Herz zeigte regelmäßig schwerste Erweiterungen der rechten Kammer. Sobald die Unterkühlung bei diesen Versuchen 28° [Körperkerntemperatur, T. B.] erreicht hatte, starb die VP mit Sicherheit trotz aller Versuche zur Rettung.[441]

Bei der „in Ausarbeitung stehenden Schaumbekleidung" müsse für einen „wärmespendenden Kopf- und Nackenschutz" gesorgt werden. Das sah Rascher durch die Sektionsbefunde als bewiesen an:

---

438 Abschrift einer „Beurteilung. Betr.: Dr. Grosse-Brockhoff", „Berlin-Dahlem am 3.9.42", ebd., und auch in: NS 19/vorl.914. Nach ebd. hatte Sievers die Gutachten unter dem 02.09.1942 vom Reichssicherheitshauptamt mit Bezug auf seine Anfrage vom 10.07. erhalten.

439 Franz Großebrockhoff [sic!]: Zur Frage der Ehenichtigkeit und Eheanfechtung bei Geistesgestörten, Diss. Med. Fak. Rheinische Friedrich-Wilhelms-Universität Bonn 12.12.1932. Dort kam er S. 28 zum Schluss, dass „für sehr viele Krankheitsgruppen psychischer Art kein allgemein gültiger Entscheidungsmaßstab getroffen werden kann, daß es vielmehr dem wirklichen Sachverständigen überlassen werden muß, von Fall zu Fall zu urteilen und das letzte entscheidende Wort zu sprechen." – Siehe neben den weiter oben zu Grosse-Brockhoff gemachten Ausführungen auch: Forsbach: Universität Bonn, S. 148 samt Anm. 430: Grosse-Brockhoff war 1933–1934 in der SA, ab 1936 in der NSDAP, und später im NSD-Dozentenbund und in der Reichsdozentenschaft.

440 SS-Obersturmbannführer Sievers am 25.08.1942 an SS-Untersturmführer Dr. Rascher. Bundesarchiv Berlin, NS 21/922.

441 Dr. S. Rascher, Dachau, 10.09.1942: Zwischenbericht über die Unterkühlungsversuche im Lager Dachau begonnen am 15. August 1942, ebd., NS 21/vorl.914.

> Bei den Versuchen, Unterkühlte zu retten, zeigte sich, dass der schnellen Erwärmung in jedem Falle gegenüber der langsamen Erwärmung der Vorzug zu geben ist, da nach Herausnahme aus dem kalten Wasser die Körpertemperatur rapide absinkt. Ich glaube, dass aus diesem Grunde von dem Versuch, Unterkühlte durch animalische Wärme zu retten, abgesehen werden kann. Die Erwärmung durch animalische Wärme – Tierkörper oder Frauenkörper – würde zu langsam vor sich gehen. Als Hilfsmaßna[hme,] um eine Unterkühlung zu verhindern, kommen lediglich Verbes[se]rungen der Fliegerkleidung in Frage. [...]. Die Versuche haben ergeben, dass sich medikamentös[e] Maßnahmen wahrscheinlich erübrigen, wenn der Flieger übe[r]lebend geborgen wird.[442]

Sievers bat Rascher im September, Gewebeteile – wie etwa Teile des Hirnstamms – dem Straßburger Anatomieprofessor und SS-Hauptsturmführer August Hirt zu übergeben.[443]

Am selben Tag beklagte sich Sievers beim Reichssicherheitshauptamt über dessen Beurteilung Holzlöhners. Das Amt habe bezüglich seiner Person „keine Bedenken" gesehen, woraufhin er „bei den Versuchen beteiligt" worden sei. „Wir haben nun beobachtet, daß Holzlöhner sich recht eigenartig verhält. Im ganzen haben wir ein ziemlich ungünstiges Bild von ihm erhalten." Deshalb forderte Sievers nun eine „ausführliche Beurteilung" an.[444] Wie die Beurteilung des DGK-Mitglieds ausfiel, wird unten noch einigermaßen deutlich.

Ebenfalls am selben Tag beklagte sich auch Sigmund Rascher in seinem Anschreiben zum oben wiedergegebenen Zwischenbericht bei Heinrich Himmler bezüglich einer Anfang Oktober anstehenden Kältetagung der Luftwaffe: „Der an unseren Versuchen in Dachau seitens der Luftwaffe beteiligte Professor Holzlöhner will dabei über die Ergebnisse unserer Untersuchungen berichten." Sievers meine dazu „dass, wenn überhaupt auf einer Tagung berichtet würde, ich zur Berichterstattung mit herangezogen werden müsse." Rascher insistierte bei Himmler, ebenfalls zur Tagung kommandiert zu werden.[445] Die Antwort war positiv.[446] Anfang Oktober schrieb Rascher an Himmlers Stab, dass die von Himmler gewünschte persönliche Berichterstattung vor der Kältetagung stattfinden müsse. Rascher behauptete: „Professor Holzlöhner will aus mir undurchsichtigen Gründen nicht selber dem Reichsführer-SS berichten und hat mich gebeten, die Berichterstattung zu übernehmen."[447] Ob Raschers Darstellung der Wahrheit entsprach, muss angesichts seiner dubiosen Persönlichkeit offenbleiben.

In einem weiteren Schreiben Raschers, von dem die erste Seite fehlt und deshalb Adressat und Datierung nicht genau bekannt sind, berichtete er, dass das Oberkommando der Wehrmacht „nun Versuche an Gefangenen (Russen) durchführen" wolle. Rascher beklagte sich: Holzlöhner habe Dr. Weltz gebeten, Apparaturen für „erneute Unterdruckversuche meinerseits" auszuleihen, der das aber verweigerte, „als er hörte, daß wir über das Thema *Unterkühlung* arbeiten."[448] Demnach wollte Georg August Weltz (Institut für Luftfahrtmedizin München, DGK seit 1935) seine Verfügungsgewalt über eine Unterdruckkammer benutzen, um Rascher wegen *Kälteversuchen an Menschen* zu sanktionieren. Rascher fuhr dann bezüglich Ernst Holzlöhner fort:

---

442 Ebd. (Ergänzungen in eckigen Klammern T. B.; sie ergänzen wegen Falz unlesbaren Text.)

443 Der Reichsgeschäftsführer des *Ahnenerbe* am 11.09.1942 „Geheim!" an Untersturmführer Stabsarzt Dr. Rascher, ebd.: „Ich bestätige unsere Unterredung vom 1. d. M. in München […]."

444 SS-Obersturmbannführer Sievers am 10.09.1942 an Obersturmbannführer Dr. v. Loew, Reichssicherheitshauptamt, Berlin, ebd.

445 Rascher am 10.09.1942 an Reichsführer [Himmler], ebd., NS 19/1580, Bl. 31.

446 Brandt am 19.09.1942 an Sievers und an Rascher, ebd., Bl. 33.

447 [Rascher] am 03.10.1942 an Obersturmbannführer [R. Brandt], ebd., NS 21/922.

448 Seite 2 eines von Rascher unterzeichneten Schreibens, undatiert, ebd., NS 21/vorl.914 (kursive Hervorhebung i. O. in Anführungszeichen).

> Nicht unerwähnt möchte ich lassen, daß Dr. Holzlöhner sich heute dahingehend äußerte, daß er im großen und ganzen auf die wissenschaftliche Auswertung der Unterkühlungsversuche aus oben genannten Gründen verzichte und dies mir überlaße [sic!], wenn ich Lust dazu hätte, ich würde mir ja doch meinen Namen durch Bericht über Menschenversuche verderben.[449]

Die „oben genannten Gründe" sind im nur fragmentarisch vorgefundenen Schreiben leider nicht dokumentiert. An Sievers (*Ahnenerbe*) schrieb Rascher Anfang Oktober, er habe den Eindruck, „daß die Sanitätsinspektion (Weltz!) Romberg und mich nicht mehr gerne mit Versuchen betrauen." Er behauptete, dies ginge wohl auf Probleme bei der Berichterstattung an Generalfeldmarschall Milch zurück. Dann folgt eine Passage, die vermuten lässt, dass er – wie bei den Unterdruckversuchen zusammen mit Romberg im März – eine Abwesenheit der anderen Forscher dazu nutzte, besonders menschenverachtende Experimente zu machen:

> Mit den Unterkühlungsversuchen sind wir praktisch ferti[g.] Die Abwesenheit der Herren Holzlöhner und Fincke [sic!, gemeint ist Erich Finke, T. B.] habe ich dazu benützt, mehrere Fragen mit 24 Versuchen in 6 Tagen zu klären. Dadurch sind wir nun so weit, daß der große Bericht in etwa 5 Ta[gen] fertig sein wird. Prof. Holzlöhner hat mich gebeten, die Berichter[statt]ung beim Reichsführer zu übernehmen, er selbst will, aus für mich nicht durchschaubaren Gründen, davon für seine Person und Dr. Fincke [sic!, gemeint ist Erich Finke, T. B.] Abstand nehmen. Auch wollen die beiden auf der Kältetagung nur beschränkt Bericht erstatten, da sie Angst haben, sie könnten si[ch] „durch Berichte über Menschenversuche ihren wissenschaftlichen Ru[f] total verderben." Auch diese Herren sehen den ungeheuren Vorteil von Menschenversuchen ein, scheuen aber jede Konsequenz.[450]

Hier könnte Rascher nicht völlig wahrheitswidrig argumentiert haben: Holzlöhner wusste, dass er etwas Verbotenes tat, wenn er Menschen in Zwangsversuchen unterkühlte. Angesichts des Zieles, die maximale Belastbarkeit der menschlichen Kälteresistenz zu finden, setzte er Probanden zwangsweise mindestens Qualen und dem Risiko schwerster gesundheitlicher Schäden aus. Nichts deutet darauf hin, dass er etwas ändern wollte, als die ersten Probanden ermordet waren.[451] Soweit bekannt, wurden in Dachau bis Ende Oktober etwa fünfzig Menschen den Kälteversuchen ausgesetzt, wobei 15 von ihnen starben.[452] Nicht auszuschließen ist dennoch, dass Rascher – ebenso wie bei den Unterdruckversuchen – mehr Tote produzierte, als der jeweils andere Experimentator wusste. Der durch die Brille Raschers betrachtete Holzlöhner wirkt in jedem Fall so, als sei er von den ihm bekannten Todesfällen im Nachhinein unangenehm berührt. Wie Holzlöhner mit den von ihm mitgeschaffenen Fakten umging, wird sich später bei einem Vortrag von ihm noch zeigen. Erinnert sei aber schon jetzt an seine Übernahme des Lehrstuhls des rassistisch verdrängten Rudolf Höber in Kiel, wobei Holzlöhner die Stelle zwar antrat, aber Skrupel zeigte.

Weitere NS-Quellen zeichnen von Ernst Holzlöhner das Bild eines Lavierenden. Das Reichssicherheitshauptamt schickte im Oktober die von Wolfram Sievers angeforderte neue Beurteilung Holzlöhners. Darin heißt es:

> Er tat alles, was wir wünschten. Trotzdem bin ich das Gefühl nicht losgeworden,

449 Ebd.

450 Rascher am 03.10.1942 an Sievers, ebd. (Ergänzungen in eckigen Klammern T. B.; sofern nicht separat anders ausgewiesen ergänzen sie wegen Falz unlesbaren Text).

451 Vgl.: Angelika Ebbinghaus/Karl Heinz Roth: Medizinverbrechen vor Gericht. Die Menschenversuche im Konzentrationslager Dachau, in: Ludwig Eiber/Robert Sigel (Hrsg.): Dachauer Prozesse. NS-Verbrechen vor amerikanischen Militärgerichten in Dachau 1945–1948. Verfahren, Ergebnisse, Nachwirkungen, 2. Auflage (Wallstein) Göttingen 2007, S. 126–159, dort: S. 143–146.

452 Baader: Humanexperiment, S. 57.

> daß Holzlöhner im innersten Herzen eine politische Führung der Wissenschaft nicht bejaht, sondern dem Ideal der völlig freien, auch in ihrer Zielsetzung ungebundenen Wissenschaft anhängt, und daß seine politische Aktivität mehr dem Ziele gedient hat, in dieser Richtung unter den gegebenen Verhältnissen noch möglichst viel für die Wissenschaft herauszuholen.[453]

Die Sanitätsinspektion der Luftwaffe gab bei einem Anruf des *Ahnenerbes* am 16. Oktober 1942 an, Holzlöhner habe dem Sanitätsinspekteur der Luftwaffe, Hippke, berichtet, und es werde „nunmehr angenommen", dass „die Versuche in Dachau zunächst zum Abschluß gekommen sind."[454]

Rascher meldete am 18. Oktober – ein Sonntag –, Finke (nie DGK) und Holzlöhner seien „Anfang letzter Woche abgereist", und er habe die von Himmler befohlenen Aufwärmversuche und Medikamentenversuche allein durchgeführt.[455] Demnach könnten beide bereits am 5. Oktober Dachau verlassen haben. An Himmler hatte Rascher am 16. Oktober geschrieben: „Die beiden mitarbeitenden Herren haben Dachau vor etwa 8 Tagen verlassen." Zu diesem Zeitpunkt plante Rascher noch weitere Versuche bis zur anstehenden Tagung der Luftwaffe.[456]

5.2.5 Die Tagung *Seenot und Winternot*

Auf der von Rascher erwähnten Kältetagung in Nürnberg sollten Fachleute die Ursachen und die medizinische Behandlung von Kälteschäden diskutieren. Unter den 95 Teilnehmern der am 26. und 27. Oktober 1942 von der Luftwaffe veranstalteten Tagung *Seenot und Winternot* waren die auf der nächsten Seite aufgeführten Mediziner Mitglied der Deutschen Gesellschaft für Kreislaufforschung – über zwanzig Prozent aller Teilnehmer. Dazu gehörten auch mehrere spätere Amts- und Preisträger der Gesellschaft (■ Tab. 5.1; dort fett).[457]

Für Oberarzt Dr. Herbert Schwiegk (DGK) und den an den Versuchen beteiligten Stabsarzt Dr. Erich Finke, beide von der Militärärztlichen Akademie in Berlin, hatte Rascher ein Hotelzimmer mitreserviert.[458]

Im „Nur für den Dienstgebrauch!" gedruckten „Bericht über eine wissenschaftliche Besprechung am 26. und 27. Oktober 1942 in Nürnberg über ärztliche Fragen bei Seenot und Winternot" steht Rascher auf der Teilnehmerliste, jedoch ist kein Referat von ihm abgedruckt. Veranstalter der Tagung war der Inspekteur des Sanitätswesens der Luftwaffe (der dort nicht namentlich genannte Inspekteur der L. In. 14 Erich Hippke). Von den in diesem Kapitel bereits behandelten Personen waren außerdem anwesend: Hermann Becker-Freyseng, Erich Finke, Wolfgang Schoedel und Hans Wolfgang Romberg. Die Vorträge wurden laut editorischer „Einleitung" teilweise gekürzt, sodass der genaue Verlauf nicht vollständig dokumentiert ist.[459]

Stabsarzt Prof. Dr. Albert Anthony (DGK seit 1930; RLM, L. In. 14) eröffnete laut dem gedruckten Protokoll als Leiter die Veranstaltung mit einer

453 Reichssicherheitshauptamt, Berlin, am 05.10.1942 an „Das Ahnenerbe", z. Hd. von SS-Obersturmbannführer Sievers. Bundesarchiv Berlin, NS 21/vorl.914.

454 Vermerk Dahlem, SS-Sturmführer [Unterschrift unleserlich], 16.10.1942, ebd. (Ein Telefongespräch mit Becker-Freyseng hatte Sievers angeordnet.)

455 Rascher am 18.10.1942 an Sievers, ebd.

456 [Rascher] am 16.10.1942 an Reichsführer [Himmler], ebd., NS 21/922. Zum beiliegenden „endgültigen Bericht über die Unterkühlungsversuche in Dachau" merkte Rascher zudem an, die Aufwärm- und Medikamentenversuche seien nicht enthalten.

457 Die Teilnehmer sind mit Nachname und Titel/Rang aufgeführt in: Stabsarzt Prof. Dr. A. J. Anthony (Leiter der Besprechung): Bericht über eine wissenschaftliche Besprechung am 26. und 27. Oktober 1942 in Nürnberg über Ärztliche Fragen bei Seenot und Winternot. Veranstaltet vom Inspekteur des Sanitätswesens der Luftwaffe, (Tagungsbericht 7/43: Mitteilungen aus dem Gebiet der Luftfahrtmedizin. Herausgegeben vom Inspekteur des Sanitätswesens der Luftwaffe) o. O. [1942], S. 3 f. – Vgl. auch: Klee: Personenlexikon (Einträge unter den jeweiligen Namen); und: Klee: Auschwitz, S. 235–238.

458 Dr. Göbel, Stabsarzt und Leiter der Fliegeruntersuchungsstelle 1/XIII, Nürnberg, am 16.10.1942 an Stabsarzt Dr. Rascher, Luftgau-San. Abt. 7, München. Bundesarchiv Berlin, NS 21/922.

459 Anthony: Seenot, S. 3 f. (Liste), S. 5 (Einleitung der Herausgeber).

für den Leser plausiblen Begründung für die Notwendigkeit:

> Durch den Seenotdienst der Luftwaffe konnten in den letzten Jahren Soldaten aller Wehrmachtteile, vor allem aber Flieger in erheblicher Zahl aus Seenot gerettet werden. [...]. Das Unterkühlungsproblem trat im Laufe des Winterkrieges im Osten in anderer Form erneut auf.
> Inzwischen sind an verschiedenen [unbenannten, T. B.] Stellen systematische Untersuchungen über diese Fragen vorgenommen worden.[460]

Am 1. Tag sollten die Ergebnisse dieser Untersuchungen zur Unterkühlung vorgestellt werden, am 2. Konferenztag „weitere ärztliche Erfahrungen", die vom Seenotdienst und „beim Osteinsatz gesammelt wurden." Anthony wies die Teilnehmer darauf hin, ihnen sei „Gelegenheit gegeben, am folgenden Tag den Verhandlungen der Dermatologischen

[460] Anthony: Eröffnung, ebd., S. 8.

Tab. 5.1 Ausgewählte Teilnehmer der Tagung *Seenot und Winternot*

Name	Status	In DGK laut Mitgliederlisten
Anthony, Albert (gest. 1947)	L	1930-1941
Benzinger, Theodor	T	1940-1941
Brauch, Fritz	R	1939-1941/1949-...
Büchner, Franz	R	1934-1941/1949-...
Diringshofen, Heinz von	T	1934-1941/1949-...
Gauer, Otto	T	1955-...
Grosse-Brockhoff, Franz	T	1937-1941/1949-...
Holzlöhner, Ernst (Suizid 1945)	RD	1937-1941
Jarisch, Adolf (gest. 1965)	T	1934-1941/1949-1951
Lehmann, Gunther	T	1941/1949-...
Palme, Franz	T	1939-1941/1949-...
Ranke, Otto	T	1937-1941/1949-...
Rein, Hermann (gest. 1953)	R	1932-1933, 1935-1941/1949-1952
Ruff, Siegfried	TD	1937-1941
Schütz, Erich	T	1936-1941/1949-...
Schwiegk, Herbert	T	1931-1941/1949-...
Siegmund, Herbert (gest. 1954)	T	1929-1941/1949-1953
Strughold, Hubertus (gest. 1986)	T	1937-1941/1949-1951
Thauer, Rudolf	T	1937-1941, 1951-...
Weltz, Georg August	RD	1935-1941
Wezler, Karl	T	1938-1941/1949-...

(L = Leiter, T = Teilnehmer, R = Referent, D = stand mit Dachauer Versuchen in Verbindung)

Gesellschaft in Würzburg über örtliche Kälteschäden beizuwohnen."[461]

Das Inhaltsverzeichnis nennt sieben Teile, wobei Oberkriegsarzt Prof. Dr. Hermann Rein (Beratender Physiologe des RLM, L. In. 14) das erste Referat des 2. Teils – „Physiologische Grundlagen" – hielt. Zwar versprach der Titel eine Behandlung von Schäden am menschlichen Organismus, doch beschrieb Rein nur einen Versuch. Bei diesem sei kalte Luft gegen die Nase geblasen worden; „der Hund" sei dabei als Versuchsobjekt „am geeignetsten". Die in der Folge verstärkte Durchblutung könne nicht auf eine Abkühlung des Blutes zurückgehen, sondern müsse „reflektorisch" gesteuert sein.[462] Dies implizierte möglicherweise die Aussage, dass Versuche am Menschen überflüssig seien. In der nächsten Aussprache meldete sich Wolfgang Schoedel (Oberarzt an Reins Physiologischem Institut Göttingen) mit einem Hinweis auf einen „Tierversuch (Hunde in Morphin-Uretan-Narkose)" zu Wort. Franz Grosse-Brockhoff (Oberarzt am selben Institut, DGK seit 1937) sprach von einem „Selbstversuch", bei dem „die V. P. in der Kältekammer" bei minus 12 Grad „in Uniform ohne Mantel" auf einem Stuhl saß. Oberstabsarzt Prof. Dr. Gunther Lehmann (Prüfstelle auf Höhenwirkung 26, DGK seit 1941) wies gleichfalls auf Abkühlungsversuche am narkotisierten Hund hin.[463] Die genannte Prüfstelle war am KWI für Arbeitsphysiologie in Dortmund untergebracht, dessen Direktor Lehmann seit 1941 war.[464]

In Teil 3 – „Pathologische Grundlagen" – sprach Prof. Dr. Büchner (Beratender Pathologe des RLM, L. In. 14; DGK seit 1934). Er bezog sich auf Angaben in der Literatur, etwa zu Schilddrüsen von Föten oder Igeln.[465] Dazu machte Schoedel (DGK ab 1950) wieder eine Bemerkung zur Erregbarkeit des Atem- und Kreislaufzentrums von narkotisierten Hunden, auf die Grosse-Brockhoff einstieg, dass die Todesursache bei Unterkühlung ein „Erlöschen der Erregbarkeit lebenswichtiger Zentren" sei.[466] Prof. Dr. Karl Wezler (Institut für animalische Physiologie Frankfurt/M, DGK seit 1938) hob in der Aussprache wie in einem DFG-Antrag an:

> Im Rahmen größerer Untersuchungsreihen über die wärmeregulatorischen Umstellungen des menschlichen Organismus bei wechselnden Klimabedingungen, die ich gemeinsam mit R. Thauer mit Hilfe der von uns errichteten neuartigen Klimakammer ausführte, wurden auch Beobachtungen über die Umstellung des Gesamtkreislaufes bei Kälteeinwirkung angestellt (vergl. Luftfahrtmedizin 1942 im Druck). Bei 4–15° C Raumtemperatur lagen die Versuchspersonen (gesunde Studenten im Alter von 20–22 Jahren) nackt und möglichst völlig ruhig (abgesehen von Kältezittern) auf dem Untersuchungstisch; [...]. Es wurden Senkungen der Körpertemperatur bis 34,4° C herab erzielt. Im Verlaufe der Kältebelastung bzw. der Auskühlung sank die Pulsfrequenz bis auf 50 Schläge pro Minute, [...].[467]

Karl Wezler und Rudolf Thauer (DGK seit 1938 bzw. 1937) hatten demnach, obwohl sie am Institut für animalische Physiologie arbeiteten, Versuche an Menschen durchgeführt. Allerdings ging es dabei nicht, wie der Begriff *Klimakammer* vielleicht nahelegt, um eine Kammer, bei der auch extreme Luft*drucke* einstellbar waren, sondern nur Temperatur und Feuchtigkeit. Probanden waren Studenten, sicherlich die eigenen Medizinstudenten, bei denen eine mangelnde Kenntnis über Risiken schwerlich denkbar ist. Auch wurden sie sicher nicht gezielt in Lebensgefahr gebracht: Bei einer Körpertemperatur zwischen 35 und 32° Celsius

461 Ebd.

462 Rein: Physiologische Grundlagen zum Verständnis von Wärme- und Kälteschäden am menschlichen Organismus, in: Ebd., S. 19–23, dort: S. 20.

463 Ebd., S. 25.

464 Susanne Heim: Kalorien, Kautschuk, Karrieren: Pflanzenzüchtung und landwirtschaftliche Forschung in Kaiser-Wilhelm-Instituten 1933–1945, (Wallstein) Göttingen 2003, S. 105.

465 Büchner: Pathologie der Unterkühlung, in: Anthony: Seenot, S. 27–30.

466 Aussprache, ebd., S. 30–32, dort: S. 30.

467 Ebd., S. 31.

wird heute von einer leichten Unterkühlung gesprochen; Sigmund Rascher hatte bei dem SS-internen Bericht oben über die Dachauer Kälteversuche von einer Körpertemperatur von 28° Celsius geschrieben, unterhalb derer es seiner Erkenntnis nach keine Rettung gab (heute die Grenze zur schweren Unterkühlung). In Dachau waren die Probanden zudem nicht kalter Luft, sondern kaltem Wasser ausgesetzt. Auch hätte an einem Universitätsinstitut eine schwere Schädigung eines Studenten (der damals gemäß NS-Gesetzgebung keiner verfolgten Bevölkerungsgruppe angehörte) Ermittlungen nach sich gezogen und wäre heute bekannt.

Oberstabsarzt Prof. Dr. Herbert Siegmund (Beratender Pathologe z. Zt. beim Wehrkreisarzt VI [Münster], zuvor Leiter des Pathologischen Instituts der Universität Kiel; DGK seit 1929) berichtete über „Organveränderungen an Leichen der Kampftruppe" aus dem vorausgehenden Winter an der Ostfront.[468] Im Dezember 1941 hatte Siegmund vom Donezbogen an Benno G. Gruber geschrieben, dass der Krieg sich anschicke, „in einen Stellungskrieg überzugehen".[469]

Etliche Redebeiträge auf der Luftwaffenkonferenz betrafen medizinische Details. Rudolf Thauer, der sich von Büchner offenbar angegriffen fühlte, meldete sich in dieser „Aussprache" zu Wort, er habe nie behauptet, dass der Hypothalamus für die Wärmeregulation ohne Bedeutung sei.[470]

Im Teil 4 – „Behandlung der Auskühlung" – sprach Prof. Dr. Adolf Jarisch (Pharmakologisches Institut Innsbruck, DGK seit 1934) über die „Arzneimittelwirkung bei Auskühlung". Jarisch schrieb von Pharmaka-Versuchen an „abgekühlten Ratten". Wegen der eingeschränkten Übertragbarkeit vom Tier auf den Menschen sei „eine Sammlung von Erfahrungsberichten, besonders über die Erfolge der Behandlung dringend geboten."[471]

Oberstabsarzt Dr. habil. Georg August Weltz (Institut für Luftfahrtmedizin München, DGK seit 1935) sprach über die Behandlung von „lebensbedrohlicher Abkühlung". Am Institut wurden Versuche mit Kaninchen, Ratten und Meerschweinchen ausgeführt. Neue Erkenntnis sei, dass bei kurzer Dauer auch sehr tiefe Unterkühlung überlebt werden könnten.[472] Weltz war derjenige, über den Rascher geklagt hatte, er hätte ihm keine Unterdruckkammer überlassen, als Weltz von Raschers *Unterkühlungsversuchen* mit Menschen erfahren habe. Weltz hatte die Unterdruckversuche in Dachau anfangs wesentlich initiiert und bewertete Unterdruck- und Unterkühlungsversuche offenkundig sehr verschieden.

Danach folgte – immer noch im Teil 4 – Stabsarzt Prof. Dr. Ernst Holzlöhner (Sanitäts-Versuchs- und Lehrabteilung Jüterbog, DGK seit 1937). Er begann: Ungeklärt sei bisher der „Rettungskollaps", der Umstand, dass manche aus kaltem Wasser gerettete Schiffbrüchige zwanzig bis neunzig Minuten nach ihrer Bergung plötzlich versterben. Wie Weltz habe auch er im Tierversuch herausgefunden, dass eine zügige Erwärmung in heißen Bädern helfe. Praktisch besser einsetzbar seien heiße Sand- oder Kleie-Bäder, die auf Booten des Seenotdienstes leichter verfügbar gehalten werden könnten als heiße Bäder. Holzlöhner betonte dann aber den Unterschied zwischen Tier und Mensch:

» Unter den oben erwähnten praktischen Gesichtspunkten war es enttäuschend, trotzdem aber für die Frage der Tierversuche von besonderer Bedeutung, daß niemals nach dem Herausziehen aus dem Wasser in einem entsprechenden Zeitabstand jener plötzliche Tod beobachtet werden konnte, der sich mit dem Rettungskollaps des Menschen vergleichen läßt. [...]. Es war nun möglich, an Menschen, die nach längerem Aufenthalt in kaltem Wasser geborgen wurden, eine Reihe von Untersuchungen durchzuführen. Die entsprechenden Angaben verdanken wir der Mitarbeit von Stabarzt Dr. Rascher und

468 Ebd.

469 O.St.A. Dr. Siegmund, Feldpost-Nr. 23509, 16.12.1941, Donezbogen. Abschrift. SUB Göttingen, Cod. Ms. Gruber 1:2,2, Bl. 39–41.

470 Aussprache, in: Anthony: Seenot, S. 30–32, dort: S. 31.

471 Jarisch: Arzneimittelwirkung bei Auskühlung, in: Anthony: Seenot, S. 33–36, dort: S. 34.

472 Weltz: Erwärmung nach lebensbedrohlicher Abkühlung, in: Ebd., S. 37–42.

Stabsarzt Dr. Finke. Sie beziehen sich auf einen Aufenthalt im Wasser von 2° bis 12°.[473]

Holzlöhner merkte an – das war seine zentrale Prämisse! –, dass sich der Unterkühlungstod von Tieren prinzipiell von demjenigen des Menschen unterscheide, weswegen Wiedererwärmungsversuche mit Tieren keine guten Hinweise für die Entwicklung von Rettungsmöglichkeiten böten. Die von ihm gemachten Temperaturangaben decken sich fast genau mit denen in Raschers SS-internem Bericht. Holzlöhner war „[s]ehr" wichtig,

» daß bei einer Rektaltemperatur zwischen 29° und 30° regelmäßig eine *Arrhyt[h]mia perpetua* [Vorhofflimmern, T. B.] auftritt und daß diese auch nach dem Herausziehen aus dem Wasser 1½ bis 2 Stunden lang bestehen bleibt. Sie kann von selbst und ohne therapeutische Hilfe in eine koordinierte Herztätigkeit übergehen. Hat die Rektaltemperatur aber 28° unterschritten, so kann aus der Arrhyt[h]mie heraus ein plötzlicher Herztod erfolgen. [...]. Mit Sicherheit wird die Geschwindigkeit der Temperatursenkung dann zunehmen, wenn Hals und Hinterhaupt vom Wasser umspült werden.[474]

Holzlöhner ließ ähnlich Rascher offen, wie weit unter 28° Celsius sie bei der Absenkung der Körpertemperatur gegangen waren. Sie gingen aber so weit, bis der Effekt des tödlichen Rettungskollapses auftrat.

» Von besonderer Bedeutung ist, daß der Temperaturabfall beim Herausziehen aus dem Wasser sich 20 bis 40 Minuten fortsetzen kann, wenn der Geborgene abgerieben und in warme Decken gehüllt, sich selbst überlassen bleibt. Es kann dabei zu nachträglichen Temperatursenkungen von mehr als 4° rektal kommen. Führt dieser *Nachsturz der Körpertemperatur* unter eine Rektaltemperatur von 28°, so kann plötzlicher Herztod auftreten.[475]

Holzlöhner, der sich nach Raschers Darstellung zuvor von der wissenschaftlichen Auswertung letaler Menschenversuche distanziert habe, hatte zumindest jetzt keine Skrupel, deren Ergebnisse zu verwerten. Laut gedrucktem Bericht sagte Holzlöhner nicht, wie oft das während seiner Anwesenheit in Dachau passiert war, und der Ort Dachau oder der Begriff Lager stehen ebenfalls nicht im gedruckten Protokoll.

Eine wichtige Frage ist, ob die Zuhörer verstanden hatten, dass Holzlöhner, der vor seiner militärischen Verwendung an der Universität Kiel war, keine unterkühlten Schiffbrüchigen im Seenotdienst behandelt, sondern er Menschen absichtlich Eisbädern ausgesetzt hatte. Die Qualität der Versuche scheint einigen der anwesenden Experten indes klargeworden sein. Franz Büchner behauptete nach dem Krieg, sich neben Hermann Rein, Hubertus Strughold „und einige[n] andere[n]" beim ranghöchsten anwesenden Luftwaffenoffizier gegen die Versuche verwahrt und dem Referenten (Büchner nannte Holzlöhner nicht namentlich) ins Gewissen geredet zu haben. Der habe (erst) 1944 Schuldgefühle geäußert.[476] Dass Büchner dies getan hatte, wird nicht direkt bestätigt. Möglich ist, dass Konferenzbesucher Holzlöhner oder Rascher erst nach der Aussprache fragten, wie die Ausführungen gemeint gewesen waren. Möglich ist auch, dass Holzlöhners Vortrag in diesem Punkt vor dem Druck redaktionell bearbeitet wurde. Zum Zeitpunkt der Aussprache könnten die verschiedenen Teilnehmer noch sehr unterschiedliche Meinungen gehabt haben, wie Holzlöhner an die Unterkühlten kam.

Gleich die erste Wortmeldung in der nachfolgenden Aussprache kam von Sigmund Rascher, der erläuterte: Selbst eine längere Abkühlung der Nackengegend allein bewirke nur eine geringe Senkung der Körpertemperatur. Welche Bedingungen sonst noch gelten müssen, blieb unklar. Verständ-

---

473 E. Holzlöhner: Verhütung und Behandlung der Auskühlung im Wasser, in: Ebd., S. 42–45, dort: S. 42 f. (Zitatblock: S. 43).

474 Ebd., S. 43 (kursive Hervorhebung i. O. fett).

475 Ebd. (kursive Hervorhebung i. O. fett).

476 Franz Büchner: Pläne und Fügungen. Lebenserinnerungen eines deutschen Hochschullehrers, (Urban & Schwarzenberg) München 1965, S. 82 f.

lich ist seine anschließende Bemerkung, dass die Körpertemperatur nach Alkoholgenuss schneller, nach Dextropur (ein Traubenzuckerpräparat) langsamer absinke.[477]

Als zweiter meldete sich Regierungsmedizinalrat Dr. med. habil. Theodor Benzinger (Erprobungsstelle der Luftwaffe Rechlin, DGK seit 1940) und bezweifelte, dass Unterkühlung durch *intensive* Erwärmung sinnvoll behandelt werden könne; starke äußerliche Erwärmung bewirke zuerst ein Absinken der Körperkerntemperatur.[478] Die vierte Wortmeldung stammte von Dr. med. habil. Franz Palme (DGK seit 1939; Luftfahrtmedizinisches Forschungsinstitut des RLM, also Mitarbeiter von Hubertus Strughold); er begann mit dem Hinweis:

» Nach den Berichten von Frontverbänden kam es bei unterkühlten Fliegern zu eigenartigen Verwirrungszuständen. Dies war der Anlaß, Gehirnaktionsströme von unterkühlten Katzen zu untersuchen.[479]

Oberstabsarzt Prof. Dr. Gunther Lehmann (Prüfstelle auf Höhenwirkung, DGK seit 1941) warf daraufhin ein, dass der Adrenalingehalt im Blut bei körperlicher Arbeit sinke. Bei Kälte werde weniger Adrenalin erzeugt, um dem entgegenzuwirken; das könne die Ursache für die Kollapsgefahr sein. Prof. Dr. Karl Wezler (Institut für animalische Physiologie Frankfurt/M, DGK seit 1938) hob zu einer längeren Rede an und verwies nochmals auf die „gemeinsam mit R. Thauer" durchgeführten Versuche, wobei sie „auch eine Versuchsreihe mit Wiedererwärmung des Menschen nach Abkühlung" begonnen hätten. Wezler setzte sich über seine „innere Hemmung" hinweg, sich zu Untersuchungen zu äußern, die noch nicht abgeschlossen waren. Sie hätten beobachtet, dass bei Probanden mit ein bis zwei Grad gesenkter Körpertemperatur ein Hochsetzen der Lufttemperatur in der Klimakammer die Körpertemperatur um nochmals ein Grad senke. Offenbar müsse ein anderer Weg beschritten werden, als die Luft zu erwärmen. Neben der Hypothese, es handle sich um eine periphere Gefäßlähmung, nannte Wezler den heute für richtig gehaltenen Zusammenhang: Dass kaltes Blut aus der Peripherie in den Körperkern gelangt. Hinweise lieferte er zudem auch, wie er und Rudolf Thauer die Versuche durchführten:

» An gesunden Studenten wurde auch nach intensivster Wärmebelastung z. B. nach mehrstündigem Aufenthalt bei 40° und 90% relativer Feuchte oder bei 50° und 50% relativer Feuchte von uns niemals ein eigentlicher Kreislaufkollaps beobachtet, dagegen fast regelmäßig beim Aufrichten der Versuchsperson (Aufsitzen oder Stehen); dies zeigt die große Bedeutung der Körperhaltung für den Eintritt des Kollapses, [...].[480]

Auf das große Interesse von DGK-Mitgliedern an dieser Diskussion deutet hin, dass sich Oberarzt Dr. med. habil. Franz Grosse-Brockhoff (Physiologisches Institut Göttingen, DGK seit 1937) direkt als nächster meldete. Grosse-Brockhoff, aktuell Mitarbeiter von Hermann Rein, setzte sich nur mit Holzlöhners Vortrag auseinander; die Äußerung von Rascher hatte er nicht verstanden, denn er bat ihn später um eine schriftliche Wiederholung.[481] Die von Holzlöhner aufgestellte Behauptung, wonach die Ergebnisse von Tierversuchen nicht auf den Menschen übertragbar seien, wies Grosse-Brockhoff zurück. Im Gegenteil: „Es zeigt sich aber doch offenbar eine weitgehende Übereinstimmung." Es gäbe nur quantitative, aber keine grundsätzlichen Unterschiede. Damit stellte er die Grundlage von Holzlöhners Menschenversuchen wissenschaftlich infrage. Danach fuhr Grosse-Brockhoff fort:

» Die von Herrn Prof. Jarisch betonte Toxicitätssteigerung gegenüber Analepticis bei niedriger Kerntemperatur konnte in gemeinsamen Versuchen mit Schoedel bestätigt werden. [...]. Dabei ist der Befund von

477 Aussprache, in: Anthony: Seenot, S. 45–49, dort: S. 45.

478 Ebd.

479 Ebd., S. 46.

480 Ebd. (i. O. Kreislaufkollapf statt Kreislaufkollaps).

481 Rascher am 05.11.1942 an Grosse-Brockhoff, Göttingen, Physiologisches Institut. Bundesarchiv Berlin, NS 21/922: Rascher legte „die schriftliche Wiedergabe" seines „Referates" auf der Tagung bei (nicht vorgefunden) und bat Grosse-Brockhoff um „ein Exemplar der gesamten Referate".

> besonderem Interesse, daß auch gegenüber Acetylcholin eine starke Empfindlichkeitssteigerung am kalten Tier besteht.[482]

Nach einer anderen Wortmeldung wies Oberarzt Dr. med. habil. Herbert Schwiegk (Militärärztliche Akademie, DGK seit 1931) kurz darauf hin, dass der Kollapsgefahr „erfolgreich durch Seruminfusionen" begegnet werde.[483] Nach zwei weiteren Wortmeldungen wandte der Direktor des LMFI des RLM, Prof. Dr. Hubertus Strughold (DGK seit 1937), ein, für wissenschaftliche Versuche „ist es von Interesse zu wissen, mit welchen Temperaturen man in den in Frage kommenden Meeren in den verschiedenen Jahreszeiten zu rechnen hat." An dieser Stelle folgen präzise Angaben zu fünf Publikationen aus dem „Schrifttum über Meerwassertemperaturen",[484] die Strughold für die Drucklegung offenbar nachreichen ließ.

Das war neben derjenigen Grosse-Brockhoffs die zweite inhaltliche – wieder nicht ethische – Kritik an den Versuchen Holzlöhners.[485] Die untere Temperatur-Untergrenze, die Holzlöhner in seinem Vortrag genannt hatte, war allerdings nicht unrealistisch: Laut eines späteren Vortrags auf dieser Konferenz musste bei der Besetzung Norwegens eine Schiffsbesatzung in Wasser mit einer Temperatur von zwei Grad Celsius springen.[486] Insofern verpuffte Strugholds Kritik. Von Hermann Rein findet sich im Bericht keine Wortmeldung zu Holzlöhners Vortrag.[487] In der Abschrift des Tagebuchs seiner Frau wird erwähnt, dass Rein am 26. Oktober auf der Kältetagung in Nürnberg und am 28. Oktober auf der Dermatologentagung war. Die Abschrift enthält geklammert – offenbar ein Zusatz aus der Zeit nach Reins Tod 1953 – eine Erinnerung von Reins Frau Elisabeth. Beide waren in Birkenstein im Urlaub, den Hermann Rein für die beiden Tagungen unterbrach. Der Zusatz lautet:

> » Von dieser Nürnberger Reise kam mein Mann ganz verstört und verzweifelt nach Birkenstein zurück. Seine Versuche, in Nürnberg als wissenschaftlicher Berater gegen unerhörte Machenschaften Einspruch einzulegen, wurden nur mit einer höhnischen Antwort quittiert.[488]

Dass Rein und Strughold, wie von Büchner oben angegeben, außerhalb der eigentlichen Veranstal-

482 Aussprache, in: Anthony: Seenot, S. 45–49, dort: S. 47 (i. O. Komma nach Kerntemperatur).

483 Ebd.

484 Ebd., S. 49.

485 Baader: Humanexperiment, S. 57, kommt zu dem Schluss: Auf der Tagung sei keine offene Kritik an den Versuchen von Holzlöhner und Rascher geübt worden.

486 Flottenarzt Prof. Dr. Zschukke (oder laut Teilnehmerliste, S. 3 f.: Zschocke), Marinemedizinalamt: Bei der Kriegsmarine gemachte Beobachtungen über Unterkühlung, in: Anthony: Seenot, S. 69–70. Er berichtete: Es ertranken viele Besatzungsmitglieder, weil sie im kalten Wasser nicht lange schwimmen konnten; von den 65 Geretteten – die 40–50 Minuten im Wasser gewesen seien – starben genau die zehn Mann („15,4%"), die nach der Bergung viel Alkohol getrunken hatten.

487 Da der Zweck des Berichtes war, Sanitätsoffiziere „mit den grundlegenden Fragen der Kälteeinwirkung und ihrer Behandlung vertraut zu machen und wissenschaftliche Grundlagen zur weiteren laufenden Bearbeitung zu veröffentlichen" (Anthony: Seenot, S. 5: Einleitung der Herausgeber), könnte ein ausschließlich ethisch argumentierender Diskussionsbeitrag in den Aussprachen vorgekommen und komplett gestrichen worden sein: „Maßgebend für Kürzungen war unter Wahrung des Zusammenhangs die Entfernung von Einzelangaben, von eingehenden Besprechungen entfernter Spezialfragen und von Wiederholungen." (Ebd.) – Das Oberkommando der Kriegsmarine teilte Oberfeldarzt Professor Dr. Otto Ranke (DGK seit 1937) an die Militärärztliche Akademie in der Berliner Scharnhorststraße am 27.02.1943 mit, dass sich die neuen Methoden „ganz hervorragend bewährt" hätten. Der Flottenarzt hatte mit positiver Wirkung Vorträge über erste Hilfe bei Unterkühlung in Seenot gehalten, sodass es bei einem Notfall anscheinend keine Toten gab: Aus 5° C warmem Wasser nach 25 bis 70 Minuten geborgene Seeleute bekamen keinen Alkohol und keine Medikamente. Die Bekleidung wurde zunächst nicht ausgezogen, sondern mit 40-50° C heißem Wasser begossen. Bundesarchiv Freiburg, RH 12-23/2090.

488 Tagebuch-Abschrift, S. 17. Erinnerungen an Hermann Rein (1898–1953) aus Tagebüchern, Briefen, Reden und Aufsätzen von Elisabeth Rein (Privatbesitz Dr. F. H. Rein, Ladenburg).

tung Kritik beim ranghöchsten Luftwaffenoffizier übten, muss also zumindest nicht falsch sein.[489]

Hermann Rein selbst schilderte nach dem Krieg, auf der Kältetagung seien „Erbitterung" und „Entrüstung" sogar sehr deutlich zum Ausdruck gekommen. Und weiter:

> Drei der Anwesenden erklärten, daß solche Versuche völlig sinnlos und unwissenschaftlich seien und daher unterlassen werden müssten. [...] Wenn jener Dr. Rascher auf Wunsch Himmlers versucht hat, tief abgekühlte unglückliche Menschen dadurch wieder aufzuwärmen, daß er sie zwischen nackte Frauenkörper legte, so handelt es sich um das Verbrechen eines Perversen und nicht um Wissenschaft.[490]

Sigmund Rascher führte nach der Tagung allein weitere Eiswasserversuche in Dachau aus, wobei er rund siebzig weitere Menschen ermordete.[491] Am 3. Oktober 1942 – ein Samstag – hatte er „4 Zigeunerinnen aus dem Frauen-KL" bestellt.[492] Wie berichtet, hatte Ernst Holzlöhner Dachau Anfang der darauffolgenden Woche verlassen. Er war an der Umsetzung von Himmlers Idee zumindest nicht beteiligt, unterkühlte Männer an Frauenkörpern aufzuwärmen.

5.2.6 Die Zeit nach den Unterdruck- und Eiswasser-Versuchen in Dachau

Die Forschungsprojekte der hier betrachteten Forscher an wissenschaftlichen Einrichtungen und medizinischen Kliniken gingen nach der Besprechung *Seenot und Winternot* vom 26. und 27. Oktober 1942 – soweit dokumentiert – unverändert weiter. Hermann Rein wurde im Dezember 1942 zum Mitglied des Kuratoriums der William-G.-Kerckhoff-Stiftung ernannt,[493] was die Situation für Hans Schaefer am Kerckhoff-Institut jedoch kaum änderte. Die Idee, er könne nach Rechlin an die Erprobungsstelle der Luftwaffe wechseln, sagte Schaefer gegenüber Theodor Benzinger zum Jahresende ab. Das Parteigericht hatte ihn am 22. Dezember 1942 lediglich verwarnt. Er wies Benzinger auch darauf hin, dass das Problem der Anoxämie wesentlich komplexer sei als angenommen.[494]

In derselben Reihe, zu der der Tagungsbericht *Seenot und Winternot* gehört, erschien auch ein Forschungsbericht von Karl Wezler und Rudolf Thauer (Institut für animalische Physiologie der Universität Frankfurt/M) mit dem Titel „Erträglichkeitsgrenze für wechselnde Raumtemperatur und -Feuchte". Die Erträglichkeitsgrenze der „Aussentemperaturen" sei unterschiedlich in Abhängig-

489 Anthony: Seenot, S. 3 f.: Bei einer Durchsicht der Teilnehmerliste findet sich Generalarzt Groth (Luftgauarzt XII/XIII) als ranghöchster Luftwaffenoffizier. – Ein weiterer Vortrag eines DGK-Mitgliedes (seit 1939) stammte von Oberstabsarzt Prof. Dr. Fritz Brauch, dem Luftflottenarzt 1 (Brauch: Wintererfahrungen im Bereich der Luftflotte 1, ebd., S. 73–74), der letzte Eintrag im Bericht. – Laut „Verhandlungen" war Brauch 1949–1952 am Krankenhaus Buxtehude, dann an der Augusta-Krankenanstalt in Bochum.

490 F. H. Rein: Wissenschaft und Unmenschlichkeit. Bemerkungen zu drei charakteristischen Veröffentlichungen, in: Göttinger Universitäts-Zeitung, hrsg. von Dozenten und Studenten der Universität Göttingen, Bd. 2, Nr. 14 (1947), S. 3–5, dort: S. 4. – Siehe auch: Jürgen Peter: Unmittelbare Reaktionen auf den Prozeß, in: Ebbinghaus/Dörner: Vernichten und Heilen, S. 452–488, dort: S. 473–475.

491 Baader: Humanexperiment, S. 57, gibt die Zahl von 80–90 Toten insgesamt unter 300 Häftlingen an, die an den Kälteversuchen in Dachau teilnehmen mussten. Bis zur Tagung mussten etwa 50 Häftlinge teilnehmen, von denen etwa 15 gestorben waren. – Eine Gesamtzahl von 80–90 Toten bei den Auskühlungsversuchen nennt auch: Roth: Tödliche Höhen, S. 100.

492 Rascher am 03.10.1942 an Obersturmbannführer (mit Bezug auf ein Schreiben Himmlers). Bundesarchiv Berlin, NS 21/vorl.914; und: [Rascher] am 03.10.1942 an Obersturmbannführer [Brandt], ebd., NS 21/922.

493 Rein am 14.12.1942 an den Kurator der Universität Göttingen. Universitätsarchiv Göttingen, Kur. PA Rein, Hermann, Bd. I, Bl. 142: Dies teilte ihm das Amtsgericht Nauheim mit Schreiben vom 11.12. mit.

494 [Schaefer] am 29.12.1942 an Benzinger. Archiv der Kerckhoff-Stiftung Bad Nauheim, Nr. 606.

keit der Luftfeuchtigkeit. Wo eine Erträglichkeitsgrenze liege, hänge von objektiven und subjektiven Kriterien ab.[495] Über ihre Vorgehensweise schrieben sie:

> Unsere Definition gilt für den absolut ruhenden nackten Menschen unter Grundumsatzbedingungen und bei sehr geringen Windgeschwindigkeiten (10–20 cm/sec) [0,36 bis 0,72 km/h, T. B.]. Als Kriterium wählten wir den Anstieg der Körpertemperatur, weil er unter allen Umständen den Eintritt der Wärmestauung anzeigt.[496]

Die Forscher trugen für verschiedene Temperaturen und Feuchtigkeitsgrade die zugehörige Erträglichkeitsgrenze in ein Diagramm ein und kamen auf Kurven. Diese Kurven verschoben sich, wenn der Proband nicht saß, sondern stand oder sich bewegte. Die Handvoll Probanden wurde mit Buchstabenkürzeln genannt.[497] Das auf den ersten Blick wenig spektakuläre Ergebnis krankte insbesondere daran, dass die beiden Forscher nicht mitteilten, was die Erträglichkeitsgrenze bestimmte: War es der Punkt, an dem der Proband dies *sagte*, oder der Punkt, an dem eine bestimmte Erhöhung der Körpertemperatur dies dem Experimentator *anzeigte*. Eine *bestimmte* Körpertemperatur bildete anscheinend nicht das Kriterium: In einem der Diagramme war eine Kurve für eine Körpertemperatur „über 38° C“ und eine andere Kurve für eine Temperatur „unter 38° C“ eingezeichnet.[498] Allem Anschein nach reagierten die Forscher demnach auf die Befindlichkeit ihrer Probanden. Wezler und Thauer sahen 1947 auch kein Problem darin, den einst geheimen Bericht in kaum überarbeiteter Form zu publizieren.[499]

Schon vor Abschluss des geheimen Berichts von 1943, am 10. Dezember 1942, traf der Aufsatz „Der Stoffwechsel im Dienste der Wärmeregulation“ von Karl Wezler und Rudolf Thauer (◘ Abb. 5.7) bei einer Zeitschrift ein. Dieses Projekt unterstützten – das ist am Fuß der ersten Seite vermerkt – der Reichsminister der Luftfahrt und die DFG. Auch dabei ging es um menschliche Probanden. Die beiden Forscher hatten Atemfrequenz und Steigerung des Sauerstoffverbrauchs bei kalter und bei warmer Luft in ihrer „neuartigen Klimakammer“ untersucht, die zwei Jahre zuvor errichtet worden war. Sie messe vier mal vier mal zwei Meter und lasse sich auf Lufttemperaturen von minus sechs bis plus fünfzig Grad Celsius einstellen. Die Untersuchung sei zwischen Januar und Oktober 1942 bei plus fünf bis plus fünfzig Grad Celsius an vier Versuchspersonen – „P.“, „L.“, „H.“ und „J.“ – durchgeführt worden, genauer zwei 19-jährigen Studenten (beide bei 180 cm Größe um 70 kg schwer) sowie zwei 22-jährigen: einem Studenten (178 cm und 57,5 kg) und einer Studentin (171 cm und 53,6 kg). Von einem Versuch, bei dem die Körpertemperatur bis vierzig Grad Celsius gesteigert werden sollte, wurden nur von drei Personen die steigenden Sauerstoffverbrauchswerte eingetragen: „P. wurde ausgelassen, weil nur Körpertemperaturen bis 38° erreicht wurden“. Die geringe Luftbewegung war wieder die oben schon genannte *geringe* Windgeschwindigkeit (0,36 bis 0,72 km/h). Näher beschrieben wurde dann der Versuchsverlauf:

> Die Versuchspersonen wurden unter strengen Grundumsatzbedingungen untersucht: sie waren seit mindestens 12 Stunden nüchtern, hatten in einem Raum neben der Kammer geschlafen und wurden sofort nach dem Wecken, nur mit einer Badehose bekleidet, auf den Untersuchungstisch in der Kammer gebracht, in der der gewünschte Klimazustand bereits seit vielen Stunden

495 K. Wezler/R. Thauer (Bearbeiter): Erträglichkeitsgrenze für wechselnde Raumtemperatur und -feuchte (Forschungsbericht 13/43: Mitteilungen aus dem Gebiet der Luftfahrtmedizin. Herausgegeben vom Inspekteur des Sanitätswesens der Luftwaffe), o. O. [1943]. Bundesarchiv Freiburg, RL 4/674. Schreibmaschinenschrift, 8 Seiten, Deckblatt und S. 1.

496 Ebd., S. 2.

497 Ebd., S. 7.

498 Ebd., S. 2, Abb. 1.

499 Karl Wezler/Rudolf Thauer (eingegangen am 31.10.1947): Erträglichkeitsgrenze für wechselnde Raumtemperatur und -feuchte, in: Pflüger's Archiv für die gesamte Physiologie des Menschen und der Tiere, Bd. 250, Nr. 2 (20.07.1948), S. 192–199.

> eingestellt war. Hier lagen die Versuchspersonen fast horizontal und in völliger Ruhe für die ganze Versuchsdauer von 3 Stunden.[500]

Für die Probanden war dies sicher eine starke Belastung, die Bedingungen wirken aber zumindest nicht lebensgefährlich, da es nicht um das Ermitteln einer Belastbarkeitsgrenze ging. Allerdings gaben Wezler und Thauer nicht an, was die Motivation der Studenten zum Mitwirken war, und ob diese wirksam fordern konnten, einen Versuch abzubrechen.

Anschließend wechselte Rudolf Thauer an die Medizinische Akademie Danzig. Im März schrieb er der DFG, er werde am 1. Mai 1943 den schlecht ausgestatteten Physiologischen Lehrstuhl in Danzig übernehmen und er wolle die von der DFG befristet überlassenen Geräte mitnehmen, um dort die Wärmeregulation weiter untersuchen zu können.[501] Er erhielt eine Förderung von 4800 RM für „Untersuchungen über Grundlagen und Bedingungen der Wärmeregulation".[502] Im Juli berichtete Thauer dann, diese Arbeiten seien beendet. Offenbar konnte er die Versuche nur in Frankfurt/M machen, weil dort die Klimakammer war; das verschwieg er jedoch der DFG:

> » Anschliessend an diese Arbeiten wurden zu Anfang des Jahres 1943 zusammen mit Herrn K. Wezler Untersuchungen über das Verhalten des stark unterkühlten menschlichen Organismus während der Wiedererwärmung aufgenommen. Zu diesem Zwecke wurden gesunde, junge Versuchspersonen

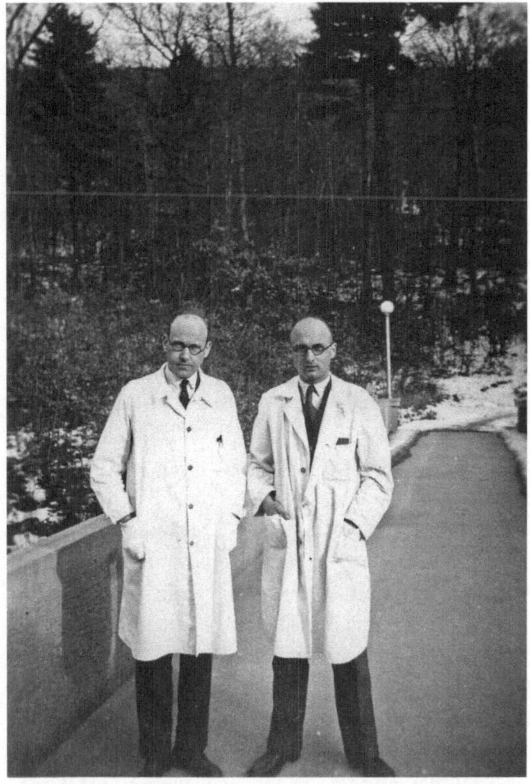

Abb. 5.7 Rudolf Thauer (rechts) mit einem Kollegen, Mitte 1930er Jahre

> 3 Stunden lang unbekleidet und in völliger körperlicher Ruhe einer Aussentemperatur von +5°C und einer Windgeschwindigkeit von 10–20 cm/Sec. ausgesetzt und im Anschluss daran durch Steigerung der Aussentemperatur von +5 auf +40°C innerhalb einer Stunde wieder aufgewärmt.[503]

Thauer hatte strenggenommen übertrieben: Es ist angesichts der wiederum ähnlichen Bedingungen schlecht vorstellbar, dass er an „stark unterkühlten" Menschen forschte (unter 28 Grad Celsius Körperkerntemperatur); *leichte Unterkühlung* wäre eher richtig. In der Besprechung *Seenot und Winternot* hatte Holzlöhner berichtet, dass bei Rektaltemperatur unter 30° Vorhofflimmern auftrete, während Wezler über seine Versuche mit Thauer angegeben

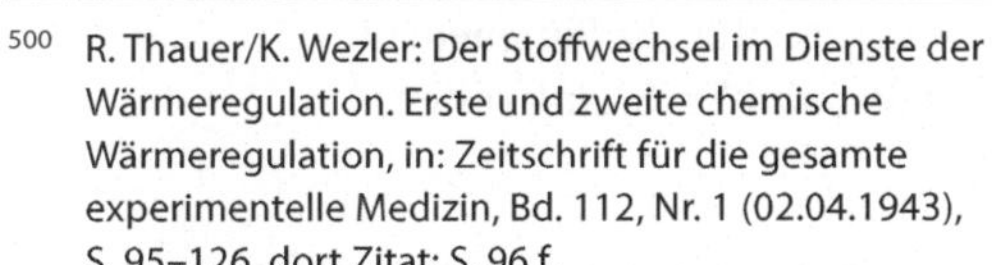

500 R. Thauer/K. Wezler: Der Stoffwechsel im Dienste der Wärmeregulation. Erste und zweite chemische Wärmeregulation, in: Zeitschrift für die gesamte experimentelle Medizin, Bd. 112, Nr. 1 (02.04.1943), S. 95–126, dort Zitat: S. 96 f.

501 Thauer, z.Zt. Berlin, am 01.03.1943 an die DFG. Bundesarchiv Berlin, R 73/15147, Bl. 77. – Vgl.: I.A. des Reichsministers für Wissenschaft am 11.03.1943 an den a.p. Prof. Thauer. Universitätsarchiv Gießen, PA Med. Fak., Thauer, 2. Lieferung, Bd. 2, Bl. 194.

502 Der Präsident der DFG Mentzel/Der Leiter der Fachgliederung Medizin Sauerbruch am 07.05.1943 zu „Tha 2/10/6" an Thauer, Danzig. Bundesarchiv Berlin, R 73/15147, Bl. 60.

503 Thauer, Danzig, am 24.07.1943 zu „Tha 2/10/4" an DFG, ebd., Bl. 9–10.

hatte, ihre maximale Senkung der Körpertemperatur hätte (in derselben Frankfurter Klimakammer) bei 34,4° Celsius gelegen. Die Versuchsbeschreibung legt aber erneut nahe, dass die Prozedur für die Probanden von Wezler und Thauer belastend war.

Rudolf Thauer wurde 1951 auf Grundlage der bekannten Personalunion o. Prof. in Gießen und Direktor des Kerckhoff-Instituts. Die FAZ titelte 2003: „Früherer Direktor des Kerckhoff-Instituts im Zwielicht. Thauer angeblich in der NS-Zeit an Menschenversuchen beteiligt". Grundlage war das 2003 erschienene „Personenlexikon" von Ernst Klee, das rund 4300 Personen aufführt, die „während der Zeit des Nationalsozialismus Karriere machten."[504]

Anhand der vorliegenden Fakten ist zunächst festzuhalten, dass Wezler und Thauer im Umfeld von militärischen Aufträgen Experimente an Menschen durchführten. Fachkollegen hatten einen medizinischen Erkenntniswert von Versuchen an Menschen überhaupt angezweifelt. Auch wenn – soweit dokumentiert – das Leben von Probanden nicht gefährdet wurde, positionierten sich Thauer und Wezler anders als insbesondere Franz Grosse-Brockhoff.

In Danzig startete Thauer allerdings noch ein Projekt, von dem nur der Titel in einer Auflistung des Reichsforschungsrats überliefert ist: „Die Beeinflussung der Wärmeregulation durch Medikamente und Gifte unter besonderer Berücksichtigung der allgemeinen Auskühlung im Wasser".[505] Weitere Informationen waren nicht aufzufinden.

Die Forschungsführung des RLM schickte dem Reichsforschungsrat unter anderem den Namen des Projekts Thauers in einer „Aufstellung der Luftfahrtmedizinischen Institute und der am 1. Oktober 1944 laufenden medizinischen Forschungsaufträge des OKL, Chef des Sanitätswesens der Luftwaffe, und der Forschungsführung".[506] Auf der von Becker-Freyseng zusammengestellten Liste finden sich viele DGK-Mitglieder, wie der folgende Auszug zeigt. Außer bei Hans Schaefer und seinen Korrespondenzpartnern, auf die danach gleich zurückzukommen ist, fanden sich zu den anderen Projekten ähnlich wenig Informationen wie zu demjenigen Thauers. Hier die Projekte von Mitgliedern der Gesellschaft:[507]

- Entwicklung einer Wechseldruckkammer (geheim)
  Medizinische Universitätsklinik Freiburg/Brsg.
  Oberstabsarzt (Heer) Prof. Dr. *Bohnenkamp*
  [Helmut Bohnenkamp, DGK seit 1937]
- Zweckmäßige Zusammensetzung und Ausnutzung der Nahrung bei Höhendauerflügen (offen)
  Universitätsklinik Leipzig
  Prof. Dr. *Bürger*, Dir. d. Univ. Klinik Leipzig
- Leistungssteigerung in der Flugzeug-Industrie durch Verbesserung der Arbeitsmethoden (offen)
  Kaiser Wilhelm-Institut für Arbeitsphysiologie, Dortmund
  Oberstabsarzt Prof. Dr. *Lehmann*
- Magen-Darm-Kanal im Unterdruck (offen)
  Institut für Luftfahrtmedizin, München
  Oberfeldarzt Prof. Dr. *Weltze* [sic! *Weltz*, T. B.][508]
- Flugmedizinische Versuche mit einem Katapultsitz (geheim)
  DVL – Institut für Flugmedizin
  Flugkapitän Dr. S. *Ruff*
- Untersuchungen zur Frage der Erträglichkeit von hohen Fliehkräften in Richtung Fuß–Kopf
  DVL – Institut für Flugmedizin
  Flugkapitän Dr. S. *Ruff* (offen)

504 Früherer Direktor des Kerckhoff-Instituts im Zwielicht. Thauer angeblich in der NS-Zeit an Menschenversuchen beteiligt, in: FAZ, Nr. 278 (29.11.2003), S. 69. Überlegt werde, in Bad Nauheim den Rudolf-Thauer-Weg umzubenennen.

505 Medizinische Forschungsaufträge, Bearbeiter: Stabsarzt Dr. med. Becker-Freyseng. Bundesarchiv Berlin, R 26/III-220, Bl. 5–10, dort: Bl. 9, Punkt 9.

506 Forschungsführung des Reichsministers der Luftfahrt u. Oberbefehlshaber der Luftwaffe am 05.09.1944 an den Leiter der geschäftsführenden Berater im Reichsforschungsrat, z. Hd. Min. Dir. Mentzel. Stempel: Geheime Kommandosache. Ebd., Bl. 4.

507 Medizinische Forschungsaufträge, Bearbeiter: Stabsarzt Dr. med. Becker-Freyseng, ebd.

508 Bis hierher ausgewählte Punkte aus 10 Punkten zu „I. Allgemeine Medizin".

- Laufende Auswertung der fliegerärztlichen Unfallmeldungen nach luftfahrtmedizinischen Gesichtspunkten (geheim)
  DVL – Institut für Flugmedizin
  Flugkapitän Dr. S. *Ruff*
  - Untersuchungen über den Einfluß des Unterdruckes auf das Zahnsystem
- Versuche über die Beanspruchung des Organismus und Unterbringung des Piloten in einer Flakrakete (g. Kdos.)
  DVL – Institut für Flugmedizin
  Flugkapitän Dr. S. *Ruff*
- Entwicklung von Meß- und Prüfverfahren für Flugmedizin (Blutdruckmesser) (offen)
  DVL – Institut für Flugmedizin
  Flugkapitän Dr. S. *Ruff*
- Durchführung von Abschußverfahren am Stand und im Fluge mit dem Schleudersitz mit Pulverantrieb (geheim)
  DVL – Institut für Flugmedizin
  Flugkapitän Dr. S. *Ruff*[509]
- Über die Einwirkung der Muskeltätigkeit für die Abgabe des Sauerstoffes an das Gewebe (offen)
  Balneologisches Institut Bad Oeynhausen
  Prof. *Gollwitzer-Meyer*
- Die Bedeutung des Bezoldeffektes für den Kreislaufkollaps bei Anoxaemie (offen)
  Pharmakologisches Institut der Universität Innsbruck
  Prof. Dr. *Jarisch*
- Untersuchungen über die Einwirkung von Sauerstoffatmung, Sauerstoffmangel und Pharmaka auf die Ermüdbarkeit (offen)
  Institut für Arbeitsphysiologie, Dortmund
  Oberstabsarzt Prof. Dr. *Lehmann*
- Die Wirkung von Kohlensäure auf die paradoxe Sauerstoffwirkung nach akutem Sauerstoffmangel (offen)
  Medizinische Universitätsklinik Leipzig
  Doz. Dr. *Matthes*
- Unterdruckkammerversuche über Höhenkrankheit und Erholung beim Fallschirmabsprung aus großen Höhen ohne Sauerstoffgerät (offen) [Auftrag der Forschungsführung der Luftwaffe]
  DVL – Institut für Flugmedizin
  Flugkapitän Dr. S. *Ruff*
  - Untersuchungen über die Brennbarkeit von Kraft- und Schmierstoffen unter den Bedingungen großer Höhen
  - Entwicklung eines Atemvolumenschreibers auf pneumotachographischer Grundlage
  - Unterdruckkammerversuche über den Einfluß der Kälte auf die Höhenfestigkeit
- Untersuchungen über die Höhenanpassung zur Vertiefung der Kenntnisse der Höhenkrankheit und ihrer Bekämpfung, der Höhenanpassung und der größten erreichbaren Höhen (offen)
  DVL – Institut für Flugmedizin
  Flugkapitän Dr. S. *Ruff*
  - Untersuchungen über den Einfluß des Unterdruckes und Sauerstoffmangels auf die Ausscheidung von Eiweiß und Polypoptiden [sic! Polypeptiden]
  - Beeinflussung der Höhenfestigkeit des menschlichen Organismus durch Pharmaka
    – 1. Wirkung des Chinins
  - Untersuchungen über die Höhenanpassung der Tiere
- Untersuchungen über die elektrischen Begleiterscheinungen der Anoxämie und der Hyperventilation (offen)
  Kerckhoff-Institut, Nauheim
  Prof. Dr. *Schäfer* [sic! Schaefer][510]
- Kohlensäureeinwirkungen in Luftschutzräumen (geheim)

509 Bis hierher ausgewählte Punkte aus 11 Punkten zu „II. Flugmedizin".

510 Bis hierher ausgewählte Punkte aus 23 Punkten zu „III. Höhenphysiologie". Dort heißt es auch: „Ohne besonderen Forschungsauftrag werden Fragen aus diesem Gebiet laufend bearbeitet von: a) Luftfahrtmedizin. Forschungsinstitut des RLM mit Außenstellen Göttingen [**Hermann Rein**, T. B.] und Buch. b) Institut für Luftfahrtmedizin Hamburg. c) Institut für Luftfahrtmedizin München. d) E-Stelle Rechlin E med. e) DVL – Institut für Flugmedizin, Berlin-Adlershof." – Danach folgen (hier übersprungen) sechs Punkte zu „IV. Hygiene".

Luftfahrtmedizin. Forschungsinstitut des RLM
Unterarzt Doz. Dr. E. *Opitz*[511]

- Untersuchung über das Kollapsproblem (offen)
Pathologisches Institut Prag
Prof. Dr. *Meesen* [sic! Meessen]
- Veränderungen im Hirnstamm bei Flugunfällen und Sportunfällen (offen)
Oberstabsarzt Prof. Dr. *Singer* [Ludwig Singer, DGK seit 1928]
Luftgaupathologe VII, München[512]
- Dämmerungssehen und Raumsehen unter besonderer Berücksichtigung der Verhältnisse der Luftwaffen-Einheiten (geheim)
Physiologisches Institut Kiel
Stabsarzt Prof. Dr. *Holzlöhner*
- Verbesserung des Sehens durch Kontrastverstärkung (offen)
Physiologisches Institut Gießen
Oberstabsarzt Prof. E. *Koch*
- Die Prüfung des Raumsehens unter Verwendung der Stereo-Projektion (offen)
Physiologisches Institut Gießen
Oberstabsarzt Prof. E. *Koch*[513]
- Die Wirkung der Abkühlung auf den Warmblüter (offen)
Physiologisches Institut Kiel
Prof. Dr. *Holzlöhner*
- Analeptika bei unterkühlten Tieren (offen)
Pharmakologisches Institut der Universität Innsbruck
Prof. *Jarisch*
- Die Beeinflussung der Wärmeregulation durch Medikamente und Gifte unter besonderer Berücksichtigung der allgemeinen Auskühlung im Wasser (offen)
Physiologisches Institut Danzig
Prof. Dr. *Thauer*
- Die Einwirkung extremer Temperaturen auf den menschlichen Organismus (offen)
Physiologisches Institut der Universität Frankfurt/Main
Prof. Dr. *Wezler*
- Die notwendige Intensität und Dauer der Belichtung zur Erzielung einer ausreichenden Blendung (geheim)
Kaiser Wilhelm-Institut für Arbeitsphysiologie Dortmund
Oberstabsarzt Prof. Dr. *Lehmann*
- Gehörprüfungen bei Fliegern, Ermittlungen von Schädigungen und Schutzmaßnahmen (offen)
DVL – Institut für Flugmedizin
Flugkapitän Dr. S. *Ruff*
  - Untersuchungen über die Einwirkung der bei Hubschraubern auftretenden Schwingungen auf den menschlichen Organismus[514]
- Nutzbarmachung der Detonationswirkung als zusätzliche Waffenwirkung (geheim)
W.-G.-Kerckhoff-Stiftung Bad Nauheim
Prof. Dr. H. *Schaefer*
- Steigerung der Höhen- und Beschleunigungsfestigkeit der fliegenden Besatzung (geheim)

511 Ein ausgewählter Punkt aus 5 Punkten zu „V. Luftschutz und Waffenwirkung auf den Menschen". Dort auch der Hinweis: „Ohne besonderen Forschungsauftrag werden Fragen aus diesem Gebiet laufend bearbeitet durch: a) E-Stelle der Lw. Rechlin (E med.), Oberreg. Med. Rat Dr. med. habil. **Benzinger**, Reg. Rat Doz. Dr. Büttner. (Vor allem Luftstoß und Hitzewirkung.) b) Luftfahrtmedizinisches Forschungsinstitut des RLM Berlin[,] Stabsarzt Dr. Desaga. (Vor allem Luftstoß und Staubwirkung.)" – Danach folgen (hier übersprungen) drei Punkte zu „VI. Neurologie".

512 Bis hierher ausgewählte Punkte aus 5 Punkten zu „VIII. Pathologie". Dort auch der Hinweis: „Ohne besonderen Forschungsauftrag werden Fragen aus diesem Gebiet laufend bearbeitet im a) Institut für luftfahrtmedizinische Pathologie des RLM, Freiburg/Brsg. [**Büchner**, T. B.] b) Außenabteilung für Gehirnforschung des luftfahrtmedizinischen Forschungsinstitutes des RLM, Berlin."

513 Bis hierher ausgewählte Punkte aus 10 Punkten zu „VIII. Sinnesphysiologie".

514 Bis hierher ausgewählte Punkte aus 18 Punkten zu „IX. Wärmeregulation und Kälteschutz". Dort Bl. 9 RS auch der Hinweis: „Ohne besondere Forschungsaufträge werden Fragen aus diesem Gebiet laufend besonders bearbeitet vom: Institut für Luftfahrtmedizin München [**Weltz**, T. B.]". Dieses Feld wurde zudem an weiteren Forschungsstellen ohne besonderen Auftrag bearbeitet (Bl. 10 VS).

W.-G.-Kerckhoff-Stiftung Bad Nauheim
Prof. Dr. H. *Schaefer*[515]

Hans Schaefer hatte im Februar 1943 an Otto Eger (Vorsitzender des Kuratoriums der William-G.-Kerckhoff-Stiftung) geschrieben, er werde „für einige Tage zu wissenschaftlichen Versuchen nach Rechlin zur Erprobungsstelle der Luftwaffe fahren", um für Heer und Luftwaffe festzustellen, warum der Schalldruck einer Explosion tödlich wirken könne. Da er den Kreislauf unter diesen Bedingungen testen könne, habe er der Anfrage „freudig" zugestimmt.[516] Hans Schaefer verfasste dazu einen Bericht über „Kreislauf und Atmung beim Detonationstod." Beteiligt waren das Pharmakologische Institut Innsbruck, das Physiologische Institut der Erprobungsstelle der Luftwaffe Rechlin und die Abteilung für experimentelle Pathologie und Therapie des Kerckhoff-Institutes in Bad Nauheim. „Alle Versuche wurden an Hunden vorgenommen, welche der Sprengung einer unverdämmten Ladung im Abstand von 2–5 m ausgesetzt waren." Die Tiere lagen hinter einer Panzerplatte. Der Bericht kam zum Schluss: „Es scheint uns zweckmäßig zu sein, bei der Betrachtung der Detonationsfolgen den Begriff der konkurrierenden Todesursachen aufzustellen."[517]

Dass in den Jahren nach 1941 die Deutsche Gesellschaft für Kreislaufforschung weiterbestand, belegt die Frage, die Eugen Lepeschkin (DGK seit 1941) Hans Schaefer im Januar 1943 aus Wien stellte. Er habe gehört, es werde eine Tagung der „Kreislaufforscher" in Bad Nauheim geben, und sah in Schaefer die treibende Kraft.[518] Schaefer antwortete jedoch nur, erfahren zu haben, dass der Kreislaufkongress Mitte April stattfinden solle.[519] Ministerialrat Hermann Hesse (Kuratorium der Kerckhoff-Stiftung) hatte Otto Eger allerdings schon mitgeteilt, dass „soeben" aus „Berlin" die Nachricht gekommen sei, dass alle für April 1943 geplanten wissenschaftlichen Tagungen in Bad Nauheim (Kreislaufforscher, Pharmakologen und Physiologen) „angesichts der Gesamtlage ausfallen müssen." Die Gründung der Zentrale für Kreislaufforschung sei davon aber ausgenommen.[520]

In der obigen „Aufstellung" von 1944 war auch Adolf Jarisch erwähnt. Der Direktor des Pharmakologischen Instituts Innsbruck erkannte in dieser Zeit, dass Unterkühlte nur langsam erwärmt werden dürfen: „Es hat keinen Sinn, einzelne Funktionen anzupeitschen, wenn die übrigen nicht folgen können". Seine Erkenntnisse stützten sich auf Versuche an Kaninchen, Ratten und Katzen, die er in Eiswasser abgekühlt hatte. Überrascht stellte er fest, dass Cardiazol bei unterkühlten Tieren eine größere Giftigkeit entwickle.[521] Im April 1943 schrieb er an den Reichsforschungsrat:

> » Mit dem Problem der Kälteschäden befasste ich mich seit dem Sommer 1941. Im vorigen Jahre erhielt ich einen Forschungsauftrag von der Luftwaffe über die Wirkung der Wiederbelebungsmittel bei Erfrierungsfällen, gleichfalls ohne Zubilligung von Personalansprüchen. [...]. Meine Beschäftigung mit dem Erfrierungsprobleme hatte nun zur Folge, daß ich im vergangenen Jahre zu den Besprechungen der „Beratenden Ost" in Berlin zugezogen wurde. Ferner wurde mir im Zusammenhang mit diesen Arbeiten ein Referat über die Arzneimittelbehandlung peripherer Gefäßstörungen für die inzwi-

515 Bis hierher ausgewählte Punkte aus 6 Punkten überschrieben mit: „Nachtrag" (Ende der Liste).

516 Schaefer am 19.02.1943 an Eger. Archiv der Kerckhoff-Stiftung Bad Nauheim, Nr. 179.

517 Kreislauf und Atmung beim Detonationstod. Von August Amann, Joachim Bolze und [H]. Schaefer. Bericht vorgelegt von Prof. Dr. [H]. Schäfer. Bundesarchiv Freiburg, RH 12/23-1379, Zitate dort S. 2, 19 (auch: Ebd., RL 36/580). Am Ende finden sich Auszüge aus Protokollen vom 20.04.1943 bis 06.05.1943 und vom 13.7.1943 bis 23.07.1943.

518 Lepeschkin am 08.01.1943 an Schaefer. Archiv der Kerckhoff-Stiftung Bad Nauheim, Nr. 607.

519 Schaefer am 13.01.1943 an Lepeschkin, ebd.

520 Hesse am 12.02.1943 an Eger, ebd., Nr. 737.

521 Bericht über die Prüfung von ANALEPTIKA BEI UNTERKÜHLTEN TIEREN von Professor A. Jarisch nach gemeinsam mit Dr. Ammann angestellten Versuchen [handschriftlich: März 1943]. Bundesarchiv Freiburg, RL 4/551.

schen abgesagte Tagung der Gesellschaft für Kreislaufforschung zugewiesen.[522]

Jarisch stellte in Aussicht, sein Referat werde „im Jahre 1944 in Band 15 der Verhandlungen der Gesellschaft im Druck erscheinen."[523] Der 15. Band der „Verhandlungen" erschien allerdings 1949 und enthält die Beiträge der ersten Nachkriegstagung – also ohne das von Jarisch angekündigte Referat.

Mitte 1943 äußerte Hans Schaefer, er habe „von der Luftwaffe, vor allem Hermann Rein[,] den strikten Auftrag bekommen", seine militärischen Forschungsaufträge fortzuführen. Hintergrund war, dass Schaefer überlegt hatte, nach München zu wechseln. Fritz Hildebrandt habe dazu gesagt, dass „gegen den langen Arm von Rein niemand ankönne".[524] Hermann Rein hatte zuvor geschrieben: „Die jungen Herren sollen nun endlich ihre Nervosität aufgeben und jeder an seinem Platze weiterarbeiten."[525] Möglicherweise war es ihm ein Dorn im Auge, dass jeder Wechsel eines Forschers an eine andere Universität die längere Unterbrechung seiner Forschung für das Militär bedeute.

Hildebrandt schrieb in seiner Funktion als kommissarischer Leiter des Kerckhoff-Instituts an die Bezirksvereinigung der Reichsärztekammer in Gießen, dass Schaefer auf keinen Fall entbehrt werden könne. Schaefer bearbeite zwei Forschungsaufträge des Reichsforschungsrats, einen des RLM und einen Geheimauftrag der Kriegsmarine. Auch habe die Erprobungsstelle der Luftwaffe in Rechlin, mit der Schaefer außerdem zusammenarbeite, einen „Antrag auf Sicherstellung seiner Person" gestellt.[526]

Otto Eger listete die „Arbeitsvorhaben" Schaefers in einem Schreiben an die Rüstungsinspektion Wiesbaden auf, um Schaefers „Sicherstellung" als „Schlüsselkraft des Betriebes" zu erreichen. Außerdem sollten der Mechaniker und der Tierwärter des Instituts uk-gestellt werden. Egers Liste führte sechs Vorhaben des Instituts in Bad Nauheim auf:

1. „Der Einfluß der Anoxämie auf die periphere Motorik nebst systematischen Versuchen über die pharmakologische Beeinflussung der Höhenfestigkeit" sei Auftrag der Sanitätsinspektion der Luftwaffe und des Reichsforschungsrats.
2. „Der Einfluß der Anoxämie auf den sogen. Bezold-Effekt" war ebenfalls ein Auftrag der Sanitätsinspektion der Luftwaffe. Ziel sei eine Kollaps-Vermeidung.
3. „Mechanismus und Therapie des Wundstarrkrampfs" vergab der Reichsforschungsrat.
4. „Elektrophysiologische Untersuchungen an überlebenden Netzhäuten und am N[ervus] opticus" war ein Projekt mit Sonder-Dringlichkeitsstufe des OKM; es ging um ein „Anzeigeinstrument für schwächste Lichtströme" (Basis: Frosch-Netzhäute).
5. „Der Kreislauf beim Detonationstod", erteilt von der Erprobungsstelle in Rechlin, diene dazu, „die beste Möglichkeit zum Schutz der Zivilbevölkerung" vor Bomben zu ermitteln.
6. „Die Einwirkung von Schwachstrom auf Gehirnvorgänge des tierischen und menschlichen Organismus unter besonderer Berücksichtigung der Möglichkeit, die Erträglichkeit für Höhen- und Beschleunigungswirkung zu verbessern." Die Erteilung eines Forschungsauftrages dafür sei „mit Sicherheit" zu erwarten.[527]

Offensichtlich hatte Schaefer versucht, mit möglichst vielen Forschungsaufträgen seine Einberufung zu verhindern. Er hatte Erfolg. Im Oktober konnte er Eger mitteilen, dass er von der Heeressanitätsinspektion nach Bad Nauheim ver-

---

522 Prof. A. Jarisch am 12.04.1943 an die Kriegswirtschaftsstelle im Reichsforschungsrat, ebd.

523 Bericht Jarischs über den Forschungsauftrag des Chefs der Luftwehr L. In. 14, Az.: 55, Nr. 21605/42 (2IIB) vom 24.03.1942, ebd. Er hatte in St. Johann (Tirol) offenbar am Menschen den Blutstrom etwa am Bein für 7–10 Minuten mit einer Manschette bei Wärme und bei Kälte unterbrochen, um die Wiedererwärmung zu vergleichen.

524 [Schaefer] am 30.06.1943 an Deuticke, Göttingen. Archiv der Kerckhoff-Stiftung Bad Nauheim, Nr. 608.

525 Rein am 19.04.1943 an Hildebrandt, ebd., Nr. 737.

526 Hildebrandt am 05.07.1943 an Reichsärztekammer Gießen, ebd., Nr. 179.

527 Eger am 13.08.1943 an die Rüstungsinspektion XII, Wiesbaden, ebd.

setzt sei.[528] Schaefer erfuhr aus Rechlin, dass er als Regierungs-Medizinalrat übernommen werden sollte; dem hätten der Inspekteur des Sanitätswesens der Luftwaffe und Otto Ranke (Militärärztliche Akademie, DGK seit 1937) zugestimmt.[529] Rudolf Thauer dagegen beklagte in einem Brief an Schaefer, er könne in Danzig kaum arbeiten, weil sein Institut noch nicht fertiggestellt sei.[530] Ranke, der Thauer offenbar fördern wollte, gab in einer Beurteilung an, Thauer sei ein „unbedingt zuverlässiger Nationalsozialist."[531]

Mit dem Bad Nauheimer DGK-Gründungsmitglied Arthur Weber arbeitete Franz Büchner zusammen, der zum 1. Oktober 1943 außerdem zum Oberfeldarzt befördert wurde. In diesem Jahr wurde Büchner zudem mit dem Kriegsverdienstkreuz erster Klasse mit Schwertern ausgezeichnet. Büchner war seit dem 10. April 1940 Leiter des Instituts für Luftfahrtmedizinische Pathologie des RLM am Pathologischen Institut der Universität Freiburg und Beratender Pathologe beim Inspekteur des Sanitätswesens der Luftwaffe.[532] Er betonte gegenüber dem Beauftragten für Medizinische Wissenschaft, er könne mit seinen Mitarbeitern „durch die grundsätzliche Erforschung der Pathologie des allgemeinen Sauerstoffmangels und ebenso der Unterkühlung und auch durch unsere Untersuchungen der Hepatitis epidemica sowohl der Kriegspathologie wie der Friedenspathologie dienen."[533] Übrigens war auch Albert Dietrich (DGK seit 1928), der beratende Pathologe des Wehrkreises 5, Oberfeldarzt.[534]

Hermann Rein wurde zum 1. Oktober 1943 zum Oberfeldarzt der Luftwaffe befördert.[535] Das Personal der Universität Göttingen wurde Ende 1943 intensiv auf Kriegswichtigkeit überprüft. Dabei zeigte sich, dass das Physiologische Institut unter Hermann Rein – das auch Luftfahrtmedizinisches Forschungsinstitut des RLM, Abt. Luftfahrtphysiologische Forschung, Göttingen, hieß – infolge seiner Bedeutung mehr Personal hatte als andere Institute dieser Universität.[536]

Über die Arbeiten an Hermann Reins Institut ist in Archivquellen wenig überliefert. Eine Recherche seiner Assistenten ergab, dass 1940 ein gemeinsamer Aufsatz erschienen war von Friedrich Duensing (Psychiatrische und Nervenklinik Göttingen) und Max Schneider (laut „Verhandlungen" 1938 am

528 Schaefer am 14.10.1943 an Eger, ebd., Nr. 179. – Zunächst war Schaefer nach St. Johann einberufen worden. Vgl. dazu auch: Rein am 08.10.1943 an Schaefer, ebd., Nr. 609: Rein klagte, das Militär lege auf seine Ratschläge anscheinend keinen Wert mehr.

529 Schreiben i. V. Benzingers am 19.11.1943 an Schaefer, ebd., Nr. 608.

530 Thauer am 20.10.1943 an Schaefer, ebd., Nr. 609.

531 Beurteilung von Ranke betr. Hochschullehrernachwuchs, 29.11.1943 [gegenüber Prof. Rostock]. Bundesarchiv Berlin (ehem. BDC), VBS 1/1120031183, Bl. 2427.

532 Büchner und Weber kooperierten beim Thema „Vergleichende elektrographisch-histologische Untersuchungen über Koronarinfarkt und Koronarinsuffizienz": Lebenslauf Büchner, 10.11.1943, ebd. (ehem. BDC), R 9361-II/128961, Bl. 1158–1160.

533 Büchner am 26.11.1943 an den Beauftragten für Medizinische Wissenschaft und Forschung bei dem Bevollmächtigten für das Sanitäts- und Gesundheitswesen, Prof. Rostock, ebd., Bl. 1152–1154.

534 Gutachten über den Pathologen Prof. Albert Dietrich, Tübingen, geb. 04.03.1873: NSD-Dozentenbund München am 28.04.1943 an das Hauptamt für Volksgesundheit, ebd. (ehem. BDC), VBS 307/8200000446, Bl. 1146–1150.

535 Rein am 20.11.1943 an den Kurator. Universitätsarchiv Göttingen, Kur. PA Rein, Bd. I, Bl. 167.

536 Beushausen/Dahms/Koch/Massing/Obermann: Medizinische Fakultät Göttingen, S. 232. – Rein schickte am 08.11.1943 an den Kurator eine „Namentliche Liste der sämtlichen reichsdeutschen männl. Gefolgsch. Mitglieder des Institutes". Universitätsarchiv Göttingen, Kur. 2018, Bl. 31–32:
(1) Schoedel, Wolfgang, 1905, k. v., a. o. Prof. Dr. med., wiss. Sachbearbeiter, als Stabsarzt der Luftwaffe zum Institut kommandiert,
(2) Große-Brockhoff, Franz, 1907, k. v., Dozent, Dr. med. habil., wiss. Sachbearbeiter, als Stabsarzt der Luftwaffe zum Institut kommandiert, […]
(6) Loeschke, Hans, 1912, k. v., Dozent, Dr. med. habil., wiss. Sachbearbeiter, als Assistenzarzt der Luftwaffe zum Institut kommandiert,
(7) Mercker, Hermann, 1912, k. v., Dr. med., wiss. Sachbearbeiter, für die Luftfahrtforschung [am?] Institut u.k. gestellt,
(8) Aschoff, Jürgen, 1913, k. v., Dr. med., wiss. Sachbearbeiter, für das physiologische Institut u. k. gestellt.

Physiologischen Institut der Universität Göttingen, DGK seit 1938).[537] Reins Physiologisches Institut verfügte nur über einen Hundezwinger. Es stellt sich aber prinzipiell die Frage, ob die Psychiatrie Probanden ans Physiologische Institut überstellt haben *könnte*. Der genannte Aufsatz befasst sich zwar nur mit sicherlich ungefährlichen Bauchdeckenreflexen, hatte aber Menschenversuche als Grundlage. Eine Überprüfung ist heute jedoch nicht mehr möglich, da alle Göttinger Klinikakten vernichtet wurden. Allerdings deutet keine der weiteren Publikationen darauf hin, dass diese Kooperation fortgesetzt wurde. Max Schneider hatte Reins Institut längst verlassen. Wie gezeigt, zweifelte Franz Grosse-Brockhoff, der aktuell an Reins Institut arbeitete, einen Erkenntnisgewinn von Menschenversuchen grundsätzlich an.

Hans Schaefer bot im Dezember 1943 dem Oberkommando der Kriegsmarine an, die Ionenkonzentration in der Luft innerhalb von U-Booten zu untersuchen. Es lägen Berichte über gesundheitliche Störungen der U-Boot-Besatzungen vor. In einer „Klimakammer" müssten parallel Versuche gemacht werden, um die Wirkungen „einer langdauernden Ionenvergiftung durch die Atemluft experimentell sicher zu stellen."[538] Gegenüber dem Vorsitzenden des Kuratoriums der Kerckhoff-Stiftung, Eger, hatte der kommissarische Leiter des Kerckhoff-Instituts, Fritz Hildebrandt (DGK seit 1936), eben erst die Errichtung einer „Klimakammer" für Schaefer im Kerckhoff-Institut befürwortet.[539] Ihre Errichtung erhielt in der Materialfreigabe die Sonderstufe.[540] Mit der 1936 im Gießener Anzeiger beschriebenen Klimakammer (Druck- und Temperatur-Einstellbarkeit) oder der Klimakammer in Frankfurt/M (Temperatur- und Feuchtigkeits-Einstellbarkeit) hatte diese neue Anlage (Zusammensetzung der Atemluft) trotz gleicher Bezeichnung wiederum funktional nichts zu tun. Anfang 1943 wurde Schaefer aufgrund einer Verfügung des Reichsforschungsrats aus der Wehrmacht entlassen. Er schrieb der NSDAP-Ortsgruppe Bad Nauheim: „Ich stehe der Partei wieder zur Mitarbeit zur Verfügung, soweit es meine umfangreichen Reisen, die ich z. Zt. durchführen muß, gestatten."[541] Ähnlich schrieb er der SA.[542]

Eine Anfrage der Universitätsbibliothek Uppsala nach den „Verhandlungen" der Deutschen Gesellschaft für Kreislaufforschung beantwortete Hans Schaefer im März 1944 damit, dass seit 1941 keine weiteren Bände erschienen seien.[543] Ein bemerkenswerter Vorgang ergibt sich aus einem Schreiben, das Helmut Bohnenkamp, der Direktor der medizinischen Klinik Freiburg, im Januar 1944 an Eberhard Koch schickte (Bohnenkamp war laut Band 1941 der „Verhandlungen" im Beirat der Gesellschaft):

> » Gelegentlich einer kürzlich beendeten kulturpolitischen Vortragsreise durch Spanien kam in Barcelona zu mir das Mitglied unserer Gesellschaft für Kreislaufforschung, Prof. Gueralto [sic!]. Er ist wie eine sehr große Zahl der Mitglieder der med. Fakultäten Spaniens durchaus nach Deutschland ausgerichtet und darum auch vor ein paar Jahren Mitglied unserer Gesellschaft geworden. Er hat aber nichts wieder gehört, ausser dass er seinen Beitrag geleistet hat. Er hat mir dies in vorsichtiger und freundlicher Weise mitgeteilt gelegentlich eines Empfanges im Deutschen Kulturinstitut. Er hat auch zweifellos Verständnis für unsere Kriegslage. Ich halte es aber für unbedingt notwendig, […],

537 Friedrich Duensing/Max Schneider – Aus der Psychiatrischen und Nervenklinik (Direktor: Prof. Dr. G. Ewald) und dem Physiologischen Institut der Universität Göttingen (Direktor: Prof. Dr. H. Rein), eingegangen am 28.08.1939: Über Fremdreflexe mit verschiedenen Merkmalen von Eigenreflexen, in: Zeitschrift für die gesamte Neurologie und Psychiatrie, Bd. 168, Nr. 1 (Dezember 1940), S. 690–705.

538 Schaefer am 08.12.1943 an das Oberkommando der Kriegsmarine, Berlin, z.Hd. Reg. Rat Bitterling. Archiv der Kerckhoff-Stiftung Bad Nauheim, Nr. 608.

539 Der Kommissarische Direktor [Hildebrandt] am 04.12.1943 an Eger, ebd., Nr. 179.

540 Erwähnt in: [Schaefer] am 02.02.1944 an Prof. F. Linke, Frankfurt/M, ebd., Nr. 611.

541 Schaefer am 21.02.1944 an die Ortsgruppe der NSDAP Bad Nauheim, ebd.

542 San. Oberscharführer Schaefer am 21.02.1944 an den SA-San. Sturm Bad Nauheim, ebd.

543 Schaefer am 29.03.1944 an Direktor A. Grape, Königliche Universitätsbibliothek, ebd., Nr. 610.

> wenn Sie ein paar verbindliche und erklärende Worte im Namen der Gesellschaft an dieses Mitglied richten. [...] Ich bitte, ggf. bei den entsprechenden Dienststellen in Berlin auf die Notwendigkeit des Verbindunghaltens mit unseren ausländischen Mitgliedern zu dringen.[544]

Besonders bemerkenswert ist dies deshalb, weil Juan Gibert Queralto im Mitgliederverzeichnis der „Verhandlungen" von 1941 nicht steht, aber in demjenigen von 1949. Es gab offenbar zwischen Sommer 1941 und Kriegsende Neueintritte in die Gesellschaft – was die Entwicklung von 575 Mitgliedern im Jahr 1941 auf 502 im Jahr 1949 auf den ersten Blick nicht erwarten lässt. Im Mitgliederverzeichnis der „Verhandlungen" 1949 sind gegenüber dem von 1941 mehr als 80 Mitglieder neuaufgeführt.[545] Die 20. Mitgliederversammlung wählte 1954 Gibert Queralto (Barcelona) und Fritz Hildebrandt (Bad Nauheim) zu Ehrenmitgliedern.

Auch das Amt des Vorsitzenden der Gesellschaft bestand im Krieg eindeutig weiter. Im März 1944 schrieb Eberhard Koch (Physiologisches Institut der Universität Gießen) an den Reichsstatthalter in Hessen, er habe von „der Inspektion der Luftwaffe [...] mehrere Forschungsaufträge", zu deren Bearbeitung er an das Institut kommandiert sei, zugewiesen bekommen und darüber bisher 100 000 RM für das Institut erhalten. Damit wollte er seiner Forderung nach einer technischen Assistentin Nachdruck verleihen. Zweitens führte er eine wachsende Zahl von Studenten und drittens den Bedarf seiner Doktoranden ins Feld. „4. Ausserdem habe ich noch den Vorsitz der Deutschen Gesellschaft für Kreislaufforschung, den ich bisher nur im Interesse der Universität beibehalten habe, obwohl er gerade während des Krieges viel Arbeit erfordert."[546]

Wilhelm Nonnenbruch (DGK seit 1935, Vorsitzender der Tagung 1938) wurde „mit Wirkung vom 25. April 1944 vorläufig mit dem Dienstgrad eines SS-Hauptsturmführer d. Res. als Führer im Sanitätsdienst der Waffen-SS in die Waffen-SS eingestellt." Die endgültige Einstellung erfolgte nach Vorlage der nötigen Personalunterlagen durch das SS-Personalhauptamt.[547] Ein Formular füllte er drei Tage später aus und gab 7 187 610 als seine NSDAP-Mitgliedsnummer an, der Eintritt sei „im Rahmen" der Übernahme der Sudetendeutschen Partei erfolgt. Außerdem trug er ein Eisernes Kreuz zweiter Klasse ein.[548] Hans Schaefer beklagte sich etwa zeitgleich bei Hildebrandt, er habe Professor Nonnenbruch im Kerckhoff-Institut einen Drehstromanschluss abgeben müssen, was anzeigt, dass der in Frankfurt/M ausquartiert worden war. (Bad Nauheim wurde weniger bombardiert als Frankfurt/M.) Schaefer klagte weiter, auch die Fliegeruntersuchungsstelle brauche Platz, und er habe immerhin sechs wissenschaftliche und drei technische Assistenten. Das Institut Arthur Webers sei weniger ausgelastet.[549]

Im Januar 1944 erwähnte Erich Schütz, dass die Versuche über kurzfristigen Sauerstoffmangel in Münster abgeschlossen seien; „die sich daran anschließenden Versuche über die Wirkung hochgradigen Sauerstoffmangels auf den Gaswechsel

544 Bohnenkamp am 25.01.1944 an Koch. Abschrift. Bundesarchiv Berlin (ehem. BDC), VBS 307/8200001546, Bl. 234.

545 Darunter: Josef Eitel, Herbert Göpfert, Heinz Lossen, Jakob Schoenmackers und Ernst Wollheim. Freilich könnten sie auch 1948 oder 1949 eingetreten sein.

546 Oberstabsarzt Prof. Dr. Koch am 04.03.1944 durch den Gießener Rektor an den Reichsstatthalter in Hessen. Universitätsarchiv Gießen, PrA Nr. 2448 (Nr. 385), Bl. 44–45. Der Rektor leitete das Schreiben am 11.03.1944 befürwortend an den Reichsstatthalter nach Darmstadt weiter.

547 Vorläufige Einstellungsverfügung, am 25.04.1944 an Professor Dr. Wilhelm Nonnenbruch, geb. 6.11.1887. Bundesarchiv Berlin (ehem. BDC), VBS 286/6400031852, Bl. 1067.

548 Personalangaben, von Nonnenbruch unterschrieben am 28.04.1944, ebd., Bl. 1091–1094. – Nach: Nonnenbruch, Wilhelm, in: Klee, Personenlexikon, S. 439, nahm Nonnenbruch an einer Mycel-Tagung teil. In: Bundesarchiv Berlin, NS 19/129 und R 3101/32444, fand sich dazu kein Hinweis.

549 Schaefer am 24.04.1944 an Hildebrandt. Archiv der Kerckhoff-Stiftung Bad Nauheim, Nr. 610.

akklimatisierter Tiere sind noch im Gange."[550] Über Forschungsergebnisse, die mit Sicherheit durch Versuche an Menschen gewonnen wurden, berichtete Schütz dann im September 1944. Auf Briefpapier des Luftfahrtmedizinischen Forschungsinstituts des RLM ergänzte Schütz „Physiologisches Institut der Universität Münster" im Briefkopf und berichtete dem Reichsforschungsrat: Von „besonderer luftfahrtmedizinischer Bedeutung" seien „Untersuchungen geworden, die auf meine Veranlassung die Herren [Hans E.] Kehrer und [Fritz] Krull durchgeführt" hätten. Es handle sich „um Ekg-Aufnahmen vor, während und nach der Enzephalographie (Lufteinblasung in die Hirnventrikel)," wie sie „als diagnostische Massnahme täglich in der Nervenklinik der Universität Münster geübt" werde. (Anscheinend nutzte Schütz also aus, dass diese Enzephalographien ohnehin durchgeführt wurden.) Als den „wichtigsten" Befund bezeichnete Schütz, dass sich dabei die gleichen EKG-Veränderungen wie „beim Höhenaufstieg in der Unterdruck-Kammer" ergäben. Unter anderem nannte er „hochgradige Bradykardie und Arrhythmie, ja sogar intraventrikuläre Leitungsstörungen." Diese Veränderungen „konnten also vorübergehend experimentell beim Menschen erzeugt werden."[551] Die Lufteinblasung in die Hirnventrikel diente dazu, die Kammern und Hohlräume des Gehirns röntgen zu können. Dabei wurde zunächst die Flüssigkeit abgelassen, mit der diese Räume gefüllt sind – eine äußerst schmerzhafte Prozedur. 1949 berichtete Hans E. Kehrer, dass es 4 Todesfälle bei 10 000 derartigen Untersuchungen gab, die an der Psychiatrischen und Nervenklinik Münster seit 1939 durchgeführt worden seien.[552]

Weiterhin bemüht zeigte sich Hans Schaefer. Er bot im Mai 1944 an, die Wirkung „von Depot-Strychnin bei postdiphterischen Lähmungen" zu untersuchen,[553] woraus offenbar aber nichts wurde. Mitte 1944 verhandelte er dann mit dem Institut in Carnac (Bretagne), die CO_2-Entfernung aus der Luft in U-Booten in Bad Nauheim zu bearbeiten.[554] Dabei erfuhr er, dass das Oberkommando der Kriegsmarine an *dem* Verfahren zur Trinkbarmachung von Meerwasser „dringend interessiert" sei, das, wie er Hermann Becker-Freyseng schrieb, in „Ihrem Geschäftsbereich ausgearbeitet" worden sei. Schaefer hatte Becker-Freyseng anscheinend in Rechlin persönlich kennengelernt und bat um eine Beschreibung des Verfahrens. Die solle Becker-Freyseng entweder an ihn oder nach Berlin an die Forschungsführung der Kriegsmarine schicken.[555] Der schätzte in seiner Antwort den Kontakt über Schaefer zur Kriegsmarine positiv ein und berichtete:

> Leider hat sich der Beginn der Trinkwasser-Untersuchungen dadurch verzögert, daß sich der Reichsinnenminister die Genehmigung derartiger Versuche ganz persönlich vorbehalten hat. Soweit es möglich war, haben wir alle Vorbereitungen getroffen und warten nur noch auf das Eintreffen der Zusage.[556]

Mit den in diesem Zusammenhang – der Trinkbarmachung von Meerwasser – erneut in Dachau stattfindenden Menschenversuchen stand Hans Schaefer tatsächlich in keinerlei Verbindung. Seine eigenen Arbeiten wurden ab Sommer 1944 zunehmend durch den Luftkrieg beeinträchtigt, der Bad Nauheim erreichte. Ende Juli 1944 wendete er sich mit der Mitteilung an Becker-Freyseng, dass der Leiter der U-Stelle, Stabsarzt Goebel, bei einem „Terrorangriff" getötet worden war. Mit Goebel hatte Schaefer gemeinsam die Beziehungen zwi-

550 Oberstabsarzt Prof. Dr. Schütz am 19.01.1944 an [DFG]: Arbeitsbericht über die Forschungsergebnisse des Physiologischen Instituts der Universität Münster. Bundesarchiv Berlin, R 73/14564, Bl. 25 (Pag. 33).

551 Prof. Schütz am 27.09.1944 an den Leiter der Fachgliederung Wehrmedizin im Reichsforschungsrat, ebd., Bl. 21 (Pag. 26 f.). – Kurz darauf, am 28.10.1944, wurde das Physiologische Institut „durch Brand vollständig zerstört": Schütz, i. A. M[arianne] Verse, am 13.12.1944 an die DFG, ebd., Bl. 17 (Pag. 19).

552 Hans E. Kehrer: Über Zwischenfälle bei der Suboccipitalpunktion, in: Deutsche Zeitschrift für Nervenheilkunde, Bd. 161, Nr. 1 (Juli 1949), S. 98–110, dort besonders: S. 99.

553 Schaefer am 12.05.1944 an Oberstarzt Wirth, Institut für Pharmakologie und Wehrtoxikologie der Militärärztlichen Akademie Berlin. Archiv der Kerckhoff-Stiftung Bad Nauheim, Nr. 611.

554 Schaefer am 07.06.1944 an das Oberkommando der Kriegsmarine, ebd.

555 Schaefer am 15.06.1944 an Stabsarzt Becker-Freyseng, Berlin, ebd., Nr. 610.

556 Becker-Freyseng am 12.07.1944 an Schaefer, ebd.

schen Höhenfestigkeit und dem Kalium-Calcium-Spiegel des Blutes untersucht.[557]

5.2.7 Versuche zur Trinkbarmachung von Meerwasser

Bei einer Besprechung in Berlin hatte Hermann Becker-Freyseng am 19. Mai 1944 die Ergebnisse bisheriger Versuche zur Trinkbarmachung von Meerwasser angezweifelt: Der Chef des Sanitätswesens der Luftwaffe rechne mit gesundheitlichen Schäden „nach spätestens 6 Tagen", wenn nach dem sogenannten Berka-Verfahren aufbereitetes Wasser getrunken werde. Das Ergebnis der Besprechung war dennoch, Versuche durchzuführen: Eine Gruppe von Menschen sollte behandeltes Meerwasser, eine zweite Trinkwasser und eine dritte keine Flüssigkeit erhalten. Dies sollte über vier und über zwölf Tage untersucht werden. Im Fall von zwölf Tagen waren schwerste Gesundheitsschäden und Todesfälle schon vor Beginn einkalkuliert. Da dies so war, übermittelte Becker-Freyseng die Anweisung seines Chefs Oskar Schröder – der Erich Hippke abgelöst hatte – in Bezug auf Versuche von zwölf Tagen Dauer:

> » Da nach Ansicht Chef des Sanitätswesens bei dieser Versuchsreihe mit dauernden gesundheitlichen Schädigungen bezw. dem Tode der Versuchsperson zu rechnen ist, sollen als Versuchspersonen Leute gewonnen werden, welche seitens des Reichsführers SS zur Verfügung gestellt werden.[558]

Die Hauptbesprechung am Folgetag beschloss, für die bis Ende Juni abzuschließenden Versuche eine Kommission einzusetzen, die die „Bedingungen der noch durchzuführenden Versuchsreihen" festlegen solle. Als Mitglieder avisiert waren: der Wiener Professor Hans Eppinger (◘ Abb. 5.8, DGK

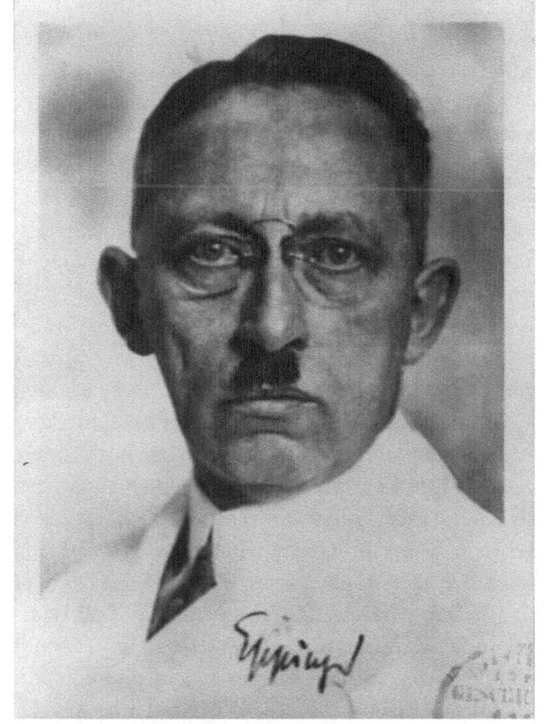

◘ **Abb. 5.8** Hans Eppinger, um 1930

1928 bis 1931 und wieder seit 1938), Becker-Freyseng als Vertreter des Chefs des Sanitätswesens, zwei Vertreter des RLM und ein Vertreter des Oberkommandos der Kriegsmarine. „Die Einladung von Professor Eppinger sowie die Fühlungnahme mit Reichsführer SS übernimmt Stabsarzt Dr. Becker-Freysing [sic!]."[559]

Eppinger war laut einer späteren Angabe seit Februar 1937 Mitglied der damals in Österreich verboten Nationalsozialisten gewesen,[560] gab aber im Mai 1945 selbst an, im Mai 1939 Parteianwärter der NSDAP geworden zu sein. Auf demselben Dokument versah er die Frage nach der österreichischen Staatsbürgerschaft mit einem Fragezei-

[557] Schaefer am 25.07.1944 an Stabsarzt Becker-Freyseng, Saalow, beim Chef des Sanitätswesens, ebd.

[558] Wiedergegeben in: Niederschrift über die Besprechung Trinkbarmachung von Meerwasser am 20.5.1944, Technisches Amt GL/C-E 5 IV, Berlin 23.05.1944. Bundesarchiv Berlin, NS 19/1584, Bl. 9–12, dort: Bl. 9 f., Zitat: Bl. 10.

[559] Ebd., Bl. 11 f.

[560] Das Staatsamt für Volksaufklärung, für Unterricht und Erziehung am 08.08.1945 an den Dekan der Universität Wien, Med PA 104 Eppinger, Bl. 38: Laut einer „Liste der illegalen Parteimitglieder des Wiener Allgemeinen Krankenhauses".

chen.[561] An anderer Stelle wiederum nannte er am 20. Mai 1940 den August 1937 als Beginn seiner Mitgliedschaft und die Mitglieds-Nr. 6 164 614.[562] Die Wiener Polizei hielt dieselbe Nummer, aber wiederum das Eintrittsdatum Februar 1937 fest.[563]

Der Chef des Sanitätswesens Oskar Schröder wandte sich dann Anfang Juni 1944 mit dem Hinweis an Himmler: „Sie gaben bereits früher der Luftwaffe die Möglichkeit, dringende ärztliche Fragen im Versuche an Menschen zu klären." Schröder erläuterte: Eines der beiden ausgearbeiteten Verfahren erzeuge Trinkwasser, verbrauche aber Engpassrohstoffe. Ein anderes Verfahren überdecke nur den Geschmack des Meerwassers, benötige dafür aber keine Engpassrohstoffe. Letzteres müsse nach „unseren heutigen Kenntnissen als bedenklich angesehen werden, da die Zufuhr konzentrierter Salzlösungen schwere Vergiftungserscheinungen hervorrufen kann." Bisher konnten nur Versuche bis zu vier Tagen Dauer durchgeführt werden. Da „die praktischen Forderungen aber eine Versorgung in Seenot Geratener bis zu 12 Tagen verlangen, sind entsprechende Versuche erforderlich." Schröder bestellte:

» Benötigt werden 40 gesunde Versuchspersonen, die für 4 Wochen voll zur Verfügung stehen müßten. Da von früheren Versuchen bekannt, dass im K. L. Dachau die notwendigen Laboratorien sind, wäre dieses Lager sehr geeignet. Die Leitung der Versuche soll Stabsarzt Dozent Dr. Beiglböck übernehmen, Friedensstellung Oberarzt der Medizinischen Universitätsklinik Wien (Prof. Dr. Eppinger).[564]

Das Protokoll einer Besprechung über die Trinkbarmachung von Meerwasser am 4. Oktober in Saalow berichtete über die Ergebnisse. Zu dieser Besprechung war Hans Eppinger eingeladen, aber als am Kommen verhindert eingetragen. Becker-Freyseng war auf dieser großen Besprechung anwesend. (Die Anwesenheitsliste nennt einen Stabsarzt Dr. Schwiegk als einen der Vertreter des OKH.) Wilhelm Beiglböck – wie Hermann Becker-Freyseng kein Mitglied der DGK – teilte mit: Das Verfahren, das Mangelrohstoffe benötigte, wurde zwölf Tage durchgehalten, alle anderen abgebrochen, aber stets über hundert Stunden durchgehalten.[565]

Laut Forschungsstand mussten vierzig Menschen im Konzentrationslager Dachau an den Trinkversuchen teilnehmen und einige erlitten Dauerschäden.[566] „Opfer dieser Versuche waren Roma und Sinti, die nach Auschwitz deportiert worden waren und die sich in der Hoffnung, dieser Hölle zu entkommen, für diese Versuche gemeldet hatten."[567]

Hermann Becker-Freyseng wurde im Nürnberger Ärzteprozess deswegen verurteilt.[568] Hans Eppinger (1928/29–1930/31 im Vorstand der DGK) beging am 25. September 1946 Selbstmord. Dies ist insofern eine Parallele zu Ernst Holzlöhner, der sich am 14. Juni 1945 tötete. Beide kamen so beim Nürnberger Ärzteprozess nicht vor Gericht.

Eine von der Wiener Polizei 1946 aufgenommene Zeugenaussage eines ehemaligen Dachauer Häftlings lautete, Eppinger habe Dachau inkognito besuchen wollen, sei dort aber von einem Medizinstudenten erkannt worden und habe sich mit ihm unterhalten. Beiglböck (der die Versuche durchführte, zuvor Eppingers Assistent) habe „Krakeler" (Häftlinge mit Krampferscheinungen oder Tobsuchtsanfällen) der SS übergeben, die „mit ihnen

---

561 Personalblatt, Eppinger, 14.05.1945, ebd., Bl. 36.

562 Der Wiener Rektor am 03.01.1946 an das Bundesministerium für Unterricht, ebd., Bl. 39.

563 Polizeidirektion Wien, Bericht vom 20.08.1946. Bundesarchiv Berlin, NS 4-DA/24, Bl. 3.

564 Der Chef des Sanitätswesens der Luftwaffe, Schröder, Saalow, am 07.06.1944 an den Herrn Reichsminister des Innern u. Reichsführer SS über Reichsarzt SS und Polizei, Berlin, ebd., NS 19/1584, Bl. 17.

565 Sanitätswesen der Luftwaffe, 20.10.1944. Bundesarchiv Freiburg, RL 4/599. – In der Vernehmung vom 27.06.1946 durch die Polizeidirektion Wien (Bundesarchiv Berlin, NS 4-DA/24, Bl. 60–63, dort: Bl. 61 f.) sagte Eppinger aus: „Ich und Prof. Schwiegk (Berlin) wurden beauftragt[,] dieses neue Verfahren an Ort und Stelle zu prüfen; wenige Wochen später erhielt ich telegraphisch den Befehl[,] umgehend in Dachau zu erscheinen, um die Reinigung des Meerwassers in Augenschein zu nehmen." – Es ist m. E. nicht eindeutig, ob es sich um das DGK-Mitglied Herbert Schwiegk handelt.

566 Roth: Tödliche Höhen, S. 110.

567 Ebbinghaus/Roth: Medizinverbrechen, S. 148.

568 Ebd.

auf die im Lager übliche Art" verfuhr. Die anderen Häftlinge tranken dann das Meerwasser weiter. Durstige Häftlinge „stürzten" sich auf Putzlumpen, um sie auszusaugen. Beiglböck habe „die durch die Versuche heruntergekommenen Häftlinge dem Normalrevier" übergeben, „um so die Todesziffern der Versuchsstation zu verschleiern." Das sei in jeder „Versuchsstation" üblich gewesen. „Die häufigen Blutabnahmen und die unsachgemäße Behandlung dabei, führte ebenfalls zu schweren Schädigungen. Die Versuche dürften ca. 6 Wochen gedauert haben."[569]

Ein ehemaliger Hilfspfleger in Dachau sagte aus: „Es kamen 44 Zigeuner aus Auschwitz ins Lager, denen man dort versprochen hatte, sie kämen in gute Arbeitskommandos und erhielten bessere Kost." Die Versuche hätten so lange gedauert, wie die Probanden durchhielten, meist acht bis zehn, in einem Fall 16 Tage. Am Ende des Versuchs sei Rückenmarkflüssigkeit entnommen worden, was „wahnsinnige Schmerzen" und „Schreikrämpfe" verursacht habe.[570]

Hans Eppinger gab bei seinen Vernehmungen anlässlich der Untersuchung der Wiener Polizeidirektion laut Schlussbericht vom Juli 1946 an, dass er sich kaum eine Stunde in Dachau aufgehalten und dort selbst Meerwasser getrunken hätte. Der Schlussbericht der Polizeidirektion kam zu der Bewertung: „Seine weitere Verantwortung ist sehr schleierhaft u. seine weiteren Angaben den Tatsachen nicht entsprechend."[571]

569 Aussage in Klagenfurt [Name hier nicht wiedergegeben], 7.2.1946. Bundesarchiv Berlin, NS 4-DA/24, Bl. 30–31.

570 Aussage in Wien [Name hier nicht wiedergegeben], 16.05.1946, ebd., Bl. 49.

571 Polizeidirektion Wien, Schlussbericht vom 03.07.1946, ebd., Bl. 4.

Schluss

Zusammenfassung

Skizziert wird zusammenfassend, welche Formen und zeitlichen Zäsuren der Anpassung sich für die Deutsche Gesellschaft für Kreislaufforschung im Nationalsozialismus feststellen lassen: von der organisatorischen und personellen *Gleichschaltung* 1933/34 über einen Prozess der Neuausrichtung ab Mitte der 1930-er Jahre bis hin zur Bildung von wehr- und insbesondere luftfahrtmedizinischen Netzwerken, die sich aus der Plattform der Kreislaufforscher heraus entwickelten. Die Entwicklung und Veränderung der Mitgliederstruktur wird – mit Bezug auf verfolgte Mitglieder – resümiert und auf die Frage eingegangen, wie auf der Grundlage der vorgenommenen Recherchen die Anpassung, Verstrickung und Belastung zumal der (späteren) Amts- und Preisträger der Gesellschaft besonders auf einer individuell-biografischen Ebene zu bewerten ist. Abschließend beleuchtet ein kurzer Ausblick auf die ersten Jahre nach 1945, wie – analog zur Gesamtgesellschaft – auch die Deutsche Gesellschaft für Kreislaufforschung ihre Geschichte seit 1933 weitestgehend ausblendete.

T. Baumann, *Die Deutsche Gesellschaft für Kreislaufforschung im Nationalsozialismus 1933 – 1945*,
DOI 10.1007/978-3-662-54400-6_6,

6.1 Die Entwicklung der Gesellschaft in der Zeit des Nationalsozialismus

Im Jahr 1932 vereinigte die erst Mitte 1927 neu gegründete Deutsche Gesellschaft für Kreislaufforschung in ihren Reihen rund zweihundert Mediziner verschiedener Fachbereiche aus Forschung und Klinik. Die vergleichsweise kleine medizinische Fachgesellschaft kann als fortschritts- und forschungsorientierte *Community* bezeichnet werden, als Kern eines Netzwerks der an diesem medizinischen Bereich Interessierten. Etablierte Wissenschaftler waren in der DGK ebenso organisiert wie junge Mediziner, Theoretiker ebenso wie Kliniker, einige niedergelassene Ärzte und Balneologen. Mit wenigen Bedingungen wie einem geeigneten medizinisch-wissenschaftlichen Profil, akklamativem Zuspruch der Mitgliederversammlung und der Zahlung des Jahresbeitrags lag die Schwelle für einen Beitritt niedrig. Für die ersten Jahre der Gesellschaft steht insbesondere der Kölner Physiologe Bruno Kisch. Schon früh verfolgte er auch die Idee, das neu etablierte Netzwerk weiter zu internationalisieren. Kisch hatte die Satzung verfasst und stand insofern für die Kontinuität der Gesellschaft, erst als direktes Mitglied des fünfköpfigen Vorstandes bis 1931, dann – nach seinem turnusmäßigen Ausscheiden im März 1932 – in einer Art Geschäftsführerposition unter der Bezeichnung „Ständiger Schriftführer".

Die sogenannte *Machtergreifung* der Nationalsozialisten 1933 traf die noch junge Gesellschaft kurz nachdem die organisatorische Festigung abgeschlossen war. Besonders im Vergleich mit der erheblich größeren DGIM (die sich gerne als *Mutter* der Kreislaufforscher bezeichnete) erscheint die organisatorische und personelle Anpassung der DGK ab Herbst 1933 vergleichsweise zurückhaltend erfolgt zu sein. Zwar ist dieser Prozess in seinem vorstandsinternen Ablauf nur bruchstückhaft dokumentiert, die dazu überlieferten (wenigen) Dokumente deuten aber eher in die Richtung, dass die *Gleichschaltung* der DGK überwiegend reaktiv und entlang von oben definierter Vorgaben erfolgte. Die DGK zögerte viel länger als die DGIM, die bereits im Vorfeld der Internistentagung vom April 1933 sogar einige Referenten wieder zurückgezogen hatte. Der *Arisierung* des Vorstandes der DGK, die in einer Übergangsphase von Herbst 1933 bis zur Jahrestagung im Frühjahr 1934 erfolgte, kam entgegen, dass das Vorstandsmitglied Siegfried Thannhauser am 16. Mai 1933 sein Amt niedergelegt hatte, Franz Groedel im Herbst 1933 in die USA ausgereist war und Ernst Magnus-Alsleben im Frühjahr 1934 ohnehin turnusgemäß aus dem fünfköpfigen Vorstand ausgeschieden wäre. Bruno Kisch, der nicht freiwillig ging, wurde – soweit in den Quellen nachvollziehbar – infolge anstehender behördlicher Forderungen Ende 1933 ersetzt.[1] Der von der Mitgliederversammlung am 17. April 1934 für nun drei Jahre zum alleinigen Vorsitzenden der Gesellschaft gewählte Eberhard Koch, der schon Ende 1933 das Amt des Schriftführers von Bruno Kisch übernommen hatte, band diesen noch bis Anfang 1934 in Entscheidungen des Vorstandes ein, aber anscheinend mehr aus Taktgefühl; er und Kisch kannten sich gut. Der nur noch aus Koch (neu) und Johannes Nörr (scheidend) bestehende Vorstand gab auf der genannten Mitgliederversammlung 1934 an, dass der Fortbestand der Gesellschaft zuvor gefährdet gewesen sei. Bezeichnend ist allerdings, dass die „Verhandlungen" von 1934 neuerlich einen Vorstand für 1933/34 auswiesen – nun Nörr und Koch – und damit die Angaben des Bandes von 1933 überschrieben.

Die Gesellschaft selbst durchlief ab 1933 organisatorisch, fachlich und ihn ihrem Mitgliederprofil einen grundlegenden Wandel. Sie passte sich nicht nur organisatorisch sukzessive an. Auch der ursprüngliche Anspruch, vor allem ein spezielles Diskussionsforum für Herz- und Kreislaufforschung zu sein, wurde schnell zugunsten einer Rechtfertigung der eigenen Existenz und prakti-

---

[1] Wie oben ausgeführt hatte der Vorstand der Deutschen Pharmakologischen Gesellschaft am 01.10.1933 bereits eine behördliche Auflage erhalten; aus einem Schreiben Eberhard Kochs vom 28.10.1933 an Kisch wird nicht klar, ob die DGK-Vorstände eine ähnliche Maßnahme für ihre Gesellschaft erwarteten oder ein gleichwertiges Behördenschreiben bereits erhalten hatten. Den Pharmakologen war bei Weigerung die Auflösung ihrer Gesellschaft angedroht worden. Recht sicher bezog sich die Äußerung Johannes Nörrs auf der Mitgliederversammlung vom 17.04.1934, der Bestand der Gesellschaft sei bedroht gewesen, auf diese Drohung.

schen Nützlichkeit für den nationalsozialistischen Staat und seine *Volkgemeinschaft* ausgehöhlt. Den ersten Schritt in diese Richtung bildete die von Eberhard Koch beantragte und von der Mitgliederversammlung am 17. April 1934 beschlossene Satzungsänderung, mit der die „Bekämpfung der Kreislaufstörungen" als Zielsetzung in die Statuten der Gesellschaft aufgenommen wurde. Dies war ein kurzfristig realisierbares Zugeständnis an die NS-Volksgesundheitspolitik, wobei sich eine Zusammenarbeit mit den Behörden anbieten ließ (die in nachfolgenden Satzungsänderungen noch weiter betont wurde). Zum Teil war diese mit dem Frühjahr 1934 manifest werdende Neuausrichtung eine Reaktion auf den Gesamtvertretungsanspruch der Deutschen Gesellschaft für Innere Medizin, der den NS-Zentralisierungsvorstellungen entgegenkam. Ein Höhepunkt innerhalb dieses Anpassungsprozesses an die Ziele der NS-Volksgesundheitspolitik war die „arbeitsmedizinische" Jahrestagung 1936 unter dem Vorsitz des Präsidenten des Reichsgesundheitsamts und NS-Funktionärs Hans Reiter, der auch späteren DGK-Tagungen als Gast beiwohnte.

Auch die in der 2. Hälfte der 1930er-Jahre – im Zuge der von Deutschland zunehmend offen betriebenen Aufrüstungspolitik – spürbare Orientierung hin zu wehr- und besonders flugmedizinischen Fragen war eine Anpassung an die Ziele der nationalsozialistischen Führung. Sie bildete einen zweiten Ansatz zur Neuausrichtung (wurde aber, anders als das Thema *Volksgesundheit*, nicht in die Satzungen aufgenommen). Eberhard Koch trieb sie als Vorsitzender der Gesellschaft (und auch am Bad Nauheimer Kerckhoff-Institut) voran. Inwieweit dies aus Gründen des Selbsterhalts der Gesellschaft oder eigener Überzeugung erfolgte, ist auf der Basis verfügbarer Quellen nicht belastbar zu entscheiden. In jedem Fall suchte der Vorstand stets Kompromisse zwischen Wissenschaftlichkeit und dem Druck, weiterzubestehen.

Das verstärkte Interesse an Flugmedizin und *Wehrforschung* ging auch auf eine fachliche Umorientierung etlicher Altmitglieder sowie die Aufnahme von in dieser Hinsicht bereits etablierter neuer Mitglieder zurück. Auch an den gesichteten DFG-Forschungsanträgen von Mitgliedern wird dies sehr deutlich. Während die Mitgliederzahl 1933 bis 1935 stagnierte, traten 1937 rund 80 und 1938 fast 100 neue Mitglieder in die DGK ein, das waren signifikant mehr (mindestens doppelt so viele) wie in anderen Jahren. Dabei fällt auf, dass sich etliche von ihnen mit der Physiologie des Höhenfluges oder derjenigen extremer Temperaturen befassten und allein sechs der 1937 Neueingetretenen im Krieg an der Luftwaffentagung „Seenot und Winternot" teilnahmen (Franz Grosse-Brockhoff, Ernst Holzlöhner, Otto Ranke, Siegfried Ruff, Hubertus Strughold und Rudolf Thauer). Nun zog die Gesellschaft Luftwaffenforscher wie ein Magnet an. Neben diesen – so oder so – bedeutenden Forschern setzte die Gesellschaft 1937/38 massiv auf Mitgliederzuwachs, um ihre Bedeutung zu unterstreichen.

Unter den Neumitgliedern besonders des ersten Expansionsjahres 1937 findet sich auch eine jüngere Generation von Medizinern, von denen einige nach 1945 Ämter in der Gesellschaft innehatten.[2] Es bildeten sich innerhalb und im Umfeld der DGK veränderte Netzwerke. Zu diesem Umfeld gehörte das Kerckhoff-Institut unter dem kommissarischen Leiter und seit 1934 alleinigen DGK-Vorsitzenden Eberhard Koch, an das er die Gesellschaft immer enger anzubinden versuchte; zum Umfeld gehörten aber auch weitere Institute von DGK-Mitgliedern wie besonders das von Hermann Rein in Göttingen.

Mit Kriegsbeginn 1939 geriet die DGK neuerlich unter Druck. Wie gezeigt, stagnierte die Gesellschaft bis 1941 erneut, was nicht zuletzt kriegsbedingt war. Zahlreiche Mitglieder wurden einberufen und potenzielle Neumitglieder, die an Militärlazarette wechselten, von einem Beitritt sicherlich abgehalten. Für in der Gesellschaft organisierte Mediziner wurde es im Krieg noch attraktiver, Militärforschung zu betreiben: Bei ihren individuell bei der DFG gestellten Forschungsanträgen wurden sie jetzt lediglich gefördert, wenn das Forschungsziel kriegs- und staatswichtig war. Vom Militär direkt vergebene Forschungsaufträge boten

2 Unter den Neumitgliedern von 1937 waren die späteren Tagungspräsidenten Max Bürger, Franz Grosse-Brockhoff, Hugo Wilhelm Knipping, Karl Matthes und Rudolf Thauer; zu ihren Ämtern siehe auch die Liste der Amtsträger und Ausgezeichneten im Anhang (► Anhang A2).

noch bessere Chancen für eine Uk-Stellung. Entsprechende Themen verhandelte die Tagung von 1941 jedoch nicht. Zur Krise der Gesellschaft gehört allerdings auch, dass Konflikte am Bad Nauheimer Kerckhoff-Institut (zwischen Hans Schaefer und Eberhard Koch) eskalierten und sich zuletzt nichtmehr aus der Gesellschaft für Kreislaufforschung heraushalten ließen. Unklar bleibt auf der Basis verfügbarer Quellen, ob dies mit dazu beitrug, dass speziell 1942 keine Tagung stattfand. Als gesichert kann gelten, dass Eberhard Koch den Reichsstatthalter in Hessen gegen sich aufgebracht hatte.

Mit der letzten Tagung löste sich die Deutsche Gesellschaft für Kreislaufforschung institutionell aber keinesfalls auf. Für 1943 war wieder eine Tagung anberaumt, die aufgrund des Kriegsverlaufs kurzfristig von den Behörden abgesetzt wurde. Eberhard Koch gab zu dieser Zeit an, mit seinem Amt als Vorsitzender der Gesellschaft stark beansprucht zu sein.

6.2 Rassistisch oder politisch verfolgte Mitglieder

Die anhand der gedruckten Mitgliederverzeichnisse systematisch erfasste Mitgliederbewegung dokumentiert, dass nahezu alle Mitglieder aus ausgegrenzten und verfolgten Bevölkerungsgruppen nach 1933 nach und nach aus der Gesellschaft für Kreislaufforschung verschwanden. *Nichtarier* finden sich unter den *neu* aufgenommenen Mitgliedern seit 1934 ohnehin nicht mehr. Wie gezeigt, schieden viele *jüdische* Mitglieder über einen langen Zeitraum verteilt aus: teilweise nachdem sie durch die schon im April 1933 (etwa mit dem *Gesetz zur Wiederherstellung des Berufsbeamtentums*) einsetzende staatliche Entrechtung ihre Stellung an Universitäten und Kliniken verloren hatten; einige erst im zeitlichen Umfeld der Vierten Verordnung zum Reichsbürgergesetz, welches mit Wirkung zum 30. September 1938 jüdischen Ärzten ihre Approbation („Bestallung") entzog und ihnen damit nahezu jegliche noch verbliebene Existenzgrundlage genommen wurde. Es ist unklar, ob die Gesellschaft zuletzt noch rassistisch verfolgte Mediziner ausschloss.

Im Vergleich zur Mitgliederbewegung in anderen Jahren auffällig ist, dass immerhin acht der Mitglieder von 1932 zeitweilig – vorzüglich 1933 – austraten und bald wieder eintraten. Darunter finden sich Klothilde Gollwitzer-Meier, Max Hochrein, Paul Martini und Hermann Rein. Motive dafür sind nicht dokumentiert und bedeuten im Einzelfall möglicherweise wenig. Die Häufung deutet jedoch zumindest an, dass eine Mitgliedschaft in der Gesellschaft für Kreislaufforschung um 1933 als nicht karrierefördernd angesehen wurde.

Schon rein statistisch auffällig ist: Von 203 Mitgliedern des Jahres 1932 fehlten einschließlich aller Todesfälle rund neunzig[3] bis zum Jahr 1941, aber weniger als dreißig weitere im etwa gleichlangen Zeitraum bis 1949. Die Emigration hinterließ starke Spuren in der Gesellschaft. Unter den Mitgliedern von 1933 ließen sich 34 sicher ermitteln, die in die Emigration flohen. Zu ihnen gehörten die früheren Vorstandsmitglieder Franz Groedel (1933), Siegfried Thannhauser (1935), Ernst Magnus-Alsleben (ebenfalls 1935) und Bruno Kisch (Ende 1938). Unter ihnen finden sich 16 Mitglieder, die bereits im ersten Mitgliederverzeichnis von 1928 standen.

In Bezug auf oppositionelles Verhalten hervorzuheben ist unter Mitgliedern der DGK Otto Krayer. Er findet sich nur im Mitgliederverzeichnis des Jahres 1933. Im Juni desselben Jahres weigerte er sich, den Lehrstuhl des rassistisch vertriebenen Kollegen Philipp Ellinger in Düsseldorf zu vertreten. Ende 1933 emigrierte Krayer. Leif Poulsson (DGK 1933 bis 1941) wurde in Norwegen Ende 1941 von der Gestapo wegen „Flugblattorganisation" festgenommen. Nach seiner Zeit als Mitglied (1930–1932) leistete Georg Groscurth Widerstand. Er war 1943 Mitbegründer der Widerstandsgruppe „Europäische Union", die in Deutschland Kontakt zu *Fremdarbeitern* suchte. Nach Verurteilung durch Freislers „Volksgerichtshof" wurde Groscurth am 8. Mai 1944 im Zuchthaus Brandenburg hingerichtet.

[3] Ohne die acht Wiedereintreter.

Mediziner, die sich auf der vorerst letzten Mitgliederliste von 1941 finden, gelten für mich als bis Kriegsende aktive Mitglieder. Dazu gehört der erwähnte Osloer Dozent Leif Poulsson, der als „NN-Häftling" (also westeuropäischer Widerstandskämpfer, dessen Verbleib verschleiert werden sollte) in das KZ Natzweiler-Struthof deportiert wurde und dort als Häftlingsarzt überlebte. Der rassistisch verfolgte Prager Professor Hugo Přibram (DGK 1930–1941) starb, wenig über 60 Jahre alt, am 19. Mai 1943 in Theresienstadt. Walerjan Spychała (DGK 1932–1941) schloss sich nach der Besetzung Polens der „Union bewaffneter Kampf" an und starb am 6. November 1943 in einem Posener Internierungsgefängnis im Alter von 43 Jahren. Der Kölner Arzt Selmar Harry Falkenstein, seit 1928 in den Verzeichnissen und damit Gründungsmitglied, wurde 1942 „Richtung Osten" deportiert.

Über zwei weitere ehemalige Mitglieder ließ sich ermitteln, dass sie als Opfer des Nationalsozialismus ihr Leben verloren: Als die Sowjetarmee nahte, selektierten die Wachen im Lager Skarzysko-Kamienna Häftlinge und erschossen laut Zeugenaussagen den Krakauer Arzt Roman Glassner (DGK 1929–1934). Der 1863 geborene Professor Ernst Neisser (DGK 1931–1933) nahm sich nach Erhalt eines Deportationsbefehls im Oktober 1942 in Berlin das Leben.

6.3 Anpassung, individuelle Verstrickung und Belastung von Amts- und Preisträgern

Da nicht sämtliche Mitglieder der Deutschen Gesellschaft für Kreislaufforschung biografisch genau untersucht werden konnten,[4] wurde hier der Fokus auf die Amts- und Preisträger gelegt. Auch für diese Gruppe erschwert die teils lückenhafte Quellenlage eine definitive Bewertung. Auf der Basis der für sie vorgenommenen vertieften biografischen Recherche sind aber Aussagen zu allgemeinen Trends und hinsichtlich einer individuellen Belastung doch möglich.

Zunächst lässt sich aufgrund der Recherche zu NS-Mitgliedschaften festhalten, dass der Organisationsgrad von Amts- und Preisträgern den Durchschnitt der deutschen Ärzteschaft nicht überschritt. *Politische Aussagen* sind nur in Einzelfällen überliefert (Ludwig Aschoff und Georg Benno Gruber). Echte rassistische Ausfälle im Sinne der NS-Ideologie waren in den gesichteten Schriftwechseln nicht zu finden, ebenso selten ist aber eine oppositionelle Haltung oder Kritik erkennbar (siehe Franz Büchner unten). Eberhard Koch scheint hier als Person quasi typisch: Die wenigen überlieferten politisch-ideologischen Aussagen reichen für eine differenzierte Bewertung nicht aus. Koch hatte in seiner Funktion als Vorsitzender (seit 1934) Kontakt zu Hans Reiter, dem Präsidenten des Reichsgesundheitsamts. Auf dieser Ebene fällt allenfalls Richard Wagner (1955/56 Vorsitzender der Gesellschaft) auf, der Reinhard Heydrich mindestens einmal privat traf.

In *medizinisch-wissenschaftlicher* Hinsicht ist ein Trend zur auch individuellen Anpassung an das NS-Regime aber eindeutig feststellbar. Er findet sich innerhalb der DGK – nicht zuletzt bei (späteren) Amts- und Preisträgern – vor allem in der beschriebenen Orientierung hin zu luftfahrtmedizinischen Fragen. Dies könnte im Einzelfall auch politische Motive gehabt haben; Tatsache ist in jedem Fall, dass etliche Mitglieder die sich bietenden Chancen ergriffen. Im Krieg arbeiteten nicht wenige Mitglieder an kriegswichtigen Projekten, oft direkt im Auftrag der Luftwaffe. Charakter und Ziel des deutschen Eroberungs- und Vernichtungskriegs hielt sie davon zumindest nicht ab. Selbst Franz Büchner (1952/53 Vorsitzender der Gesellschaft, CLM 1972), der seine Skrupel gelegentlich öffentlich machte (unten), scheint nicht auf die Idee gekommen zu sein, daraus eine Konsequenz für seine Kooperation mit dem Militär zu ziehen.

Sichtbar wird die hohe Bereitschaft zur Zusammenarbeit an der proportional großen Beteiligung von DGK-Mitgliedern an der Besprechung *Seenot und Winternot* am 26. und 27. Oktober 1942. Unter

4 Überschlagen: Rund 200 Mitglieder 1932 plus gerundet 50 Neueintritte pro Jahr (ohne Austritte) bis 1941 ergibt über 500 Personen. Hinzu kommen spätere DGK-Mitglieder, die in der NS-Zeit bereits als Mediziner praktiziert hatten. – Alle Mitglieder von 1932, die bis 1949 aus den Mitgliederverzeichnissen verschwanden, wurden aber zumindest anhand von Lexika u. ä. recherchiert.

den insgesamt 95 Teilnehmern dieser von der Luftwaffe veranstalteten Sitzung finden sich 21 identifizierte Mitglieder der Gesellschaft, darunter acht spätere Amts- bzw. Preisträger sowie ein Ehrenmitglied.[5] Professor Albert Anthony (DGK seit 1930) leitete in seiner Funktion als Stabsarzt und Angehöriger der Luftwaffen-Sanitätsinspektion die Besprechung, fünf weitere Mitglieder referierten (Fritz Brauch, Franz Büchner, Ernst Holzlöhner, Hermann Rein und Georg August Weltz).

Zumindest zwei der Teilnehmer, Hermann Rein (CLM 1951) und Franz Büchner, gaben nach dem Krieg an, dort protestiert zu haben. Ein damaliger Assistent Hermann Reins, Franz Grosse-Brockhoff (1964 Vorsitzender, 1965 Tagungspräsident, Ehrenmitglied seit 1975), widersprach sogar laut Besprechungsprotokoll in einer Wortmeldung Ernst Holzlöhners Rechtfertigung für extreme Menschenversuche (Unterkühlung): Tierversuche stimmten mit Menschenversuchen qualitativ sehr wohl überein.

Eine individuelle Verstrickung oder Belastung umfasst sehr unterschiedliche Ebenen: Mitgliedschaft in NS-Organisationen, Mitarbeit bei medizinischer Militärforschung, widerspruchslose Kenntnis von – oder Mitwirkung bei – unethischen Menschenversuchen oder NS-Verbrechen. Betrachtet man diese verschiedenen Ebenen im jeweils individuellen Fall, ergeben sich für die systematisch überprüften Amtsträger und CLM-Preisträger der DGK (▶ Tabelle im Anhang A2) sehr unterschiedliche Befunde. Bei folgenden Medizinern aus dieser Gruppe, bei denen die biografische Überprüfung Hinweise oder Indizien für eine mögliche Belastung ergab, erbrachten die Archivrecherchen:

- Franz Büchner (1895–1991),[6] der der Gesellschaft 1934 beitrat und seit 1936 Ordinarius in Freiburg war, leitete seit April 1940 das Institut für Luftfahrtmedizinische Pathologie des RLM am Pathologischen Institut der Universität Freiburg und war Beratender Pathologe beim Inspekteur des Sanitätswesens der Luftwaffe. Auf der Luftwaffentagung *Seenot und Winternot* referierte er 1942 über „Die Pathologie der Unterkühlung". Über seinen Vortrag „Der Eid des Hippokrates" (1941), in welchem Kritik an den Euthanasieverbrechen anklingt, äußerte er 1942, dies habe ihm die Berufung nach Frankfurt verbaut. Anlässlich von Nachfolgeverhandlungen in München wurde ihm 1943 eine „klerikale Haltung" zugeschrieben, ein „großer Schönheitsfehler";[7] allerdings wurde er im selben Jahr zum Oberfeldarzt befördert. Für seine Nachkriegsaussage, er habe auf der Seenotbesprechung protestiert, fanden sich zumindest keine zeitnahen Belege. Es ließen sich zugleich aber weder Hinweise auf eine Mitgliedschaft in der NSDAP noch auf unethische Menschenversuche finden.
- Eberhard Koch (1892–1955)[8] wurde Anfang 1938 im Umfeld seiner Berufung nach Gießen attestiert, er sei vor der „Machtübernahme" politisch nicht hervorgetreten, werde „heute als durchaus zuverlässig angesehen". Koch war seit 1935 Stabsarzt der Reserve und erhielt im selben Jahr von der Universität Frankfurt einen Lehrauftrag für Luftfahrtmedizin. Seither befasste er sich eingehender mit Luftfahrtmedizin und leitete die am Kerckhoff-Institut eingerichtete Fliegeruntersuchungsstelle. Seine späteren Forschungsprojekte in Gießen als Oberstabsarzt sind unverdächtig.[9]
- Wilhelm Nonnenbruch (1887–1955)[10] wurde 1939 Direktor an der medizinischen Universitätsklinik in Frankfurt/M, zuvor

5 Franz Büchner, Otto Gauer, Franz Grosse-Brockhoff, Hermann Rein, Erich Schütz, Herbert Schwiegk, Rudolf Thauer, Karl Wezler und Ehrenmitglied Adolf Jarisch.

6 1940–1941 im Beirat, 1950/51–1953/54 im Vorstand, 1952/53 Vorsitzender der Gesellschaft, 1953 Vorsitzender der Tagung, CLM 1972.

7 [Aus einer Zusammenstellung:] „30.XII.43". Bundesarchiv Berlin (ehem. BDC), R 9361/II-128961, Bl. 1147.

8 1933 Schriftführer (seit Okt./Nov.), 1933/34 mit J. Noerr als Schriftführer im Vorstand der Gesellschaft (rückwirkend 1934), 1934–1942[–1945] alleiniger Vorsitzender der Gesellschaft, 1935 Vorsitzender der Tagung.

9 „Verbesserung des Sehens durch Kontrastverstärkung" und „Die Prüfung des Raumsehens unter Verwendung der Stereoprojektion".

10 1938 im Beirat, 1938 Vorsitzender der Tagung, 1939–1941[–1945] im Vorstand.

arbeitete er in Prag. Der NSD-Dozentenbund bescheinigte ihm 1941, im „Sudetendeutschen Kampf" habe er sich „Verdienste erworben, indem er in hervorragender Weise für das Deutschtum eintrat. Politisch ist er ganz zuverlässig."[11] Nonnenbruch war laut seiner SS-Führer-Personalakte (BDC) ab 1939 Hauptsturmführer, 1942 Sturmbannführer und wurde 1944 in den Sanitätsdienst der Waffen-SS übernommen. Ein Mitwirken Nonnenbruchs an der Einführung des Nahrungszusatzes Mycel in Konzentrationslagern[12] ist in den Mycel-Akten im Bundesarchiv Berlin nicht dokumentiert.

- Hermann Rein (1898–1953)[13] war kein Mitglied der NSDAP. Er schrieb 1937, in seinem Institut werde „die gesamte Grundlagenforschung für die Probleme des *Höhenflugs* und der *grossen Beschleunigungen* ständig durchgeführt", 1938 wurde er außerordentliches Mitglied des wissenschaftlichen Senats für das Heeressanitätswesen und sein Göttinger Institut vergrößert. Rein war 1941 mit dem Rang eines Oberkriegsarztes dazu abgestellt, dieses Physiologische Institut der Universität Göttingen zu leiten; 1942 erfolgte seine Beförderung zum Oberfeldarzt. Bald danach hieß sein Institut Luftfahrtmedizinisches Forschungsinstitut des RLM, Abt. Luftfahrtphysiologische Forschung, Göttingen, und es verfügte infolge seiner Bedeutung über mehr Personal als die anderen Göttinger Institute. Laut Protokoll der Besprechung *Seenot und Winternot* 1942 sprach er als Beratender Physiologe der Sanitätsinspektion der Luftwaffe in seinem Referat über „Physiologische Grundlagen zum Verständnis von Wärme- und Kälteschäden am menschlichen Organismus" pointiert von Tierversuchen. Wie oben bereits erwähnt, gab er nach dem Krieg an, Kritik an Holzlöhners letalen Menschenversuchen geübt zu haben.
- Hans Schaefer (1906–2000)[14] war seit Mai 1933 Mitglied der NSDAP, im selben Jahr Mitglied der SA und 1938 sowie 1939 Vertreter des NSD-Dozentenbundes der Nichtordinarien seiner Fakultät an der Universität Bonn. Seit November 1939, als sein Wechsel an die Spitze einer Abteilung im Kerckhoff-Institut anstand, versuchte er, diese Abteilung in den Dienst kriegswichtiger Aufgaben zu stellen. Soweit dokumentiert, scheiterte er 1941 mit seinem Vorstoß, gegen Entgelt Versuche an Soldaten durchzuführen und blieb bei Tierversuchen. Mit bis zu sechs parallelen militärischen Forschungsprojekten konnte er seine Verwendung am Kerckhoff-Institut erreichen. 1944 berichtete er über seine Forschung zu „Kreislauf und Atmung beim Detonationstod", die mit der Erprobungsstelle der Luftwaffe Rechlin an Hunden durchgeführt wurde.
- Erich Schütz (1902–1988)[15] war seit April 1933 in der NSDAP, seit September im NSD-Dozentenbund und seit November in der SS. 1942 erscheint er als SS-Hauptsturmführer und als Oberkriegsarzt der Luftwaffe. Laut seinen DFG-Akten führte er ab 1935 Versuche mit Grünkreuz und Gelbkreuz durch, wollte ab 1937 die Rolle des Nervus Vagus bei Grünkreuzvergiftungen klären und forschte in seinem Institut (er war seit 1937 Ordinarius am Physiologischen Institut in Münster) über Sauerstoffmangel. Zwar wurden die Akten des Münsteraner Instituts bei Luftangriffen offenbar vollständig vernichtet, aber seine DFG-Akten enthalten nicht nur Berichte über Erstickungsversuche an Tieren, sondern nennen 1944 „Enzephalographie (Luftein-

11 Beurteilung des NSD-Dozentenbundes vom 18.10.1941 an die Partei-Kanzlei München. Bundesarchiv Berlin, NS 15/236, Bd. 9, Pag. 137.

12 Nonnenbruch, Wilhelm, in: Klee: Personenlexikon, S. 439, wonach Nonnenbruch 1944 Teilnehmer der Mycel-Tagung war.

13 1952/53–1953 im Vorstand, CLM 1951. – Die beiden folgenden Kursivsetzungen stehen i. O. in Anführungszeichen.

14 1948/49 bis 1950/51 im Vorstand, bis 1951 Ständiger Geschäftsführer, 1962/63–1966/67 erneut im Vorstand, 1965/66 Vorsitzender der Gesellschaft, 1966 Vorsitzender der Tagung.

15 1960/61–1964/65 im Vorstand, 1963/64 Vorsitzender der Gesellschaft, 1964 Vorsitzender der Tagung, 1985 Ehrenmitglied.

blasung in die Hirnventrikel)" an Psychiatriepatienten, wobei Schütz die Aufnahme von EKGs veranlasste. Bei diesen Versuchen hätten sich EKG-Veränderungen wie in Unterdruckkammern ergeben. Ob die Art der ohnehin in der Münsteraner Psychiatrie an Menschen durchgeführten, quälenden und gefährlichen Eingriffe wegen der EKG-Aufnahme verändert wurde, ist unbekannt. Nebenamtlich war Schütz seit Kriegsbeginn als Sonderführer am Luftfahrtmedizinischen Forschungsinstitut des RLM in Berlin, für das er an der Tagung *Seenot und Winternot* im Oktober 1942 teilnahm.

- Herbert Schwiegk (1906–1988)[16] trat im November 1933 in die SA und im Mai 1937 in die NSDAP ein. Bei einer Erhebung 1939 kreuzte er an, in der SA „führend tätig" zu sein. Seit März 1940 arbeitete er am Physiologischen Institut der Militärärztlichen Akademie Berlin und nahm 1942 an der Besprechung *Seenot und Winternot* 1942 teil. Die Anwesenheitsliste einer Besprechung zur Trinkbarmachung von Meerwasser im Oktober 1944 in Saalow nennt einen Stabsarzt Dr. Schwiegk als Vertreter des Oberkommandos des Heeres. Ob es sich um Herbert Schwiegk handelte, ist nicht sicher. Hans Eppinger sagte bei einer Befragung nach dem Krieg allerdings aus, er und „Prof. Schwiegk (Berlin)" hätten das Verfahren in Dachau prüfen sollen.
- Rudolf Thauer (1906–1986)[17] war ab 1933 Sturmbannarzt in der SA, bis er 1935 gesundheitsbedingt ausschied. Der NSDAP trat er 1937 bei und war ebenfalls Teilnehmer der Besprechung *Seenot und Winternot* 1942. Schon in diesem Jahr hatte er zusammen mit Karl Wezler am Institut für animalische Physiologie in Frankfurt/M Kälteversuche an Menschen durchgeführt (siehe dazu den folgenden Eintrag zu Wezler). 1943 wechselte Thauer nach Danzig. Ihm wurde in der NSDAP-Parteikorrespondenz im selben Jahr bescheinigt, er sei ein „unbedingt zuverlässiger Nationalsozialist". Ebenfalls 1943 informierte er die DFG, er habe weitere Versuche „am stark unterkühlten menschlichen Organismus" durchgeführt. Bei beiden Versuchsgruppen bestand für die Probanden zwar keine Lebensgefahr, in ihren Publikationen bezeichneten die beiden Forscher diese Versuche für die Testpersonen aber als belastend. 1944 lief dann Thauers Projekt „Die Beeinflussung der Wärmeregulation durch Medikamente und Gifte unter besonderer Berücksichtigung der allgemeinen Auskühlung im Wasser", bei dem die Versuchsobjekte nicht bekannt sind. Nach seiner Flucht aus Danzig arbeitete er von Februar bis Oktober 1945 am Kerckhoff-Institut in Bad Nauheim und danach als Oberassistent am Physiologischen Institut Kiel, dann von Oktober 1947 bis Juni 1951 am Naval Air Material Center in Philadelphia.[18]
- Karl Wezler (1900–1987)[19] war seit Mai 1937 in der NSDAP. Er bekam 1940 von der Luftwaffe die Kriegswichtigkeit für zwei seiner Forschungsbereiche am Institut für animalische Physiologie Frankfurt/M bestätigt:
  1. Individuelle Unterschiede der Verträglichkeit des Sauerstoffmangels und
  2. Wärmeregulatorische Umstellung im Kreislauf bei Temperaturbelastung und Sauerstoffmangel. Laut Protokoll der Besprechung *Seenot und Winternot* im Oktober 1942 wies er in der Diskussion nach Büchners Vortrag bezüglich seiner gemeinsamen Forschungen mit Rudolf Thauer auf „Versuchspersonen (gesunde Studenten im Alter von 20–22 Jahren)" hin: „Es wurden Senkungen der Körpertemperatur bis 34,4° C herab erzielt." Im weiteren Verlauf derselben

16 1963/64–1967/68 im Vorstand, 1966/67 Vorsitzender der Gesellschaft, 1967 Vorsitzender der Tagung, 1976 Ehrenmitglied.

17 1951/52–1975/76 im Vorstand, 1958/59 Vorsitzender der Gesellschaft, 1959 Vorsitzender der Tagung, Mitte 1951 bis 30.09.1976 Ständiger Geschäftsführer, 1972 Ehrenmitglied.

18 Thauer: Beruflicher Werdegang. Universitätsarchiv Gießen, Rudolf Thauer: PA Med Fak, 2. Lieferung, Bd. II, Bl. 184–185 und 202.

19 1957/58–1961/62 im Vorstand, 1960/61 Vorsitzender der Gesellschaft, 1961 Vorsitzender der Tagung, 1970 Ehrenmitglied.

Besprechung folgte der Vortrag Ernst Holzlöhners (der das KZ Dachau als Versuchsort *laut Protokoll* nicht nannte): „Es war nun möglich, an Menschen, die nach längerem Aufenthalt im kalten Wasser geborgen wurden, eine Reihe von Untersuchungen durchzuführen." Bei einer Rektaltemperatur von unter 28° C sei ein plötzlicher Tod möglich. In der Diskussion dazu äußerte Wezler, er und Thauer hätten in Frankfurt/M Versuche bei 5° C Lufttemperatur aus technischen Gründen zuletzt nicht machen können. Im kurz darauf publizierten Artikel „Der Stoffwechsel im Dienste der Wärmeregulation" berichteten Thauer und Wezler, sie hätten zwischen Januar und Oktober 1942 vier Studenten Lufttemperaturen von +5 bis +50° C ausgesetzt. Das Potenzial der Klimakammer, in der sich angeblich Lufttemperaturen von bis zu -6° C einstellen ließen, hatten die beiden Forscher demnach nicht ausgenutzt.

Aus der Gruppe der Amts- und Preisträger der Gesellschaft führten Thauer und Wezler nachweislich Menschenversuche durch; soweit bekannt, gab es dabei keine Verletzten oder gar Tote. Im Nürnberger Ärzteprozess waren sie nicht angeklagt. Erich Schütz veranlasste 1944 EKG-Untersuchungen während (ohnehin vorgenommener) quälender medizinischer Eingriffe an Psychiatriepatienten.

Die DGK-Mitglieder Siegfried Ruff und Georg August Weltz wurden im Nürnberger Ärzteprozess angeklagt und im August 1947 aus Mangel an Beweisen freigesprochen. Obwohl beide noch länger lebten, waren sie nach dem Krieg aber nie mehr in Mitgliederverzeichnissen der Gesellschaft. Rudolf Thauer forschte seit 1947 im Zuge der Operation Paperclip in den USA und wurde in Nürnberg nicht angeklagt. Die mit tödlichen Dachauer Versuchen verbundenen DGK-Mitglieder Ernst Holzlöhner und Hans Eppinger[20] (1944 Berater der Meerwassertrinkversuche in Dachau) begingen zeitlich vor dem Nürnberger Ärzteprozess Selbstmord.

20 1928–30 im DGK-Vorstand, aber nie Vorsitzender einer DGK-Jahrestagung.

6.4 Ausblick: Die unmittelbare Nachkriegszeit

Wie in anderen Gesellschafts- und Berufsgruppen fand unmittelbar nach dem Krieg in der Deutschen Gesellschaft für Kreislaufforschung keine kritische Aufarbeitung der NS-Vergangenheit statt. Man beschränkte sich auf das Symbol, dass die Emigranten Bruno Kisch und Franz Groedel von der Mitgliederversammlung 1949 einstimmig zu Ehrenmitgliedern gewählt wurden.

1948 lud ein Ausschuss von Mitgliedern der Gesellschaft zu einer ordentlichen Mitgliederversammlung am 3. April im Kerckhoff-Institut nach Bad Nauheim ein.[21] Noch am Tag dieser Versammlung beantragten Hans Schaefer und Otto Friedrich Ranke beim Amtsgericht, einen Vorstand zu bestellen und schlugen vor: Karl Matthes (Vorsitzender), Fritz Hildebrandt, Carl Oelemann und Arthur Weber. Dabei waren Ranke und Matthes aktuell in Erlangen, alle anderen Genannten in Bad Nauheim. Zur Begründung schrieben sie:

> Die Tätigkeit des Vereins ruht seit dem Zusammenbruch. Im Interesse der Wissenschaft ist eine alsbaldige Wiederaufnahme der Tätigkeit dringend geboten. Hierzu bedarf es sowohl eines Vorstandes als auch einer Anpassung der auf dem Führerprinzip beruhenden Satzung an die veränderten Verhältnisse.[22]

Vorangegangen war dem ein Schreiben des Amtsgerichts Bad Nauheim von Dezember 1947, in dem Eberhard Koch aufgefordert wurde, mitzuteilen, ob „die Gesellschaft noch bestehe und zu diesem Zwecke beim Amtsgericht vorzusprechen."[23] Koch hatte daraufhin mitgeteilt, dass Verhandlungen

21 Das Amtsgericht Bad Nauheim am 02.04.1948 an Eberhard Koch. Hessisches Staatsarchiv Darmstadt, H 14 Friedberg, R 159, Pag. 26.

22 Schaefer/Ranke am 03.04.1948 an das Amtsgericht Bad Nauheim, ebd., Pag. 28.

23 Deutsche Gesellschaft für Kreislaufforschung, o. D., Beschluß (offenbar Anlage zu Schreiben Pag. 28), ebd., Pag. 29.

über eine Neuorganisation der Gesellschaft seit längerer Zeit im Gange seien.[24]

Unter den vom Amtsgericht gewünschten Entnazifizierungsbescheinigungen fällt diejenige von Arthur Weber auf, denn ihm wurde keine NSDAP-Mitgliedschaft zur Last gelegt; das Spruchkammerverfahren war eingestellt worden.[25] Fritz Hildebrandt, der am 1. Mai 1937 der Partei beigetreten war, musste nun 2000 RM „Geldsühne" zahlen.[26]

Auf einer „Generalversammlung" am 20. Mai 1948 in Karlsruhe wurde der beantragte und vom Amtsgericht offiziell eingesetzte Vorstand einstimmig gewählt. Wie Hans Schaefer dem Bad Nauheimer Amtsgericht am 12. Juni 1948 schrieb, hatte sie ferner „Herrn Prof. E. Wollheim aus Lund, der demnächst nach Würzburg übersiedelt, als weiteren 4. Beisitzer gewählt." Eine überarbeitete Satzung war ebenfalls angenommen worden, die Schaefer seinem Schreiben beifügte. Hans Schaefer selbst war zum Ständigen Geschäftsführer bestimmt worden.[27]

Die erste Nachkriegstagung der Gesellschaft fand am 29. und 30. April 1949 in Bad Nauheim statt. Während Hans Eppinger auf dieser 15. Tagung zusammen mit anderen verstorbenen Mitgliedern in der Eröffnungsansprache von Karl Matthes geehrt wurde, fand der Name Ernst Holzlöhners keine Erwähnung. Karl Matthes verwies weiter ausschließlich auf die „schweren Jahre des Krieges und des Zusammenbruches", welche in die Reihen der Gesellschaft „schmerzliche Lücken" gerissen hätten.[28] Dafür beschloss die Mitgliederversammlung am 29. April einstimmig, Bruno Kisch, Franz Groedel und Eduard Stadler zu Ehrenmitgliedern zu ernennen.[29]

Im folgenden Jahr führte Fritz Hildebrandt als Tagungsvorsitzender in seiner Eröffnungsansprache zur damals jüngsten Vergangenheit aus:

> » Der deutsche Wissenschaftler braucht sich nicht zu schämen; wir können stolz darauf sein, daß trotz zweier verlorener Weltkriege und trotz ungeheurer persönlicher und materieller Verluste und mit außerordentlich beschränkten Mitteln trotzdem noch erstaunliche Leistungen auf den wissenschaftlichen Gebieten in Deutschland erzielt worden sind und noch herausgebracht werden, und wir dürfen bestimmt hoffen, daß wir in friedlichem Wettbewerb mit den anderen Völkern und Staaten auch weiter im Dienste der Menschheit Wertvolles leisten werden.[30]

Der einzige Anklang einer kritischen Selbstbetrachtung findet sich in seiner direkt im Anschluss recht allgemein gewählten Formulierung:

> » Wir leben im Zeitalter der Technik und diese hat sich in den letzten Jahren gerade nicht zum Segen der Menschheit ausgewirkt. Die Fortschritte der Technik haben auch die Medizin in vielen Richtungen befruchtet, doch scheint mir der Gedanke nicht abwegig, daß ein Zuviel an Technik gewisse Gefahren in sich schließen kann, besonders wenn es sich um therapeutische oder gar diagnostische Maßnahmen handelt, die für den Patienten eine, wenn auch nur geringe, Gefährdung in sich schließen. […]. Das nil nocere muß immer im Vordergrund des ärztlichen und auch wissenschaftlichen Handelns stehen, und Achtung und Ehrerbietung vor dem Leben ist das ethische Grundprinzip des Arzttums.[31]

---

[24] Ebd. – Original: Koch am 10.01.1948 an das Amtsgericht Bad Nauheim, ebd., Pag. 25.

[25] Der öffentliche Kläger bei der Spruchkammer Wiesbaden, 09.09.1947, in Sachen gegen Arthur Weber. Abschrift, ebd., Pag. 45.

[26] Der öffentliche Kläger bei der Spruchkammer der Stadt Gießen am 04.12.1946 an Hildebrandt. Abschrift, ebd., Pag. 38.

[27] Schaefer am 12.06.1948 an das Amtsgericht Bad Nauheim, ebd., Pag. 47.

[28] Karl Matthes: Eröffnungsansprache, in: Verhandlungen 1949, S. XXX–XXXI, dort: S. XXX.

[29] Bericht über die 15. ordentliche Mitgliederversammlung am 29.04.1949 in Bad Nauheim, in: Ebd., S. XXIII.

[30] Fritz Hildebrandt: Eröffnungsansprache, in: Verhandlungen 1950, S. XXVI–XXVII, dort: S. XXVII.

[31] Ebd.

In diesem Jahr, 1950, stand Wilhelm Nonnenbruch zum letzten Mal im Mitgliederverzeichnis der Gesellschaft.

Ernst Wollheim, der Tagungspräsident von 1951, betonte nur Gegenwart und Zukunft der Gesellschaft. Er verwies auf die „freudigen Ereignisse" im Vorjahr, die der Gesellschaft eine Aufnahme in die Société Européenne de Cardiologie und damit auch die Aufnahme in die Internationale Gesellschaft für Kardiologie gebracht habe.[32]

1952 hielt Bruno Kisch einen Festvortrag auf der Jahrestagung vom 18. bis 20. April in Bad Nauheim, die Erich Boden leitete. Kischs Thema war eigentlich die Elektronenmikroskopie des Herzens, doch stellte er persönliche Bemerkungen voran:

» Es war nicht leicht, der freundlichen Einladung von Herrn Boden und dem Vorstand Ihrer Gesellschaft und der ebenso freundlichen Einladung des Kultusministeriums von Nordrhein-Westfalen sowie des Bundesministeriums des Inneren, nachzukommen. Es waren große Schwierigkeiten persönlicher Art zu überwinden, zusammenhängend mit den Erlebnissen, die ich selbst in den letzten 20 Jahren gemacht habe und die die Gruppe von Menschen gemacht hat, zu er ich gehöre. Wenn ich trotzdem mich entschlossen habe, hierherzukommen und wieder Kontakt mit den Menschen guter Gesinnung in Deutschland und ganz Europa aufzunehmen, dann waren es einige wenige Erinnerungen, die ich dankbar zu erwähnen mich verpflichtet fühle, die mich zu diesem Schritte mit bewogen haben.[33]

Erich Boden schrieb bald darauf an Bruno Kischs Freund und DGK-Mitglied Josef Eitel, dass er „in Nauheim noch am letzten Abend sämtliche Vorstandsmitglieder unter einen Hut gebracht hatte", damit Bruno Kisch die Carl-Ludwig-Ehrenmünze verliehen bekäme. Am 6. Mai 1952 sprach Boden diesbezüglich nochmals mit Franz Büchner, dem bereits „neuen" Vorsitzenden der Gesellschaft. Boden berichtete Eitel dazu, Büchner wolle zunächst Gutachten verschiedener Physiologen einholen und vom Ergebnis abhängig eine Vorstandssitzung einberufen.[34] Sieben Jahre später regte Eitel bei Rudolf Thauer (seit Mitte 1951 Ständiger Geschäftsführer) nochmals die Verleihung der CLM an Bruno Kisch an und betonte Kischs Verdienste als Gründer der Gesellschaft sowie dessen Forschungsverdienste mit dem Elektronenmikroskop. Kisch werde im folgenden Jahr siebzig Jahre alt. Eitel erinnerte daran, dass sich Erich Boden 1952 „sehr bemüht" habe, „das seinerzeit geschehene Unrecht wieder gut zu machen." Er habe Bruno Kisch veranlasst, den Festvortrag in Bad Nauheim zu halten: „Es sollte damit ein Schlußstrich unter die unseligen Geschehnisse der Vergangenheit gezogen werden."[35]

Thauer antwortete, die Gesellschaft habe Kischs Verdienste bereits durch Verleihung der Ehrenmitgliedschaft anerkannt. Er beschloss sein Schreiben mit dem Satz: „Die Carl-Ludwig-Ehrenmünze dagegen hat mit Verdiensten um die Gesellschaft nichts zu tun – sie ist eine Medaille, die auch an Nichtmitglieder verliehen werden kann."[36]

32 Ernst Wollheim: Eröffnungsansprache, in: Verhandlungen 1951, S. XXVIII–XXXI, dort: S. XXIX.

33 B. Kisch, New York: Festvortrag. Physiologische Ergebnisse der Elektronenmikroskopie des Herzens, in: Verhandlungen 1952, S. 1–8, dort: S. 1.

34 Das Gespräch wird geschildert in: Boden am 07.05.1952 an Eitel. Abschrift. CAHJP Jerusalem, P80-131/132.

35 Eitel am 10.10.1959 an Thauer. Abschrift, ebd. – Am 06.03.1957 (ebd.) hatte Eitel bereits in sehr ähnlicher Weise an Franz Grosse-Brockhoff geschrieben. – Grosse-Brockhoff wollte sich für Kischs Auszeichnung einsetzen, habe sich aber nicht durchsetzen können, wie Eitel am 29.11.1959 an Ruth Kisch schrieb (ebd.).

36 Thauer am 13.10.1959 an Eitel. Abschrift, ebd.

Anhang

T. Baumann, *Die Deutsche Gesellschaft für Kreislaufforschung im Nationalsozialismus 1933 – 1945*,
DOI 10.1007/978-3-662-54400-6,

A1 Abbildungsverzeichnis

A2 Liste der Amtsträger und Ausgezeichneten

Siehe dazu auch ► Tab. 0.1.

- Vorsitzende der Gesellschaft (Amt existiert seit 1934)
- Vorsitzende der Tagungen (seit 1928)
- Vorstandsmitglieder (Amt existierte 1928/29–1933/34, 1938–1941[–1945] (ernannt), seit 1948)
- (Ständiger) Schriftführer (Amt existierte 1932–1933/34)
- Geschäftsführer (Amt existiert seit 1948)
- Beiräte (ernannt 1935–1941)
- Mit Carl-Ludwig-Ehrenmünze (erstmals vergeben 1932, bis 1933 als Carl-Ludwig-Medaille) sowie mit Ehrenmitgliedschaft (erstmals 1938) Ausgezeichnete

Hier aufgeführt sind nicht alle recherchierten Amts- und Preisträger, sondern die vor 1920 Geborenen.

Der Band der „Verhandlungen" von 1949 enthält die Berichte über die Mitgliederversammlungen vom 20.05.1948 und 29.04.1949. Daraus ergibt sich der vom Amtsgericht Bad Nauheim am 03.04.1948 bestätigte Vorstand sowie die von den Mitgliederversammlungen gewählten Vorstände von 1948/49 und 1949/50.

Die Aufstellung des Vorstandes im Vorspann der „Verhandlungen" 1949 nennt den Vorstand des Jahres 1948/49; die des Bandes 1950 denjenigen von 1949/50. Im folgenden Band von 1951 ist dann (wie schon in der Vorkriegszeit) wieder der neu gewählte Vorstand (für 1951/52) eingetragen. Die Vorstandsmitglieder von 1950/51 sind aus den „Verhandlungen" nicht vollständig rekonstruierbar; Ergänzungen wurden vorgenommen anhand einer Aufstellung für das Amtsgericht Bad Nauheim vom 31.07.1951 (Hessisches Staatsarchiv Darmstadt, H 14 Friedberg, R 159, Bl. 66). Die „Verhandlungen" von 1952 bezeichnen den Vorstand von 1952/53 irrtümlich als Vorstand von 1951/52. Ab dem Band 1953 der „Verhandlungen" ist der jeweils neu gewählte Vorstand richtig bezeichnet.

Tab. 0.1 Liste der Amtsträger und Ausgezeichneten

Name	Ämter und Funktionen/Carl-Ludwig-Ehrenmünze und Ehrenmitgliedschaft
Aschoff, Ludwig (1866–1942)	Carl-Ludwig-Ehrenmünze 1936, Ehrenmitglied 1938
Bernsmeier, Arnold (1917–2000)	1970/71–1973/74 im Vorstand, 1972/73 Vorsitzender der Gesellschaft, 1973 Vorsitzender der Tagung
Bing, Richard J[ohn] (1909–2010)	1989 Ehrenmitglied
Boden, Erich (1883–1956)	1949/50–1952/53 im Vorstand, 1951/52 Vorsitzender der Gesellschaft, 1952 Vorsitzender der Tagung
Bohnenkamp, Helmut(h) (1892–1973)	1938–1941 im Beirat
Broemser, Philipp (1886–1940)	1939–1940 im Beirat
Büchner, Franz (1895–1991)	1940–1941 im Beirat, 1950/51–1953/54 im Vorstand, 1952/53 Vorsitzender der Gesellschaft, 1953 Vorsitzender der Tagung, 1972 Carl-Ludwig-Ehrenmünze
Bürger, Max (1885–1966)	1955/56–1958/59 im Vorstand, 1957/58 Vorsitzender der Gesellschaft, 1958 Vorsitzender der Tagung, 1953 Ehrenmitglied
Condorelli, Luigi (1899–1985)	1957 Ehrenmitglied
Derra, Ernst (1901–1979)	1954/55–1957/58 im Vorstand, 1956/57 Vorsitzender der Gesellschaft, 1957 Vorsitzender der Tagung
Dietrich, Albert (1873–1961)	1929/30–1932/33 im Vorstand, 1932 Vorsitzender der Tagung
Doerr, Wilhelm (1914–1996)	1989 Ehrenmitglied
Edens, Ernst (1876–1944)	1939 Vorsitzender der Tagung
Eppinger, Hans (1879 o. 1880–1946)	1928/29–1930/31 im Vorstand
Euler[-Chelpin], Ulf Svante von (1905–1983)	1953 Carl-Ludwig-Ehrenmünze
Fleckenstein, Albrecht (1917–1992)	1988 Carl-Ludwig-Ehrenmünze
Forßmann, Werner (1904–1979)	1978 Ehrenmitglied
Frank, (Friedrich Wilhelm Ferdinand) Otto (1865–1944)	1937 Carl-Ludwig-Ehrenmünze
Franke, Hermann (1911–1991)	1989 Ehrenmitglied
Gauer, Otto Heinrich (1909–1979)	1973/74 im Vorstand, 1976 Carl-Ludwig-Ehrenmünze
Gibert-Queraltó, Juan (1907–1998)	1954 Ehrenmitglied
Gillmann, Helmut (1919–2002)	1974/75–1978/79 im Vorstand, 1977/78 Vorsitzender der Gesellschaft, 1978 Vorsitzender der Tagung
Groedel, Franz Maximilian (1881–1951)	1931/32–1933/34 im Vorstand (1933 gewählt für 1933/34), 1949 Ehrenmitglied

Name	Ämter und Funktionen/Carl-Ludwig-Ehrenmünze und Ehrenmitgliedschaft
Gross, Franz Heinrich (1913–1984)	1974/75–1977/78 im Vorstand, 1976/77 Vorsitzender der Gesellschaft, 1977 Vorsitzender der Tagung
Grosse-Brockhoff, Franz (1907–1981)	1961/62–1965/66 im Vorstand, 1964/65 Vorsitzender der Gesellschaft, 1965 Vorsitzender der Tagung, 1975 Ehrenmitglied
Gruber, Georg Benno (1884–1977)	1933/34 im Vorstand (1933 gewählt für 1933/34)
Hahndorff, Horst (?–1970)	1968 Ehrenmitglied
Halonen, Pentti Ilmari (1914–1983)	1965 Ehrenmitglied
Henry, James P[aget] (1914–1996)	1976 Carl-Ludwig-Ehrenmünze
Hering, Heinrich Ewald (1866–1948)	1928/29 im Vorstand, 1928 Vorsitzender der Tagung, 1938 Ehrenmitglied
Hess, Hans–Heinrich	1968 Ehrenmitglied
Hess, Walter Rudolf (1881–1973)	1938 Carl-Ludwig-Ehrenmünze,1952 Ehrenmitglied
Heymans, Corneille (1892–1968)	1952 Ehrenmitglied
Hildebrandt, Fritz (1887–1961)	1938–1939 im Beirat, 1940–1941[–1945] im Vorstand; am 03.04.1948 als Vorstandsmitglied bestellt, am 20.05.1948 in den Vorstand 1948/49 gewählt, bis 1951/52 im Vorstand, 1949/50 Vorsitzender der Gesellschaft, 1950 Vorsitzender der Tagung 1954 Ehrenmitglied
His, Wilhelm (1863–1934)	1933 Carl-Ludwig-Ehrenmünze
Hochrein, Max (1897–1973)	1935–1937 im Beirat, 1938–1941[–1945] im Vorstand, 1941 Vorsitzender der Tagung
Holzmann, Max (1899–1994)	1956/57–1960/61 im Vorstand, 1959/60 Vorsitzender der Gesellschaft, 1960 Vorsitzender der Tagung, 1983 Carl-Ludwig-Ehrenmünze, 1952 Ehrenmitglied
Hürthle, Karl (1860–1945)	1934 Carl-Ludwig-Ehrenmünze
Jaksch v. Wartenhorst, Rudolf (1855–1947)	1938 Ehrenmitglied
Jarisch, Adolf jun. (1891–1965)	1952 Ehrenmitglied
Kirch, Eugen (1888–1973)	1935–1937 im Beirat, 1938 im Vorstand
Kisch, Bruno (1890–1966)	1928/29–1931/32 im Vorstand, 1931 Vorsitzender der Tagung, 1932–1933 Ständiger Schriftführer (Okt./Nov. 1933 ausgeschieden), 1949 Ehrenmitglied
Kleyn, J. B. (?–1978)	1960 Ehrenmitglied
Knipping, Hugo Wilhelm (1895–1984)	1941 im Beirat, 1953/54–1955/56 im Vorstand, 1954/55 Vorsitzender der Gesellschaft, 1955 Vorsitzender der Tagung
Koch, Eberhard (1892–1955)	1933 Schriftführer (seit Okt./Nov. 1933), 1933/34 mit J. Noerr als Schriftführer im Vorstand der Gesellschaft (rückwirkend 1934), 1934–1942[–1945] alleiniger Vorsitzender der Gesellschaft, 1935 Vorsitzender der Tagung

Name	Ämter und Funktionen/Carl-Ludwig-Ehrenmünze und Ehrenmitgliedschaft
Laubry, Charles (1872–1960)	1953 Ehrenmitglied
Lendle, Ludwig H. (1899–1969)	1955/56–1959/60 im Vorstand
Linzbach, (Alfred) Johannes (1909–1984)	1965/66–1968/69 im Vorstand, 1967/68 Vorsitzender der Gesellschaft, 1968 Vorsitzender der Tagung 1984 Carl-Ludwig-Ehrenmünze
Loewi, Otto (1873–1961)	1961 Carl-Ludwig-Ehrenmünze
Loogen, Franz (1919–2010)	1971/72–1975/76 im Vorstand, 1974/75 Vorsitzender der Gesellschaft, 1975 Vorsitzender der Tagung 1998 Carl-Ludwig-Ehrenmünze, 1984 Ehrenmitglied
Magnus-Alsleben, Ernst (1879–1936)	1930/31–1933/34 im Vorstand (1933 gewählt für 1933/34), 1933 Vorsitzender der Tagung
Matthes, Karl (1905–1962)	Am 03.04.1948 zum Vorsitzenden bestellt, am 20.05.1948 zum Vorsitzenden der Gesellschaft 1948/49 gewählt, bis 1949/50 im Vorstand, 1949 Vorsitzender der Tagung
Meessen, Hubert (1909–1992)	1969/70–1972/73 im Vorstand, 1971/72 Vorsitzender der Gesellschaft, 1972 Vorsitzender der Tagung, 1985 Ehrenmitglied
Moritz, Friedrich (1861–1938)	1932 Carl-Ludwig-Ehrenmünze
Müller, Aloys (1892–1979)	1960 Carl-Ludwig-Ehrenmünze
Nonnenbruch, Wilhelm (1887–1955)	1938 im Beirat, 1938 Vorsitzender der Tagung, 1939–1941[–1945] im Vorstand
Nörr, Johannes (1886–1974)	1931/32–1933/34 im Vorstand (1933 gewählt für 1933/34), 1933/34 mit E. Koch als Vorsitzender im Vorstand der Gesellschaft (rückwirkend 1934), 1934 Vorsitzender der Tagung
Oelemann, Carl (1886–1960)	Am 03.04.1948 als Vorstandsmitglied bestellt, am 20.05.1948 in den Vorstand 1948/49 gewählt
Pellegrini, Guiseppe	1960 Ehrenmitglied
Ratschow, Max (1904–1964)	1959/60–1963/64 im Vorstand, 1962/63 Vorsitzender der Gesellschaft, 1963 Vorsitzender der Tagung
Rein, (Friedrich) Hermann (1898–1953)	1952/53–1953/54 im Vorstand (1953 verstorben), 1951 Carl-Ludwig-Ehrenmünze
Reindell, Herbert (1908–1990)	1968/69–1971/72 im Vorstand, 1970/71 Vorsitzender der Gesellschaft, 1971 Vorsitzender der Tagung, 1986 Ehrenmitglied
Reiter, Hans (1881–1969)	1936 Vorsitzender der Tagung (kein Mitglied)
Rihl, Julius (1879–1961)	1928/29–1930/31 im Vorstand, 1930 Vorsitzender der Tagung
Ruyven, R. L. J. van (1896–1989)	1965 Ehrenmitglied
Sarre, Hans (1906–1996)	1958/59–1962/63 im Vorstand, 1961/62 Vorsitzender der Gesellschaft, 1962 Vorsitzender der Tagung

Name	Ämter und Funktionen/Carl-Ludwig-Ehrenmünze und Ehrenmitgliedschaft
Schaefer, Hans (1906–2000)	Am 20.05.1948 zum Geschäftsführer und in den Vorstand 1948/49 gewählt, bis 1951 Ständiger Geschäftsführer, 1948/49 bis 1950/51 im Vorstand, 1962/63–1966/67 erneut im Vorstand, 1965/66 Vorsitzender der Gesellschaft, 1966 Vorsitzender der Tagung
Schäffer [Schaeffer], Harry (1894–1979)	1968 Ehrenmitglied
Schellong, Fritz (1891–1953)	1935–1937 im Beirat, 1938–1939 im Vorstand, 1940 Vorsitzender der Tagung
Schneider, Max (1904–1979)	1967/68–1970/71 im Vorstand
Schoen, Rudolf (1892–1979)	1951/52–1954/55 im Vorstand, 1953/54 Vorsitzender der Gesellschaft, 1954 Vorsitzender der Tagung
Schoenmackers, Jakob (1912–1982)	1976/77–1979/80 im Vorstand, 1978/79 Vorsitzender der Gesellschaft, 1979 Vorsitzender der Tagung
Schölmerich, Paul (1916–2015)	1972/73–1976/77 im Vorstand, 1975/76 Vorsitzender der Gesellschaft, 1976 Vorsitzender der Tagung
Schütz, Erich (1902–1988)	1960/61–1964/65 im Vorstand, 1963/64 Vorsitzender der Gesellschaft, 1964 Vorsitzender der Tagung, 1985 Ehrenmitglied
Schwiegk, Herbert (1906–1988)	1963/64–1967/68 im Vorstand, 1966/67 Vorsitzender der Gesellschaft, 1967 Vorsitzender der Tagung, 1976 Ehrenmitglied
Spalteholz, Werner (1861–1940)	1938 Ehrenmitglied
Spang, Konrad (1909–2005)	1966/67–1970/71 im Vorstand, 1968/69 Vorsitzender der Gesellschaft, 1969 Vorsitzender der Tagung, [1983] Ehrenmitglied
Stadler, Eduard (1874–1956)	1937 Vorsitzender der Tagung, 1949 Ehrenmitglied
Sučić, Dinko (1896–1981)	1967 Ehrenmitglied
Taussig, Helen B. (1898–1986)	1967 Carl-Ludwig-Ehrenmünze
Thannhauser, Siegfried (1885–1962)	1932/33–1933/34 im Vorstand (1933 gewählt für 1933/34, Rücktritt: 16.05.1933)
Thauer, Rudolf (1906–1986)	1951/52–1975/76 im Vorstand, 1958/59 Vorsitzender der Gesellschaft, 1959 Vorsitzender der Tagung, Mitte 1951 bis 30.09.1976 Ständiger Geschäftsführer, 1972 Ehrenmitglied
Uhlenbruck, Paul (1897–1969)	1964 Ehrenmitglied
Wagner, Richard A. M. (1893–1970)	1954/55–1956/57 im Vorstand, 1955/56 Vorsitzender der Gesellschaft, 1956 Vorsitzender der Tagung
Weber, Arthur (1879–1975)	1928/29–1929/30 im Vorstand; am 03.04.1948 als Vorstandsmitglied bestellt, am 20.05.1948 in den Vorstand 1948/49 gewählt, 1949/50–1950/51 im Vorstand (vorzeitiger Rücktritt), 1952/53–1954/55 erneut im Vorstand, 1929 Vorsitzender der Tagung, 1951 Carl-Ludwig-Ehrenmünze, 1953 Ehrenmitglied

Name	Ämter und Funktionen/Carl-Ludwig-Ehrenmünze und Ehrenmitgliedschaft
Weitz, Wilhelm (1881–1969)	1961 Ehrenmitglied
Wenckebach, Karel Frederik (1864–1940)	1935 Carl-Ludwig-Ehrenmünze
Wetterer, Erik (1909–1990)	1971/72–1974/75 im Vorstand, 1973/74 Vorsitzender der Gesellschaft, 1974 Vorsitzender der Tagung, 1982 Carl-Ludwig-Ehrenmünze
Wezler, Karl (1900–1987)	1957/58–1961/62 im Vorstand, 1960/61 Vorsitzender der Gesellschaft, 1961 Vorsitzender der Tagung, 1970 Ehrenmitglied
Wiggers, Carl John (1883–1963)	1954 Carl-Ludwig-Ehrenmünze
Wollheim, Ernst (1900–1981)	Am 20.05.1948 in den Vorstand 1948/49 gewählt, bis 1950/51 im Vorstand, 1950/51 Vorsitzender der Gesellschaft, 1951 Vorsitzender der Tagung, 1970 Ehrenmitglied
Wood, Earl Howard (1912–2009)	1989 Carl-Ludwig-Ehrenmünze
Zenker, Rudolf (1903–1984)	1964/65–1969/70 im Vorstand, 1969/70 Vorsitzender der Gesellschaft, 1970 Vorsitzender der Tagung

A3 Gedruckte Quellen und Literatur

Periodika der Deutschen Gesellschaft für Kreislaufforschung

(Aufsätze aus diesen Zeitschriften sind nicht separat im Literaturverzeichnis ausgewiesen)

- Verhandlungen der Deutschen Gesellschaft für Kreislaufforschung, Bde. 1–14 (1928–1941)/Bd. 15 (1949)/Bde. 16–44 (1950–1978)
- Verhandlungen der Deutschen Gesellschaft für Herz- und Kreislaufforschung, Bde. 45–46 (1979–1980)
- Fortschritte in der Kardiologie, [ab jetzt mit Beilage:] Mitteilungen der Deutschen Gesellschaft für Herz- und Kreislaufforschung, Bd. 47 (1981)
- Mitteilungen der Deutschen Gesellschaft für Herz- und Kreislaufforschung [Beilage zu: Fortschritte in der Kardiologie], Bde. 48–55 (1982–1989)
- Zeitschrift für Kreislaufforschung. Zugleich Fortsetzung von Zentralblatt für Gefäßkrankheiten, Jg. XIX ff. (1927 ff.) [bis Bd. 37 (1945/48)]
- Archiv für Kreislaufforschung, Bde. 1–13 (1937–1943)/Bd. 14 bis Nr. 5 (1944)/Bd. 14 ab Nr. 6 (1948)/Bd. 15–67 (1949–1972)
- Basic research in cardiology, Bd. 68 ff. (1973 ff.), URL:http://link.springer.com/journal/volumesAndIssues/395

Gedruckte (sowie digitale) Quellen und Literatur

[1] Achert, Rudolf Eugen: Beitrag zur Kenntniss des primären Leberkrebses, Diss. med. (Gustav Fock) Leipzig 1899

[2] Adam, Uwe Dietrich: Hochschule und Nationalsozialismus. Die Universität Tübingen im Dritten Reich, (J.C.B. Mohr) Tübingen 1977

[3] Alwens, Edmund Walter Johannes Daniel, in: Wolfgang Klötzer: Frankfurter Biographie. Personengeschichtliches Lexikon, (Kramer) Frankfurt/M, 2 Bde., Bd. 1, 1994, nach: DBA 3, Fiche 14, S. 59

[4] Aly, Götz/Wolf Gruner (Hrsg.): Die Verfolgung und Ermordung der europäischen Juden durch das nationalsozialistische Deutschland 1933–1945, Band 1: Deutsches Reich 1933–1937, (Oldenbourg) München 2008

[5] Anatomie der Universität Tübingen. Institutsgeschichte, URL: http://www.anatomie.uni-tuebingen.de/institutsgeschichte/institutsgeschichte.html (abgerufen am 15.11.2016)

[6] Andrae, Matthias: Die Vertreibung der jüdischen Ärzte des allgemeines Krankenhauses Hamburg-St. Georg im Nationalsozialismus, überarbeitete Fassung, (Diss. med.) Univ. Hamburg 2003

[7] Andres, Dörte: „Der politisch aktive deutsche Dolmetscher und Übersetzer … kämpft bewusst für die politischen Ideale des Führers", in: Dies./Julia Richter/Larisa Schippel (Hrsg.): Translation und „Drittes Reich", (Frank & Timme) Berlin 2016, S. 99–120

[8] Anthony, A. J. (Leiter der Besprechung): Bericht über eine wissenschaftliche Besprechung am 26. und 27. Oktober 1942 in Nürnberg über Ärztliche Fragen bei Seenot und Winternot. Veranstaltet vom Inspekteur des Sanitätswesens der Luftwaffe, (Tagungsbericht 7/43: Mitteilungen aus dem Gebiet der Luftfahrtmedizin. Herausgegeben vom Inspekteur des Sanitätswesens der Luftwaffe) o. O. [1942]

[9] Arnold, Gunther: Geschichte der Gesellschaft, Struktur, Aufgabenbereiche und Ziele, in: Lüderitz/Arnold: Kardiologie, S. 3–61

[10] Aschoff, Ludwig, in: Walther Killy/Rudolf Vierhaus (Hrsg.): Deutsche Biographische Enzyklopädie, (Saur) München, 10 Bde. 1995–1999, Bd. 1 (1995), nach: DBA 3, Fiche 26, S. 268

[11] Baader, Gerhard: Das Humanexperiment in den Konzentrationslagern, in: Rainer Osnowski (Hrsg.): Menschenversuche. Wahnsinn und Wirklichkeit, (Kölner Volksblatt Verlag) Köln 1988

[12] Basel, Hans Ludwig (Hrsg.): Deutsche Gesellschaft für Gynäkologie und Geburtshilfe: Die Reden. Eröffnungsansprachen zu den Kongressen der Gesellschaft 1886–1998, 2. erw. Auflage (Springer) Heidelberg 1999

[13] Bass, Michael: Das „Goldene Tor". Die Entwicklung des Einwanderungsrechts in die USA, (Dunker & Humblot) Berlin 1990

[14] Bauer, W./H. H. Dale/L. T. Poulsson/D. W. Richards (from The National Institute for Medical Research, Hampstead): The Control of Circulation through the Liver, in: The Journal of Physiology, Bd. 74, Nr. 4 (26.04.1932), S. 343–375

[15] Baumann, Hans, in: Gerhard Lüdtke (Hrsg.): Kürschners Deutscher Gelehrten-Kalender 1935,

5. Auflage (Gruyter) Berlin 1935, nach: DBA 2, Fiche 77, S. 416

[16] Baumann, Timo: Die Deutsche Gesellschaft für Kreislaufforschung im Nationalsozialismus, in: Krischel/Schmidt/Groß: Medizinische Fachgesellschaften, S. 197–208

[17] Benatt, A. J. (Obituary), in: British Medical Journal, Bd. 1, Nr. 8 (08.03.1958), S. 587–588

[18] Beushausen, Ulrich/Hans-Joachim Dahms/Thomas Koch/Almuth Massing/Konrad Obermann: Die Medizinische Fakultät im Dritten Reich, in: Heinrich v. Becker/Hans-Jochen Dahms/Cornelia Wegeler (Hrsg.): Die Universität Göttingen unter dem Nationalsozialismus, 2. erweiterte Ausgabe (K. G. Saur) München 1998, S. 183–286

[19] Boden, Erich, in: Handbuch der deutschen Wissenschaft, Bd 2: Biographisches Verzeichnis, (Koetschau) Berlin 1949, nach: DBA 2, Fiche 141, S. 364

[20] Borgard, Werner: Analyse der im Unterdruck auftretenden Kreislaufänderungen, in: Klinische Wochenschrift, Bd. 13, Nr. 46 (17.11.1934), S. 1642–1645

[21] Borgard, Werner: Über das Verhalten des Kreislaufs bei plötzlicher Rückkehr vom Unterdruck zum Normaldruck. Beitrag zur Pathophysiologie des Sturzfluges, in: Klinische Wochenschrift, Bd. 14, Nr. 6 (09.02.1935), S. 198–200

[22] Brandt, Walter, in: Walther Killy/Rudolf Vierhaus (Hrsg.): Deutsche Biographische Enzyklopädie, (Saur) München, 10 Bde. 1995–1999, Bd. 2 (1995), nach: DBA 3, Fiche 108, S. 103

[23] Büchner, Franz: Der Eid des Hippokrates. Die Grundsätze der ärztlichen Ethik, (Herder) Freiburg i. Br. 1947

[24] Büchner, Franz: Pläne und Fügungen. Lebenserinnerungen eines deutschen Hochschullehrers, (Urban & Schwarzenberg) München 1965

[25] Bundesarchiv: Das Gedenkbuch des Bundesarchivs für die Opfer der nationalsozialistischen Judenverfolgung in Deutschland (1933–1945), Bundesarchiv Koblenz 2006, URL: https://www.bundesarchiv.de/gedenkbuch/

[26] Bussche, Hendrik van den: Die „Machtergreifung" an der Medizinischen Fakultät, in: Ders. (Hrsg.): Die Hamburger Universitätsmedizin im Nationalsozialismus. Forschung – Lehre – Krankenversorgung, (Dietrich Reimer) Berlin 2014, S. 35–74

[27] Centre Européen du Résistant Déporté. Vergleichende Chronologie STRUTHOF, URL: http://archive-fr.com/fr/s/struthof.fr/2012-09-29_331417_24/P%C3%A4dagogische_Kontakte_STRUTHOF/ (abgerufen am 09.12.2016)

[28] Christian-Albrechts-Universität zu Kiel: Kieler Professorinnen und Professoren von 1919 bis 1965, URL: http://www.gelehrtenverzeichnis.de/person/5419ef1e-9491-a6e3-67ea-4d4c608e3045?lang=de (abgerufen am 17.11.2016)

[29] Cohen, Maynard M.: A stand against tyranny: Norway's physicians and the Nazis, (Wayne State University Press) Detroit 1997

[30] Corum, James S.: Deutschlands erste entscheidende Niederlage im Zweiten Weltkrieg. Die Luftschlacht um England, 10. Juli bis 31. Oktober 1940, in: Stig Förster/Markus Pöhlmann/Dierk Walter (Hrsg.): Schlachten der Weltgeschichte: von Salamis bis Sinai, 3. Auflage (C. H. Beck) München 2003, S. 306–324

[31] Dahm, Volker: Das jüdische Buch im Dritten Reich, 2. Auflage (C. H. Beck) München 1993

[32] Dhom, G./W. Remmele: Wende der Geschichte 1933. Protokoll der Vorstandssitzung der Deutschen Pathologischen Gesellschaft vom 18. April 1933 in Wiesbaden, in: Der Pathologe, Bd. 25, Nr. 3 (Mai 2004), S. 245–249

[33] Döpp, Suska: Jüdische Jugendbewegung in Köln 1906–1938 (Anpassung – Selbstbehauptung – Widerstand 11), (Lit) Münster 1997

[34] Dreifuss, J. J./N. Tikhonov: Lina Stern (1878–1968): Physiologin und Biochemikerin, erste Professorin an der Universität Genf und Opfer stalinistischer Prozesse, in: Schweizerische Ärztezeitung, Bd. 86, Nr. 26 (2005), S. 1594–1597

[35] Drüll, Dagmar: Heidelberger Gelehrtenlexikon 1803–1932, (Springer) Berlin 1986

[36] Duensing, Friedrich/Max Schneider: Über Fremdreflexe mit verschiedenen Merkmalen von Eigenreflexen, in: Zeitschrift für die gesamte Neurologie und Psychiatrie, Bd. 168, Nr. 1 (Dezember 1940), S. 690–705

[37] Ebbinghaus, Angelika/Karl Heinz Roth: Medizinverbrechen vor Gericht. Die Menschenversuche im Konzentrationslager Dachau, in: Ludwig Eiber/Robert Sigel (Hrsg.): Dachauer Prozesse. NS-Verbrechen vor amerikanischen Militärgerichten in Dachau 1945–1948. Verfahren, Ergebnisse, Nachwirkungen, 2. Auflage (Wallstein) Göttingen 2007, S. 126–159

[38] Ebbinghaus, Angelika: 1. Einleitung. Blicke auf den Nürnberger Ärzteprozeß, in: Linne: Erschießungsband, S. 11–69

[39] Ebbinghaus, Angelika/Klaus Dörner (Hrsg.): Vernichten und Heilen. Der Nürnberger Ärzteprozeß und seine Folgen, 1. Auflage (Aufbau) Berlin 2001

[40] Eckart, Wolfgang Uwe: Medizin in der NS-Diktatur. Ideologie, Praxis, Folgen, (Böhlau) Wien 2012

[41] Eidesstattliche Erklärung von Hans Wolfgang Romberg (vom 01.11.1946). Nürnberger Dokument Nr. 476. 4 Seiten, URL: http://nuremberg.law.harvard.edu/documents/1788-affidavit-concerning-the-high?q=%2A476#p.1 (abgerufen am 05.02.2017)

[42] Eppinger, Sven: Das Schicksal der jüdischen Dermatologen Deutschlands in der Zeit des Nationalsozialismus, (Mabuse) Frankfurt/M 2001

[43] Ewert, Günter/Ralf Ewert: Emigranten an der Medizinischen Universitätsklinik Greifswald in der Zeit des Nationalsozialismus. Victor van der Reis, Alfred Lublin, Heinrich Lauber, (Pro Business) Berlin 2011

[44] Fangerau, Heiner/Thorsten Halling: Noch ein Buch zu Netzwerken? Eine kurze Einführung, in: Dies. (Hrsg.): Netzwerke. Allgemeine Theorie oder Universalmetapher in den Wissenschaften? Ein transdisziplinärer Überblick, (transcript) Bielefeld 2009, S. 7–9

[45] Fangerau, Heiner: Urologie im Nationalsozialismus – Eine medizinische Fachgesellschaft zwischen Professionalisierung und Vertreibung, in: Krischel/Moll/Bellmann/Scholz/Schultheiss: Urologen im Nationalsozialismus, Bd. 1, S. 13–21

[46] Ferdinand, Ursula: Die Gleichschaltung an der Medizinischen Fakultät der Westfälischen Wilhelms-Universität Münster 1933–1935, in: Axel Karenberg/Dominik Groß/Mathias Schmidt (Hrsg.): Forschungen zur Medizingeschichte. Beiträge des Rheinischen Kreises der Medizinhistoriker, (kassel university press) Kassel 2013, S. 217–233

[47] Forsbach, Ralf/Hans-Georg Hofer: Die Deutsche Gesellschaft für Innere Medizin in der NS-Zeit. Ausstellung aus Anlass des 121. Kongresses der Deutschen Gesellschaft für Innere Medizin, 18.–21. April 2015 in Mannheim, (DGIM e.V.) Wiesbaden 2015

[48] Forsbach, Ralf: Die Medizinische Fakultät der Universität Bonn im „Dritten Reich", (R. Oldenbourg) München 2006

[49] Förster, Stig (Hrsg.): An der Schwelle zum Totalen Krieg. Die militärische Debatte über den Krieg der Zukunft 1919–1939. Unter Mitwirkung von Timo Baumann, Giulia Brogini Künzi, Markus Pöhlmann und Daniel Marc Segesser (Krieg in der Geschichte 13), (Ferdinand Schöningh) Paderborn 2002

[50] Frank, Rudolf: Moderne Therapie in innerer Medizin und Allgemeinpraxis, 14. Auflage (Springer) Heidelberg 1951

[51] Früherer Direktor des Kerckhoff-Instituts im Zwielicht. Thauer angeblich in der NS-Zeit an Menschenversuchen beteiligt, in: FAZ, Nr. 278 (29.11.2003), S. 69

[52] Fye, W. Bruce: Franz M. Groedel, in: Clinical Cardiology, Bd. 23, Nr. 2 (Februar 2000), S. 133–134

[53] GeDenkOrt.Charité – Wissenschaft in Verantwortung. Liste der Vertriebenen der Medizinischen Fakultät/Charité, Charité 2016, URL: https://gedenkort.charite.de/menschen/listen_der_vertriebenen/ (abgerufen am 20.11.2016)

[54] Géronne, A. (Hrsg.): Verhandlungen der Deutschen Gesellschaft für Innere Medizin, 45. Kongress, (Springer) Berlin 1933

[55] Glassner, Roman Rubin (1877–1943), in: Jan Bohdan Gliński: Slownik biograficzny lekarzy i farmaceutów ofiar drugiej wojny swiatowej, (Urban) Warschau 1997 und 1999, Bd. 2 (1999), nach: Polskie Archiwum Biograficzne (PAB), Teil 2s, Fiche 27, S. 376

[56] Gold, Ernest: In memoriam Dr. Marcel Goldenberg (1901–1958), in: Wiener Klinische Wochenschrift, Jg. 70, Nr. 51 (19.12.1958), S. 1011–1012

[57] Goldstein, Avram: Otto Krayer, 1899–1982. A Biographical Memoir, (National Academy Press) Washington D. C. 1987, S. 151–225

[58] Gremels, Hans/Leif T. Poulsson (Oslo): Zur Physiologie der isolierten Niere, in: Naunyn-Schmiedebergs Archiv für experimentelle Pathologie und Pharmakologie, Bd. 162, Nr. 1–3 (16.09.1931), S. 86–123

[59] Groedel, Franz Maximilian/Heinz Lossen: Die indirekten Röntgenverbrennungen (Verbrennungen durch Kumulation und Kombination), in: Klinische Wochenschrift, Bd. 7, Nr. 50 (Dezember 1928), S. 2383–2386

[60] Groedel, Franz Maximilian, in: Paul Arnsberg: Die Geschichte der Frankfurter Juden seit der Französischen Revolution, Bd. 3: Biographisches Lexikon der Juden in den Bereichen Wissenschaft, Kultur, Bildung, Öffentlichkeitsarbeit in Frankfurt am Main (bearbeitet und vollendet durch Hans-Otto Schembs), (Roether) Darmstadt 1983, nach: DBA 3, Fiche 321, S. 93–94

[61] [Groscurth, Georg] Todesurteil des Volksgerichtshofes gegen Robert Havemann und andere vom 16. Dezember 1943, URL: http://www.bundesarchiv.de/oeffentlichkeitsarbeit/bilder_dokumente/01479/index-3.html.de (abgerufen am 12.12.2016)

[62] Gross, Oskar, in: I. Fischer: Biographisches Lexikon der hervorragenden Ärzte der letzten fünfzig Jahre, zugleich: Fortsetzung der hervorragenden Ärzte aller Zeiten und Völker, 2 Bde. (Urban & Schwarzenberg) Berlin 1932–1933, Bd. 1 (1932), nach: DBA 2, Fiche 483, S. 376

[63] Grosse-Brockhoff, F./A. Strotmann: Die zeitlichen Beziehungen der mechanischen Systolendauer zum Elektrokardiogramm, in: Zeitschrift für die gesamte experimentelle Medizin, Bd. 98, Nr. 1 (Dezember 1936), S. 227–238

[64] Großebrockhoff [sic!], Franz: Zur Frage der Ehenichtigkeit und Eheanfechtung bei Geistesgestörten, Diss. Med. Fak. Rheinische Friedrich-Wilhelms-Universität Bonn 12.12.1932

[65] Gruchmann, Lothar: „Nacht- und Nebel"-Justiz. Die Mitwirkung deutscher Strafgerichte an der Bekämpfung des Widerstands in den besetzten westeuropäischen Ländern 1942–1944, in: Vierteljahrshefte für Zeitgeschichte, Jg. 29, Nr. 3 (1981), S. 342–396

[66] Grüttner, Michael/Sven Kinas: Die Vertreibung von Wissenschaftlern aus den deutschen Universitäten

1933–1945, in: Vierteljahrshefte für Zeitgeschichte, Jg. 55, Nr. 1 (2007), S. 123–186

[67] Günzburg, Alfred, in: Jüdische Pflegegeschichte. Biographien und Institutionen in Frankfurt am Main, URL: http://www.juedische-pflegegeschichte.de/beitraege/biographien/die-pflegenden/gumpertz-sches-siechenhaus-biographische-wegweiser/ (abgerufen am 15.12.2016)

[68] Hafeneger, Benno/Marcus Velke/Lucas Frings: Geschichte der hessischen Ärztekammern 1887–1956. Autonomie – Verantwortung – Interessen, (Wochenschau Verlag) Schwalbach/Taunus 2016

[69] Hammann, Gustav (approb. Arzt zu Bad Nauheim): Zur Frage der prognostischen Bedeutung der negativen T-Zacke im Elektrokardiogramm (mit statistischen Zusammenstellungen). Aus der Untersuchungs-Abteilung des W. G. Kerckhoff-Institutes und dem Konitzky-Stift der Stadt Bad Nauheim (Chefarzt Prof. Dr. W. Lueg), Diss. Med. Fak. Hessische Ludwigs-Universität Gießen, Gießen 1934

[70] Hannemann, Simone: Robert Havemann und die Widerstandsgruppe „Europäische Union". Eine Darstellung der Ereignisse und deren Interpretation nach 1945, (Robert-Havemann-Gesellschaft) Berlin 2001

[71] Heim, Susanne: Kalorien, Kautschuk, Karrieren: Pflanzenzüchtung und landwirtschaftliche Forschung in Kaiser-Wilhelm-Instituten 1933–1945, (Wallstein) Göttingen 2003

[72] Hellmich, Hermann-Josef: Die Medizinische Fakultät der Universität Freiburg i. Br. 1933–1935. Eingriffe und Folgen nationalsozialistischer Personalpolitik, Diss. med. Gesch. Freiburg i. Br. 1989

[73] Herbert, Ulrich: Geschichte Deutschlands im 20. Jahrhundert, (C. H. Beck) München 2014

[74] Herxheimer, Gotthold, in: Walther Killy/Rudolf Vierhaus (Hrsg.): Deutsche Biographische Enzyklopädie, (Saur) München, 10 Bde. 1995–1999, Bd. 4 (1996), nach: DBA 3, Fiche 386, S. 376

[75] Hesse, Hermann, in: Hessische Biografie, URL: http://www.lagis-hessen.de/de/subjects/idrec/sn/bio/id/6004 (Stand: 5.4.2012, abgerufen am 24.01.2017)

[76] Hinz-Wessels, Annette: Tiergartenstraße 4. Schaltzentrale der nationalsozialistischen „Euthanasie"-Morde, (Ch. Links) Berlin 2015

[77] Höber, Rudolf, in: Universität Kiel und Nationalsozialismus, URL: https://www.uni-kiel.de/ns-zeit/bios/hoeber-rudolf.shtml (abgerufen am 23.12.2016)

[78] Iversen, Poul/Tage Bjering: Die Wirkungen des Hypophysen-Hinterlappenextraktes auf die Wasserausscheidung durch die Nieren, in: Naunyn-Schmiedebergs Archiv für experimentelle Pathologie und Pharmakologie, Bd. 175, Nr. 4 (Juli 1934), S. 681–688

[79] Jachertz, Norbert: NS-Machtergreifung (I): Freudigst fügte sich die Ärzteschaft, in: Deutsches Ärzteblatt, 105 (2008), 12, S. A622 (URL: http://m.aerzteblatt.de/print/59437.htm) und (II): Abwärts auf der schiefen Bahn, in: Deutsches Ärzteblatt, 105 (2008), 15, S. A781 (URL: http://m.aerzteblatt.de/print/59661.htm)

[80] Jahr, Christoph: Die nationalsozialistische Machtübernahme und ihre Folgen, in: Rüdiger vom Bruch/Michael Grüttner/Heinz-Elmar Tenorth (Hrsg.): Geschichte der Universität unter den Linden, Bd. 2, (Akademie Verlag) Berlin 2012, S. 295–324

[81] Janker, Robert: Röntgenkinematographische Untersuchungen bei Druckveränderungen im Brustraume von Versuchstieren, in: Deutsche Zeitschrift für Chirurgie, Bd. 232, Nr. 11 (September 1931), S. 570–577

[82] Jasch, Hans-Christian: Staatssekretär Wilhelm Stuckart und die Judenpolitik. Der Mythos von der sauberen Verwaltung, (Oldenbourg) München 2012

[83] Jung, Otmar: Der literarische Judenstern. Die Indizierung der „jüdischen" Rechtsliteratur im nationalsozialistischen Deutschland, in: Vierteljahrshefte für Zeitgeschichte, Jg. 54, Heft 1 (2006), S. 25–59

[84] Jütte, Robert (Hrsg.): Medizin und Nationalsozialismus: Bilanz und Perspektiven der Forschung, in Verbindung mit Wolfgang U. Eckart, Hans-Walter Schmuhl und Winfried Süß, 2. Auflage (Wallstein) Göttingen 2011

[85] Kaller, Gerhard: Baden in der Zeit des Nationalsozialismus, in: Hansmartin Schwarzmaier/Meinrad Schaab (Hrsg.): Handbuch der baden-württembergischen Geschichte, Bd. 4: Die Länder seit 1918, (J. G. Cotta) Stuttgart 2003, S. 151–230

[86] Kater, Michael H.: Ärzte als Hitlers Helfer. Mit einem Geleitwort von Hans Mommsen, (Europa Verlag) Hamburg 2000

[87] Kater, Michael H.: Das „Ahnenerbe" der SS 1935–1945. Ein Beitrag zur Kulturpolitik des Dritten Reiches (Studien zur Zeitgeschichte 6), 2. Auflage (Oldenbourg) München 1997

[88] Kehrer, Hans E.: Über Zwischenfälle bei der Subocci-pitalpunktion, in: Deutsche Zeitschrift für Nervenheilkunde, Bd. 161, Nr. 1 (Juli 1949), S. 98–110

[89] Kisch, Bruno: Naturwissenschaft und Weltanschauung, (J. A. Barth) Leipzig 1931

[90] Kisch, Bruno: Die Geschichte der Organisation der Kreislaufforschung in Deutschland, (Dr. Dietrich Steinkopff) Darmstadt 1955

[91] Kisch, Bruno: Wanderungen und Wandlungen. Die Geschichte eines Arztes im 20. Jahrhundert, (Greven) Köln 1966

[92] Klee, Ernst: Auschwitz, die NS-Medizin und ihre Opfer, 4. Auflage (Fischer) Frankfurt/M 1997

[93] Klee, Ernst: Das Personenlexikon zum Dritten Reich. Wer war was vor und nach 1945, (Fischer) 4. Auflage Frankfurt/M 2013

[94] Klueting, Edeltraud: Die gesetzlichen Regelungen der nationalsozialistischen Reichsregierung für den Tierschutz, den Naturschutz und den Umweltschutz, in: Joachim Radkau/Frank Uekötter (Hrsg.): Naturschutz und Nationalsozialismus, (Campus) Frankfurt/M 2003, S. 77–105

[95] Knipping, H. W.: Die Anoxämie, in: Vereinigung der Bad-Nauheimer Ärzte (Hrsg.): Die Wechselbeziehungen von Atmung und Kreislauf: XI. Fortbildungs-Lehrgang in Bad-Nauheim, 20.–22. September 1935 (Nauheimer Fortbildungs-Lehrgänge Bd. 11), (Theodor Steinkopff) Dresden 1935, S. 65–79

[96] Knipping, H. W.: Über die respiratorische Insuffizienz, in: Beiträge zur Klinik der Tuberkulose und spezifischen Tuberkulose-Forschung, Bd. 89, Nr. 5 (22.05.1937), S. 469–479

[97] Knödler, Ulrich: Von der Reform zum Raubbau. Arbeitsmedizin, Leistungsmedizin, Kontrollmedizin, in: Norbert Frei (Hrsg.): Medizin und Gesundheitspolitik in der NS-Zeit (Schriftenreihe der Vierteljahrshefte für Zeitgeschichte, Sondernummer), (Oldenbourg) München 1991, S. 113–136

[98] Kolb, Stephan: Die Geschichte der Bad Nauheimer Juden. Eine gescheiterte Assimilation, (Magistrat der Stadt) Bad Nauheim 1987

[99] Koos, Volker: Höhenversuchsflugzeug Henschel Hs 128 (DVL), Erstveröffentlichung in JET+PROP, Heft 5 (1997), URL: http://adl-luftfahrthistorik.de/dok/Henschel_Hs_128.pdf (abgerufen 21.01.2017)

[100] Krayer, Otto, in: Werner Röder/Herbert A. Strauss (Hrsg.): Biographisches Handbuch der deutschsprachigen Emigration nach 1933, 3 Bde. (Saur) München 1980–1983, Bd. 2 (1983), nach: DBA 2, Fiche 755, S. 333–335

[101] Krayer, Otto: [Lebenslauf 1972], in: Melchior Reiter: Rudolf Boehm und seine Pharmakologenschule, (Zuckschwerdt) München 1998, S. 119–122

[102] Kretschmer, Martin, in: Gerhard Lüdtke (Hrsg.): Kürschners Deutscher Gelehrten-Kalender, Jg. 4., 4. Ausgabe (Gruyter) Berlin 1931, nach: DBA 2, Fiche 758, S. 209

[103] Kreuzberger, Max/Irmgard Foerg (Hrsg.): Leo Baeck Institute New York, Bibliothek und Archiv, Katalog Bd. 1 (Schriftenreihe wissenschaftlicher Abhandlungen des Leo Baeck Instituts 22), (J. C. B. Mohr) Tübingen 1970

[104] Krischel, Matthis: Gleichschaltung und Selbstgleichschaltung der deutschen Urologie im Nationalsozialismus, in: Krischel/Moll/Bellmann/Scholz/Schultheiss: Urologen im Nationalsozialismus, Bd. 1, S. 23–31

[105] Krischel, Matthis/Dominik Groß/Mathias Schmidt: Medizinische Fachgesellschaften im Nationalsozialismus. Bestandsaufnahme und Perspektiven vergleichender Institutionengeschichte, in: Krischel/Schmidt/Groß: Medizinische Fachgesellschaften, S. 7–15

[106] Krischel, Matthis/Friedrich Moll/Julia Bellmann/Albrecht Scholz/Dirk Schultheiss (Hrsg.): Urologen im Nationalsozialismus. [1. Bd.:] Zwischen Anpassung und Vertreibung, [Bd. 2: Bearbeitet von J. Bellmann:] Biografien und Materialien, (Heinrich & Heinrich) Berlin 2011

[107] Krischel, Matthis: Urologie und Nationalsozialismus. Eine Studie zu Medizin und Politik als Ressourcen füreinander, (Steiner) Stuttgart 2014

[108] Krischel, Matthis/Mathias Schmidt/Dominik Groß (Hrsg.): Medizinische Fachgesellschaften im Nationalsozialismus. Bestandsaufnahme und Perspektiven (Medizin im Nationalsozialismus 4), (Lit) Münster 2016

[109] Kümmel, W. F.: Die Ausschaltung rassisch und politisch mißliebiger Ärzte, in: Fridolf Kudlien (Hrsg.): Ärzte im Nationalsozialismus, (Kiepenheuer & Witsch) Köln 1985, S. 65–81

[110] Lasch, Hanns G./Bernhard Schlegel (Hrsg.): Hundert Jahre Deutsche Gesellschaft für innere Medizin. Die Eröffnungsreden der Vorsitzenden 1882–1982, (J. F. Bergmann) München 1982

[111] Lauber, Heinrich: Über die Blutgeschwindigkeit in den Arterien, in: Zeitschrift für die gesamte experimentelle Medizin, Bd. 58, Nr. 1 (1928), S. 634–641

[112] Lauber, Heinrich: Über die Blutströmungsgeschwindigkeit in den Arterien des Menschen, in: Zeitschrift für die gesamte experimentelle Medizin, Bd. 64, Nr. 1 (1929), S. 621–637

[113] Lauber, Heinrich: Zur Klinik der Bewegungsrhythmik des Magens, in: Zeitschrift für die gesamte experimentelle Medizin, Bd. 74, Nr. 1 (1930), S. 586–598

[114] Leven, Karl-Heinz: Der Freiburger Pathologe Franz Büchner 1941 – Widerstand mit und ohne Hippokrates, in: Bernd Grün/Hans-Georg Hofer/Karl-Heinz Leven (Hrsg.): Medizin und Nationalsozialismus. Die Freiburger Medizinische Fakultät und das Klinikum in der Weimarer Republik und im „Dritten Reich", (Peter Lang) Frankfurt/M 2002, S. 362–396

[115] Ley, Astrid: Kollaboration mit der SS zum Wohle von Patienten? Das Dilemma der Häftlingsärzte in Konzentrationslagern, in: Zeitschrift für Geschichtswissenschaft, Jg. 60, Nr. 2 (2013), S. 123–139

[116] Linne, Karsten (Hrsg.): Der Nürnberger Ärzteprozeß 1946/47. Erschließungsband zur Mikrofiche-Edition. Mit einer Einleitung von Angelika Ebbinghaus zur Geschichte des Prozesses und Kurzbiographien der Prozeßbeteiligten, (K. G. Saur) München 2000

[117] Lüderitz, Berndt/Gunther Arnold (Hrsg.): 75 Jahre Deutsche Gesellschaft für Kardiologie – Herz- und Kreislaufforschung, (Springer) Berlin 2002

[118] Magnus-Alsleben, Ernst, in: Reiner Strätz: Biographisches Handbuch Würzburger Juden 1900–1945, (Schöningh) Würzburg 1989, 2 Bde., nach: DBA 3, Fiche 591, S. 290

[119] Magnus-Alsleben, Ernst: Herz und Peripherer Kreislauf, in: Klinische Wochenschrift, 8. Jg., Nr. 47 (19.11.1929), S. 2169–2174

[120] Matthes, K./F. Gross: Untersuchungen über die Absorption von rotem und ultrarotem Licht durch kohlenoxydgesättigtes, sauerstoffgesättigtes und reduziertes Blut, in: Naunyn-Schmiedebergs Archiv für experimentelle Pathologie und Pharmakologie, Bd. 191, Nr. 2–4 (1938), S. 369–380

[121] Mendes-Flohr, Paul: Jüdisches Kulturleben unter dem Nationalsozialismus, in: Avraham Barkai/Paul Mendes-Flohr: Deutsch-jüdische Geschichte in der Neuzeit. Aufbruch und Zerstörung 1918–1945, Bd. 4, (C. H. Beck) München 1997, S. 272–300

[122] Merinsky, Judith: Die Auswirkungen der Annexion Österreichs durch das Deutsche Reich auf die Medizinische Fakultät der Universität Wien im Jahre 1938, Phil. Diss. Univ. Wien 1980

[123] Military Tribunal No. 1, Case No. 1, Brief: prosecution closing brief against Siegfried Ruff, Hans Romberg, and Georg Weltz. Closing brief for the United States of America against Siegfried Ruff, Hans Wolfgang Romberg, and Georg August Weltz, 16.06.1947, URL: http://nuremberg.law.harvard.edu/documents/21-brief-prosecution-closing-brief?q=%2AG+A+Weltz#p.2 (abgerufen am 05.02.2017)

[124] Minckler, Jeff: In Memoriam Carl T. Neuburger, M. D. (1890–1972), in: Journal of Neuropathology & Experimental Neurology, Bd. XXXI, Nr. 4 (Oktober 1972), S. 559–561

[125] Müller, A. Hermann: R. E. Liesegang/H. Lampert: Kunstblut, Münchener Medizinische Wochenschrift 1942/I, S. 369, Besprechung in: Klinische Wochenschrift, Jg. 21, Nr. 43 (24.10.1942), S. 957

[126] Muntsch, O[tto]: Neuere Forschungsergebnisse über Kampfgaswirkung auf Kreislauf, Herzfunktion und Atmung, in: Vereinigung der Bad-Nauheimer Ärzte (Hrsg.): Die Wechselbeziehungen von Atmung und Kreislauf: XI. Fortbildungs-Lehrgang in Bad-Nauheim, 20.–22. September 1935 (Nauheimer Fortbildungs-Lehrgänge Bd. 11), (Theodor Steinkopff) Dresden 1935, S. 146–153

[127] Muscholl, E.: Gründungsgeschichte und die ersten 25 Jahre der Deutschen Pharmakologischen Gesellschaft, in: DGPT Mitteilungen, Nr. 16 (Februar 1995), S. 29–33

[128] Nansen, Odd: Von Tag zu Tag. Ein Tagebuch, übersetzt von Ingeborg Goebel, (Hans Dulk) Hamburg 1949

[129] Neumann, Andrea: Wolfgang Lutz. Die höhenphysiologischen Experimente im Konzentrationslager Dachau 1942 und deren Auswirkungen auf seine Biographie, (Diss. Med. Gießen) 2013, URL: http://geb.uni-giessen.de/geb/volltexte/2014/11008/pdf/NeumannAndrea_2014_04_28.pdf (abgerufen am 05.02.2017)

[130] Obermayer, Hans Peter: Deutsche Altertumswissenschaftler im amerikanische Exil, (Walter de Gruyter) Berlin 2014

[131] Oehler-Klein, Sigrid: Überzeugung, Pragmatismus, Forscherdrang – Mechanismen der Anpassung. Die Medizinische Fakultät Gießen im Nationalsozialismus, in: Medizinhistorisches Journal, Bd. 42 (2007), S. 330–355

[132] Perkow, Ursula: Schmidt, Karl Friedrich, in: Bernd Ottnad (Hrsg.): Badische Biographien. Neue Folge, 4 Bde. (Kohlhammer) Stuttgart 1982–1990, dort: Bd. 2 (1987), nach: DBA 3, Fiche 808, S. 171

[133] Peter, Jürgen: Unmittelbare Reaktionen auf den Prozeß, in: Ebbinghaus/Dörner: Vernichten und Heilen, S. 452–488

[134] Petersen, Peter-Friedrich: Zur Frage des plötzlichen Ertrinkungstodes, in: Zeitschrift für die gesamte experimentelle Medizin, Bd. 61, Nr. 1 (1928), S. 390–404

[135] Pick, Ernst Peter, in: Gedenkbuch für die Opfer des Nationalsozialismus an der Österreichischen Akademie der Wissenschaften, URL: http://www.oeaw.ac.at/online-gedenkbuch/gedenkbuch/personen/i-p/ernst-p-pick/ (abgerufen am 19.12.2016)

[136] Pick, Ernst Peter, in: Röder, Werner/Herbert A. Strauss (Hrsg.): Biographisches Handbuch der Deutschsprachigen Emigration nach 1933, 3 Bde. 1980–1983, Bd. 2 (1983), nach: DBA 2, Fiche 1006, S. 96

[137] Pirig, William, in: The 1940 Census, URL: http://www.archives.com/1940-census/william-pirig-ny-64939919 (abgerufen am 17.12.2016)

[138] Posch, Herbert: Othenio Abel, URL: http://geschichte.univie.ac.at/de/personen/othenio-abel-o-univ-prof (abgerufen 28.10.2016)

[139] Poulsson, Leif T.: Über die Wirkung des Pituitrins auf die Wasserausscheidung durch die Niere, in: Zeitschrift für die gesamte experimentelle Medizin, Bd. 71, Nr. 1 (1930), S. 577–620

[140] Poulsson, Leif T.: Taux et causes de la mortalité prisonniers NN de sexe masculin en Allemagne, in: Tidsskrift for den norske Lægeforening 16 (1946), vom Norwegischen ins Französische übersetzt von Torill Simonsen, Sylvie Ruffenach, Philippe Chesnel, URL: http://www.natzweiler.info/ContentFransk/Sources/Articles/poulsson.html (abgerufen am 09.12.2016)

[141] Přibram, Hugo, in: Österreichisches biographisches Lexikon 1815–1950, (Böhlau) Graz 1957 ff., Petrai Franjo/Raun Matej: Bd. 8 (1983), nach: CSBA 1, Fiche 492, S. 240

[142] Prüll, Cay-Rüdiger: Pathologie und Politik – Ludwig Aschoff (1866–1942) und der deutsche Weg ins Dritte Reich, in: History and Philosophy of the Life Sciences, Nr. 19 (1997), S. 331–368

[143] Pyta, Wolfram: Hindenburg. Herrschaft zwischen Hohenzollern und Hitler, (Pantheon) München 2009

[144] Raab, Wilhelm: Und neues Leben blüht aus den Ruinen: Stationen meines Lebens 1895–1939, hrsg. von Ernst Holthaus/Ernst Piper, (Allitera) München 2009

[145] Raehlemann, Irene: Arbeitswissenschaft im Nationalsozialismus. Eine wissenschaftssoziologische Analyse, (VS-Verlag für Sozialwissenschaften) Wiesbaden 2005, S. 240

[146] Reddemann, H.: Zum 150. Geburtstag von Ernst Neisser, in: Ärzteblatt Mecklenburg-Vorpommern, Jg. 23, Nr. 5 (2013), S. 186–187

[147] Regensburger, Albert, in: Bernd Höffken: Schicksale jüdischer Ärzte aus Nürnberg nach 1933, (Metropol) Berlin 2013, S. 310–313

[148] Reichsgesetzblatt. Herausgegeben vom Reichsministerium des Innern, (Reichsverlagsamt) Berlin, Teil I, Jahrgänge 1933 ff

[149] Rein, F. H.: Wissenschaft und Unmenschlichkeit. Bemerkungen zu drei charakteristischen Veröffentlichungen, in: Göttinger Universitäts-Zeitung, hrsg. von Dozenten und Studenten der Universität Göttingen, Bd. 2, Nr. 14 (1947), S. 3–5

[150] Reiter, Hans/Hermann Osthoff: Die Bedeutung endogener und exogener Faktoren bei Kindern der Hilfsschule, in: Zeitschrift für Hygiene und Infektionskrankheiten, Bd. 94, Nr. 2–3 (02.12.1921), S. 224–252

[151] Reiter, H./A. Böhme: Vorwort, in: Bericht über die Arbeitstagung „Fragen der Entstehung und Verhütung der Silikose". Bochum am 8.–10. November 1935, (Springer) Berlin 1935

[152] Reiter, Hans, in: Das Deutsche Führerlexikon 1934/1935, (Stollberg) Berlin 1934, nach: DBA 2, Fiche 1060, S. 188

[153] Rogovin, Vadim Zakharovich: Stalin's Terror of 1937–1938. Political Genocide in the USSR, ins Englische übersetzt von Frederick S. Choate, (Mehring) Oak Park/MI 2009, S. 66–68

[154] Rohrbach, Jens Martin: Augenheilkunde im Nationalsozialismus. Mit einem Geleitwort von Heinrich Witschel, (Schattauer) Stuttgart 2007

[155] Rosin, Heinrich, in: Isidore Singer (Hrsg.): The Jewish Encyclopedia. A Descriptive Record of the History, Religion, Literature, and Costums of the Jewish People from the Earliest Times to the Present Day, 12 Bde. (Funk & Wagnalls) New York 1901–1905, Bd. 10 (1905), nach: JBA, Teil 1s, Fiche 97, S. 123–124

[156] Rosin, Heinrich, URL: http://www.sammlungen.hu-berlin.de/dokumente/16731/ (abgerufen am 11.11.2016)

[157] Rosin, Heinrich: Die Juden in der Medizin, Vortrag gehalten im Verein für Jüdische Geschichte und Literatur in Berlin, (Philo) Berlin 1926

[158] Roth, Karl Heinz: Tödliche Höhen. Die Unterdruckkammer-Experimente im Konzentrationslager Dachau und ihre Bedeutung für die luftfahrtmedizinische Forschung des „Dritten Reichs", in: Ebbinghaus/Dörner: Vernichten und Heilen, S. 110–151

[159] Ruff unter Druck, in: DER SPIEGEL 42/1960 (12.10.1960), S. 52–54

[160] Sachs, Michael/Heinz-Peter Schmiedebach/Rebecca Schwoch: Deutsche Gesellschaft für Chirurgie 1933–1945. Die Präsidenten, hrsg. im Auftrag der Deutschen Gesellschaft für Chirurgie von Hans-Ulrich Steinau und Hartwig Bauer, (Kaden) Heidelberg 2011

[161] Sarkowski, Heinz (Hrsg.): Der Springer-Verlag. Katalog seiner Veröffentlichungen 1842–1945, bearbeitet von Hans-Dietrich Kaiser und Wilhelm Buchge, (Springer) Berlin 1992

[162] Schabel, Ralf: Die Illusion der Wunderwaffen: Die Rolle der Düsenflugzeuge und Flugabwehrraketen in der Rüstungspolitik des Dritten Reichs, (R. Oldenbourg) München 1994

[163] Schaefer, Hans: Theorie des Potentialabgriffs beim Elektrokardiogramm, auf der Grundlage der „Membrantheorie", in: Pflüger's Archiv für die gesamte Physiologie des Menschen und der Tiere, Bd. 245, Nr. 1 (Feb. 1942), S. 72–97

[164] Schaeffer, Harry, in: Ernst G. Lowenthal: Juden in Preussen. Biographisches Verzeichnis. Ein repräsentativer Querschnitt, (Reimer) Berlin 1981, nach: JBA 2, Fiche 483, S. 56

[165] Schaeffer, Harry, in: Werner Röder/Herbert A. Strauss (Hrsg.): Biographisches Handbuch der Deutschsprachigen Emigration nach 1933, 3 Bde. (Saur) München 1980–1983, Bd. 2 (1983), nach: DBA 2, Fiche 1128, S. 180

[166] Schagen, Udo: Widerständiges Verhalten im Meer von Begeisterung, Opportunismus und Antisemitismus. Der Pharmakologe Otto Krayer (1899–1982), Professor der Berliner Universität 1933, in: Wolfgang Kaschuba (Hrsg.): Jahrbuch für Universitätsgeschichte, Bd. 10, (Franz Steiner) Stuttgart 2007, S. 223–247

[167] Schagen, Udo: Wer wurde vertrieben? Wie wenig wissen wir? Die Vertreibungen aus der Berliner medizinischen Fakultät 1933. Ein Überblick, in: Sabine

Schleiermacher/Udo Schagen (Hrsg.): Die Charité im Dritten Reich. Zur Dienstbarkeit medizinischer Wissenschaft im Nationalsozialismus, (Ferdinand Schöningh) Paderborn 2008, S. 51–66

[168] Schaper, Wolfgang: Historische Aspekte zur Gesellschaft von den Anfängen bis zur Gegenwart, in: Lüderitz/Arnold: Kardiologie, S. 63–71

[169] Scharer, Philip Josef: Robert F. Wetzel (1898–1962). Anatom, Urgeschichtler, Nationalsozialist, Diss. Univ. Tübingen 2012

[170] Scherf, David, in: Werner Röder/Herbert A. Strauss (Hrsg.): Biographisches Handbuch der Deutschsprachigen Emigration nach 1933, 3 Bde. 1980–1983, Bd. 2 (1983), nach: DBA 2, Fiche 1141, S. 3

[171] Schlepper, M.: Franz Maximilian Groedel – ein deutsches Schicksal von internationaler kardiologischer Bedeutung, in: Zeitschrift für Kardiologie, Bd. 77, Beilage 5 (1988), S. 155–177

[172] Schmaltz, Florian: Kampfstoff-Forschung im Nationalsozialismus. Zur Kooperation von Kaiser-Wilhelm-Instituten, Militär und Industrie (Geschichte der Kaiser-Wilhelm-Gesellschaft im Nationalsozialismus 11), (Wallstein) Göttingen 2005

[173] Schmidt, K. F./F. Hildebrandt/L. Krehl: Über „Cardiazol", ein in wässeriger Lösung subcutan injizierbares neues Analepticum, in: Klinische Wochenschrift, Bd. 4, Nr. 35 (27.08.1925), S. 1678–1680

[174] Schmuhl, Hans-Walter: Die Gesellschaft Deutscher Neurologen und Psychiater im Nationalsozialismus, (Springer) Berlin/Heidelberg 2016

[175] Schoenewald, Sally, Todesanzeige, in: The Aufbau Indexing Project, URL: http://freepages.genealogy.rootsweb.ancestry.com/~alcalz/aufbau/1946/1946pdf/1946a04s18.pdf (abgerufen am 20.12.2016)

[176] Schönberger, B./R. Helms: Eugen Rehfisch – Pionier der modernen Urodynamik, in: Der Urologe, Bd. 44, Nr. 3 (März 2005), S. 288–293

[177] Schütz, Erich: Über Ableitung und Form des normalen menschlichen Herzschallbildes, in: Zeitschrift für die gesamte experimentelle Medizin, Bd. 67, Nr. 1 (1929), S. 751–762

[178] Schweitzer, Paul: David Scherf, in: Clinical Cardiology, Bd. 23, Nr. 8 (August 2000), S. 631–632

[179] Schwing, Heinrich: „Grüße mir die Schoenewalds!": Porträt einer jüdischen Familie, (Leo Baeck Institute) New York 2014

[180] Seidler, Eduard: Die Medizinische Fakultät der Albert-Ludwigs-Universität Freiburg im Breisgau. Grundlagen und Entwicklungen, (Springer) Berlin/Heidelberg, korrigierter Nachdruck 1993 der 1. Auflage 1991

[181] Seidler, Eduard: Jüdische Kinderärzte 1933–1945. Entrechtet/geflohen/ermordet – Jewish pediatricians. Victims of persecution 1933–1945, erweiterte Neuauflage (Karger) Basel 2007

[182] Simmel, Hans, URL: http://www.stolpersteine-gera.de/index.php?id=41 (abgerufen 08.12.2016)

[183] Spenkuch, Hartwin: Einleitung, in: Acta Borussica. Neue Folge. Preußen als Kulturstaat, hrsg. von der Berlin-Brandenburgischen Akademie der Wissenschaften unter der Leitung von Wolfgang Neugebauer, Bd. 2/9, (Walter de Gruyter) Berlin/Boston 2016, S. 1–186

[184] Spychała, Walerjan, in: Jan Bohdan Gliński: Slownik biograficzny lekarzy i farmaceutów ofiar drugiej wojny swiatowej, (Urban) Warschau 1997 und 1999, Bd. 2 (1999), nach: Polskie Archiwum Biograficzne (PAB), Teil 2s, Fiche 79, S. 327–329

[185] Steegmann, Robert: Das Konzentrationslager Natzweiler-Struthof und seine Außenkommandos an Rhein und Neckar 1941–1945, (Metropol) Berlin 2010, Übersetzung der französischen Ausgabe von Peter Geiger, (La Nuée Bleue) Straßburg 2005

[186] Stremmel, Ralf: „Gesundheit – unser einziger Reichtum"? Kommunale Gesundheits- und Umweltpolitik 1800–1945 am Beispiel Solingen (Anker und Schwert 12), (Selbstverlag Stadtarchiv Solingen) Solingen 1993

[187] Strughold, H.: Bericht über die I. Deutsche Tagung für luftfahrtmedizinische Forschung vom 25. bis 28. Oktober 1937 zu Berlin, in: Klinische Wochenschrift, 17. Jg., Nr. 8 (19.02.1938), S. 283–286

[188] Stürzbecher, Manfred: Hamel, Carl, in: Neue Deutsche Biographie 7 (1966), S. 583 f., URL: https://www.deutsche-biographie.de/gnd117493848.html#ndbcontent (abgerufen am 27.11.2016)

[189] Surawicz, Borys: Wilhelm Raab, in: Clinical Cardiology, Bd. 20, Nr. 3 (1997), S. 310–311

[190] Szöllösi-Janze, Margit: Fritz Haber 1868–1934. Eine Biographie, (C. H. Beck) München 1998

[191] Tadel verpflichtet, in: DER SPIEGEL 48/1965 (24.11.1965), S. 76–78

[192] Tetzlaff, Walter: Leopold Lichtwitz, in: Walter Tetzlaff: 2000 Kurzbiographien bedeutender deutscher Juden des 20. Jahrhunderts, (Askania) Lindhorst 1982, nach: JBA 2, Fiche 338, S. 182

[193] Thauer, Rudolf: Wärmeregulation und Fieberfähigkeit nach operativen Eingriffen am Nervensystem homoiothermer Säugetiere, in: Pflüger's Archiv für die gesamte Physiologie des Menschen und der Tiere, Bd. 236, Nr. 1 (1935), S. 102–147

[194] Thauer, R./K. Wezler: Der Stoffwechsel im Dienste der Wärmeregulation. Erste und zweite chemische Wärmeregulation, in: Zeitschrift für die gesamte experimentelle Medizin, Bd. 112, Nr. 1 (02.04.1943), S. 95–126

[195] Vernehmung des Dr. Hermann Becker-Freyseng am 12.11.1946. Archiv des Instituts für Zeitgeschichte München (1948/56), URL: http://www.ifz-muenchen.de/archiv/zs/zs-0685.pdf (abgerufen 01.02.2017)

[196] Verzeichnis der Vorlesungen der Badischen Ruprecht-Karls-Universität zu Heidelberg für das Sommer-Halbjahr 1925, (Paul Brauns) Heidelberg 1925

[197] Virnyi, Julius: Zum Gedenken an Paul Krause, flurgespräche 17.08.2014, URL: http://www.flurgespraeche.de/wp-content/uploads/2015/10/Gedenkblatt-pfd-Krause-Paul-1.pdf (abgerufen am 10.11.2016)

[198] Vorlesungs- und Personalverzeichnis: Albert-Ludwigs-Universität Freiburg im Breisgau, Sommersemester 1934, URL: http://dl.ub.uni-freiburg.de/diglit/vvuf_1934_ss/0049/ocr?sid=76a04b471d79a9255147b4deb321af50 (abgerufen am 10.11.2016)

[199] Weber, Arthur: Zur Geschichte der Deutschen Gesellschaft für Kreislaufforschung, in: Verhandlungen 1952, S. XXXV (reproduziert in Arnold: Geschichte, S. 11)

[200] [Weinberg, Norbert]: Rabbi Weinberg's Biography, URL: http://www.adamsstreet.org/archives/rabbi-weinberg/rabbi-weinberg-biography (abgerufen am 03.01.2017)

[201] Weindling, Paul: Die Opfer von Humanexperimenten im Nationalsozialismus. Ergebnisse eines Forschungsprojekts, in: Insa Eschebach/Astrid Ley (Hrsg.): Geschlecht und „Rasse" in der NS-Medizin (Forschungsbeiträge und Materialien der Stiftung Brandenburgische Gedenkstätten 5), (Metropol) Berlin 2012, S. 81–99

[202] Wenckebach, Karel Frederik, in: Fischer, I. (Hrsg.): Biographisches Lexikon der hervorragenden Ärzte der letzten fünfzig Jahre, 2 Bde. (Urban & Schwarzenberg) Berlin 1932–1933, dort: Bd. 2 (1933), nach: DBA 2, Fiche 1387, S. 409

[203] Wezler, Karl/Rudolf Thauer: Erträglichkeitsgrenze für wechselnde Raumtemperatur und -feuchte, in: Pflüger's Archiv für die gesamte Physiologie des Menschen und der Tiere, Bd. 250, Nr. 2 (20.07.1948), S. 192–199

[204] Wildt, Michael (Hrsg.): Die Judenpolitik des SD 1935 bis 1938. Eine Dokumentation (Schriftenreihe der Vierteljahrshefte für Zeitgeschichte 71), (R. Oldenbourg) München 1995

[205] Winau, Rolf: Der Menschenversuch in der Medizin, in: Ebbinghaus/Dörner: Vernichten und Heilen, S. 93–109

[206] Winternitz, Max, in: Jaroslav Kunc (Hrsg.): Kdy zemřeli ...?, (Státní knihovna ČSR) Prag 1970., nach: Cesky biograficky archiv a Slovensky biograficky archiv (CSBA), Teil 1, Fiche 663, S. 392

[207] Wolf-Heidegger, Gerhard: Walter Brandt zum 75. Geburtstag, in: Acta Anatomica, Nr. 57 (1964), S. 1–4

[208] Wollheim, Ernst, in: Renate Heuer (Hrsg.): Bibliographia Judaica. Verzeichnis jüdischer Autoren deutscher Sprache, 4 Bde. (Kraus) München 1981–1996, Bd. 3 (1988), nach: JBA 2, Fiche 580, S. 363

[209] Zak, Emil, in: Gedenkbuch für die Opfer des Nationalsozialismus an der Universität Wien 1938, URL: http://gedenkbuch.univie.ac.at (abgerufen am 07.12.2016)

[210] Zimmerman, David: The Society for the Protection of Science and Learning and the Politicization of British Science in the 1930s, in: Minerva, Bd. 44, Nr. 1 (März 2006), S. 25–45

[211] Zweig, Zacharias: „Mein Vater was machst du hier ...?" Zwischen Buchenwald und Auschwitz, hrsg. von Berthold Scheller/Stefan Jerzy Zweig, (dipa) Frankfurt/M 1987

A4 Ungedruckte Quellen (Archivmaterial)

In eckige Klammern gesetzte [Aktenbeschreibungen] geben nicht den im Findbuch des Archivs angegebenen Aktentitel wieder, sondern eine sinngemäße Beschreibung des hier relevanten Teils des Inhalts.

Archiv der Deutschen Gesellschaft für Kardiologie (DGK-Geschäftsstelle) Düsseldorf

- „Liste der Anmeldungen zur Mitgliedschaft der Deutschen Gesellschaft für Kreislaufforschung" (handschriftlich o. D.)
- Protokolle der Mitgliederversammlungen 1928–1939 (hand- bzw. maschinenschriftlich)
- Listen „Neue Mitglieder der Deutschen Gesellschaft für Kreislaufforschung" 1934–1938 (maschinenschriftlich)
- Grafik/Zeichnung zur Mitgliederentwicklung o. D. [1937]

Archiv der Max-Planck-Gesellschaft Berlin-Dahlem

Generalverwaltung der Max-Planck-Gesellschaft (III. Specialia)

- II. Abt., Rep. 1A, Personalia: Gauer, Otto
- II. Abt., Rep. 1A, Personalia: Rein, Hermann

Zeitungsausschnittsammlung

- IX. Abt., Rep. 1: Hermann Rein (1952–1954)

Nachlass Rudolf Thauer

- III. Abt., ZA 61/K2 Notizbücher (u. a. Deutsche Gesellschaft für Kreislaufforschung 1928–1931)
- III. Abt., ZA 61/36 Auskühlung im Wasser 1943–1966
- III. Abt., ZA 61/52 Dokumente 1933–1947
- III. Abt., ZA 61/53 Dokumente 1945–1953
- III. Abt., ZA 61/59 Vorwürfe und Verteidigung 2003/2004
- III. Abt., ZA 61/60 Vorwürfe und Verteidigung 2003/2004
- III. Abt., ZA 61/64 Bericht über eine wissenschaftliche Besprechung am 26. und 27. Oktober 1942 in Nürnberg über Ärztliche Fragen bei Seenot und Winternot

Archiv der William G. Kerckhoff-Stiftung Bad Nauheim

- Nr. 164 Schriftwechsel von Institutsmitarbeitern mit Prof. Groedel in New York (1931–1939)
- Nr. 179 Anstellung Prof. Schaefer und Forschungsaufträge am Institut; Auseinandersetzung Schaefer-Koch dienstlich und politisch (1939–1943)
- Nr. 245 Monatliche Abrechnung der Flieger-Untersuchungsstelle im Institut von Prof. Koch an den Luftgauarzt in München (1936–1939)
- Nr. 604 und 605 Schriftwechsel Schaefer A–H und I–Z (1941)
- Nr. 606 und 607 Schriftwechsel Schaefer A–H und I–Z (1942)
- Nr. 608 und 609 Schriftwechsel Schaefer A–H und I–Z (1943)
- Nr. 610 und 611 Schriftwechsel Schaefer A–H und I–Z (1944)
- Nr. 612 Schriftwechsel Schaefer A–Z
- Nr. 664 Bewilligung von Stipendien an sowie Arbeitsberichte von Werner Gley, Herbert Göpfert, Prof. Grahe und Georg Groscurth (1932–1939)
- Nr. 688 Bewilligung von Stipendien an sowie Arbeitsberichte von Hubert Niessen, Martin Nordmann, Erwin Ohlemutz, Erich Opitz und Werner Ozegowski (1932–1947)
- Nr. 710 Bewilligung von Stipendien an sowie Arbeitsberichte von [u. a.] Rudolf Thauer
- Nr. 719 Schriftwechsel Koch zur Geschäftsführung und Verwaltung (1931–1939)
- Nr. 720 Schriftwechsel Koch zur Geschäftsführung und Verwaltung (1939–1941)
- Nr. 728 Schriftwechsel zwischen Prof. Groedel und Prof. Weber (1927–1933)

- Nr. 737 Verhandlungen mit Prof. Kramer zur Übernahme des Ordinariats in Giessen und der stellvertretenden Direktorenstelle am Institut (1941–1943)
- Nr. 740 Entlassung von Prof. Schaefer, Hildegard Hannibal und Theodor Dietz durch die amerikanische Militärverwaltung (1945–1947)
- Nr. 753 Gründung der Deutschen Zentrale für Kreislaufforschung in Bad Nauheim sowie Erweiterung der Lebens- und Pensionsversicherung von Prof. Koch (1937–1943)

Bodleian Library, University of Oxford

Archive of the Society for the Protection of Science and Learning (1933–1987)

- MS. S.P.S.L. 379/1, Bl. 1–71 Benatt, Dr. Alfred Joseph
- MS. S.P.S.L. 358/2, Bl. 40–160 Brandt, Professor Walter Karl Johannes Otto
- MS. S.P.S.L. 379/6, Bl. 168–216 Goldenberg, Dr. Marcel
- MS. S.P.S.L. 382/5, Bl. 222–245 Gross, Professor Oskar Wolfgang
- MS. S.P.S.L. 418/1, Bl. 1–54 Kisch, Professor Bruno
- MS. S.P.S.L. 379/12, Bl. 410–495 Lauber, Dr. Heinrich
- MS. S.P.S.L. 385/3, Bl. 123–130 Thannhauser, Professor Siegfried J.
- MS. S.P.S.L. 380/6, Bl. 195–216 Winternitz, Dr. Max
- MS. S.P.S.L. 380/8, Bl. 272–299 Zak, Professor Emil

Bundesarchiv Berlin (Lichterfelde)

Reichskanzlei (1919–1945)

- R 43 II/1158a [Reiter, Hans]

Konzentrationslager Dachau

- NS 4-DA/24 [Ermittlungen der Polizeidirektion Wien wegen Meerwasser-Trinkversuchen]

Deutsche Arbeitsfront – Zentralbüro, Arbeitswissenschaftliches Institut

- NS 5-VI/17684 [Nonnenbruch, Dr. Wilhelm]

Der Beauftragte des Führers für die Überwachung der gesamten geistigen und weltanschaulichen Schulung und Erziehung der NSDAP

- NS 15/120 [Derra, Ernst]
- NS 15/127, Bd. 10 [Haeberlin, Carl]
- NS 15/138a [Bickenbach, Werner]
- NS 15/158b [Rein, H. F.]
- NS 15/236, Bd. 9 [Nonnenbruch, Wilhelm]
- NS 15/253, Bd. 7 [Dietrich, Albert]

Persönlicher Stab Reichsführer SS

- NS 19/129 [Mycel]
- NS 19/339 [Ernährungsversuche in Konzentrationslagern]
- NS 19/1063 [Ehrenverfahren gegen Hans Reiter]
- NS 19/1580 Medizinische Versuche (Höhenflug- und Kälteversuche)
- NS 19/1581 [Institut für wehrwissenschaftliche Zweckforschung]
- NS 19/1584 [Meerwasser-Trinkversuche]
- NS 19/1589 [Versuche in Konzentrationslagern]
- NS 19/1590 [Unterdruckversuche Dachau; Tagung Seenot und Winternot (1942)]
- NS 19/3030 [Rudolf Jürgens]

Forschungs- und Lehrgemeinschaft Das Ahnenerbe

- NS 21/507 [Versuche in Konzentrationslagern]
- NS 21/vorl.901 Zusammenarbeit mit der Luftwaffe – Meerwassertrinkversuche
- NS 21/vorl.914 [Unterkühlungsversuche]
- NS 21/917 [Unterdruckkammer- und Unterkühlungsversuche: Raumbedarf in Dachau]
- NS 21/922 [Versuche im Konzentrationslager Dachau]

Reichssicherheitshauptamt

- R 58/9586 Feldberg, Wilhelm Dr., geb. 1900

- R 58/9603 Boden, Erich, Prof. Dr. med., geb. 1883
- R 58/9613 Groedel, Franz, Prof. Dr., geb. 1881
- R 58/9638 Kisch, Bruno, Prof. Dr., geb. 1890

Deutsche Polizeidienststellen in der Slowakei
- R 70/SLOWAKEI/241 Bd. 12 [Sumbal, Jaroslav]

Reichsforschungsrat
- R 26-III/7 [Luftwaffe, Forschungsgruppen]
- R 26-III/220 und 221 Auflistung von Forschung im Bereich der Medizin

Notgemeinschaft der Deutschen Wissenschaft/ Deutsche Forschungsgemeinschaft
- R 73/95 [Notgemeinschaft: Höhenflugzeug 1929]
- R 73/10071 Anthony, A. J., Med. und Nervenklinik Gießen
- R 73/10106 Aschoff, Ludwig, Pathologisches Institut Freiburg
- R 73/10117 Atzler, KWI für Arbeitsphysiologie Dortmund
- R 73/10528 Büchner, Franz, Pathologisches Institut Freiburg i. Br.
- R 73/10541 Bürger, M., Med. Univ. Klinik Leipzig
- R 73/10919 Eppinger, Hans, I. Medizinische Universitäts-Klinik Wien
- R 73/11076 Frank, Otto, Physiologisches Institut München
- R 73/11288 Gollwitzer-Meier, Frau K., Balneologisches Institut Hamburg
- R 73/11790 Holzlöhner, Ernst, Physiologisches Institut Kiel
- R 73/11831 Huerthle, K., Tübingen
- R 73/12211 Knipping, H. W., Medizinische Klinik Lindenburg Köln-Lindenthal
- R 73/12230 Koch, E., William G. Kerckhoff-Stiftung Bad Nauheim
- R 73/12902 Martini, P., Medizinische Universitäts-Klinik Bonn
- R 73/12985 Matthes, K., Medizinische Universitäts-Klinik am Städt. Krankenhaus St. Jakob Leipzig
- R 73/13879 Rein, Hermann, Physiologisches Institut Göttingen
- R 73/13885 Reindell, Herbert, Sportärztliches Institut Freiburg/Br.
- R 73/14197 Schaefer, Hans, William G. Kerckhoff-Stiftung Bad Nauheim
- R 73/14438 Schneider, M., Institut für normale und pathologische Physiologie Köln-Lindenthal
- R 73/14563 und 14564 Schütz, E., Physiologisches Institut Münster
- R 73/14761 Siegmund, H., Pathologisches Institut Münster
- R 73/14822 Spang, 1. Medizinische Universitäts-Klinik Berlin
- R 73/15147 Thauer, R., Institut f. animalische Physiologie Frankfurt/Main
- R 73/15598 und 15599 Weitz, 2. Medizinische Universitäts-Klinik Hamburg
- R 73/15661 Wezler, K., Institut für animalische Physiologie Frankfurt/Main
- R 73/16394 Groscurth, Georg, Berlin
- R 73/16681 Schellong, Prof. Dr. F., Krankenanstalt Speyerershof Heidelberg

Vereinigung der Verfolgten des Naziregimes
- DY 55/V 278/6/549 [Groscurth, Georg]

Reichswirtschaftsministerium
- R 3101/32444 [Hefe und Mycel]

Reichslandbund, Presseausschnittsammlung, Personalia
- R 8034-III/56 [Bürger, Max (1936–1942)]
- R 8034-III/373 [Reiter, Hans (1936–1942)]

Deutsche Revisions- und Treuhand AG
- R 8135/7260 [Deutsche Versuchsanstalt für Luftfahrt, Berlin-Adlershof]

Reichsärztekammer
- R 9345 Mitgliederkartei der Reichsärztekammer (ehem. BDC)

Kassenärztliche Vereinigung Deutschlands
- R 9347 Kassenärztliche Vereinigung, RAR I (Kartei der Kassenärztlichen Vereinigung, 34 Filme, darin 32–34 Nachtrag)

Bestände ehemals Berlin Document Center (BDC)
- R 9361-I/3359 Schwiegk, Herbert, geb. 23.03.1906
- R 9361-II/73947 Bickenbach, Werner, geb. 14.04.1900
- R 9361-II/128961 Buechner, Franz, geb. 20.01.1895
- R 9361-II/194685 Edens, Ernst, geb. 20.08.1876
- R 9361-II/419319 Hochrein, Max, geb. 02.08.1897
- R 9361-III/182577 Schölmerich, Paul, geb. 27.06.1916
- R 9361-III/186586 Schütz, Erich, geb. 06.09.1902
- R 9361-V/3923 Barth, Karl, geb. 01.08.1875
- R 9361-V/34573 Schellong, Fritz, geb. 10.09.1891
- R 9361-VI/3417 und 3418 Wetzel, Robert, geb. 30.9.1898

Parteikorrespondenz
- VBS 1/1060013013 Knipping, Hugo Wilhelm, geb. 09.07.1895
- VBS 1/1060023675 Koller, Siegfried, geb. 30.01.1908
- VBS 1/1080001274 Meessen, Hubert, geb. 10.09.1909
- VBS 1/1080068117 Nörr, Johannes, geb. 25.06.1886
- VBS 1/1100031069 Sarre, Hans, geb. 25.03.1906
- VBS 1/1100037486 Schaefer, Hans, geb. 13.08.1906
- VBS 1/1120031183 Thauer, Rudolf, geb. 24.09.1906
- VBS 1/1140004927 Ratschow, Max, geb. 07.08.1904
- VBS 1/1140015387 Rein, (Friedrich) Hermann, geb. 08.02.1898
- VBS 1/1140030244 Riecker, Gerhard, geb. 02.02.1926
- VBS 1/1160003338 Schellong, Fritz, geb. 10.09.1891
- VBS 1/1170023311 Schoen, Rudolf, geb. 31.01.1892
- VBS 1/1190022634 Wagner, Richard, geb. 23.10.1893
- VBS 1/1200011855 Wetterer, Erik, geb. 25.01.1909
- VBS 1/1200012978 Wezler, Karl, geb. 27.05.1900
- VBS 1/1210020450 Zenker, Rudolf, geb. 24.02.1903

~ SSO/SS-Führerpersonalakten
- VBS 286/6400031852 Nonnenbruch, Wilhelm, geb. 06.11.1887
- VBS 286/6400041304 Schütz, Erich, geb. 06.09.1902

~ DS/Wissenschaftler
- VBS 307/8200000446 Dietrich, Albert, geb. 04.03.1873
- VBS 307/8200000538 Edens, Ernst, geb. 20.08.1876
- VBS 307/8200000593 Eppinger, Hans, geb. 26.12.1880 [teils auch 05.01.1879]
- VBS 307/8200000712 Frank, Otto, geb. 21.06.1865
- VBS 307/8200000789 Gauer, Otto, geb. 02.05.1909
- VBS 307/8200001209 Hochrein, Max, geb. 02.08.1897
- VBS 307/8200001265 Holzlöhner, Ernst, geb. 23.02.1899
- VBS 307/8200001546 Koch, Eberhard, geb. 16.04.1892
- VBS 307/8200002574 Schaefer, Hans, geb. 13.08.1906
- VBS 307/8200003301 Wagner, Richard, geb. 23.10.1893
- VBS 307/8200003422 Wezler, Karl, geb. 27.05.1900

Bundesarchiv Freiburg i. Br. (Militärarchiv)
- BW 1/49484 Lösung Vertragsverhältnis Siegfried Ruff
- BW 1/313587 [Vertragsverhältnis Siegfried Ruff]
- BL 1/31 Störungen im Flugbetrieb
- RW 59/1734 [Auszug zu: Diringshofen]
- RW 59/1740 [Auszug zu: Diringshofen]
- RW 59/1808 [Auszug zu: Diringshofen]

Personalunterlagen von Angehörigen der Reichswehr und Wehrmacht

- PERS/6/138768 Reichsluftfahrtministerium: Ministerialakte zu Dr. Theodor Benzinger

OKH/Heereswaffenamt mit nachgeordneten Dienststellen

- RH 8/427 [Höhenjägerentwicklung Fieseler FI 166]

Heeressanitätsinspektion/Chef des Wehrmachtsanitätswesens, einschl. Militärärztliche Akademie

- RH 12-23/1379 Kreislauf und Atmung beim Detonationstod
- RH 12-23/2090 Unterkühlung

Generalluftzeugmeister/Chef der Technischen Luftrüstung

- RL 3/2526 Aufbereitung von Meerwasser
- RL 3/2748 Höhenjäger

Ausbildungsdienststellen im Reichsluftfahrtministerium (mit Inspektionen und Waffengeneralen)

- RL 4/534 Forschungsaufträge - Anträge, Berichte und Stellungnahmen: „Leistungssteigerung in der Flugzeugindustrie durch Verbesserung der Arbeitsmethoden" (Dr. Lehmann)
- RL 4/539 Verzeichnis der Beratenden Sanitäts-Offiziere
- RL 4/542 Forschungsaufträge - Anträge, Berichte und Stellungnahmen: „Hepatitis-Forschung" (E. Haagen)
- RL 4/544 Forschungsaufträge - Anträge, Berichte und Stellungnahmen: Räumliches Sehen (u. a.: „Über einen neuen Stereo-Effekt" von Prof. Schaefer)
- RL 4/547 Forschungsaufträge - Anträge, Berichte und Stellungnahmen: Sauerstoffmangel und Unterdruck (u. a. „Das Verhalten der Herzsensibilität unter Sauerstoffmangel und Erstickung" von H. Schaefer)
- RL 4/551 Wirkungen von Unterkühlung
- RL 4/564 Forschungsaufträge - Anträge, Berichte und Stellungnahmen: Übersicht der Lehrgruppe Wissenschaft und Forschung über die eingestellten Forschungsaufträge
- RL 4/565 Forschungsaufträge - Anträge, Berichte und Stellungnahmen: „Untersuchung des Kollapsproblems" (Stabsarzt Dr. Meesen) [sic! Meessen]
- RL 4/566 Luftschutz: „Makro- und mikroskopische Untersuchungen bei akuter und chronischer Kohlenvergiftung" (Dr. Meesen) [sic! Meessen]
- RL 4/568 Forschungsaufträge - Anträge, Berichte und Stellungnahmen: Übersicht von Forschungsaufträgen mit Angabe der Bearbeiter
- RL 4/599 Trinkbarmachung von Meerwasser
- RL 4/674 „Mitteilungen aus dem Gebiet der Luftfahrtmedizin" (Hrsg. vom Inspekteur des Sanitätswesens der Luftwaffe: „Erträglichkeitsgrenze für wechselnde Raumtemperatur und -feuchte" - Forschungsbericht 13/43 (Prof. Wezler und Prof. Thauer)

Erprobungsstellen der Luftwaffe

- RL 36/234 [Höhenkabinen]
- RL 36/512 [Sauerstoff-Bordanlagen]
- RL 36/580 Kreislauf und Atmung beim Detonationstod

Forschungsinstitute der Luftwaffe

- RL 39/596 [Höhenjägerentwicklung Messerschmidt Me 109 und Me 209]

Ausbildungsstellen im Reichsluftfahrtministerium – Amtsdrucksachen

- RLD 15/22 [Höhenflug - Vortragstext zum Film]
- RLD 15/54 Merkblatt über Verhalten bei Höhenflug

The Central Archives for the History of the Jewish People Jerusalem (CAHJP)

P 80: Sammlung Bruno Kisch

- P 80/59 Persönliche Korrespondenz (1928–1938)
- P 80/60 Desgl. (1939–1966 und o. D.)
- P 80/64a–c Berufliche Korrespondenz und Korrespondenz im Zusammenhang mit Kischs öffentlich-medizinischer Tätigkeit (1919–1939 und o. D.)
- P 80/65 Desgl. (1939–1942)
- P 80/66 Desgl. (1943–1947)
- P 80/69 Bestätigung, dass Guido Kisch für den Unterhalt in Amerika von Bruno Kisch und seiner Familie aufkommt (1935)
- P 80/70 Allgemeine Dokumente und Korrespondenz, die Auswanderung nach Amerika betr. (1938–1939)
- P 80/71 Zwangsverkauf der Wohnung in Köln (1938–1940)
- P 80/72 Transport der Möbel der Familie Kisch und damit verbundene Klage (1938–1939)
- P 80/73 Klage um Rückgabe der Wohnung (1946–1951)
- P 80/74 Korrespondenz Bruno Kischs Wiedergutmachung betr. (1952–1960)
- P 80/83 Programme und Lehrpläne von der „Vereinigung jüdisches Lehrhaus, Köln", „Lehrwerkstätten der Synagogengemeinde Köln" und des „Jüdischen Lehrlingsheims Köln" (1935–1937)
- P 80/84 Korrespondenz die Schaffung einer „Gesamtorganisation des Toratreuen Judentums in Deutschland" betr. (1935–1938)
- P 80/85 Korrespondenz mit B. Kisch seine Vorträge in jüdischen Gemeinden und anderen Organisationen betr.; Vortragsbesprechungen und Voranzeigen (1935–1938)
- P 80/86 Bemühungen, das Schächtverbot aufzuheben: Korrespondenz (1935–1938)
- P 80/87 Bemühungen, das Schächtverbot aufzuheben: Berichte und Artikel die Kaschrut Situation betr. (1935–1938)
- P 80/88 Bemühungen, das Schächtverbot aufzuheben: Gedruckte medizinische Schriften zur Frage der Betäubung vor dem Schächten (1935–1938)
- P 80/90 Korrespondenz, die Fortbildung und Vorbereitungskurse für emigrierende jüdische Ärzte betr. (1937–1938)
- P 80/91 Verschiedene Berichte und Briefe im Zusammenhang mit Kischs öffentlicher Tätigkeit in Amerika (1940–1957)
- P 80/91a Korrespondenz im Zusammenhang mit Kischs Arbeit bei dem „Jewish Way", einer Zeitung für jüdische Immigranten aus Deutschland (1942–1943)
- P 80/92 Schriften und Briefe betr. die jüdische Emigration aus Deutschland; medizinische Hilfe für Juden in Europa (1939–1948)
- P 80/93 „Free Austrian Movement" – Mitteilungen und Korrespondenz, insbesondere im Zusammenhang mit einem Artikel von Bruno Kisch zum „Anschluss" Österreichs (1943)
- P 80/94 Korrespondenz betr. Kischs Ernennung zum Kurator der „Edward Clark Streeter Collection of Weights and Measures" an der Yale Universität und der damit verbundenen Tätigkeit (1956–1966)
- P 80/95 B. Kischs Ausstellung „Judaica in Nummis" in Köln – Einladung zur Eröffnung der Ausstellung, Korrespondenz, Fotos (1963)
- P 80/97 Korrespondenz betr. Anstellung und Tätigkeit als Assistenzarzt in der städtischen Krankenanstalt Lindenburg in Köln und später am Pathologisch Physiologischen Institut der Kölner Akademie für praktische Medizin in Köln-Lindenthal als Privatdozent und später als ordentlicher Professor (1914–1936)
- P 80/99 Anmeldung zur von B. Kisch organisierten 1. Tagung der „Deutschen Gesellschaft für Kreislaufforschung" in Köln im März 1928; allgemeine Korrespondenz die Vorträge des Kongresses betr.; Listen und Unterlagen vom Kongress; Beitritt in die Gesellschaft für Kreislaufforschung (1927–1928)

- P 80/102 Korrespondenz im Zusammenhang mit der Gründung des „Internationalen Komitees zur Bekämpfung und Erforschung von Kreislaufstörungen“ (1931–1933)
- P 80/103 Korrespondenz von Kollegen und zukünftigen Mitarbeitern, die Gründung und Herausgabe einer Zeitschrift für Kreislaufforschung betr. englisch, deutsch, französisch, italienisch (1936–1940)
- P 80/104 Korrespondenz, Bekanntmachungen und Schriften der Universität Köln und der medizinischen Fakultäten in Deutschland (1921–1935)
- P 80/104a Korrespondenz und Unterlagen betr. der Umwandlung der persönlichen Ordinariate der Universität Köln in etatmäßige (1928–1930)
- P 80/105 Vorlesungsverzeichnis (1928), Rundschreiben und Einladungen der Universität Köln, des Preussischen Ministers für Wissenschaft, Kunst und Volksbildung und der Studentenschaft der Universität Köln (1928, 1933–1938)
- P 80/106 Korrespondenz und Unterlagen die Lage der Universität Köln nach dem Krieg betr., Arbeitsangebot an Kisch, Wiedergutmachungsforderungen (1946–1953, 1965)
- P 80/107 Korrespondenz mit Universitäten in Amerika, England und Palästina, eine medizinische Anstellung für B. Kisch betr.; allgemeine Korrespondenz Kischs Ausreise betr.; Unterlagen zu Arbeitsmöglichkeiten im Ausland (1935–1939)
- P 80/108 Korrespondenz von Bruno und Guido Kisch mit verschiedenen medizinischen Institutionen und Persönlichkeiten in Amerika, um dort eine Anstellung zu erlangen (1936–1940)
- P 80/109 Unterlagen, Ausweise, Korrespondenz etc. für die Arbeitsbewilligung in Amerika (ohne Datum/1946)
- P 80/110 Korrespondenz mit dem „Laboratory for Physiology“ an der Universität Yale, Kischs Anstellung, Tätigkeit und Forschungsprojekt dort betr. (1938–1946)
- P 80/111 Bewerbungsschreiben für Anstellungen und Korrespondenz die Unterstützung für Forschungsprojekte betr. (1938–1960)
- P 80/112 Korrespondenz mit dem „Yeshiva College“, später „Yeshiva University“ betr. Kischs Tätigkeit dort (1938–1962)
- P 80/113 Bescheinigungen und Diplome für Bruno Kischs Arbeitsbewilligung in Amerika (1940–1963)
- P 80/131 Korrespondenz betr. die Verleihung der Carl-Ludwig-Ehrenmünze resp. der Carl-Ludwig-Medaille an Bruno Kisch; Empfehlungen für die Verleihung des Nobelpreises an Bruno Kisch (1952–1959)
- P 80/132 Korrespondenz v. a. von Ruth Kisch betr. die Herausgabe eines Sonderhefts des „Archivs für Kreislaufforschung“ anlässlich Kischs 70. Geburtstag (1959–1960)
- P 80/136 Tagebuch 1897–1904
- P 80/137 Desgl. (2 Teile) 1905–1912
- P 80/138 Desgl. 1912–1927
- P 80/167 B. Kisch, Gottesglaube und Naturerkenntnis. – Manuskript und Korrespondenz (1936–1938)
- P 80/178 B. Kisch, Die medizinische Immigration der Nazi-Opfer. – Typoskript ohne Datum
- P 80/179 Manuskript und Notizen zu einer Veröffentlichung über die „Geschichte der Medizin in Medaillen“
- P 80/180 Vortrag an der Yeshiva University von B. Kisch über Zugang zu den Patienten (o. D.)
- P 80/181 Manuskript für Aufsatz zu einem Sammelband im Zusammenhang mit einem Symposium der „American Heart Association“ (o. D.)
- P 80/182 Typoskript von B. Kisch für einen Vortrag über die Herzmuskel Forschung italienisch (o. D.)

Geheimes Staatsarchiv Preußischer Kulturbesitz Berlin-Dahlem

(Preußisches) Kultusministerium

- I. HA Rep. 76, Va, Nr. 10461 Die Medizinische Poliklinik der Universität Bonn

- I. HA, Rep. 76, Va, Sekt. 3, Tit. IV, Nr. 39, Bd. 16 Aufstellung und Besoldung der ordentlichen und außerordentlichen Professoren in der Medizinischen Fakultät der Universität Bonn (Januar 1932 bis Dezember 1934)

Hessisches Hauptstaatsarchiv Wiesbaden

Land Hessen: Regierungspräsidien als Entschädigungsbehörde

- 518/20332 [Auszug aus:] Entschädigungsakte Dr. Waldemar Nathan
- 518/54121 [Auszug aus:] Groedel Sanatorium GmbH, Geschäftsführerin: Dr. Elisabeth Weiss (1958–1968)

Hessisches Staatsarchiv Darmstadt

Behörden und Ämter Großherzogtum und Volksstaat Hessen: Finanzämter

- G 36 Finanzamt Giessen, Nr. 47 (Bde. 2–4) Gewerbe-, Vermögen- und Körperschaftssteuer Deutsche Gesellschaft für Kreislaufforschung (1938–1945)

Hessische Staatsbehörden (seit 1945): Amtsgerichte

- H 14 Friedberg, Nr. R 159 Deutsche Gesellschaft für Kreislaufforschung (1939–1977)

Thematische Sondersammlungen: Vereine und Verbände

- R 12 V, Nr. 351 Deutsche Gesellschaft für Kreislaufforschung und ärztlicher Ausschuss der Deutschen Gesellschaft für Arbeitsschutz (1936)

Hessisches Staatsarchiv Marburg

Universitätsarchiv Marburg: Medizinische Fakultät (bis 1971)

- 307 c Nr. 5128 [Auszug zu: Spruchkammerverfahren Kurt Kramer]
- 307 c Nr. 5142 [Auszug zu: Spruchkammerverfahren Herbert Schwiegk]

Hoover Institution Archives, Stanford University

Collection Number XX346: Deutsche Kongress-Zentrale, Records (1870–1943)

- Box No. 182 Kreislauf-Forschung, 1939 [...]
- Box No. 199 Luftfahrt (1937–1938), [...] Luftfahrtmedizin (1936–1937)

The National Archives of Norway – Riksarkivet Oslo

Various German Archives

- NRA/RAFA-5969 Befehlshaber der Sicherheitspolizei und des SD, serial Ea – Møllergata 19: Registry card over Norwegian prisoner in Møllergata 19 [Oslo]

New York Public Library

MssCol 922: Emergency Committee In Aid of Displaced Foreign Scholars, Records (1927–1949)

- Box 41 Folder 45 Benatt, Alfred (1902–1958), 1940
- Box 46 Folder 4 Brandt, Walter (1889–1971), 1935
- Box 98 Folder 27 Nathan, Waldemar (geb. 1900), 1936
- Box 104 Folder 26 Raab, Wilhelm (1895–1970), 1939–1940
- Box 108 Folder 47 Rosin, Heinrich (1863–1934), ca. 1934
- Box 123 Folder 30 Thannhauser, Siegfried Josef (1885–1962), 1939–1940
- Box 133 Folder 3 Zak, Emil, 1939

Niedersächsische Staats- und Universitätsbibliothek Göttingen

Nachlass Georg Benno Gruber (1884–1977)

- Cod. Ms. Gruber 1 : 1,10 Aschoff, Ludwig
- Cod. Ms. Gruber 1 : 1,11 Bauer, Karl H.
- Cod. Ms. Gruber 1 : 1,28 Brücke, Ernst Theodor von
- Cod. Ms. Gruber 1 : 1,32 Buechner, Franz
- Cod. Ms. Gruber 1 : 1,48 Dévé, Felix
- Cod. Ms. Gruber 1 : 1,50 Dietrich, Albert
- Cod. Ms. Gruber 1 : 1,54 Doerr, Wilhelm
- Cod. Ms. Gruber 1 : 1,127 Herxheimer, Gotthold

- Cod. Ms. Gruber 1 : 1,140 Jarisch, Adolf
- Cod. Ms. Gruber 1 : 1,147 Kirch, Eugen
- Cod. Ms. Gruber 1 : 1,193 Nörr, Johannes
- Cod. Ms. Gruber 1 : 1,194 Nonnenbruch, Wilhelm
- Cod. Ms. Gruber 1 : 1,215 Gruber, Georg Benno an Hans Reiter
- Cod. Ms. Gruber 1 : 1,247 Siegmund, Herbert
- Cod. Ms. Gruber 1 : 2,1 Soldaten-Briefe von Schülern und Fachfreunden
- Cod. Ms. Gruber 1 : 2,2 Briefe von Schülern und jungen Freunden aus der Kriegszeit
- Cod. Ms. Gruber 1 : 3,1 Briefwechsel zur Vorbereitung einer Dienstreise nach Jugoslawien
- Cod. Ms. Gruber 1 : 3,86 Gamper, Eduard
- Cod. Ms. Gruber 1 : 4,6 Briefwechsel mit Josef Hämel […]
- Cod. Ms. Gruber 1 : 4,7 Briefwechsel mit Anton Hafferl […]
- Cod. Ms. Gruber 1 : 4,8 Briefwechsel mit Heinrich Guthmann […]
- Cod. Ms. Gruber 2 : 1 Gruber, Georg Benno; Kriegstagebuch (Teil 1) Fasz. I–VIII [sowie Briefe]
- Cod. Ms. Gruber 2 : 2 Gruber, Georg Benno; Kriegstagebuch (Teil 2) Fasz. IX–XIII [sowie Briefe]

Österreichisches Staatsarchiv Wien

Archiv der Republik: Hilfsfonds für politisch Verfolgte/Finanzlandesdirektion Wien, Niederösterreich und Burgenland

- FLD 26.867 Fischer, Robert, Dr., 08.04.1890

Archiv der Republik: Entschädigungs- und Restitutionsangelegenheiten/Hilfsfonds

- AHF 20.004 Fischer, Robert, Dr., 08.04.1890
- NHF 10.917 [Dr. Robert Fischer, geb. 08.04.1890]
- NHF 33.877 [Dr. Robert Fischer, geb. 08.04.1890]

Archiv der Republik: Finanzen/ Vermögensverkehrsstelle

- Abteilung Handel Zahl H 1.575 [Dr. Robert Fischer, geb. 08.04.1890]

Staatsarchiv Freiburg i. Br.

Landgericht Freiburg (1952 ff.)

- F 166/3 Nr. 2641 [Auszug aus:] Restitutionsakte Martin Bruck

Landesamt für die Wiedergutmachung: Außenstelle Freiburg

- F 196/1 Nr. 5154 [Auszug aus:] Wiedergutmachungsakte Siegfried Thannhauser
- F 196/1 Nr. 2451 [Auszug aus:] Wiedergutmachungsakte Paul Kuhn

Oberfinanzdirektion Freiburg: Abt. BV

- P 303/4 Nr. 1884 [Auszug aus:] Restitutionsakte Akte Siegfried Thannhauser

Staatsbibliothek zu Berlin, Preußischer Kulturbesitz (Handschriftenabteilung)

Nachlass Bruno Zacharias Kisch (1890–1966)

- K 1 Korrespondenzen A–M
- K 2 Korrespondenzen N–Z
- K 3 Korrespondenzen A–Z

Stadtarchiv/Institut für Stadtgeschichte Frankfurt/M

NS-Verfolgte

- NSV 4733 Dr. Nathan, Waldemar [Auszüge]

Personalakten

- 30681 Personalakte Dr. Nathan [Auszüge]

Stadtarchiv Saarbrücken

Personalakten

- V 11.2-4053 Personalakte Prof. Dr. Oskar Groß

Terezín Memorial – Památník Terezín, Archives Terezín

- A 1537/127a Abteilung für Innere Verwaltung Theresienstadt, 21.05.1943: Liste der Sterbefälle vom 19.04.1943 [Prof. Dr. Hugo Přibram]

Universitätsarchiv der Humboldt-Universität (HU) zu Berlin

- NS-Doz.2: ZB II 1905 A.25, Ka.061 Strughold, Hubertus
- NS-Doz.2: ZB II 4538 A.08, Ka.072 Schütz, Erich
- NS-Doz.2: ZD I 0775, Ka.024 Opitz, Erich
- Personalakte UK O 035 (4 Bde.) Opitz, Erich
- Personalakte UK Sch 281 (2 Bde.) Schütz, Erich
- Personalakte UK Sch 384 (3 Bde.) Schwiegk, Herbert
- Personalakte UK St 114 (3 Bde.) Strughold, Hubertus
- Personalakte PA -nach 1945- (6 Bde.) Wollheim, Ernst

Universitätsarchiv Düsseldorf

Medizinische Akademie Düsseldorf und Städtische Krankenanstalten (1895–1982)

- 1/2 Nr. 804 (Best. 181) Ludwig Heilmeyer [...] Übertragung der Leitung der Medizinischen Klinik an Erich Boden als Akt der Wiedergutmachung (1944–1946)
- 1/2 Nr. 793 (Best. 262) Karl Voßschulte (Vossschulte)

Nachlass Prof Dr. Franz Grosse-Brockhoff

- 7/36 Nr. 198 (Best. 17) Bewerbungsunterlagen, Entnazifizierungszeugnis, a. p. Prof. 1946 (1945–1972)
- 7/36 Nr. 212 (Best. 24) Urkunden, Bescheinigungen, Wehrpass (1936–1944)

Medizingeschichtliche Sammlung

- 8/4 Nr. 58 (Best. 98) Notizen zur Beschleunigungsforschung (o. D.)
- 8/4 Nr. 85 (Best. 111) Vortrag Lilienthalgesellschaft: Wesen und Forschungsaufgaben der Luftfahrtmedizin (1943)
- 8/4 Nr. 87 (Best. 102) Notizen zur Höhenforschung (o. D. um 1950?)

Universitätsarchiv Frankfurt/M

Akten des Rektors

- Abt. 4-309 Wezler, Karl
- Abt. 4-1556 Nonnenbruch, Wilhelm (1939–1945)
- Abt. 4-1649 Sarre, Hans Joachim
- Abt. 4-1765 Thauer, Rudolf (1935–1946)

Akten des Kurators (Personalhauptakten)

- Abt. 14-5 und 6 Nonnenbruch, Wilhelm
- Abt. 14-67 Thauer, Rudolf
- Abt. 14-835 Wezler, Karl
- Abt. 14-2407 Sarre, Hans

Universitätsarchiv Gießen

- Berufungsakten 1. Lieferung Nr. 8 Schaefer, Hans
- Berufungsakten 2. Lieferung Nr. 2 Gauer, Otto
- Berufungsakten 2. Lieferung Nr. 9 Thauer, Rudolf
- Personalabteilung 1. Lieferung Nr. 14 Hildebrandt, Fritz
- Personalabteilung 1. Lieferung Nr. 19 Koch, Prof Dr. Eberhard Bad Nauheim
- Personalabteilung 2. Lieferung Nr. 170 Schäfer, Hans Prof. Dr.
- Personalakten der Medizinischen Fakultät 2. Lieferung Thauer, Rudolf (Bd. II und PA Kiel)
- Dekanat Humanmedizin 1. Lieferung Nr. 43 Hildebrandt, Fritz
- PrA Nr. 130 Osterwald, K.H., Verlängerung seiner Assistentenzeit
- PrA Nr. 2448 Physiologisches Institut, Allgemeines (1923–1953)
- PrA Nr. 1406 William G. Kerckhoff-Stiftung in Bad Nauheim (1929–1942)
- PrA Nr. 1612 Pharmakologisches Institut, Haushaltsmittel (1925–1952)
- PrA Med Nr.2 Anthony, Albert
- PrA Med Nr. 7 Lehrauftrag für Luftfahrtmedizin 1935 [Prof. Dr. med. Eberhard Koch]
- Med Prom Nr. 1894 Notz, Ingeburg von, geb. Scharz
- Med Prom Nr. 1966 Kreuder, Elfriede

- Med Prom Nr. 1998 Strack, Helmut
- Med Prom Nr. 2001 Urban, Adolf
- Med Prom Nr. 2019 Frink, Josef
- Med Prom Nr. 2059 Hess, Justus
- Med Prom Nr. 2173 Bornmann, Gerhard
- Med Prom Nr. 2183 Hardt, Hans
- Med Prom Nr. 2237 Götz, Paul

Universitätsarchiv Göttingen

Universitäts-Kuratorium Göttingen

- Kur. 547 Durchführung des Gesetzes zur Wiederherstellung des Berufsbeamtentums (1935–1950)
- Kur. 2006 Militärsachen - Wehrmacht - Mobilmachung und Krieg 1939
- Kur. 2018 Sicherstellung von Kräften an Universitäts-Instituten für kriegswichtige Aufgaben
- Kur. 2174 Flugtechnische Fachgruppe der Universität Göttingen (Luftfahrtwesen)
- Kur. 2175 Flugtechnische Fachgruppe an der Universität Göttingen (Luftfahrtwesen) (1937–1939)
- Kur. 2176 Flugtechnische Fachgruppe an der Universität Göttingen (Luftfahrtwesen) (1938–1941)
- Kur. 2177 Flugtechnische Fachgruppe an der Universität Göttingen (Luftfahrtwesen) (1941–1958)
- Kur. 4092 Beurlaubung und Vertretung jüdischer Professoren (1933)
- Kur. 5627 [Auszüge zu: Grosse-Brockhoff, Franz]
- Kur. PA Rein, Hermann, 2 Bde.
- Kur. PA Schoen, Dr. Rudolf

Universitätsarchiv Münster

Rektorat: Personalangelegenheiten

- 8/8727 Bd. I [Rothschuh, Karl Eduard]

Kurator: Personalakten

- 10/12678 [Schütz, Erich]

Medizinische Fakultät: Personalakten

- 52/352 [Schütz, Erich]

Verwaltung der Medizinischen Einrichtungen: Personalakten

- 242/709 (4 Bde.) [Schütz, Erich]

Nachlass Rothschuh

- Zug. 23/2013 Nachlass Rothschuh Nr. 9

Universitätsarchiv Wien

Dekanat der Medizinischen Fakultät Wien

- Med. PA 104 Eppinger, Hans
- Med. PA 402 Pick, Ernst

Akademischer Senat der Universität Wien

- Senat S 185/517 Scherf, David
- Senat S 226/17 Ehrendoktorat Prof. Dr. Ernst Pick
- Senat S 265/4/29 Eppinger, Hans
- Senat S 271/154 Raab, Wilhelm (Ansuchen um Wiederverleihung des Doktorgrades)
- Senat S 272/58 Raab, Wilhelm
- Senat S 272/77 Raab, Wilhelm
- Senat S 304/952 Pick, Ernst
- Senat S 304/1012 Raab, Wilhelm
- Senat S 304/1103 Scherf, David
- Senat S 304/1427 Zak, Emil

Universitetsbiblioteket Lund – Handskriftsavdelningen

Nachlass Sven Ingvar

- [Auszüge zu: Ernst Wollheim]

Quellen in Privatbesitz

- [Auszüge in Kopie aus:] Erinnerungen an Hermann Rein (1898–1953) aus Tagebüchern, Briefen, Reden und Aufsätzen von Elisabeth Rein (Privatbesitz Dr. F. H. Rein, Ladenburg)

Stichwortverzeichnis

Q

R

S

T

U

V

W

Z